AF602436

ÉTUDE CRITIQUE

DE

L'EMBOLIE

DANS

LES VAISSEAUX VEINEUX ET ARTÉRIELS

PAR

ÉMILE BERTIN

Professeur-Agrégé à la Faculté de médecine de Montpellier;
Secrétaire-général de la Société de médecine et de chirurgie pratiques
et Secrétaire de section de l'Académie des sciences et lettres de Montpellier
Lauréat de l'Académie royale de médecine de Belgique
Membre correspondant de la Société impériale royale des médecins de Vienne
de la Société de médecine de Paris, de Nimes
des Sociétés impériales de médecine de Marseille, de Bordeaux, etc.

Ouvrage qui a obtenu le prix, en 1868, à la Société impériale de médecine de Bordeaux.

PARIS
ADRIEN DELAHAYE, LIBRAIRE-ÉDITEUR
Place de l'École-de-Médecine

MONTPELLIER
C. COULET, LIBRAIRE-ÉDITEUR
LIBRAIRE DE LA FACULTÉ DE MÉDECINE ET DE L'ACADÉMIE DES SCIENCES ET LETTRES
Grand'rue, 5

1869

ÉTUDE CRITIQUE

DE

L'EMBOLIE

DANS LES VAISSEAUX VEINEUX ET ARTÉRIELS

> Tout n'est pas dit ; il reste à nos descendants bien des découvertes à faire. N'appelons pas nos maîtres ceux qui nous ont précédés dans la connaissance du vrai ; ils n'étaient que nos guides.
>
> (SÉNÈQUE ; *Pensées*, trad. de La Beaumelle. Paris, 1768, pag. 174.)

PRINCIPALES PUBLICATIONS DU MÊME AUTEUR

Étude sur les crises. Thèse inaugurale, in-8° de 245 pag. Montpellier, 1858.

Étude historique de la fièvre typhoïde ; — quelle place cette maladie doit-elle occuper en pyrétologie? Thèse de concours pour l'agrégation. In-8° de 188 pag. Montpellier, 1860.

De la méthode et de l'espèce en histoire naturelle; en collaboration avec M. Paul Cazalis de Fondouce. In-8° de 39 pages.

Le matérialisme physiologique. In-8° de 46 pag. Paris-Montpellier, 1864.

Étude pathogénique de la glucosurie, embrassant l'histoire, les causes, la nature et le traitement de ce symptôme morbide. Mémoire couronné par l'Académie royale de médecine de Belgique. In-4° de 80 pag. Bruxelles, 1866.

Étude pathogénique de la glucosurie. 2e édit. In-8° de 90 pag. 1866.

De la ménopause considérée principalement au point de vue de l'hygiène. Thèse de concours pour l'agrégation. In-8° de 179 pages. Montpellier, 1866.

Analyse bibliographique de trois brochures sur l'**air comprimé.** In-8° de 17 pag. Paris-Montpellier, 1866.

Quelques réflexions sur les poussières atmosphériques, à propos d'un travail du Dr de Vivenot sur un **obscurcissement particulier du ciel en Sicile.** In-8° de 20 pag. Paris-Montpellier, 1867.

Le choléra de Marseille en 1865 et les **travaux de M. le Dr Seux.** In-8° de 18 pag. Montpellier, 1867.

La tuberculose, sa spécificité, son inoculabilité, d'après les **travaux de J.-A. Villemin.** In-8° de 25 pag. Paris-Montpellier, 1868.

Compte-rendu de la XXXVe session du Congrès scientifique de France (section des sciences médicales) tenue à Montpellier du 1er au 10 décembre 1868. In-8° de 6 pages. Montpellier, 1869.

Montpellier. — Typogr. Boehm et Fils.

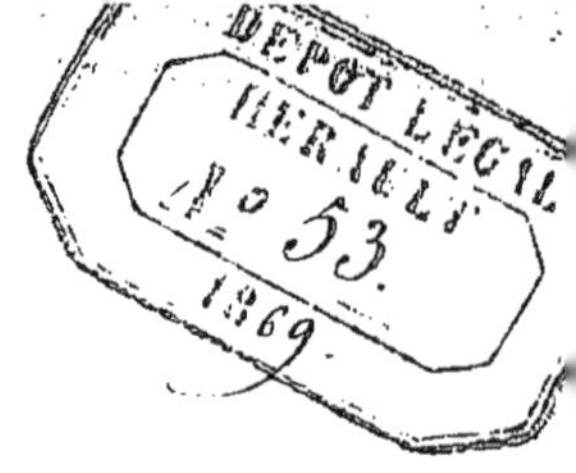

ÉTUDE CRITIQUE

DE

L'EMBOLIE

DANS

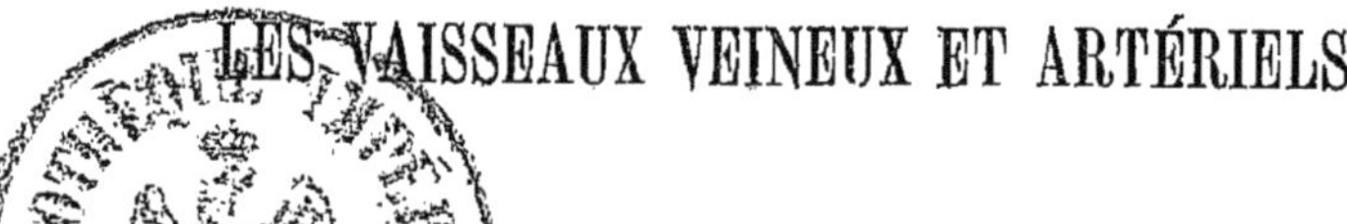

LES VAISSEAUX VEINEUX ET ARTÉRIELS

PAR

ÉMILE BERTIN

Professeur-Agrégé à la Faculté de médecine de Montpellier;
Secrétaire-général de la Société de médecine et de chirurgie pratiques
et Secrétaire de section de l'Académie des sciences et lettres de Montpellier
Lauréat de l'Académie royale de médecine de Belgique
Membre correspondant de la Société impériale royale des médecins de Vienne
de la Société de médecine de Paris, de Nimes
des Sociétés impériales de médecine de Marseille, de Bordeaux, etc.

Ouvrage qui a obtenu le prix, en 1868, à la Société impériale de médecine de Bordeaux.

PARIS
ADRIEN DELAHAYE, LIBRAIRE-ÉDITEUR
Place de l'École-de-Médecine

MONTPELLIER
C. COULET, LIBRAIRE-ÉDITEUR
LIBRAIRE DE LA FACULTÉ DE MÉDECINE ET DE L'ACADÉMIE DES SCIENCES ET LETTRES
Grand'rue, 5

1869

PRÉFACE

Il n'existe, dans la littérature française, aucune monographie complète de l'embolie ; à l'étranger, en Allemagne particulièrement, au milieu des nombreux travaux que la découverte de Virchow continue de provoquer encore, les études d'ensemble sont rares et déjà vieilles. Ce livre a pour but de combler cette lacune.

Dans un récent discours [1], un savant dont les mots contiennent des pensées, disait au sujet des naturalistes allemands : « en être un peu jaloux est un bon symptôme ». Jalousie soit, puisque le sens en est ici concurrence ; mais que cette jalousie n'exclue pas la justice, et que la rivalité ne dégénère pas en usurpation. L'expression d'un pareil désir est légitime en abordant l'analyse des migrations vasculaires. Fondée en Allemagne par un pathologiste que ses compatriotes appellent un héros [2], et que la postérité euro-

[1] Bouisson ; *Rapport sur les travaux de la Faculté de médecine de Montpellier*, in *Rentrée solennelle des Facultés*, le 16 novembre 1868 (*Académie de Montpellier*, 1868).

[2] B. Cohn ; *Klinik der embolischen Gefässkrankheiten mit besonderer Rücksicht auf die ärztliche Praxis*, 1860, p. III.

péenne appellera certainement un génie médical; par un réformateur dont les conceptions multiples ont montré que tout est encore à faire dans une science où bien des esprits croyaient que tout était fini, la théorie des caillots erratiques fut, chez les nations voisines, d'abord accueillie avec ironie, pour être ensuite revendiquée sans droit. Contester à l'École allemande la fécondité de son ardeur scientifique, est un lieu commun regrettable pour beaucoup de plumes françaises, probablement peu familiarisées avec les difficultés viriles de l'écriture germanique ; renier l'importance de ses travaux dans l'édification de la maladie qui sert de matière à ce volume, est le détail le plus injuste d'une semblable contestation. En traçant l'histoire de l'embolie, l'auteur se pénétrera des sentiments qui précèdent.

Sous l'inspiration de Platon, les lettres s'émancipèrent, et le prestige d'Aristote a longtemps maintenu les sciences en tutelle. Aujourd'hui, les rôles sont changés; les lettres ne sont peut-être pas tout à fait une aristocratie, mais les sciences du moins sont tout à fait une république. Leur progrès est l'œuvre de tous, comme leurs conquêtes en sont le commun aliment; au creuset public de la critique, tous les faits ont leur droit d'entrée, et tous les avis ont leur droit de suffrage; et de ce mélange universel d'observations et de raisonnements sortent peu à peu les notions épurées qui se classent aux archives des connaissances humaines. L'auteur adhère à cette révolution intellectuelle, et il attribue en partie les retards de la médecine à ce qu'elle est entrée la dernière dans le mouvement. Imbu de ces principes, il va tâcher d'en remplir les exigences. L'appréciation de tous les matériaux, de toutes les interprétations amassées sur le problème qu'il embrasse, s'impose au plan de son travail, et les vues du savant obscur seront prises en considération, de même qu'on n'accueillera pas sans examen les théories quelquefois hasardées des chefs de la science. Une dissertation médicale doit se développer comme un vaste syllogisme dont les observations et les inductions antérieures constitueraient les prémisses.

Cet ouvrage a pris part en **1867**, comme mémoire, au concours ouvert par la Société impériale de médecine de Bordeaux. Les délais ultérieurs du manuscrit l'ont empêché d'acquérir tout le développement qu'on s'était promis de lui donner dans le principe ; cependant il n'est plus conforme à son origine, et devant l'impossibilité de séparer les additions et les retouches, on s'est borné à mettre en saillie les réflexions qui, par leur objet, ne pouvaient que succéder à l'époque du concours. Un respect plus complet de son premier texte, dans les intentions de l'auteur, était une déférence qu'il aurait voulu témoigner à ses premiers juges. A défaut, que la savante Compagnie de Bordeaux veuille bien accepter l'expression publique de sa reconnaissance pour la sanction qu'il a été heureux d'en recevoir et pour les gracieuses paroles qu'elle a bien voulu y ajouter.

Montpellier, le 18 novembre 1868.

ÉTUDE CRITIQUE

DE

L'EMBOLIE

DANS LES VAISSEAUX VEINEUX ET ARTÉRIELS

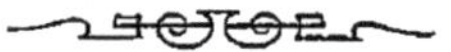

CHAPITRE PREMIER

HISTORIQUE

SOMMAIRE.— Découverte de l'embolie.— Premières publications de Virchow. — Les *Gesammelte Abhandlungen.* — Recherches des Allemands. — Participation tardive des nations voisines.— Auteurs Anglais.— Intervention de l'École Française. — Accueil fait par elle à la théorie Allemande. — Réclamations de priorité.— Appréciation des écrits antérieurs à Virchow.— État de la science avant ses révélations. — Suite des études en France. — Vœu de l'auteur.— Annexe historique pour les faits postérieurs à 1867.

A une séance solennelle de l'Institut médico-chirurgical de Frédéric-Guillaume, tenue le 2 août 1845, pour fêter son cinquantième anniversaire, la théorie de l'*embolie* fit sa première apparition dans le monde scientifique. Un médecin jeune encore et déjà célèbre, récemment promu de l'Université de Würzbourg à celle de Berlin, vint à la fois poser et, en partie du moins, résoudre le problème.

Il affirma, dans un discours prononcé devant les chefs de la médecine prussienne, que l'obstruction de l'artère pulmonaire, jusqu'alors considérée comme un phénomène cadavérique, ou pour le moins comme un accident morbide exceptionnel et secondaire, jouait un rôle tout différent dans l'évolution pathologique.

Devant un obstacle émané du parenchyme altéré des poumons, comme aussi des parois enflammées ou dégénérées des vaisseaux, le sang pouvait sans doute, par une coagulation autochthone, obstruer et boucher lui-même les canaux qui le mènent à l'hématose; mais la responsabilité de l'oblitération remontait fréquemment, selon les idées du novateur, à une pathogénie bien éloignée de cette interprétation vulgaire : c'était un corps étranger, le plus souvent un caillot fibrineux formé dans une région lointaine, dans les veines des membres par exemple, qui entraîné par le courant sanguin, venait échouer dans le tronc, dans les rameaux divers de l'aorte droite, et y porter tout d'un coup l'occasion de troubles physiologiques, quelquefois de désordres mortels.

L'horizon que Virchow dévoilait à la science se distinguait, au premier abord, de ces conceptions de parade dont on émaille l'habituelle monotonie des solennités scientifiques. Basée sur des recherches antérieures, savantes et nombreuses, la théorie nouvelle prétendait à un succès moins transitoire et devait bientôt dérouler ses intéressants détails dans les publications périodiques de l'Allemagne. Ainsi, dès le commencement de l'année suivante, de 1846, les *Neue Notizen* de Froriep, publiaient un premier travail de Virchow[1] sur l'oblitération de l'artère pulmonaire; et dans le courant de la même année

[1] Virchow; *Ueber Verstopfung der Lungenschlagader;* in *Neue Not. v. Froriep*, 1846, n° 794.

on trouvait déjà dans les *Traube's Beiträge zur experimentellen Path. und Phys.* [1], la confirmation expérimentale de ses inductions anatomo-pathologiques.

La découverte de l'embolie se produisait dans ces deux mémoires avec son développement presque achevé, et l'idée y naissait adulte; l'auteur réfutait par avance les objections présumées, et la nature de ses préoccupations trahissait même d'étranges scrupules.

En présence d'un cadavre dont le système circulatoire est barré dans les poumons par des caillots anciens, et farci dans les veines périphériques par d'abondantes provisions de concrétions fibrineuses, l'œil ne peut voir qu'un fait accompli, et l'inerte tableau que l'autopsie découvre ne saurait retracer les mouvements eux-mêmes dont il n'est plus que l'empreinte. Certes les relations existent nombreuses et intimes entre ces amas de fibrine coagulée qui encombrent les vaisseaux efférents des membres, et ces bouchons épars, libres et manifestement étrangers, qui obstruent les artères de l'hématose. Des témoignages incontestables, que le chapitre II de ce travail va bientôt enregistrer, démontrent, avec une entière évidence, que les seconds détachés des premiers ont dû franchir, transportés par le sang, l'espace qui les en sépare; mais les preuves rationnelles sont bannies, on le sait, de l'École positiviste, cet extrême opposé de la méthode scientifique, vers lequel oscille aujourd'hui la philosophie naguère si nuageusement idéaliste des Allemands. Pour ces adeptes exclusifs du concret, l'observation n'est pas la base, elle constitue

[1] Virchow. *Weitere Untersuchungen über die Verstopfung der Lungenarterie und ihre Folgen*, in *Traube's Beiträge zur experimentellen Path. und Phys.* Berlin, 1846, II Heft.

l'édifice entier de nos connaissances ; l'expérimentation n'est plus un moyen, mais un but, et le criterium de la science se réduit à ces termes : il n'y a de lois réelles que les faits visibles. Or, il faut bien en convenir, ni l'autopsie, ni la clinique ne peuvent montrer la migration même du caillot vasculaire ; Virchow se crut donc obligé de provoquer sur les animaux des embolies artificielles, pour en voir, des yeux, se dérouler les détails, et prendre, selon ses propres expressions, la nature en flagrant délit. Cette garantie lui parut indispensable pour affirmer que « le sang peut charrier des corps plus lourds que lui ». Il est heureux, selon moi, qu'elle ait été superflue ; car la théorie de l'embolie lutterait encore assurément contre une incrédulité générale, si pour argument définitif en faveur du transport possible des concrétions sanguines, il n'y avait à invoquer que la marche analogue de ces fragments de muscle ou de caoutchouc violemment introduits dans les jugulaires d'un chien, et poussés jusque dans le cœur avec une sonde élastique.

Si cette puérile démonstration avait été le seul résultat des expériences de Virchow, comme elle en fut l'unique mobile, la gloire acquise et méritée par le savant prussien aurait été le partage de nombreuses rivalités ; mais le mémoire qui la produit contient en outre, sur les conditions favorables au détachement des caillots et sur les suites compliquées de leur projection dans les branches artérielles, des considérations tellement ingénieuses et approfondies qu'elles laissaient peu de chose à glaner autour d'elles.

Virchow continuait d'ailleurs à perfectionner son œuvre favorite. L'année suivante, un troisième travail parut dans ses *Archiv für pathol. Anatom. und Phys. und für klinische Medicin*[1], ce journal qu'il venait d'ouvrir aux études modernes, qui allait promptement grandir en influence et en extension, et qui devait puissamment contribuer à pousser l'Allemagne vers la médecine scientifique, où elle peut s'enorgueillir, à bon droit, de ses beaux et rapides progrès, sans avoir celui de prétendre qu'elle a inauguré la voie. Le nouveau mémoire de Virchow discutait le rôle de l'inflammation artérielle dans la coagulation du sang, et les indices qui permettent de constater si une concrétion est autochthone ou embolique.

A ces travaux d'ensemble succédèrent des descriptions isolées, complétant tour à tour certains détails encore imparfaits de la théorie, et dont le lecteur, dans le courant de cet ouvrage, aura l'occasion d'apprécier la valeur et la nature spéciale. Il suffit de signaler, dans cette revue, que l'auteur s'attacha dès-lors à l'observation des embolies artérielles, qu'il n'avait pas dès l'abord distinctement embrassées dans le cadre de sa réforme pathologique, et dont l'étude ne fut même achevée que plus tard par l'École française. Dix ans furent employés par Virchow à ces recherches nouvelles et au contrôle de ses anciens travaux; vers la fin de cette période, l'auteur jugea sa découverte assez solidement établie pour lui conférer le baptême, et lui donna dans son *Manuel de pathologie et de thérapeutique spéciales*[2] le nom d'Embolie, qui devait lui rester; enfin,

[1] Virchow; *Ueber die acute Entzündung der Arterien*; in *Archiv für path. Anat. und Phys, und für klinische Medicin*. 1847, Band I, Heft 2, pag. 272.

[2] Virchow; *Handbuch der speciellen Path. und Ther.* 1853, tom. I, pag. 156,

en 1856, parut un ouvrage considérable qui, sous le titre de *Gesammelte Abhandlungen*[1], reproduisait avec les idées connues de l'auteur les compléments émanés de ses réflexions ultérieures.

Les *Gesammelte Abhandlungen*, rééditées sans changements en 1862, forment un beau volume de plus de mille pages, dont toute une moitié, pag. 219 à 732, est consacrée à la question de l'embolie. Les deux premières dissertations relatives à ce sujet sont les travaux originairement publiés en 1846, comme je l'ai raconté plus haut, l'un dans *Froriep's neue Notizen*, l'autre dans *Traube's Beiträge*. Le second y est déjà modifié dans sa forme et conduit à des conclusions plus précises sur le mécanisme de la mort par l'occlusion rapide et complète de l'artère pulmonaire.

La dissertation suivante, que nous ont fait primitivement connaître le premier volume des *Archives* de Virchow, traite, comme on le sait aussi, de l'*artérite aiguë;* le mémoire qui vient après, *sur l'occlusion de l'artère mésentérique*, est emprunté aux *Verhandlungen der med. phys. Gesellschaft zu Würzburg*[2]; mais celui qui a pour titre : *Phlogose et thrombose dans le système vasculaire*[3], presque entièrement nouveau, reprend à sa base toute la question des coagulations sanguines et tend à rattacher à

[1] Virchow; *Gesammelte Abhandlungen zur wissenschaftlichen Medicin;* Frankfurt über Mein, in-8°, VIII-1024 S. 1856.

[2] Virchow; *Verstopfung der Gekrösarterie durch einen eingewanderten Pfropf*, in *Verhandlungen der med. phys. Gesell. zu Würzburg*. 4 Bd, 3 Heft, 1854, pag. 341.

[3] Rudolph Virchow; *Gesammelte Abhandlungen zur wissenschaftlichen Medicin*. Hamm, 1862, pag. 458.

une formation spontanée de thrombus autochthones ou déplacés la plupart de ces masses intra-vasculaires, faussement attribuées à un exsudat inflammatoire des membranes artérielles ou veineuses. Dans la dernière partie, entièrement neuve, *Embolie et infection*[1], Virchow discute l'ensemble de sa théorie et pose le grave et difficile problème de ses relations avec l'infection purulente et la métastase.

S'il fallait établir la loyauté des rapports scientifiques qui existent entre nos confrères d'Outre-Rhin et la domination absolue qu'exercent sur leur esprit laborieux les intérêts bien compris de la science, on ne saurait assurément en recueillir un plus frappant témoignage que l'accueil fait à la découverte de Virchow par les compatriotes du savant réformateur. Ce n'est pas la résistance ordinaire et les traditionnelles contradictions que soulevèrent autour d'elles les surprenantes affirmations du professeur de Berlin, et des nombreux et estimables travaux que suscita tout d'un coup la nouvelle carrière offerte aux aspirations scientifiques, aucun ne fut entaché par l'immixtion d'objections jalouses, ni de mesquines réclamations. Je n'ai trouvé à Virchow qu'un seul adversaire allemand, Henle[2], pour une armée de disciples.

Un des premiers parmi eux fut Hecker,[3] qui, s'appuyant sur son observation personnelle et sur la critique de faits antérieurs, vint expliquer par l'embolie pulmonaire le

[1] Rudolph Virchow, *loc. cit.*, pag. 636.

[2] Henle; *Handbuch der rationnellen Pathologie*, 1847, Bd. II, p. 435

[3] Hecker; *Bemerkungen über plötzliche Todesfälle im Wochenbette, bedingt durch Verstopfung der Lungenarterie*, in *Deutsche Klinik*, 1855, N° 36.

mystère de la mort subite chez les femmes en couches, et résoudre ainsi l'énigme que l'autopsie avait laissé subsister jusqu'alors sur les causes matérielles de ces catastrophes puerpérales.

Autour de lui se pressent Rühle [1] avec ses observations précises, Eisenmann [2] et ses nouvelles explications des infarctus hémorrhagiques, Traube [3] qui déjà vient essayer un diagnostic différentiel entre l'embolie cérébrale et l'apoplexie.

Klinger, [4] vers le même temps, s'efforçait de dessiner les symptômes et de donner le signalement clinique de la nouvelle personnalité morbide, suivi de près par B. Cohn[5], dont la thèse inaugurale ouvrait, en 1856, la série d'ingénieuses et fécondes expériences.

Cette même année, Panum [6] immolait à la théorie de la mort par embolie, un premier sacrifice de 80 chiens ou

[1] Rühle; *Drei Fälle halbseitiger Lähmung*, in *Virchow's. Arch. für path. Anat. und. Phys.*, 1853, Bd. V, pag. 189.

[2] Eisenmann; *Verstopfung der Hirnarterien*, in *Canstatt's Jahresbericht* 1853, B. III, pag. 60.

[3] Traube; *Ueber die durch Verstopfung der Hirnaterien bedingte Hirnerweichung*, in *Deutsche Klinik*, 1853, n° 44.

[4] Klinger; *Beobachtungen über die Verstopfungen der Lungenarterie durch Blutgerinnsel.*, in *Archiv. f. phys. Heilk, herausgegeben von Vierordt.* 4 Heft, 1855.

[5] B. Cohn; *Die Embolie und ihre Folgen, nach Experimenten an Thieren. Habilitationsschrift.* Breslau, 1856. — *Klinik der embolischen Gefässkrankheiten, mit besonderer Rücksicht auf die ärztliche Praxis.* Berlin, 1860, *mit 4 Tafeln.* — *Günsburg's Zeitschrift für klinische Medicin*, 1864. Bd. V, pag, 202.

[6] P.-L. Panum; *Ueber den Tod durch Embolie*, in *Günsburg's Zeitschrift*, 1856. 6 Heft.—*Experimentelle Beiträge zur Lehre von der Embolie; Virchow's Arch. f. path. Anat. und Phys...* 1863, Bd. 28. Heft 3

lapins, faible proportion des infatigables recherches qu'il devait continuer longtemps encore.

Je me borne à nommer les autres écrivains allemands qui, par des observations cliniques, des vivisections, des études critiques, ont contribué à perfectionner dans ses détails l'œuvre déjà si accomplie à son origine du professeur Virchow. Ce sont, depuis cette époque jusqu'à aujourd'hui, dans l'ordre où leurs publications se succèdent : von Düben, le danois Brünnicke, O. Beckmann, Spring, le viennois Planer, Wallmann, Keyser, Klob, Thüngel, Dienstl, Oppolzer, Paulsen, G. Krans, F. Mayr, H. Meisner, Worms, B. Ritter, von Græfe, R. Liebreich, Schneller, Blessig, Coloman-Balogh, Zenker, E. Wagner, Gerhardt, Kussmaul de Fribourg, Seidel, O. Schuppel, F. Busch, Otto Weber. L'index bibliographique qui doit terminer ce mémoire donnera les titres de leurs travaux, et j'aurai, dans le courant de cet ouvrage, à faire connaître leurs idées particulières quelquefois pour les combattre et souvent pour les enregistrer.

Pendant que l'Allemagne appliquait ainsi avec une noble passion à l'étude de la nouvelle théorie pathologique, ce système d'investigations rigoureuses et précises qui lui vint de France avec Schœnlein vers l'année 1840, et qui, fécondé par Virchow et Rokitansky, devait plus tard à son tour réveiller et rajeunir les autres Écoles de l'Europe, celles-ci, sans conscience du mouvement accompli au-delà de leurs frontières, continuèrent longtemps encore, dix ans environ, à confondre les formes variées de l'embolie avec l'hémor-

u. 4, et *Schmidt's Jahrbuch*, 1863, n° 2. — *Experimentelle Untersuch. zur Phys. u. Path. der Emb., Transf. u. Blutmenge*, in *Virchow's Arch...* 1864, Bd. 27-29.

rhagie cérébrale, la syncope, et la gangrène spontanée. Ainsi, pour prendre mes exemples parmi les noms les plus connus, Carmichaël[1] à Dublin, James Y. Simpson[2] à Édimbourg, assisté d'Abercromby et de Beilby, Fuller[3] à Londres, avec Snow et Burrows pour complices de son erreur, et jusqu'à notre célèbre professeur d'anatomie pathologique, J. Cruveilhier[4], laissaient passer sous leurs yeux des exemples saillants d'obstructions vasculaires, sans en saisir la nature manifestement embolique. Puis, lorsque la vérité vint à être enfin soupçonnée par quelques-uns, les Allemands réclamèrent avec aigreur contre la spoliation dont ils étaient victimes. Tel fut le caractère de l'accueil fait par Friedreich[5] aux travaux ultérieurs de James Y. Simpson[6] et à ceux de James Risdon Bennett[7], les premiers qui appelèrent l'attention de leurs confrères anglais sur la migration des caillots vasculaires. Tel fut aussi le reproche que, dans sa lettre à Dechambre du 21 octobre 1867, Virchow[8] lui-même adressait en bloc à toute la presse médicale française ; reproche moins bien justifié, dont l'impartial et savant rédacteur[9] de la *Gazette hebdomadaire* défendit

[1] Carmichael; *Dublin quart. Journ.:* august. 1846.

[2] James Y. Simpson; *Proceedings of the Edimb. obstet. Society*, 1847, 15 june.

[3] Fuller; *London Gaz.*, febr. 1847, pag. 249.

[4] J. Cruveilhier; *Atlas d'anat. pathol.*, 1830-42, tom. I. liv. II, pag. 18.

[5] Friedreich; *Canstatt's Jahresb.*, Bd. III, 1854, pag. 178.

[6] James Y. Simpson; *On puerperal arterial inflam. and obstr.* in *Assoc. med. journ.*, januar 1854, pag. 41; febr. 1854, pag. 135.

[7] James Risdon Bennett; *Puerperal arterial obstr.* in *Assoc. med. Journ.*, febr. 1854, n° 59, pag. 143.

[8] Rud. Virchow; *Lettre au rédacteur de la Gaz. hebd.*, in *Gaz. hebd.*, 1858, pag. 2.

[9] A. Dechambre; *Gaz. hebd.*, 1858, pag. 3.

victorieusement son journal, et dont, autour de lui, les autres écrivains auraient pu tout aussi bien disculper leurs écrits ; car si la science française eut alors un tort à l'égard de Virchow et de ses disciples, ce ne fut pas celui d'ignorer tout à fait les travaux allemands que de jeunes adeptes lui firent en partie connaître, ce fut surtout de réclamer une illusoire et ridicule priorité en faveur de quelques propositions fortuites, de quelques brèves et timides conjectures sur le déplacement éventuel des concrétions sanguines, vagues lueurs aussitôt effacées qu'entrevues.

Je reviendrai tout à l'heure sur cet incident, qui marqua d'un trait trop accusé pour en dissimuler les regrettables détails, l'apparition en France de la théorie de l'embolie ; mais dominé par l'ordre chronologique, je dois faire passer avant ceux de mes compatriotes l'indication des travaux anglais.

Quelque temps avant les publications de James Simpson et de Risdon Bennett, qui soulevèrent, ai-je dit, la juste susceptibilité des médecins allemands, Senhouse Kirkes avait déjà, de son côté, entrepris des études sur la question nouvelle. Un travail important fut publié par cet auteur[1], dès 1852, dans les *Medico-chirurgical Transactions*, et reproduit l'année suivante par l'*Edimburg medical and surg. journal*. La seule indication de ces dates redresse la confusion faite par plusieurs auteurs français[2] qui associent ce dernier écrivain à une découverte déjà vieille de sept ans.

Après Senhouse Kirkes, en 1856, W.-H. Willshire, à

[1] Senhouse Kirkes ; *Medico-chirurg. Trans.*, 1852, vol. xxxv, pag. 281, et *Edinburg med. and surg. Journal*, 1 *July*, 1853, et *Archiv. gén. de méd.*, 1853, pag. 279.

[2] Par exemple : A. Dechambre, in *Gaz. hebd.* 1856, pag. 289.

l'occasion d'un cas de mort par ramollissement cérébral embolique, rappela les rapports qui existent entre diverses formes de paralysies et certaines maladies du cœur. Après lui, Markham, van der Byl, Graily Hewitt, Mackinder, Addison et Rees, Parkes, Farre, Bramwell, Leith Adams, James F. Duncan, R. Barnes, Pitman, apportèrent successivement de nouveaux exemples d'obstructions vasculaires de nature embolique.

J'ai dit que la France s'était occupée de l'embolie en retard sur l'Angleterre ; mais si l'attention de ses savants fut plus lente à s'éveiller, elle s'est du moins montrée plus féconde. Sans compter les points de détail confirmés ou rectifiés par les recherches des Français, c'est eux encore qui ont comblé une grande lacune de l'œuvre primitive de Virchow; je veux parler des embolies artérielles. En 1853, Bierk[1] exprimait devant la Faculté de Strasbourg, dans sa thèse inaugurale, quelques-unes des idées dont le professeur Ch. Schützenberger faisait depuis quelque temps l'objet de son enseignement favori : il s'agissait, pour l'auteur du travail, d'établir la réalité et les caractères d'un ramollissement cérébral produit par des concrétions détachées du cœur gauche ou des gros vaisseaux à sang rouge. Mais les explorations de son inspirateur embrassaient tous les désordres imputables à la même cause, et des publications successives en exposèrent les résultats variés[2]. Le mémoire que le savant

[1] Bierck; *Sur le ramoll. cérébr. consèc. à la form. des embolies.* Thèses de Strasbourg, 1853.

[2] Ch. Schützenberger; *Embolie artér.*, in *Gaz. méd. de Strasb.*, 20 avril, 1856.—*De l'oblitération subite des art. par des corps solides ou des concrétions fibrineuses détachées du cœur ou des gros vaisseaux à sang rouge*, 1857.

clinicien de Strasbourg fit paraître en 1857, eut même cette bonne fortune, plus facile à légitimer qu'à prévoir, d'obtenir les éloges de Cohn[1] lui-même, dans son amère diâtribe sur l'École française. La même année et sous la même influence, un interne de Strasbourg, Fritz[2], publia dans l'*Union médicale* la première observation française d'embolie pulmonaire, dont plus tard, interne de Paris, il devait recueillir de nouveaux exemples. En même temps, par un très-bon exposé, Lasègue[3] faisait connaître en France les principales idées de Virchow sur l'embolie; c'est donc le moment de raconter quelle réception leur fut faite.

A une séance, devenue célèbre, de la Société médicale des hôpitaux, Béhier[4] se fit l'interprète des nombreuses répugnances soulevées par la théorie allemande. L'occasion fut fournie par une note de Bourgeois d'Étampes sur la mortification spontanée des membres dans la fièvre typhoïde. Béhier, rapporteur, revendiqua pour l'artérite la responsabilité à peu près exclusive de l'obstruction des artères, dont dépendaient, selon lui, la plupart de ces gangrènes réputées sans cause matérielle. La théorie du novateur prussien, dépouillée de toute intervention dans le phénomène de l'oblitération vasculaire, fut qualifiée de « pure hypothèse », ressource arbitraire et banale des con-

[1] B. Cohn; *Klinik der embolischen Gefässkrankh,* 1860, pag. 30.

[2] Fritz; *Obturation métastatique des art. pulm.*, in *Union médicale*, 5 mai 1857;— et Luys, Note sur *Deux cas de coagulation du sang dans les sinus céréb.*, in *Bulletins de la Soc. anat.*, 1860, pag. 79.—*Embolies multiples de l'artère pulm.*, in *Bulletins de la Soc. anat.*, 1860, pag. 127.

[3] Lasègue; *Thrombose et embolie*, expos. des théories du professeur Virchow, in *Arch. gén. de méd.*, octobre 1857.

[4] *Bulletins de la Soc. médic. des hôpit. de Paris*, août 1857, 3e série, nos 7 et 8.

tradicteurs en peine d'arguments. Avec Béhier, moins exclusifs toutefois, combattirent Barth et Gubler ; mais il eut pour adversaires Legroux et Germain Sée, et ce dernier défendit, des idées de Virchow, jusqu'à l'immunité inflammatoire de la membrane interne des vaisseaux artériels.

Un autre mot injuste qui fut dit alors contre la découverte de Virchow, et qu'on répéta beaucoup [1], c'est que l'embolie était tout au plus un fait et non pas une doctrine. Le terme de doctrine, sous la plume de Virchow, pouvait cependant passer pour une erreur de traduction, car le mot *Lehre* des Allemands correspond aussi bien à notre expression de théorie ; or l'embolie de Virchow est bien réellement une théorie ; c'est bien l'interprétation judicieuse, savante et complexe de toute une combinaison morbide, et non la constatation brute d'un phénomène, et rien ne le prouve d'une façon plus évidente que la variété même des objections opposées aux prétentions du novateur.

L'attaque partait de trop haut pour passer inaperçue, et le réquisitoire prononcé par le futur professeur de pathologie médicale et de clinique interne de la Faculté de Paris, contre la théorie et presque contre l'École allemande, fut le signal d'un débat passionné, qui, des Sociétés savantes, gagna bientôt la presse périodique, venant agiter ainsi la société médicale tout entière. Marc Sée [2], l'un des premiers, entreprit la défense de l'embolie dans la revue de la *Gazette*

[1] Voyez ; Forget ; *Lettre sur les concrétions sanguines des artères*, in *Gaz. hebd.*, 1857, pag. 819 ; et A. Laboulbène ; *Recherches cliniques et anatomiques sur les affections pseudo-membraneuses*, 1861, pag. 266.

[2] Marc Sée ; *Gaz. hebd.*, 1857, pag. 601.

hebdomadaire, et Béhier[1] lui répondit par une nouvelle réfutation. Je laisse à dessein de côté la substance de ces discussions scientifiques ; ce sont, pour le moment, les hommes et les faits, non les idées, que je veux mettre en scène.

En réponse à un article de l'*Union médicale*[2] où il était accusé d'être hostile à la théorie des embolies, Forget[3], à son tour, inséra dans la *Gazette hebdomadaire* une protestation peu justificative. Cet autre professeur de la Faculté de Strasbourg, avec plus d'esprit que de logique, admettait tout juste assez le fait exceptionnel des obstructions hétérochthones pour réclamer en sa faveur une bizarre et par trop contestable priorité. Il avait retrouvé dans son *Précis des maladies du cœur* la phrase que voici : « j'ai lu quelque part l'observation d'un caillot supposé formé dans le cœur, et qui, chassé dans l'artère principale d'un membre, aurait déterminé la gangrène de celui-ci ; *le fait nous a paru péremptoire* et environné de preuves suffisantes[4]. » Rappelant donc cette citation d'un auteur oublié et la sanction qui l'accompagne, il s'intitule, lui aussi, inventeur de la théorie; mais comme son *Précis des maladies du cœur* est daté seulement de 1850, il proclame alors (le moment était mal choisi en vérité) « qu'il ne fait pas ses livres avec des livres »; qu'en conséquence, il a, pour le moins, découvert l'embolie une seconde fois, « comme Pascal, enfant, retrouva les 32 premières propositions d'Euclide » ,et qu'il

[1] Béhier; *Lettre au rédacteur*... , in *Gaz. heb.*, 1857, pag. 644.

[2] *Union médicale*, octobre 1857.

[3] Forget; *Lettre sur les concrétions sanguines des artères*, in *Gaz. hebd.*, 1857, pag. 819.

[4] Forget; *Précis des maladies du cœur*, 1850, note de la pag. 276.

a été littéralement « volé par ses ancêtres ». Laissons là ces frivolités, dont Friedreich [1] et Virchow [2] lui-même firent bonne et prompte justice, pour apprécier des réclamations plus sérieuses sans doute, mais non pas plus fondées.

Le promoteur et le pivot de ces réclamations, que, contraint par les faits, je retrace à contre-cœur, car mes savants compatriotes, en s'en rendant coupables, écoutèrent plutôt les suggestions d'une étroite jalousie internationale que les conseils plus dignes assurément de la confraternité scientifique, fut Legroux, le regrettable médecin de la Pitié. La *Gazette hebdomadaire*, qui marche à la tête de tous les progrès en médecine, venait de publier, en 1856, un article de Dechambre [3], sur le déplacement des caillots vasculaires, rapportant à Virchow et, je ne sais pourquoi, à Senhouse Kirkes la priorité collective de l'explication. Legroux, irrité sans doute d'avoir laissé recueillir à d'autres la gloire d'une découverte que, vingt ans auparavant, dans sa thèse inaugurale [4], par un aveuglement étrange, il avait tout le temps cotoyée sans presque l'entrevoir, se fit aussitôt, de quelques propositions ramassées çà et là dans ce travail, un titre spécieux pour déposséder le professeur de Berlin [5]. Sentant d'ailleurs le besoin d'un complice, il fouilla dans les écrits postérieurs à la démonstration de

1 Friedreich ; *Beiträge zur Lehre von der Embolie*, in *Canstatt's Jahresbericht*, Bd. III, 1858, pag. 237.

2 Virchow; *Lettre au réd.*, in *Gaz. hebd.*, 1858, pag. 2.

3 A. Dechambre, *Gaz. hebd.*, 1856, pag. 289.

4 C. Legroux ; *Thèses de Paris*, 1827, nº 215. *Recherches sur les concrétions sanguines, dites polypiformes, développées pendant la vie.*

5 C. Legroux ; *Lettre au rédacteur en chef de la Gaz. hebd.*, in *Gaz. hebd. de méd. et de chir.*, 1856, tom. III, pag. 349.

Harvéy, et n'eut pas de peine à recueillir de côté et d'autre quelques phrases complaisantes, où les notions nouvelles sur la circulation avaient laissé l'empreinte de quelques terreurs passagères, éveillées à la pensée que des corps solides pourraient être éventuellement charriés par le torrent sanguin.

Le moment était propice, et les amis du concurrent bien disposés. Les droits revendiqués par Legroux en participation de quelques collaborateurs insignifiants pour la plupart, et les principaux empruntés au XVIIe et au XVIIIe siècle, furent donc publiquement reconnus et proclamés. Dechambre[1] retira formellement la priorité qu'il venait de décerner à Virchow et à S. Kirkes; Marc Sée[2] reconnut que Legroux avait, dès 1827, traité le sujet de l'embolie «d'une manière étendue» ; Charcot et Ball[3], non moins dévoués, dans leur excellente étude de la mort subite, déclarèrent «inutile de rappeler que c'est à M. le docteur »Legroux qu'on doit les premiers travaux importants sur »la migration des caillots sanguins dans le système vas»culaire. Mais tandis que cet auteur s'est occupé surtout de »l'embolie considérée dans le système artériel, les études »les plus originales de M. Virchow ont porté au contraire »sur les embolies qui se font dans le système veineux.» Ainsi, les dépouilles de Virchow ne sont déjà plus suffisantes, et il faut y joindre celles de Schützenberger.

J'ai lu cette thèse, sur laquelle reposait tout l'échafaudage des réclamations élevées à cette époque contre Vir-

[1] A. Dechambre; *Gaz. heb.*, 1856, pag. 337.

[2] Marc Sée; *Gaz. hebd.*, 1857, pag, 601.

[3] Charcot et B. Ball; *Sur la mort subite et la mort rapide à la suite de l'obturation de l'art. pulm.*, etc., in *Gaz. hebd.*, 1858, pag. 755.

chow et les Allemands, et certes je ne m'exposerai pas à fatiguer le lecteur en mettant sous ses yeux, dans son entier développement, la théorie de Legroux sur les caillots déplacés. Ce travail, qui a pour sujet les concrétions *autochthones*, enregistre les plus frappants exemples d'embolie, et l'évidence des faits ne peut arracher à l'auteur que ces paroles, empreintes assurément d'une sage modération : « deux caillots existent, se sont-ils formés isolément ou »dans le même lieu? *Il me paraît assez probable* que celui »de l'artère est une portion détachée de celui de l'oreil- »lette[1] »; probabilité à laquelle fait pendant, à la partie théorique du mémoire, cette légitime conclusion: « des »fragments détachés d'une concrétion adhérente peuvent »être entraînés par le torrent de la circulation et portés »dans un endroit plus ou moins éloigné du lieu de leur dé- »veloppement[2]. » Et c'est tout; et l'attention de l'auteur se détourne définitivement d'un horizon qu'il a eu bien certainement plus de maladresse à abandonner que de mérite à entrevoir.

Quant aux travaux ultérieurs de Legroux sur les polypes vasculaires et leur déplacement[3], recherches savantes auxquelles j'aurai beaucoup à emprunter dans le courant de cette étude, quelle qu'en soit pour l'auteur la date privée[4], ils ne sauraient prendre rang pour l'étranger im-

[1] Legroux ; Thèses de Paris, 1827, n° 215, pag. 17.

[2] *Loc. cit.*, pag. 34.

[3] Legroux ; *Des polypes (concrétions polypiformes) du cœur*, in *Gaz. hebd.*, 1856, pag. 716. — *Des polypes (concrétions sanguines) artériels*, in *Gaz. hebd.*, 1857, pag. 788. — *Polypes veineux, ou de la coagulation du sang dans les veines et des oblit. spontanées de ces vaisseaux*, in *Gaz. hebd.*, 1859, pag. 806.

[4] Legroux prétend que ses travaux publiés plus tard avaient été le

partial que du jour de leur publication, et à ce titre appartiennent à l'histoire sans doute, mais non pas à la découverte de l'embolie.

J'ai dit qu'on fit valoir en même temps quelques autres citations éparses, la plupart plus de vingt fois périmées, comme si le but véritable de cette contestation malheureuse était moins encore d'acclamer Legroux que de dépouiller Virchow.

S'il suffisait, pour avoir droit aux honneurs d'une découverte, d'en avoir le premier vaguement conçu l'idée, c'est en faveur de William Gould assurément qu'il faudrait déposséder l'illustre auteur de la *Pathologie cellulaire*. William Gould, en effet, en 1684, avait écrit dans les *Philosophical transactions* « que des fragments déta»chés des concrétions cardiaques pouvaient quelquefois »être propulsés dans l'arbre artériel, pour venir oblitérer »complètement des vaisseaux d'un calibre étroit, de ma»nière à suspendre le travail de la nutrition dans les parties »correspondantes [1]. » Ainsi que le fait observer le savant rapporteur[2] de mon mémoire, Hoffmann [3] quelques années plus tard attirait aussi l'attention sur ce même danger [4].

sujet d'un cours inédit fait en remplacement de Duméril, à la Faculté de Paris, de 1842 à 43.

[1] William Gould; *Philosophical transactions*, 1684.

[2] Vergely; *Rapport sur les mémoires envoyés au concours de 1867 de la Société de médecine de Bordeaux*, au nom d'une commission composée de MM. Boursier, président, Dubreuilh père, Soulé fils, Reimonencq, Dégranges, de Biermont, Vergely. In *Union médicale de la Gironde*, avril 1868, pag. 167 et 168.

[3] Frederic Hoffmann; *De judicio sanguinis*, in *Opera omnia*. Genève, 1740, pag. 394.

[4] L'érudit critique auquel je fais cet emprunt place encore avant les études

On trouve encore une crainte semblable exprimée dans le *Sepulcretum* de Bonnet [1].

Un siècle après Gould, van Swiéten s'exprima sur les caillots errants d'une manière un peu plus explicite ; je traduis ces divers passages dont la critique française s'est fait une arme moins meurtrière que retentissante : « il »résulte de plusieurs observations, dit l'illustre commen- »tateur de Boërhaave, que de semblables polypes naissent »quelquefois sur les colonnes charnues du cœur, qu'ensuite »ils en sont accidentellement séparés, et chassés avec le »sang, soit dans l'artère pulmonaire, soit dans l'aorte et »ses gros rameaux, qu'ils rétrécissent considérablement »ou qu'ils bouchent bientôt en entier [2]. »

« Lorsque des masses polypeuses, coagulées dans la »grande cavité du cœur droit, sont poussées dans l'artère »pulmonaire, c'en est fait de la vie [3]. »

Et ailleurs encore : « J'ai souvent fait les mêmes recher- »ches sur les chiens, et j'ai vu par là le sang se prendre en »grumeaux, et à travers les veines, qui deviennent de plus »en plus larges, gagner le cœur droit, de là les poumons, »où ils s'arrêtaient ; et après des anxiétés extrêmes, ces

de Virchow, dont il est d'ailleurs trop impartial pour ne pas reconnaître les droits (*loc. cit.*, pag. 164), quelques autres travaux qu'il me reproche, avec une exquise bienveillance, d'avoir négligés dans cette Revue ; mais la plupart des auteurs qu'il met lui-même en scène, depuis Riolan jusqu'à Senac, depuis Goodisson jusqu'à Velpeau, n'ont traité que de la coagulation sanguine et des polypes vasculaires, et je fais ici l'histoire de l'embolie, non pas celle de la thrombose.

[1] Bonnet ; *Sepulcretum*, lib. I, sect. II, obs. 1.

[2] Van Swiéten ; *Commentaria in Hermanni Boerhaav. Aphoris.*, Ed. Paris, 1746, tom. II, § 1010.

[3] Van Swiéten ; *loc. cit.*, tom. I, § 120.

»animaux mouraient plus ou moins vite, selon que j'avais »injecté dans les veines des substances coagulantes en plus »ou moins grande quantité ou plus ou moins puissantes. »Ainsi, des causes semblables pourrraient produire une »péripneumonie subitement mortelle[1]. »

Ce dernier passage est curieux à plus d'un titre. Si la cause de la mort admise ici par l'expérimentateur se fût trouvée conforme à la réalité des faits, van Swiéten aurait, au hasard, réussi dans une expérience où les efforts de Virchow ont constamment échoué, et qui consiste à produire solidairement la thrombose veineuse et l'embolie pulmonaire; mais l'auteur bâtissait en cette circonstance sur un phénomène erroné, sur une illusion, une théorie qui se rencontrait juste sans avoir été légitime. Van Swiéten se servait, dans ses recherches, de solutions acides; or, tout le monde sait que les acides assez étendus pour ne pas détruire à la fois le contenant et le contenu des vaisseaux, dissolvent le sang au lieu de le coaguler, et produisent une discrasie mortelle assurément, mais cela par des altérations chimiques essentiellement distinctes de la thrombose et de l'embolie.

On est libre d'admirer ces éclairs passagers d'une vérité scientifique qui devait s'éteindre encore pour un siècle; pour moi, je m'étonne au contraire que la découverte de la circulation du sang ait mis de si longues années à enfanter sa conséquence naturelle, fatale, et qui de plus eût fait alors la fortune de l'École solidiste à son déclin; mais ce que je conteste absolument aux historiens qui m'ont précédé sur le sujet de l'embolie, c'est le droit d'ériger

[1] Van Swiéten; *loc. cit.*, tom. II, § 824.

des allusions aussi douteuses en sérieuse revendication de priorité. Si l'intuition grossière et spontanée d'un phénomène l'emporte sur l'observation précise de ses détails, sur l'investigation laborieuse de ses conditions et de ses effets, alors ce n'est plus notre immortel Laënnec qui a découvert l'auscultation, c'est Auenbrugger de Graëtz, que dis-je? c'est à Hippocrate lui-même qu'en revient l'honneur, et il faut entasser sur la marmite de Papin la gloire acquise par la locomotive de Stephenson. Mais les auteurs qui jouent ici un rôle aussi involontaire qu'imprévu, en détournant leur attention d'un accident morbide à leurs yeux sans racine et sans portée, se désistèrent eux-mêmes des prétentions élevées si tardivement en leur nom, et justifièrent l'indifférence générale qui accueillit alors leurs précaires avertissements.

Telle fut, à cette époque, l'inanité des craintes inspirées au sujet de ces caillots errants du système vasculaire, que la source même d'un semblable danger ne tarda pas à devenir suspecte; l'opinion médicale, sous la direction toute-puissante de Morgagni [1], repoussa complètement la possibilité de la coagulation du sang pendant la vie, et le silence redevint complet pour longtemps sur cette double question de physiologie pathologique.

Ce n'est qu'à la fin du siècle dernier et principalement au début de celui-ci, que renaît peu à peu, avec les observations de Cheston [2], de Corvisart [3], de Laënnec [4], la

[1] Morgagni; *Epistolæ anatomicæ*. Lugd. Bat., 1728. Lettre XXVI.

[2] Cheston; *Med. and inq.*, tom. VI, 1784.

[3] Corvisart; *Essai sur les maladies et les lésions organiques du cœur*. Paris, 1806.

[4] B.-T.-H. Laënnec; *De l'auscultation médiate, ou traité du diagnostic des maladies des poumons et du cœur*. Paris, 1819.

croyance à la formation pendant la vie de coagulations intra-vasculaires. Legroux, en 1827, contribua surtout par sa thèse à dissiper sur ce point les hésitations encore nombreuses dont une autre publication scolaire [1] venait tout récemment de se faire l'écho; il posa savamment le diagnostic différentiel entre les caillots de la vie et ceux qui sont contemporains de l'agonie ou postérieurs à la mort, et la réintégration de la cause rappela de loin en loin les soupçons relatifs aux effets.

Dans son *Précis d'anatomie pathologique*, en 1829, Andral, parlant après Legroux de la migration des concrétions sanguines, pense que les faits viendront à l'appui de ces prévisions théoriques « quand les esprits cesseront » d'être écartés de ces recherches par l'opinion que la coa- » gulation ne peut avoir lieu dans les vaisseaux vivants [2] ». Trois ans plus tard, François de Mons [3] publiait son *Essai sur les gangrènes spontanées*, et y touchait d'une façon tout aussi superficielle à une question qui devait bientôt enlever tant d'intérêt à son ouvrage.

Le rapporteur de mon mémoire ajouté à ces auteurs l'indication de quelques autres travaux qui, sous la pression des idées réveillées par Legroux, manifestèrent incidemment des appréhensions analogues. Ce furent : un mémoire d'Alibert [4], en 1828 ; un second de Bigacci [5],

[1] Bonimond (Jean); *Dissertation sur la syncope*. Thèses de Paris, 1827, n° 20.

[2] Andral; *Précis d'anat. path.*, 1829, tom. II, pag. 341.

[3] François (de Mons); *Essai sur les gangrènes spontanées*. 1832, pag. 200.

[4] Alibert; *Recherches sur une occlusion peu connue des vaisseaux artériels*. 1828.

[5] Bigacci; *Antilogia*. Firenze, 1828.

publié cette même année; un article de P. Blaud[1], inséré dans la *Revue médicale* de 1833; une thèse *sur la syncope*, par Mongeal[2], 1836; le *Traité sur les maladies du cœur*, de Pigeaux[3], 1839-43; enfin, et au-dessus de tous, la thèse de Vincent[4], *sur les concrétions fibrineuses du cœur*, dont voici les passages les plus caractérisés :

« *On pourrait même supposer* que, dans certains cas, ces »débris de concrétions sont chassés dans quelques divisions »de l'artère pulmonaire, amènent leur inflammation adhé»sive et leur oblitération; de là résulterait une atrophie »partielle du poumon[5]. »

En note : « *Il est probable* que la plupart des gangrènes »dites séniles reconnaissent pour cause une concrétion fi»brineuse des cavités gauches du cœur, qui, entraînée par »le torrent circulatoire, a été chassée jusque dans les artères »des membres inférieurs. Arrivée dans ce point, son vo»lume ne lui permet plus d'avancer; elle oblitère le vais»seau, arrête la circulation, puis amène consécutivement »la gangrène des parties auxquelles ce vaisseau devait dis»tribuer le sang[6]. »

Et plus loin : « Est-il possible de reconnaître que des »fragments de caillots se sont introduits dans un gros tronc

[1] P. Blaud; *Sur les concrétions fibrineuses polypiformes dans les cavités du cœur*, in *Revue médicale*, 1833, tom. IV, pag. 175.

[2] Mongeal (Joseph); *De la syncope, considérée dans ses rapports avec la phys., la séméiol. et la thérap.* Thèses de Paris, 1836, n° 89.

[3] J. Pigeaux; *Traité pratique des maladies du cœur et des maladies des vaisseaux.* Paris, 1839-43, chap. VIII.

[4] Vincent (Joseph-Marie); *Recherches sur les concrétions fibrineuses du cœur*. Thèses de Paris, 1839, n° 175.

[5] Vincent; *loc. cit.*, pag. 16.

[6] Ibid.; *loc. cit.*, pag. 16.

»de l'artère pulmonaire et ont amené son oblitération ? Je »dois avouer que, dans l'état actuel de la science, je ne »puis indiquer aucun signe auquel je puisse attribuer une »valeur pathognomonique ; c'est là un point de diagnostic »qu'il faut abandonner à l'avenir [1]. »

On voit que toutes ces antériorités, dont il serait aisé de grossir encore le chiffre, se réduisent de près à de fugitives conjectures, à quelques points d'interrogation.

Quelle que soit l'importance rétrospective qu'on ait voulu donner à ces propositions solitaires et indirectes, la question, qui n'avançait pas, attendit jusqu'en 1845 pour sortir de son état embryonnaire, et la meilleure preuve que le mérite tout entier de cet épanouissement revient à l'illustre Virchow, nous est fournie par l'état de la science au moment où le hardi novateur lançait ses révélations inattendues. Tout dépôt fibrineux trouvé dans les vaisseaux était alors considéré comme formé sur place et rapporté, soit à la coagulation spontanée du sang, que tout le monde n'acceptait même pas, soit de préférence à une exsudation de la séreuse vasculaire enflammée. Les esprits étaient si loin d'accorder à la migration de ces masses un rôle spécial dans le mécanisme des maladies, que Rokitansky [2] et Hasse [3], amenés dans leurs savants travaux d'anatomie pathologique à signaler l'étroite coïcidence de l'endocardite et des obstructions artérielles, n'eurent pas même l'idée de cette ressource pour se sauver d'une hypothèse contradictoire; ils admirent, pour expliquer le mystère de ces relations, que les liquides versés par l'ul-

[1] Vincent; *loc. cit.*, pag. 21.

[2] Rokitansky; *Specielle Path. anatom.*, 1844.

[3] Hasse; *Path. anat.*, 1844.

cère cardiaque dans le système vasculaire, allaient à la périphérie coaguler sur place le sang qu'ils venaient d'épargner au centre.

C'est bien donc à Virchow qu'il faut rapporter en toute justice l'honneur d'avoir découvert l'embolie, et pour compléter les documents du procès qui, pendant les années 1856 et 1857, lui fut intenté à cet égard par la presse médicale française, je dois reproduire ici les paroles modérées qu'il opposa lui-même à des prétentions si excessives : « Je ne nie pas, dit-il dans une lettre au rédacteur »de la *Gazette hebdomadaire* du 21 octobre 1857, qu'on »ait parlé au XVIIe et au XVIIIe siècle de polypes sanguins »pouvant être transportés par le torrent circulatoire et ob»struer les vaisseaux ; je ne nie pas davantage que quel»ques écrivains modernes aient mentionné, en passant ou »sous forme dubitative, la possibilité d'une migration des »végétations cardiaques ; mais je déclare sincèrement ne »connaître aucun auteur qui ait prouvé avant moi le fait de »la migration, ses causes et ses conséquences, c'est-à-dire »qui ait développé la doctrine de l'embolie ; car j'ai encore, »malgré l'affirmation de M. Forget que cette doctrine est »sans fondement, la conviction que je l'ai établie, non tout »d'un coup, mais par une longue série de travaux publiés »pendant dix ans [1]. »

J'abandonne sans regrets ces détails d'une mesquine rivalité, pour aborder les études sérieuses où l'École française, oubliant enfin ses rancunes, sut mettre au service de la nouvelle théorie, et son aptitude pour l'observation clinique, et ses facultés exercées à l'analyse précise et délicate des phénomènes morbides.

[1] Rud. Virchow; *Lettre au rédacteur*, in *Gaz. hebd.*, 1858, pag. 2.

J'ai déjà cité les travaux de Schützenberger, de Bierk, de Fritz, de Legroux, de Marc Sée, antérieurs à la divulgation des études allemandes en France ou contemporains de leur importation. Après eux, Charcot [1] et B. Ball [2] publièrent dans les journaux de médecine des mémoires instructifs sur plusieurs des questions relatives au déplacement des caillots vasculaires, et plus tard encore deux thèses remarquables, celle de Ball [3] et celle de Lancereaux [4], se complétant l'une l'autre, vinrent exposer dans ses détails l'aspect actuel du problème.

En même temps les observations d'embolies s'accumulaient dans les recueils périodiques : Pioche de Lyon, Dumont-Pallier, Morel de Strasbourg, Simonin de Nancy, Vidal, Briquet, Gouraud, Bouillaud, Gallard, apportèrent comme bases d'une induction plus assurée et plus hardie, des faits variés et bien observés.

Des études spéciales accompagnaient l'acquisition successive de ces richesses cliniques : c'étaient les mémoires de Mordret, de E. Leudet, de Prévost et Cotard, d'Hippolyte Bourdon ; la thèse d'agrégation de Proust sur le ramollissement cérébral ; les thèses inaugurales de Lemar-

[1] Charcot; *Gangr. du pied et de la jambe gauches*, etc., in *Comptes-rendus de la Soc. de biologie*, 1856; — et Ball; *Sur la mort subite et la mort rapide à la suite de l'obturation de l'artère pulmonaire par des caillots sanguins, dans les cas de phlegmatia alba dolens et de phlébite oblitérante en général*, in *Gaz. hebd.*, 1858, pag. 755.

[2] B. Ball; *De la coïncidence des gangrènes viscérales et des affections gangréneuses extérieures*, in *Union méd.*, 1860, tom. V, pag. 162.

[3] B. Ball; *Des embolies pulm.* Thèses de Paris, 1862, n° 1.

[4] Lancereaux; *De la thrombose et de l'embolie cérébrales consid. principalement dans leurs rapports avec le ramollissement du cerveau.* Thèses de Paris, 1862, n° 39.

chand, Maurice Reynaud, Bouchard, Pone, à Paris; de Richert, Michel Hermann, à Strasbourg; de Panisset, à Montpellier. On trouvera le sujet précis et la date de ces divers ouvrages à l'*Index bibliographique*.

Cependant l'indifférence et les doutes résistaient à tant d'assauts, et la thèse de Ruault de Lalande[1], en 1861, les affirmait publiquement en renouvelant en France, contre « une création de la fantaisie allemande », les objections que deux ans auparavant Humphrey[2] déroulait en Angleterre. C'est à ce travail que fait sans doute allusion le professeur Velpeau, quand, du haut de la première tribune scientifique de France, plaidant les droits de Virchow et de sa théorie, il constate que « l'existence des embolies »et des dangers qu'on leur attribue, trouve encore parmi »nous, à Paris même, des contradicteurs au point d'être »taxés de rêveries dans un écrit récent[3].» Velpeau trouva ce jour-là des contradicteurs jusque parmi ses collègues les plus illustres de l'Académie, car Jobert de Lamballe et Rayer se montrèrent, sinon hostiles, du moins pleins de réserves à l'égard de la découverte allemande.

La commission exécutive du Congrès médical de Lyon pour 1864, jugeant utile de favoriser l'accord qui tardait à se faire sur un débat pathologique de cette importance, mit en première ligne, parmi les douze questions de son programme officiel, les divers éléments du problème en litige.

[1] Ruault de Lalande (Émile); *De l'embolie*. Thèses de Paris, 1861, n° 166.

[2] Humphrey; *On the coagulation of the blood in the veinous system during life*. Cambridge, 1860.

[3] Velpeau; *Morts subites par embolie de l'art. pulm.*, in *Comptes-rendus de l'Acad. des sciences*, 14 avril 1862.

Des savants, dont plusieurs font autorité dans la science, Th. Perrin[1], Lavirotte[2], Perroud[3], Gayet[4], Jacquemet[5], Courty[6], répondirent à l'appel, mais dans une telle mesure que le sujet fut à peine ébauché. Pareille dut être aussi l'impression produite sur les membres de la commission chargée l'année suivante d'organiser le Congrès de Bordeaux, puisque, des six séances réservées aux questions du programme, une entière fut destinée par elle à la question de l'embolie. Cette dernière fut d'ailleurs sagement réduite à l'un de ses multiples points de vue, et masquée sous cette formule générale qui n'impliquait aucune solution préalable : « De la mort subite à la suite des »traumatismes et dans l'état puerpéral. » Tel fut le texte que se partagèrent deux savants professeurs de l'École de médecine de Bordeaux, E. Azam[7] et Ch. Dubreuilh[8]; leurs conclusions, importantes pour l'étude de l'embolie, d'ailleurs établies sur des recherches et des méditations anté-

[1] Th. Perrin; *De l'étiologie de la coag. du sang dans les gros vaiss. pendant la vie*, in Congrès médical de France, 2e session, 1864, pag. 5.

[2] Lavirotte; *De la sonorité exagérée des poumons comme signe de la présence des concrétions sang. dans les cav. droites du cœur*. in Cong. méd. de France, 2e session, 1864, pag. 12.

[3] Perroud; *Note sur les concr. sang. du cœur*, in Cong. méd. de France, 2e session, 1864, pag. 16.

[4] Gayet; *Des caillots qui se forment dans les art. où l'on a arrêté le cours du sang*, in Congrès méd. de France, 2e session, 1864, pag. 31.

[5] Jacquemet; *Sur le mécan. de la mort dans les cas d'emb. pulm.*, in Cong. méd. de France, 1864, 2e session, pag. 46.

[6] Courty; *Emb. de l'art. pulm. droite. Obs. pour servir à l'histoire....* in Cong. méd. de France, 2e session, 1864, pag. 48.

[7] E. Azam; *De la mort subite par emb. pulm. dans les traumat.*, in Cong. méd. de France, 3e session, 1865, pag. 435.

[8] Ch. Dubreuilh; *Quelques consid. pour servir à l'hist. des morts subites dans l'état puerpéral*, in Cong. méd. de France, 3e session, 1865, p. 451.

rieures, trouveront place, avec quelques réserves, dans le courant de cet ouvrage.

Telles sont les annales toutes modernes, on le voit, de l'embolie. Quelques auteurs m'ont échappé sans doute dans l'apparition presque simultanée d'une si grande abondance de travaux, mais je tenais plus encore à la sincérité des faits qu'à l'intégralité des nomenclatures. Or un grand devoir devait dominer mon récit, comme une grande indélicatesse avait entaché cette page de l'histoire médicale, c'était la justice à rendre au fameux pathologiste prussien, que sa richesse en titres scientifiques ne saurait autoriser à dépouiller d'un seul. Docile à la devise nationale de son pays, *suum cuique*, plus sans doute que son pays ne le fut toujours lui-même, j'ai voulu réparer, dans la limite de mes attributions, les torts de mes compatriotes à l'égard de Virchow.

Et maintenant que la dette est réglée et le blâme accompli, je terminerai ce récit par un vœu renfermant, en revanche, et une excuse pour les savants français et un grief contre le professeur allemand.

Quand l'esprit étroit et suranné qui se masque sous le mot retentissant de patriotisme, commence enfin à s'effacer devant les progrès de l'intelligence publique et le développement des idées libérales, pourquoi faut-il qu'il rencontre encore un refuge, tout de circonstance, je l'espère, dans cette sympathique personnalité du grand penseur allemand. Puisque l'illustre Virchow sait unir si vaillamment le mandat de la représentation populaire au véritable génie de l'investigation médicale, pourquoi cet infatigable *leader* du parlement et de la science, des hommes et des pensées, n'emporte-t-il pas dans sa mission politique les idées généreuses de confraternité universelle, qui sont les compagnes et les filles du travail intellectuel? Pourquoi, du haut d'une tribune retentissante [1], au milieu de paroles particulièrement blessantes pour l'orgueil des savants français, a-t-il combattu le cosmopolitisme de l'esprit, déploré l'hospitalité donnée dans les inscriptions de la fête aux illustrations étrangères; et devant la solidarité reconnue de l'*école* et de la *nation*, encouragé de son puissant patronage cette conception malheureuse d'Oken, d'organiser une *science allemande*, pour isoler la vie intellectuelle et sociale derrière ces frontières que nos efforts devraient tendre, non pas à conquérir pour quelques-uns, mais à supprimer pour tous?

Combien plus noble est le langage du savant secrétaire général de l'Académie royale de médecine de Belgique, décernant, sans partiale considération de nationalité, les généreux encouragements de la compagnie qu'il dirige. « Constatons une fois de plus que la science n'a point de frontières [2] », disait Tallois dans son remarquable rapport sur le concours de 1866; mais s'il est vrai que cette aspiration soit aujourd'hui dans tous les cœurs, il est aussi malheureusement trop vrai qu'elle n'est pas encore dans la réalité des

[1] R. Virchow; *Développement national des sciences naturelles*; Discours prononcé au Congrès des naturalistes Allemands, session tenue à Hanôvre en 1865, in *Revue des cours scientifiques de la France et de l'étranger*, 1865-66, pag. 156.

[2] J. Tallois; *Discours prononcé dans la séance solennelle du 25e anniversaire de la fondation de l'Acad. roy. de méd. de Belgique, et Rapport de la commission chargée d'examiner les mémoires envoyés en réponse à la question mise au concours sur J.-B. Van Helmont*. Bruxelles, 1866, pag. XVI.

choses. Oui, la science a des frontières qui entravent ses progrès en multipliant inutilement ses efforts, en divisant ses ressources, et en limitant et dénaturant l'échange de ses idées. L'agriculture a compris depuis longtemps qu'il fallait supprimer les droits protecteurs; le commerce et l'industrie demandent avec raison l'unification des mesures et des monnaies, et les savants décupleront leurs forces et banniront tout prétexte aux revendications que je viens de raconter, le jour où ils sauront réaliser un vœu qui n'est encore qu'une chimère : la solidarité des recherches par l'uniformité du langage!

Depuis 1867, époque où cette revue a dû primitivement s'arrêter, quelques nouvelles études se sont ajoutées aux précédentes. Les noms de Frankenhaüser pour l'Allemagne, de H.-M. Tuckwell pour l'Angleterre, de Michel, Hecht, Lauth, pour la France, et enfin de Calderini et Saviotti de l'autre côté des Alpes, ont grossi le répertoire de l'embolie. J'ai réservé à dessein pour le placer au-dessus des précédents, en raison de son importance, le livre tout récent de V. Feltz, agrégé de la Faculté de Strasbourg, ouvrage plein de faits, d'ingénieuses expériences et de justes appréciations sur les conséquences et la genèse des embolies capillaires. Je fais également une place à part au rapport du Dr Vergely de Bordeaux, rapport que j'ai déjà cité dans le courant de cet article, dont les réflexions judicieuses ont beaucoup influé sur le remaniement de mon manuscrit, et qui est lui-même une étude de haute valeur sur l'immigration des caillots vasculaires.

Mais, si les travaux continuent d'affluer sur une matière justifiant, à mon avis, l'empressement dont elle est l'objet, l'incrédulité n'est pas tarie, et il reste de nombreuses adhésions à conquérir. Comment un phénomène pathologique que tant d'observateurs ont enregistré dans son ensemble, étudié dans ses détails, discuté dans ses conséquences, peut-il passer encore devant certains esprits pour une illusion ou un caprice? C'est ce dont il est plus difficile de donner l'explication que la preuve. La preuve, je la trouve au sein même de la savante Société impériale de médecine de Bordeaux, dont plusieurs membres ont contribué aux progrès de la question, et qui a jugé spontanément utile d'appeler sur le sujet de l'embolie une étude approfondie et générale. La déférence que le candidat heureux doit au verdict de son jury, ne saurait empêcher ici l'historien de s'emparer à son tour d'opinions devenues publiques, et, tout en respectant les restrictions d'un vote, d'apprécier les motifs de son hostilité. Un honorable membre de la commission pour les prix, *lequel depuis huit ans cherche des embolies sans les rencontrer*, confondant en son esprit *critique* avec *contestation*, a pu croire que l'intention de sa compagnie avait été de provoquer quelque émule de Jean-Jacques à la réfutation de son propre texte, et de mettre au concours le détrônement de Virchow [1]. De quelque poids qu'ait été l'initiative du corps savant bordelais, pour déterminer l'auteur de ces pages à les livrer au public médical, non moins influente fut la pensée que beaucoup de médecins en sont encore, sur le sujet qu'elles traitent, à la manière de voir de M. de Biermont.

[1] *Bulletin des séances de la Société de médecine de Bordeaux*, in *Union médicale de la Gironde*, avril 1868, pag. 230.

CHAPITRE II

PRÉLIMINAIRES ET DISCUSSION.

SOMMAIRE. — Idée générale de l'embolie. — Linguistique. — Détermination du problème. — Le sang peut-il se coaguler spontanément dans les artères? — Condition du ralentissement. — Infériorité de la vitesse dans les veines. — Discussion des exemples d'obstruction autochthone de l'artère pulmonaire. — Impossibilité clinique. — Preuves directes d'embolie : coexistence de bouchons artériels et de thrombus veineux identiques ; position des emboles ; leur pluralité ; intégrité des parois artérielles ; témoignage des coagulations secondaires; forme des caillots; sens de leur développement; adaptation des surfaces; signes particuliers; présence d'un corps étranger; traces de passage. — Distinction des caillots *post mortem* ou d'agonie, et des caillots de la vie. — Age des caillots. — Caractérisation nosologique de l'embolie. — Division ultérieure du sujet.

Celui qui voit sur le terrain scientifique les mêmes notions tour à tour abandonnées et reprises, est tenté de comparer à une circonférence la marche fournie par l'esprit humain. Il y a dans cette image un reproche d'impuissance démenti par les faits. La science, incontestablement mais irrégulièrement progressive, décrit plutôt une sorte de spirale qui, s'élevant sans cesse au-dessus du niveau primitif, repasse effectivement sur les mêmes horizons; mais des idées que le circuit ramène, si la substance n'a pas changé sans doute, la conception du moins s'est épurée, le champ de la vue se présentant sans cesse plus découvert et plus complet.

Ces considérations s'adaptent exactement aux diverses interprétations qu'a subies, l'une après l'autre, le rôle biologique du liquide sanguin. Après avoir servi longtemps à personnifier l'existence, à l'époque où la médecine portait un peu trop naïvement les couleurs de la poésie ; après avoir, sous les noms d'*âme de la chair*, de *chair coulante*, si chéris de Bordeu, assumé non-seulement tout le mérite de l'activité vitale, mais aussi, grâce à l'hypothèse des matières peccantes et aux fluctuations de sa crase, toute la responsabilité des opérations morbides, le sang paraissait de nos jours bien déchu de son influence en même temps que de sa vitalité. Sans doute, des histologistes considérables (Rouget, Moleschott) maintiennent encore à cet égard les croyances traditionnelles, en s'efforçant de conquérir au sang le titre de tissu; mais, sans envisager ce qu'il y a d'étrange à voir ainsi les idées de la tradition médicale et d'un étroit vitalisme défendues par les plus énergiques et savants adversaires du vitalisme et de la tradition, j'oppose simplement aux séductions d'une comparaison trop élastique les réserves absolues de la pathologie hostile. Si, par les éléments morphologiques qu'il renferme, le sang ressemble à un tissu sous le champ du microscope, la métamorphose, les fonctions nutritives et jusqu'au mouvements spontanés de ses globules, n'en sont pas moins impuissants à lui assurer la seule garantie d'une vitalité bien accusée, l'initiative de ses actions morbides. Les altérations du liquide nourricier, au milieu des éléments vivants de nos tissus, dont il est l'aliment servile ou le déchet inerte, ne paraissent être jamais en effet que la conséquence passive d'un désordre survenu dans les fonctions ou les organes de l'hématopoïèse. Si la chose est incontestable pour les principes immédiats du sang, elle n'est guère plus douteuse au sujet de ses corpuscules figurés. Éléments produits, comme l'épiderme et les cellules des poils, et placés comme elles aux dernières limites de la vie, les hématies ne sauraient s'altérer dans leur nombre sans l'intervention des glandes qui les émettent [1], ni dans leurs qualités essentielles sans l'influence du liquide qui les baigne [2].

Eh bien! c'est lorsqu'une physiologie plus exacte vient de ravir au sang le pouvoir d'élaborer et de vicier lui-même sa constitution, pour partager entre l'intoxication cutanée, la digestion intestinale et la fonte interstitielle la responsabilité de ses dyscrasies; c'est lorsque le sang vient d'être ainsi dépouillé de toute sa vie morbide, que, revenant de plus haut sur les précédents aspects, la science retrouve avec l'embolie le moyen de réintégrer le liquide nourricier sur la scène pathologique.

Le sang, dans son trajet au milieu de nos organes, qu'il parcourt, on le sait, avec une vitesse considérable, peut ramasser et charrier, comme un fleuve, des corps accidentellement parvenus dans la cavité de ses canaux, ou plus souvent encore les caillots résultant de sa propre coagulation; entraînés dans les branches à calibre croissant d'abord, puis décroissant, du système vasculaire, ces corps errants, ces *blocs erratiques*, selon l'expression de

[1] C'est seulement pendant la vie embryonnaire que Remak a trouvé que les globules du sang et leurs noyaux pouvaient se diviser. (Remak; *Ueber die sogenannten Blutkörperchen haltenden Zellen*, in *Müller's Archiv für Anat. und. Phys.*, 1851.

[2] Voyez Jaccoud; *De l'humorisme ancien comp. à l'humor. mod.*, 1863, pag. 90.

Gubler, vont fatalement s'enclaver quelque part et y produire, en arrêtant devant eux le cours normal du liquide, des effets subordonnés à la grandeur de l'obstacle et à l'importance fonctionnelle de la région. Telle est dans son essence l'idée de l'accident pathologique dont Virchow a découvert l'existence et la gravité, et qu'il a désigné par le nom d'Embolie.

Le mot grec ἔμϐολος signifie *clavette*, *verrou*, et celui d'ἐμϐολὴ se traduit par les mots *injection*, *emboîtement*. Dechambre[1], appuyé sur ces nuances étymologiques, blâma dès leur origine les expressions adoptées par le professeur de Berlin. Au lieu d'*embolus*, qui vient évidemment du premier nom grec, et que Virchow applique au bouchon obturateur lui-même, le savant rédacteur de la *Gazette hebdomadaire* aurait désiré voir préférer le terme d'*embolie*, qui, dérivé du second radical, porte avec lui l'idée exacte, dans l'espèce, d'une véritable injection. Je ne partage pas l'opinion de notre célèbre critique, et je crois cette querelle de mots appuyée sur une confusion d'idées. Dans le phénomène des migrations vasculaires, il n'y a pas seulement un résultat, il y a un acte à désigner ; c'est donc pour l'action morbide elle-même qu'il faut réserver, ainsi que l'a fait Virchow, le terme alors au-dessus de toute contestation, d'*embolie*, venant d'ἐμϐολὴ ; cette distinction faite, celui d'*embolus*, descendu d'ἔμϐολος, clavette, suffit parfaitement pour indiquer le bouchon entravé dans les branches artérielles. En français, le mot d'*embolie* concorde d'autant mieux avec notre terminologie médicale, qu'il y a déjà beaucoup d'autres noms en *ie* pour désigner des

[1] Dechambre ; *Revue*, in *Gaz. hebd.*, 1856, pag. 289.

actions morbides ; mais je propose, avec le premier traducteur de Virchow, Pétard[1], de remplacer par *embole* l'*embolus* trop latin des Allemands.

Je reviens au fait en lui-même, dont il est plus urgent de démontrer la réalité contestée que de préciser la dénomination. Avant de faire le sujet d'une exposition régulière, la question de l'embolie doit être débarrassée des objections et assurée sur des bases solides ; il s'agit donc ici de lui conquérir ses droits de bourgeoisie médicale.

« Pour admettre que les produits déposés dans l'artère » pulmonaire sont venus de plus loin et ont été entraînés » par le sang veineux, il faut, disait Lasègue[2], que deux » conditions soient remplies : l'une, que la circulation soit » assez puissante pour faire mouvoir dans les veines des » corps d'une dimension beaucoup plus considérable que » les éléments du sang ; l'autre, que le passage de ces petites masses puisse s'effectuer au travers du cœur droit. » L'expérimentation seule peut donner cette double dé- » monstration. » C'est aussi ce que pensait Virchow, et il a fait, pour obtenir cette preuve expérimentale, des vivisections nombreuses dont son deuxième mémoire retrace les ingénieux détails. J'ai dit ailleurs ce qu'il fallait penser, à mon avis, de ces inutiles tentatives ; je dois maintenant au lecteur les motifs de ma désapprobation.

La formule du problème me paraît mal présentée, et le plan de la solution entièrement défectueux, si la difficulté

[1] Pétard, traduction de deux mémoires de Virchow sur l'*Embolie*, in *Union médic.*, tom. IV, 1859, pag. 60.

[2] Ch. Lasègue ; *Thrombose et embolie* ; exposé des théories du professeur Virchow, in *Arch. génér. de médec.*, 1857, vol. II.

se pose ainsi sur une question d'hydrostatique. L'entraînement d'un caillot vasculaire est soumis à des conditions multiples telles que la métamorphose régressive de la fibrine coagulée, et la confluence d'un vaisseau perméable, conditions dont il est difficile d'imiter les effets et surtout de réaliser la coïncidence ; le résultat en question ne saurait donc être produit à volonté et à heure fixe, sous le regard de l'expérimentateur. Si, d'autre part, la puissance musculaire de ce dernier, à travers la sonde en caoutchouc ou la seringue anatomique, intervient dans la marche de la concrétion vasculaire, je ne vois plus ce qu'on peut en conclure en faveur de la force motrice du sang.

Mais cette preuve impossible est en même temps inutile. Que prouverait la migration d'une thrombose artificielle, ce succès si vainement poursuivi par Virchow ? Tout au plus que le sang peut transporter à travers les gros vaisseaux et le cœur certains corps plus étroits que la lumière de ces cavités ! Il démontrerait la possibilité, non l'existence naturelle, du phénomène morbide, lorsque c'est la vérité de l'embolie, non sa vraisemblance, qui est évidemment en cause.

La raison des résistances opposées à la théorie que je discute, ne réside pas assurément dans ces considérations mécaniques. Les exigences du bon sens le plus vulgaire ne sauraient refuser au sang épais et rapide le privilége que l'observation de tous les jours fait accorder au moins dense des liquides, et tel est si peu le véritable obstacle où vient échouer l'opinion médicale, que tout au contraire l'imminence théorique d'un semblable danger inspira les craintes successivement émises par les médecins depuis la découverte de la circulation. Je ne vais donc pas chercher à prouver que la migration des concrétions vasculaires est possible, ce qui ne me paraît pas sérieusement contestable; je veux m'attacher simplement à établir qu'elle a eu lieu, qu'elle fait définitivement partie des réalités pathologiques.

Une question générale domine le débat, et il faut dès l'abord la résoudre, pour l'en éliminer. La coagulation spontanée ou secondaire du sang dans les vaisseaux vivants est un fait désormais acquis à la science, dont la démonstration ne saurait par conséquent m'arrêter à aucun titre, et dont j'aurai bientôt à préciser seulement les origines et la modalité; mais ce liquide, qui dans des conditions pathologiques nombreuses se prend si aisément dans les veines, peut-il aussi se solidifier sur place dans les artères?

Lorsque le tissu de l'organe où la branche obstruée distribue ses rameaux, influe directement, par les altérations dont il est le siége, sur le mouvement du sang qui parcourt cette branche, et tend à réduire sa vitesse aux conditions de celle qui l'anime dans les veines, il faut admettre, sous quelques réserves qui seront exprimées plus tard, que le liquide nourricier a pu réellement se coaguler en cet endroit. La même réponse doit être faite si les parois vasculaires, enflammées ou dégénérées, modifient à leur tour la circulation du fluide qui les traverse, par une influence dont le résultat, sinon le mécanisme, ne peut être contesté, ou encore si le cœur est tellement altéré lui-même que sa force impulsive en soit sensiblement compromise. Enfin, dans les derniers moments de la vie ou pendant une syncope, qui, au point de vue actuel, reproduit exactement les circonstances de l'agonie, la défaillance de la force motrice assimile, quant à la vitesse de leur contenu liquide, les vaisseaux artériels et veineux, et le phénomène de la coagulation autochthone, si manifeste dans les seconds, rencontre dans les premiers des conditions également favorables.

La part de ces événements spéciaux qu'il faut mettre hors de cause, est facile à établir; les altérations définies du parenchyme, des vaisseaux et du cœur se révèlent d'elles-mêmes à l'autopsie, et les caillots assimilables de l'agonie et d'une syncope subitement mortelle sont marqués au chiffre des caillots récents, contemporains ou postérieurs à la mort, dont je dirai bientôt les caractères distinctifs.

Je mets donc de côté ces suppositions bien déterminées, et je limite la question aux termes qui concernent le problème de l'embolie. Les vaisseaux et les tissus sont sains, le cœur fonctionne; le sang plus ou moins altéré peut-il se coaguler spontanément dans les artères?

Virchow[1] n'hésite pas à répondre par la négative.

Il donne pour point de départ à son raisonnement cette opinion que la lenteur du sang est la condition exclusive de sa coagulation spontanée. Quelque nombreuses que soient les divergences des auteurs sur les causes de ce dernier phénomène, quelque interprétation que je me propose de donner moi-même à cette conséquence du ralentissement circulatoire, on sera néanmoins d'accord sur la prémisse. Si les obstacles au cours du sang suffi-

[1] Virchow; *Weitere Untersuchungen über die Verstopfung der Lungenarterie und ihre Folgen*, in *Gesammelte Abhandl.....*, 1862, pag. 252.

sent à provoquer sa coagulation quand il est normalement constitué, il n'est pas moins certain que lorsqu'une cause morbide, en modifiant sa composition chimique, a diminué ses aptitudes à rester coulant, c'est toujours dans les régions où sa vitesse est la moins rapide, dans les veines les plus éloignées du cœur, à gros calibre et à parois rigides, que le contenu vasculaire se prend de préférence. D'ailleurs, si l'influence, sans doute incontestable, de sa constitution spéciale pouvait devenir indépendante et s'affranchir des conditions de vitesse, ce n'est pas plus dans une artère que dans une veine, c'est dans le système sanguin tout entier, c'est en masse évidemment, que le liquide nourricier devrait se coaguler.

Les auteurs français, surtout vers 1830, soutenaient que les produits versés dans les vaisseaux par leurs parois enflammées, pouvaient coaguler le sang. Cette croyance, encore admise par Klinger [1], mais que les expériences négatives de Virchow [2] démentent, et qui se trouve aujourd'hui à peu près abandonnée, est par elle-même sans importance dans le débat actuel, puisque, dans la pensée de ses partisans, il s'agissait simplement d'une coagulation sur un point altéré des vaisseaux. Rokitansky [3] en a toutefois fait sortir une théorie, qui, si elle était exacte, semblerait soustraire la coagulation du sang à la condition préalable du ralentissement. Le célèbre président de la Société impériale royale des médecins de Vienne eut l'idée d'attribuer aux exsudats inflammatoires des tuniques vascu-

[1] Klinger; *Beobacht. über die Verstopf. der Lungenart. durch Blutgerinnsel.* in *Arch. f. phys. Heilk.*, *Herausg. v.* Vierordt, 1855, 4 Heft.

[2] Virchow, *loc. cit.*

[3] Rokitansky; *Specielle path. Anat.*, 1844.

laires la propriété d'aller coaguler au loin le contenu qu'ils respectaient sur place. Mais si la faculté ainsi conférée au sang par ces principes étrangers, de se prendre en masses subitement obstruantes, n'était pas elle-même dominée par les considérations relatives au mouvement du liquide, pourquoi pouvait-elle, loin seulement du lieu où elle avait été contractée, réaliser ainsi tout d'un coup ses effets. La contradiction renfermée dans cette hypothèse me défendrait déjà contre elle, si la coïncidence pathologique qui en formait la seule justification n'avait trouvé depuis des interprétations différentes. La loi posée par Virchow n'en est donc pas ébranlée, et le ralentissement de la circulation reste la condition prédominante de la coagulation sanguine.

On prévoit les conséquences de cette concession. Lorsque le contenu vasculaire aura acquis les propriétés morbides qui le rendent susceptible de se coaguler spontanément, la mise en acte de cette virtualité dépendant désormais de la vitesse relative du liquide, on ne saurait raisonnablement concevoir et admettre que le sang puisse se prendre dans un vaisseau quelconque, s'il n'est déjà pris dans tous ceux où il est animé d'une vitesse moindre. Quelle que soit maintenant la limite inférieure des variations que la rapidité de l'écoulement sanguin puisse être appelée à subir dans les vaisseaux artériels, — quand, par une abstraction convenue qu'il importe ici de ne pas oublier, on élimine d'entre les causes retardatrices les lésions des tissus, l'altération des vaisseaux et l'anéantissement de l'impulsion cardiaque, — il va de soi que le mouvement s'y maintiendra de beaucoup plus rapide que dans les branches à calibre correspondant de l'arbre veineux.

Or, comme il s'en faut, chacun le sait, que l'ensemble de ces branches soit jamais envahi, et que la mort serait d'ailleurs le résultat immédiat d'une coagulation générale, la coagulation spontanée du sang rouge se trouve nécessairement exclue des éventualités physiologiques, et tout caillot ancien rencontré dans une artère saine apporte avec lui la démonstration rigoureuse de son hétérochthonie.

Je viens d'avancer comme évidente, sauf quelques restrictions déterminées, la supériorité de vitesse du courant centrifuge sur la circulation de retour. Je ne voudrais cependant pas surprendre les convictions du lecteur par une affirmation arbitraire, et tirer illégalement profit d'une vraisemblance que la réalité des faits n'aurait pas sanctionnée. Quelque grandes que soient les difficultés rencontrées par les physiologistes dans la détermination des vitesses du sang aux divers points de son parcours, le problème est susceptible d'une solution rigoureuse, lorsqu'il est réduit aux termes généraux qui nous importent en ce moment.

Ainsi que l'établit Marey[1], la vitesse du sang est subordonnée à deux ordres d'influence, l'intensité de la force motrice et la proportion des résistances. Les agents principaux de la première, l'impulsion cardiaque et la contractilité vasculaire, exercent leur maximum d'activité sur la colonne artérielle; et la somme des obstacles est en même temps de beaucoup supérieure au-devant de la colonne veineuse, puisque la capacité des vaisseaux centripètes va diminuant vers le centre, tandis que selon les calculs de

[1] Marey; *Phys. méd. de la circ. du sang,* 1863, pag. 157.

Vierordt[1], l'aire du système capillaire offre au-devant de l'aorte une surface huit cents fois agrandie. D'ailleurs, à chaque contraction du cœur, la même quantité de sang s'échappe par les ventricules et rentre par les oreillettes ; si les canaux qu'il traverse dans ces deux trajets opposés sont inégaux en largeur, la différence des lumières déterminera seule le rapport inverse des vitesses : or tout le monde sait combien le calibre général des veines est supérieur à celui des artères. Ainsi, dans un même cercle circulatoire, l'avantage de la vitesse reste sans conteste au courant artériel; mais entre les artères de la petite circulation et les veines de la grande, la comparaison commence à devenir plus délicate.

L'infériorité musculaire du cœur droit sur le gauche ne place-t-elle pas ici l'artère pulmonaire, qui reçoit ses impulsions du premier, dans des conditions moins favorables que les veines périphériques, où la force motrice arrive du second, et faut-il croire sur parole le vénérable Haller[2], affirmant qu'il a vu le sang s'écouler plus vite d'une artère mésentérique ouverte que d'un rameau semblable de l'aorte droite? Les notions les plus élémentaires de la physiologie vont servir à démontrer le contraire.

Puisque les contractions des deux cœurs sont solidaires, il faut bien que le droit envoie aux poumons une quantité de sang égale à celle que le gauche distribue en même temps aux organes, car le parenchyme pulmonaire ne

[1] Vierordt; *Die Erscheinungen und Gesetze der Stromgeschwindigkeit des Blutes, nach Versuchen*, 1858.

[2] Haller; *Deux mémoires sur le mouvement du sang*, etc. Lausanne, 1756, pag. 47.

saurait produire ce liquide pour en augmenter la quantité, ni l'accumuler indéfiniment pour la réduire. Béclard[1] en conclut que la vitesse du cours du sang est la même dans le grand et le petit cercle de la circulation. Si notre savant physiologiste avait fait preuve ici de sa logique habituelle, la thèse que je soutiens aurait dès maintenant gain de cause, puisque le sang de l'artère pulmonaire égalerait en vitesse le courant le plus favorisé de tout le système vasculaire. Mais si la proposition de Béclard est vraie, ce n'est pas son raisonnement qui le démontre, les contractions inégalement puissantes des deux ventricules pouvant donner évidemment des impulsions inégales aux masses de pareille valeur qu'elles refoulent simultanément. On pourrait même prétendre contre Béclard, que si des quantités équivalentes passent à chaque systole dans le cœur droit et dans le cœur gauche, le liquide doit cheminer moins vite à travers la petite circulation, l'espace à parcourir étant beaucoup plus considérable dans la grande. Heureusement que cette opinion n'est pas plus rationnelle. La proportion du sang diffère en effet dans le grand et le petit cercle circulatoire, et ce n'est pas l'ondée sanguine chassée dernièrement par la systole gauche, que le ventricule droit transmet immédiatement à son propre territoire. Il est aisé de voir que, pour trancher cette contestation, il faudrait établir entre les deux circuits vasculaires le rapport des masses en mouvement et celui des trajets parcourus ; la compensation probable des deux chiffres donnerait la preuve de l'égalité des vitesses. Mais si l'appréciation grossière des facteurs permet de prévoir ce der-

[1] Béclard ; *Traité élément. de phys.*, 1866, pag. 274.

nier résultat, aucun calcul précis n'autorise encore à l'affirmer.

Pour assurer au sang qui parcourt l'aorte droite le privilége d'une rapidité supérieure, je néglige encore d'invoquer, en m'autorisant d'une erreur de Poiseuille [1], l'influence favorable de l'attraction respiratoire. Quand la poitrine, agrandie par la force des muscles inspirateurs, appelle, pour combler le vide virtuel, à la fois le fluide sanguin qui circule dans nos organes, et l'air plus mobile dont les bronches permettent l'accès, on conçoit que le mouvement du sang soit activé dans toutes les régions d'où il peut venir ajouter quelque chose au contenu thoracique; mais le sang de la petite circulation reste évidemment en dehors des termes formels de la double condition que je signale; et l'aspiration ni le refoulement produits par les parois du soufflet pectoral ne sauraient absolument agir sur le liquide compris entre le ventricule droit et l'oreillette gauche.

Ce n'est pas cependant à la constatation encore impossible du mouvement accompli, et c'est bien à la pondération des causes mises en jeu pour l'accomplir, qu'il faut demander les éléments de la solution que je recherche. Transportant donc aux conditions où se trouve placée l'artère pulmonaire, les considérations que je faisais valoir tout à l'heure au profit de la circulation artérielle dans son ensemble, je n'ai qu'à voir si l'infériorité motrice reconnue du ventricule droit n'est pas équilibrée par une moindre résistance.

[1] Poiseuille; *Recherches sur les causes du mouvement du sang dans les veines*, in *Journ. univ. et hebd. de méd.*, 1830, tom. I.

Les forces contractiles des ventricules droit et gauche, évaluées d'après le nombre des fibres musculaires, c'est-à-dire par le poids des muscles, seraient dans le rapport approximatif de 1 à 2. Les expériences cardiographiques de Marey [1] et Chauveau portent ce chiffre à 1/3, et je l'accepte comme le moins favorable à la présente argumentation.

Sans pouvoir aussi bien tarifer les résistances, il est pourtant facile de se convaincre qu'elles s'abaissent devant le cœur droit dans une proportion largement compensatrice. On doit aux recherches de Poiseuille [2] la connaissance des lois qui règlent l'écoulement des liquides à travers les tubes de très-petite dimension, et l'on sait que l'obstacle opposé par le réseau capillaire au passage du sang artériel est directement proportionnel à la longueur de ces vaisseaux et inversement proportionnel à leur nombre, ainsi qu'à la quatrième puissance de leurs diamètres. Les capillaires de la petite circulation paraîtront sans doute de prime abord bien inférieurs quant au nombre, si l'on en juge seulement par l'étendue des surfaces irriguées ; mais en jetant les yeux sur les gravures micrographiques qui représentent les réseaux des divers organes, on reconnaîtra sûrement que la condensation des mailles dans le réseau pulmonaire tend à rétablir l'égalité sur ce premier point; j'abandonne, pour lever toute hésitation à cet égard, l'avantage que l'écoulement dans les poumons trouve du côté de la longueur des tubes et ne laisse en présence que le rapport des diamètres. On sait que la lumière des ca-

[1] Marey; *Physiol. méd. de la circul. du sang*, 1863, pag. 104.

[2] Poiseuille; *Recherch. sur la circulation capillaire*, in *Journ. univ. et hebd. de médec.*, 1830, tom. I.

pillaires du corps humain varie de $0^{mm},002$ à $0^{mm},006$. Le chiffre le plus élevé, 0,006, appartient aux capillaires de l'hématose, proclamés par Robin [1] les plus larges de l'économie ; je prends la moyenne, 0,004 pour ceux de la périphérie ; dans ces conditions, le rapport des résistances serait 32 à 243, c'est-à-dire environ comme 1 est à 8. Il y a donc réellement balance, et la vitesse du sang dans les artères de la petite circulation doit être au moins aussi considérable que dans celles de la grande.

On m'accordera, je n'en doute pas, ce que j'ai voulu seulement démontrer jusqu'ici, que la rapidité du sang artériel, dans quelque circulation que ce soit, dépasse toujours en moyenne celle du sang veineux ; n'y a-t-il pas toutefois des artères où le mouvement se ralentit, des veines où il augmente, et le rapport établi pour l'ensemble ne peut-il se renverser dans les détails ? Depuis sa sortie du cœur jusqu'aux capillaires, chacun le sait, le sang perd de sa vitesse par l'agrandissement croissant de la capacité artérielle, et le résultat inverse se produit des capillaires jusqu'au cœur ; mais la comparaison que je poursuis n'a besoin de s'établir qu'entre les vaisseaux d'un même degré, et il s'agit seulement de décider si le rapport qui existe entre les sytèmes veineux et artériel se maintient entre les rameaux correspondants des deux systèmes : or la disposition que je viens de rappeler ne pourrait tout au plus rétablir l'égalité du mouvement qu'entre les petites branches artérielles et les gros troncs veineux. Sans doute chaque courant partiel se trouve favorisé ou contrarié par quel-

[1] Ch. Robin ; *Note sur les causes de l'indép. de la bronchite par rapport à la pneumonie*, in *Mém. de la Soc. de biologie*, 1858, pag. 93.

ques influences locales, et l'on peut craindre qu'il n'en résulte une répartition inégale de la moyenne; une cause générale domine trop puissamment ces légères oscillations pour laisser perdre de la sorte la prépondérance acquise aux artères: c'est la présence à peu près constante de deux ou trois larges collatérales pour ramener la masse de liquide apportée par un seul vaisseau.

C'est à dessein que j'ai laissé de côté jusqu'ici les mesures directes de la progression du sang, qui auraient dû fournir, en apparence, les éléments les plus précis de la comparaison actuelle. Chacun connaît les difficultés que comporte l'emploi de l'hémodromomètre de Volkmann ou de l'hémotachomètre de Vierordt, et le peu de confiance que méritent encore, malgré les perfectionnements de Chauveau[1], les résultats de semblables calculs; du reste toutes les artères n'y ont pas été soumises, et ceux qui concernent les veines font presque complètement défaut. Cependant, pour ne négliger aucun document de cet important débat, je tire encore de ces expériences les enseignements imparfaits qu'elles renferment. Selon les résultats concordants de Volkmann[2] et de Vierordt[3], la vitesse du sang dans la carotide primitive, chez les grands mammifères, serait d'environ 25 centimètres par seconde; quelques rares expériences faites sur le chien établissent en regard le chiffre, à peu de chose près égal, de 22 centimètres pour la jugulaire. Il faut reconnaître que le courant de la carotide

[1] Chauveau; *Vitesse de la circul. dans les artères du cheval*, in *Journ. de la physiol.*, tom. III; 1860.

[2] Volkmann; *Die Haemodynamik, nach Versuchen*. Leipzig, 1850.

[3] Vierordt; *Die Erscheinungen und Gesetze der Stromgeschwindigkeit des Blutes, nach Versuchen*. Frankfurt, 1858.

est un peu retardé par le poids du sang, qui favorise au contraire celui de la veine, et que les moyennes des circulations au voisinage du cœur doivent, par le fait, éprouver un écart plus considérable ; mais l'imperfection des procédés de mesure autorise à ne considérer que les résultats approximatifs, et l'on s'accorde, d'après les données précédentes, à confondre dans un même chiffre la vitesse initiale du sang artériel et la vitesse terminale du sang veineux. La conséquence d'un semblable résultat s'impose d'elle-même : si, comme personne n'en doute assurément, la moyenne du courant centrifuge l'emporte de beaucoup sur celle du courant opposé, l'égalité ne pourra s'établir aux environs du cœur qu'en impliquant un surcroît de lenteur dans les veines périphériques.

Ainsi, tout concourt à assurer le but de cette digression nécessaire, et je puis déjà considérer comme établi qu'à l'état normal le sang court plus rapidement dans les canaux veineux que dans les vaisseaux artériels ; il me reste à démontrer que cette supériorité n'est pas détruite par les troubles fonctionnels non compris dans mes précédentes réserves.

En ce qui concerne d'abord l'action cardiaque, ne peut-on la supposer assez affaiblie pour échapper au cadre des exceptions convenues d'agonie, de syncope, d'altérations organiques du cœur, et pour faire cependant descendre la vitesse de la circulation artérielle, particulièrement dans l'artère pulmonaire, au-dessous du chiffre correspondant de la circulation veineuse? Je soulève la question plutôt pour les convenances harmoniques de mon raisonnement que pour satisfaire à des scrupules qu'un praticien ne saurait assurément concevoir. Où trouverait-on un exemple, en effet, d'un ventricule sans altération apparente, amenant dans les artères la lenteur de la progression veineuse, et réalisant un état intermédiaire à la circulation normale et à la syncope, assez longtemps prolongé pour obtenir la coagulation du sang. Notez qu'il faudrait encore localiser dans un seul côté du cœur cet affaiblissement spécial, invraisemblable par lui-même, sans quoi la vitesse du sang serait partout proportionnellement réduite ; or si Marey [1] a remarqué sans doute des oscillations dans le rapport d'énergie des deux cavités cardiaques, il est difficile d'admettre entre elles la coïncidence d'une aussi persistante inégalité. On sait d'ailleurs aujourd'hui, depuis les habiles analyses du même physiologiste [2], que si le cœur joue dans la circulation du sang le rôle dominateur qu'on n'a garde de lui contester, il n'en est pas moins à peu près irresponsable dans les défaillances variées de cette importante fonction. Par une prévoyance en rapport avec l'extrême gravité de la charge qui lui est confiée, la perpétuité de ses battements est assurée par la multiplicité et la variété des sources qui concentrent sur lui leurs excitations réflexes, et telle paraît avoir été sur ce point l'extrême sollicitude de la nature, que même, lorsqu'il cesse de battre, sa paralysie tient plutôt, comme nous aurons à le redire dans le courant de ce travail, à un excès qu'à un défaut de transmissions motrices. Ainsi, le cœur dépense en général une quantité toujours égale de force, et je trouve dans ce fait une raison de plus pour limiter aux alternatives de la contractilité artérielle et des résistances circulatoires, les

[1] Marey ; *Physiol. méd. de la circ. du sang*, 1863, pag. 104.
[2] Ibid.; *loc. cit.*, pag. 206.

dernières objections qu'il me reste à passer en revue.

Je mets de côté tout d'abord les alternatives de la force contractile des artères, dont le désordre ne saurait modifier d'une manière sensible la loi que je viens d'établir pour la circulation normale. La contractilité des parois artérielles a pour unique mission de rendre continue l'impulsion saccadée du moteur cardiaque, et la suppression, par spasme ou paralysie, de cet agent circulatoire ne saurait altérer que la répartition, jamais la vitesse générale du mouvement sanguin. Quant aux variations de calibre que ces troubles spéciaux entraînent dans les artères, elles sont, relativement au diamètre des vaisseaux, trop peu considérables encore pour changer d'une manière sensible la rapidité des courants.

La seule influence à prendre en sérieuse considération est celle que pourrait exercer la contractilité des capillaires, dont la variation, fréquente et considérable, en transformant devant le courant artériel l'intensité des résistances, tient sous sa dépendance à peu près exclusive les troubles dynamiques de la circulation.

Il ne saurait entrer dans mon esprit d'analyser ici les nombreuses modalités morbides dont la découverte de Goodfellow et les expériences de Cl. Bernard ont fourni la clef, et dont la physiologie moderne est loin d'avoir envisagé toutes les péripéties et enregistré tous les résultats. Des effets de l'innervation vaso-motrice, je n'ai à rechercher, pour le moment, que l'impression produite sur la circulation des branches artérielles par les changements survenus, sous son influence, dans la capacité du système capillaire correspondant. Or, qu'il existe ou non deux ordres de filets nerveux, les uns destinés à la dilatation active et les autres spécialement à la rétraction des vaisseaux, ou, ce qui est plus probable, que le premier de ces phénomènes soit la conséquence indirecte de la parésie de nerfs constricteurs uniques, il n'en est pas moins vrai que le rétrécissement des cavités vasculaires est dans l'un et l'autre cas le résultat d'une activité spéciale qui se dépense, on le sait, en s'exerçant. Ainsi, la première considération qui frappe mon esprit quand j'envisage les conditions de la contractilité dans les parties du réseau capillaire munies de fibres-cellules, c'est que le spasme des capillaires veineux ou artériels est un phénomène essentiellement transitoire, et que leur dilatation au contraire peut seule passer à l'état permanent ; si bien que dans les régions où la permanence du spasme était nécessaire à des fonctions spéciales, dans les tissus érectiles par exemple, il a fallu assurer la durée des contractions par la multiplicité exubérante des éléments musculaires.

La loi que je signale est d'une importance considérable dans l'appréciation de l'effet produit sur la progression du sang artériel, par la contractilité des capillaires placés au-devant de lui. La dilatation du réseau, en diminuant les résistances au-devant de la colonne sanguine, abaisse dans les artères afférentes la tension au profit de la vitesse; et que la fièvre soit générale ou locale, l'activité de la circulation n'en forme pas moins son plus saillant caractère. Le resserrement du même système reste donc seul susceptible de ralentir la marche du sang. Or, la nature essentiellement transitoire de ce ralentissement lui enlève toute efficacité au point de vue de la coagulation intra-vasculaire.

Selon que la rétraction s'exerce sur les artérioles ou sur les veinules du réseau capillaire, l'entrave apportée au cours du sang se présente sous deux aspects distincts, l'anémie ou la congestion des tissus.

A moins d'être général, et par suite désintéressé dans ce débat, le spasme des capillaires artériels présente au plus haut degré l'instabilité qui doit le rendre impuissant, et l'obstacle momentané qui en résulte ne saurait pas plus favoriser au-devant de lui la solidification de la fibrine, que l'anémie passagère dont il est la cause ne peut servir de base à la célèbre théorie de Brown-Séquard sur les paraplégies réflexes[1].

La contraction des veinules qui servent d'issue aux matériaux nutritifs, un peu plus durable peut-être, a par compensation beaucoup moins d'influence sur le ralentissement de la circulation artérielle : le sang trouve d'abord un débouché considérable dans le vaste champ des capillaires proprement dits, qui va se dilater sous sa poussée, et la continuité du réseau lui permettant toujours un écoulement collatéral, sa tension n'augmentera guère dans les artères afférentes.

En somme, l'agitation du liquide persiste malgré tout dans les diverses branches du système artériel, et les résistances imparfaites que la contraction des capillaires est susceptible de lui opposer, se montrent d'autant plus incapables d'y ralentir sérieusement son cours, qu'une obstruction bien autrement complète est elle-même sans effet à cet égard. Malgré l'oblitération presque entière des veines d'une extrémité, le contenu artériel, selon Virchow, ne se coagule jamais, et il suffit de jeter les yeux sur les observations

[1] Voyez S. Jaccoud ; *Les paraplégies et l'ataxie du mouvement*, 1864, pag. 341.

groupées à la suite de ce mémoire, pour s'assurer que lorsque l'inflammation et les dégénérescences vasculaires ne viennent pas compliquer le phénomène, la coagulation intra-veineuse de la *phlegmatia alba dolens* n'entraîne pas un résultat semblable dans les artères correspondantes. Il faut donc au-devant du liquide nourricier une résistance bien supérieure à celle que peut lui opposer le resserrement irrégulier et inconsistant des petits vaisseaux, pour le réduire dans les artères à une lenteur inférieure au minimum de sa vitesse dans les veines, et y rendre possible sa coagulation autochthone.

Ainsi, la physiologie repousse avec force la possibilité d'une coagulation spontanée au sein des vaisseaux artériels et particulièrement dans l'aorte pulmonaire, et confirme énergiquement la négation de Virchow. Laissons maintenant les arrêts de la théorie, pour apprécier le témoignage des faits.

Aussi bien, les partisans de la coagulation spontanée du sang dans les artères, tels que Davy[1], Gulliver[2], Bouchut[3], Humphrey[4], etc., n'ont jusqu'ici fait de grands efforts pour réconcilier avec les lois de la science les exemples muets dont ils autorisent leurs prétentions. Tout leur système consiste à produire des cas où l'obstruction de l'artère pulmonaire, sur laquelle s'est à peu près concentrée la discussion, existait en l'absence des lésions que j'ai retranchées de la cause, et ne paraissait coïncider avec

[1] Davy; *Edinburg medico-chir. Journ.*, 1839.

[2] Gulliver; *Medico-chir. trans.*, 1839.

[3] Bouchut; *Gaz. médic.*, 1845.

[4] Humphrey; *On the coagulation of the blood in the veinous system during life.* Cambridge, 1860,

aucune thrombose veineuse qui pût lui avoir servi d'origine.

Dans les termes où la question est maintenant posée, et l'assentiment des lois physiologiques étant acquis désormais aux adversaires de la coagulation spontanée du sang artériel, il est évident que de pareilles réserves ne sauraient suffire, et qu'il incombe à ses partisans d'établir la réalité de la contradiction dont de semblables exemples révèlent seulement la possibilité. La plupart des observations, d'ailleurs peu nombreuses, auxquelles j'ai maintenant affaire, s'anéantissent devant cette légitime exigence, car les caillots éloignés qu'il faut pouvoir affirmer absents n'ont pas été cherchés dans toutes les divisions du système veineux. Les observations du Dr Humphrey[1] rentrent toutes dans ce cas, et il n'y a dans la science que deux autopsies authentiques paraissant au premier abord s'y soustraire : ce sont deux faits rapportés par Simpson[2]. Ces deux faits, sur lesquels s'appuient les dernières hésitations de Charcot et de Ball, ne justifient pas, puisqu'ils les déclarent eux-même indécis, les réserves bien modérées d'ailleurs qu'ils opposent à la négation de Virchow, « *peut-être* un peu trop absolue[3] », selon eux. L'un de ces faits, publié d'abord par Havers[4], indique comme infructueuse la recherche des caillots primitifs, mais cette recherche n'a pas été poursuivie sur tous les points du système veineux ; l'autre, de Simpson lui-même, nie également la présence de caillots

[1] Humphrey, *loc. cit.*

[2] J.-Y. Simpson ; *The obstetric. memoirs and contrib.*, tom. II, 1855, pag. 34 et 63.

[3] Charcot et Ball; *Sur la mort subite*, etc., in *Gaz. hebd.*, 1858, pag. 755.

[4] Havers ; *Medic. Times and Gaz.*, feb. 1852, pag. 161.

dans les veines, mais sans mentionner qu'ils aient été recherchés.

Lorsque plus tard Benjamin Ball publia sa thèse inaugurale, il pensait encore que les coagulations spontanées de l'artère pulmonaire sont rares, mais réelles. Bien rares, en effet, puisque depuis quatre ans, constamment préoccupé du sujet qu'il a si bien traité dans ce travail, il n'apportait qu'un seul cas à l'appui de son opinion [1]. Il faut donc discuter ce dernier exemple d'un phénomène morbide passé à l'état de curiosité pathologique, bien qu'il y ait déjà dans sa rareté même une sorte de réfutation. Ne semble-t-il pas que si la coagulation spontanée du sang dans l'artère pulmonaire était réellement possible, la nature mettrait de moins longs intervalles à la reproduire?

L'observation est due à l'obligeance du Dr Charcot, et le talent de l'observateur est trop sûrement établi pour songer à contester dans ce qu'il a vu autre chose que l'interprétation des faits. Il s'agit d'une thrombose pulmonaire constatée sur une phthisique morte à la suite d'une dyspnée de trois jours. Les caillots de l'artère pulmonaire décolorés, évidemment anciens, siégeaient dans les ramifications du volume d'une plume d'oie et au-dessous, se terminaient du côté du cœur par une extrémité arrondie, et correspondaient aux parties non indurées du poumon. Les veines principales du membre inférieur droit étaient oblitérées par des thrombus adhérents, spongieux, décolorés, d'un aspect jaunâtre et d'une structure lamelleuse, formant ensemble un caillot unique. Ce caillot prenait fin dans la veine-cave par un renflement oviforme, kystique, non

[1] B. Ball; Thèses de Paris, 1862, nº 1, pag. 25.

adhérent, aplati d'avant en arrière, long d'un centimètre et demi.

B. Ball s'appuie sur la présence de ce renflement terminal, qui exclut selon lui toute idée de rupture, et sur la forme arrondie à son extrémité cardiaque de la concrétion pulmonaire, pour admettre l'autochthonie de cette dernière coagulation. La situation des caillots dans les rameaux qui correspondaient aux parties saines du poumon écartant en outre l'intervention des tubercules, la coagulation, autochthone, paraissait dès-lors un exemple incontestable de solidification spontanée du sang dans l'artère pulmonaire.

Je ne partage pas cette illusion de l'auteur. L'observation de Charcot porte ces détails accessoires : « Cœur peu » volumineux, caillots récents dans les deux cavités ; mais » dans le ventricule droit on trouve vers la pointe des cail- » lots adhérents, enchevêtrés dans les trabécules et faisant » saillie dans la cavité du ventricule sous forme de polypes ; » ils offrent une surface irrégulière, une couleur grisâtre, » et renferment un liquide couleur lie de vin. » Pourquoi des fragments de ces polypes, dont l'intégrité n'est pas et ne pouvait d'ailleurs être affirmée, n'auraient-ils pas, en émigrant trois jours avant la mort vers les troisièmes divisions de l'artère pulmonaire, déterminé dans ces points une obstruction embolique ? Derrière l'obstacle, comme cela arrive toujours en pareille circonstance, le sang se sera naturellement coagulé, en affectant à son extrémité cardiaque la forme arrondie des caillots qui naissent ainsi sur place, et pendant trois jours, pendant lesquels la dyspnée a effectivement affirmé l'existence d'un désordre pulmonaire croissant, la coagulation secondaire aura eu le temps de revêtir un aspect assez avancé d'ancienneté pour tromper sur sa nature. Lorsque le caillot embolique et sa coagulation secondaire ont ainsi vieilli ensemble, il peut devenir très-difficile de distinguer dans la masse le noyau primitif. J'en appelle à cet égard à une très-intéressante observation de Morel de Strasbourg, où ce ne fut qu'après une exposition de douze heures que la pièce anatomique laissa reconnaître une ligne manifeste de démarcation entre les fibrines embolique et autochthone, jusque-là confondues[1].

Ainsi, la coagulation spontanée du sang dans les artères a contre elle les affirmations de la physiologie ; aucun fait authentique n'apporte en sa faveur le témoignage de l'expérience ; il me reste à montrer qu'elle vient échouer une troisième fois contre des impossibilités cliniques. Mais je concentre désormais mon attention sur l'artère pulmonaire, où la gravité de la solution qui la concerne m'autorise à accumuler des arguments désormais superflus.

Lorsque le caillot découvert dans le tronc ou les branches principales de l'artère est un caillot récent, il est tout naturel d'admettre qu'il s'y est formé aux derniers moments de la vie ou après la mort ; mais s'il appartient à la classe facilement reconnaissable des caillots anciens, sa formation sur place, en la supposant possible, soulève certaines difficultés de physiologie pathologique que le moment est maintenant venu d'apprécier.

Les diverses autopsies où la formation autochthone des caillots pulmonaires anciens a paru admissible, ont porté pour la plupart sur des sujets morts au milieu d'accidents subits de dyspnée. La dyspnée tenait naturellement aux embarras de la circulation pulmonaire ; mais si le caillot

[1] Chap. VI. observ. 70.

qui intercepte la circulation et qui produit ainsi rapidement la mort, ne pouvant naître ancien, est en effet de plusieurs jours antérieur aux derniers instants de la vie, comment a-t-il pu rester si longtemps sans amener ni la dyspnée, ni l'agonie? De deux choses l'une : ou bien un semblable obstacle gêne assez peu les rouages de l'organisme pour passer inaperçu, et alors on ne comprend pas la production subite de la mort; ou bien l'entrave apportée au cours du sang tarit en réalité les sources mêmes de la vie, et c'est alors la conservation et l'intégrité de l'existence que l'on cesse de concevoir. On ne saurait donner le change aux idées, en alléguant que les phénomènes morbides sont survenus à un certain degré du développement de ce polype artériel; car tout l'obstacle vasculaire auquel l'autopsie fait attribuer la mort est ici de date manifestement plus ancienne que les accidents dyspnéiques et que l'agonie définitive.

Le dilemme est donc absolu, et les partisans de la coagulation spontanée du sang artériel n'ont pu qu'en escompter les termes. Ils ont cherché par conséquent à établir comment la vie pouvait se maintenir normale avec un caillot considérable dans l'artère pulmonaire, et comment la mort pouvait ensuite survenir tout d'un coup.

Lancereaux [1], qui a si bien décrit certains aspects de l'embolie, est aussi partisan des coagulations spontanées de l'artère pulmonaire. Il cherche donc à réconcilier avec ses contradictions par l'exemple d'antécédents favorables. Ainsi, tel épanchement pleurétique qui, graduellement

[1] Lancereaux; *Deux obs. d'obstr. de l'art. pulm*, in *Comptes-rendus des séances de la Soc. de biologie*, juillet 1860.

formé, est compatible avec l'existence, sera mortel s'il se développe subitement. De même un moineau meurt quand il est introduit dans l'atmosphère déjà viciée par un animal de même espèce qui continue d'y vivre. Sans doute, la vie accepte parfois en détail des compromis qu'elle eût refusés dans leur ensemble, et je n'ai pas dit que la mort dût se produire avec une vitesse égale quand l'obstacle s'est dressé lentement devant le sang pulmonaire, ou qu'il est arrivé tout formé d'une région lointaine. Que la vie soit compatible avec un polype obstruant l'artère pulmonaire, j'y consens, puisque des excroissances cardiaques ou des coagulations secondaires nous en fournissent la preuve authentique. Mais un pareil désordre est-il lui-même compatible avec une absence absolue de symptômes révélateurs? Voilà l'hypothèse que je conteste, que je puis anéantir par des faits [1], et devant laquelle Lancereaux recule sans s'en douter. « Les caillots migrateurs, dit-il en effet, donnant » lieu à des troubles subits, excessifs et souvent rapide- » ment mortels, peuvent être cliniquement distingués des » caillots autochthones. » Les caillots autochthones, à moins de rester toujours absolument insignifiants, doivent donc présenter le signalement distinctif d'accidents graduels, progressifs, amenant de loin la mort. Je le veux bien pour mon compte; mais, de l'aveu de tous les observateurs et des termes mêmes de leurs observations, il ressort que ces

[1] Voyez, à l'appui de l'opinion que lorsque la mort arrive par suite d'une coagulation autochthone, elle n'est pas subite, que la dyspnée s'accroît progressivement et entraîne la mort quand elle est devenue incompatible avec la vie, au bout d'un temps relativement assez long : L. Martineau; *Caillots dans les art. pulm. droite et gauche*... in *Compt.-rend. et Mém. de la Soc. de biol.*, septembre 1861 ; et *Gaz. méd. de Paris*, 1862, pag. 122.

accidents, au contraire, deviennent tout d'un coup rapidement mortels. J'ai donc le droit, en m'appuyant sur les propres conclusions de Lancereaux, de contester à ce titre la nature autochthone des coagulations qui les produisent.

B. Ball [1] renouvelle à son tour les insinuations de Humphrey [2]. «L'obstruction n'étant jamais bien complète, dit-il, » le sang continue à se frayer un passage. La circulation » générale étant un peu retardée, la circulation pulmonaire » un peu accélérée, l'équilibre se maintient; mais lorsque » le malade, habituellement immobile dans son lit, vient » à faire un effort brusque, la quantité de sang oxygéné » qui circule dans les vaisseaux se trouve tout à coup in» suffisante pour stimuler le cœur : une syncope mortelle » en est la conséquence. » J'admire, à cause de sa fragilité, cet échafaudage d'impossibles hypothèses. Ainsi, le sang qui s'est pris dans l'artère pulmonaire, alors que l'entière perméabilité de ce vaisseau rendait sa circulation le plus facile, cesse précisément de s'y coaguler quand les obstacles et les causes de retard se sont accumulés devant lui. En même temps une réduction de l'hématose assez considérable pour appauvrir en peu de jours le liquide nourricier, au point que le moindre effort représente une dépense mortelle, a pu se produire sans troubles généraux, sans faiblesse apparente, sans gêne respiratoire. Enfin, je pourrais contester la théorie de la syncope, qui donne à l'argument que je combats son importance factice; car j'espère démontrer dans le courant de ce travail que

[1] B. Ball; Thèses de Paris, 1862, n° 1, pag. 122.

[2] Humphrey; *On the coagulation of the blood in the veinous system during life*. Cambridge, 1860.

les battements du cœur et des vaisseaux ne sont précisément pas attachés à l'impression du sang sur leur membrane interne.

Y a-t-il, je le demande, dans ces allégations de l'écrivain anglais, de quoi justifier le démenti que leur approbateur vient donner à ses propres paroles : «Peut-on admet»tre, avait écrit ailleurs Benjamin Ball, que des caillots »volumineux aient séjourné pendant plusieurs jours dans »les troncs principaux de l'artère pulmonaire sans que »leur présence ait été révélée par quelque symptôme? »Peut-on croire, d'un autre côté, qu'ils aient pu rester aussi »longtemps en contact avec la membrane interne de l'ar»tère sans y produire quelques altérations et sans contracter »avec elle des adhérences plus ou moins intimes? Ces »questions doivent être résolues négativement; autrement »ce serait vouloir se mettre en contradiction manifeste »avec les enseignements les moins contestés de la phy»siologie et de l'anatomie pathologiques[1].»

En abordant la longue réfutation que je viens de terminer, j'ai dit que la question de la coagulation spontanée du sang dans les artères dominait le débat sur la réalité pathologique de l'embolie. Il est facile de justifier cette assertion. Les faits sont nombreux de concrétions fibrineuses se présentant dans les troncs ou les principales ramifications des artères sans qu'une des lésions auxquelles a été maintenu le pouvoir de retarder et de coaguler le sang puisse en fournir la raison d'être; bien que Virchow ait dû lui-même insister sur leur fréquence[2], la science les

[1] Charcot et B. Ball; *Sur la mort subite*, etc., in *Gaz. hebd.*, 1858, p. 755.

[2] Virchow; *Ueber die Verstopfung der Lungenarterie*, in *Gesammelte Abhandlungen*, etc., 1862, pag. 224, 228.

avait enregistrées déjà et les observateurs leur appliquaient, comme seule explication soutenable, la théorie de la coagulation autochthone. Maintenant que cette hypothèse fait défaut à son tour, les concrétions fibrineuses qui bouchent les vaisseaux artériels n'ont plus évidemment que la ressource d'une lointaine provenance, et l'édifice de l'embolie est désormais assis sur des bases assurées.

Ces bases ne sont pas suffisantes ; bien des esprits résisteraient à ces conclusions détournées, à ces rationnelles déductions. Il faut, pour eux, attaquer en face le corps du délit, comme le demande Forget[1]. Aussi bien cette démonstration directe de la nature embolique d'un caillot est absolument indispensable à d'autres égards. Les considérations qui précèdent sur l'impossibilité de la coagulation spontanée du sang dans les artères n'impliquent pas absolument le bénéfice de la migration en faveur des bouchons rencontrés dans les artérioles et leurs capillaires. Quant aux branches d'ordre supérieur elles-mêmes, les masses fibrineuses qu'elles renferment échappent aussi à la situation dont nous avons jugé les alternatives, si les membranes ou les tissus qui les environnent présentent des altérations plus ou moins avancées. Il faut donc pouvoir rattacher à d'autres caractères les preuves de leur nature embolique.

Mais ces caractères ne font pas défaut, et leur nombre n'est pas moins éloquent que leur signification particulière. Je vais les passer successivement en revue.

[1] Forget ; *Lettre sur les concrétions sanguines des artères*, in *Gaz. hebd.*, tom. IV, 1857, pag. 819.

1° Le premier est la coexistence déjà si remarquable des obstructions artérielles, avec le dépôt, dans les veines placées en regard, de thrombus identiques pour l'aspect et pour l'âge. Cette coïncidence, que Virchow[1] affirmait constante, n'est atteinte, nous l'avons vu, par aucun fait authentique, et presque toujours, quand le caillot artériel n'est pas secondaire, on trouve au loin un foyer fibrineux auquel rapporter son origine. Mais on ne peut établir sur cette simultanéité des caillots que la vraisemblance de leur parenté, puisqu'à défaut de la diathèse hémoplastique, dont Forget évoque la fiction[2], l'inopexie pourrait à la rigueur favoriser en même temps deux obstructions indépendantes : or, au point où nous en sommes, quelque significatives qu'elles soient, de simples probabilités n'ont rien à ajouter à nos convictions.

2° La position qu'occupent les emboles dans les vaisseaux est un indice bien accusé de leur provenance étrangère. Un caillot indigène et se déposant sur place ne saurait choisir de préférence un point déterminé dans le canal qui le contient ; les caillots migrateurs qui portent dans leur diamètre la mesure de leur trajet, doivent au contraire à peu près inévitablement s'enclaver au point précis où la branche artérielle, par bifurcation, par émission d'un rameau collatéral, diminue tout à coup de calibre. C'est en effet dans ces points qu'on les a constamment rencontrés.

3° Leur pluralité revêt une signification tout à fait identique. Si la coagulation du sang avait eu lieu sur place,

[1] Virchow ; *Ueber die Verstopfung der Lungenarterie*, in *Gesammelte Abhandl.*, 1862, pag. 224.

[2] Forget ; *Lettre sur les concrétions sanguines des artères*, in *Gaz. hebd.*, tom. IV, 1857, pag. 819.

quelle qu'en eût été la cause, elle aurait harmonisé ses effets et le caillot occuperait tous les points soumis à la même influence : or les emboles multiples sont séparés dans les vaisseaux par des espaces vides, ou remplis de caillots d'âge plus récent. Bien mieux, ils occupent quelquefois les diverses branches d'un même système artériel, portant avec eux le témoignage rétrospectif d'une sorte de partage territorial qu'ils ont pu effectuer seulement dans le tronc commun du système.

4° La paroi artérielle peut fournir certaines garanties importantes. Le plus souvent elle est saine ou si légèrement altérée que son état ne saurait expliquer l'obstruction; mais j'ai maintenant en vue les cas plus rares où le degré accru de son inflammation fait hésiter devant cette alternative : l'état de l'artère est-il la cause ou l'effet du caillot obstructeur ? Si l'on en croit les affirmations de Bouillaud[1] sur la rareté de la phlébartérite primitive, la question aura fait un grand pas au point de vue limité de l'embolie pulmonaire. Marc Sée[2] indique, pour la résoudre, un caractère plus efficace et plus général. L'inflammation artérielle occupe naturellement une certaine étendue; si le caillot en dépend, il doit recouvrir en entier le siége de la lésion, et c'est l'altération pariétale au contraire qui a rayonné consécutivement autour d'un embole, si le corps étranger correspond au centre de la suface enflammée.

5° Virchow a signalé comme caractéristique du phénomène de l'embolie un fait de la plus haute importance. Quand le cours du sang est plus ou moins intercepté par

[1] Bouillaud; *Traité clinique des maladies du cœur*, 1841.

[2] Marc Sée; *Gaz. hebd.*, 1857, pag. 604.

un bouchon vasculaire, des coagulations consécutives se déposent autour de lui. J'aurai plus tard à préciser leur mécanisme et à décrire leur conformation ; il me suffit d'en signaler ici l'existence en avant, en arrière et souvent autour de la concrétion hétérochthone. Ces caillots cruoriques et récents, dont la présence est à peu près constante, se distinguent aisément dans la généralité des cas du noyau fibrineux qui en a provoqué le dépôt. L'aspect, la couleur, la consistance de ces deux masses associées par les circonstances, mais désunies par la provenance et par l'âge, les font nettement trancher l'une sur l'autre. L'assemblage de deux substances aussi distinctes, facile à concevoir dans la supposition de l'embolie, reste sans raison d'être en présence d'une coagulation autochthone, et il y a dans le témoignage qu'il apporte une irrécusable garantie en faveur des migrations vasculaires.

De ces faits, comme aussi de ceux qui précèdent, les observations que j'ai ajoutées à ce travail donnent de trop nombreux exemples pour qu'il soit possible et utile de les indiquer isolément.

6° Quelle que soit la cause qui ait provoqué une coagulation sur place, la forme du caillot est absolument assujétie à celle du vaisseau qui lui sert de moule. Je mets de côté l'inflammation, la dégénérescence et la compression des parois, qui peut seule produire dans les vaisseaux d'un certain volume des concrétions limitées à un segment assez circonscrit de leur membrane interne, et dont la coïncidence, rare d'ailleurs, laisse planer alors des doutes légitimes sur la nature autochthone ou hétérochthone de la coagulation. Dans tous les autres cas le caillot devra pousser, en s'avançant de petites ramifications vers le cœur; les petites ramifications et les capillaires sont en effet le seul point où les lésions de tissus, où une coagulation spontanée peuvent opposer au cours du sang une première barrière derrière laquelle continueront à s'accumuler des dépôts successifs. Les partisans les plus déterminés de la coagulation artérielle spontanée n'en placent jamais eux-mêmes le début dans les principales branches de l'artère pulmonaire, par exemple, mais la font développer vers le centre, après avoir établi ses racines dans des rameaux de calibre intermédiaire. Ainsi donc le caillot autochthone, comme une injection de matière solidifiable, reproduira le relief exact de l'arbre vasculaire, et les couches qui en révéleront l'accroissement graduel devront, par une transition ménagée, passer d'un âge à l'autre, la fibrine la plus ancienne obstruant les canaux périphériques, la plus récente occupant le côté du cœur. Enfin la tête du caillot, formée sous l'impulsion constante de l'ondée systolique, offrira dans ce dernier sens une forme arrondie.

La description que je viens de tracer ne repose pas sur des conditions purement théoriques. L'examen des caillots réellement autochthones contrôle l'exécution de ses diverses exigences. Celle de la concordance entre le moule et son contenu, qui pourrait sembler la plus arbitraire, est justifiée par de frappants exemples. A plusieurs séances de la Société médicale d'émulation de Paris, en 1860, Gallard [1] présenta trois caillots formés à la suite de pneumonies dans l'artère pulmonaire et le cœur. On voyait à ces caillots, exactement moulés sur la cavité qui les renfermait,

[1] Gallard; Société méd. d'émulat. de Paris, séances du 18 juin et du 3 juillet; et in *Union médicale*, 1860, tom. V, pag. 42.

jusqu'à l'empreinte exacte des trois valvules sygmoïdes et au canal étroit qui subsistait entre leurs bords; et ces faits, où la conformité que je signale est accusée d'une façon si précise, sont loin d'être isolés dans la science.

Eh bien! la conformation des emboles tranche de la manière la plus nette sur le signalement acquis aux concrétions autochthones. Le plus souvent ils affectent en effet la forme d'un cône court, ovoïde, engagé par sa grosse ou sa petite extrémité. Cette forme, ai-je dit, est la plus fréquente, et mon recueil d'observations en fournit de nombreux spécimens. Ce sont, dans d'autres circonstances, des cordons d'un diamètre évidemment inférieur à celui du tube qui les contient, et qui se sont enclavés parce que les angles du trajet les ont repliés une ou plusieurs fois sur eux-mêmes. Une observation de Velpeau en fournit un remarquable exemple[1], et j'en trouve de plus curieux encore dans les faits publiés par Azam, Briquet et Griffi[2]. Les emboles sont souvent aussi représentés par des fragments irréguliers dont la forme reste étrangère à tout type possible, et dont les surfaces brisées et les arêtes montrent avec certitude qu'ils ont été détachés d'un caillot éloigné[3]. Enfin leur extrémité cardiaque, au lieu d'offrir la surface convexe des caillots autochthones, présente à l'œil de l'observateur les variétés les plus diverses et les configurations les plus opposées à l'hypothèse de sa formation sous le jet systolique. La plupart de mes observations en font foi.

7° Lorsque l'obstruction vasculaire pénètre jusqu'au

[1] Chap. VI, obs. 123.

[2] Chap. VI, obs. 125, 131, 134.

[3] Chap. VI, obs. 12, 50, 51, 72, 117, 121.

milieu même d'un tissu altéré, ce qui peut arriver dans l'embolie des petits vaisseaux, il est quelquefois difficile, vu l'effacement du noyau embolique au milieu d'un long cordon de coagulation consécutive et elle-même vieillie, de décider si l'obstruction est secondaire ou primitive par rapport au foyer morbide. Fritz[1] dans un cas de ce genre, a mis le diagnostic hésitant sur la voie d'une ressource facile. Si l'altération du parenchyme a produit l'obstruction, le caillot qui s'est alors formé des branches vers le tronc doit porter dans sa structure les indices de ce mode de développement; sa partie jeune sera tournée vers le cœur, et la fibrine la plus ancienne siégera au niveau même de la lésion. La structure opposée réfute absolument cette première genèse au profit de la thrombose autochthone ou de l'embolie, dont la distinction est encore à établir. L'embolie devra être admise si les parois saines de l'artère n'ont pu provoquer la coagulation, et si l'isolement du thrombus contredit la supposition de sa spontanéité.

8° Une des meilleures garanties de parenté entre les concrétions artérielles et les caillots des veines, est assurément l'adaptation possible des surfaces de brisement. On en trouvera plusieurs exemples dans les cas de Virchow et de Cohn, un très-remarquable dans un fait de Potain[2], un non moins curieux dans une observation de Klinger[3]. L'argument est d'autant plus irrécusable que les caillots ne se séparent pas d'ordinaire par une cassure uniforme. Leurs couches, de date et de désagrégation variables, se brisent

[1] Fritz; *Remarques sur deux observat. d'embolie cérébrale de Schützenberger*, in *Gaz. hebd.*, 1856, pag. 342.

[2] Chap. VI, obs. 119.

[3] Chap. VI, obs. 41.

en général à des niveaux différents, emportant quelquefois avec elles une partie latérale du caillot, et la figure compliquée et symétrique qui en résulte pour les deux faces de la cassure, donne au résultat de leur confrontation la portée d'une équation algébrique. Bien que la science médicale n'ait pas encore blasé ses adeptes sur de semblables démonstrations, celle-ci n'a pu trouver grâce devant le scepticisme de Forget. Je dois bien au lecteur les motifs de sa résistance. Le clinicien de Strasbourg[1] refuse d'admettre la preuve qui résulte, pour l'embolie, de la concordance des surfaces, parce que, selon lui, un caillot fouetté par le sang pendant tout son trajet, broyé à son passage par les contractions du cœur, comprimé à son lieu d'arrivée par le coagulum enveloppant, ne doit pas conserver ses parois intactes. On peut opposer une hypothèse à une autre hypothèse, mais on ne saurait anéantir des faits précis par l'admission gratuite de leur impossibilité. En signalant la difficulté, réelle sans doute, de la préservation des surfaces, Forget n'a pas justifié sa prétention de récuser par une loi formelle la sérieuse affirmation d'un fait, et loin d'émousser dès-lors l'argument qui précède, il n'a réussi qu'à fournir une excuse toute naturelle pour les cas où il fait défaut.

9° Si une ressource d'ailleurs se dérobe à la démonstration que je poursuis, une autre la remplace, et les preuves isolées de l'embolie peuvent se passer, pour la plupart, de l'énergie superflue qu'elles empruntent à leur fréquente association. Il y a des emboles qui portent plus clairement imprimés encore que les précédents le certi-

[1] Forget, *loc. cit.*

ficat de leur migration, et comme l'étiquette de leur provenance. De ce nombre est le fait recueilli par B. Ball[1]. Le caillot consistant, logé dans le tronc pulmonaire, offre sur le côté droit de sa surface latérale trois prolongements fibrineux, dirigés en haut et en dehors; deux d'entre eux, moins volumineux que le troisième, sont rapprochés l'un de l'autre et presque contigus. Voilà déjà une conformation tout à fait incompatible avec l'hypothèse d'une coagulation autochthone. Mais il y a mieux encore: dans la veine azygos, un thrombus de même texture se termine brusquement par une extrémité déchirée, et l'espace vide qui lui succède en haut présente l'embouchure de trois petites veines dont la situation réciproque correspond aux trois prolongements du caillot pulmonaire. Lanelongue a aussi rencontré dans l'artère pulmonaire un coagulum trifurqué, provenant avec une égale certitude du confluent veineux qui sert d'origine à la poplitée[2]. Au lieu de consister en une ramification fibrineuse, le même genre d'indice sera fourni quelquefois par une empreinte valvulaire, car la concrétion embolique a pu se former au loin dans le sinus d'une veine, comme on le voit dans un exemple de Fritz[3]. Enfin, la présence d'une gouttière plus ou moins hélicoïde, creusée à la surface du caillot artériel, est un signe plus fréquent encore et non moins significatif[4].

10° La nature particulière du corps qui forme l'embolie vient ajouter aussi son contingent d'évidence. J'ai dit qu'on pouvait expliquer à la rigueur l'identité d'âge, de colora-

[1] Chap. VI, obs. 118,

[2] Chap. VI, obs. 135.

[3] Chap. VI, obs. 50.

[4] Chap. VI, obs. 60, 131, 146.

tion, de structure des caillots coexistants, en admettant qu'ils se soient produits à la même heure dans leur position respective. Mais cette spécieuse interprétation cesse d'être applicable quand le caillot artériel contient à son centre un objet étranger à la région, ou quand l'obstacle tout entier est formé par ce corps essentiellement hétérochthone. Ici la preuve est même assez forte pour se passer de son complément ordinaire, la découverte du foyer d'émission ; car si l'on rencontre dans une artère intacte une plaque calcaire isolée[1], un débris de valvule[2], un fragment de végétation[3], une masse organisée quelconque[4], il faut bien absolument, même sans l'y avoir trouvée, placer ailleurs la source de ces émanations diverses.

11° Virchow voulait montrer aux incrédules le caillot migrateur accomplissant son déplacement contesté ; mais si la nature des choses rend une semblable démonstration impossible ou impuissante[5], il reste un autre moyen de prendre la vie sur le fait. Depuis le point de départ, la veine iliaque par exemple, jusqu'au point d'arrivée dans l'artère pulmonaire, des fragments accidentellement abandonnés sur le trajet, peuvent témoigner de la route parcourue. L'observation de Fritz que j'indiquais tout à l'heure en offre un magnifique exemple : l'artère pulmonaire contient une quantité de noyaux fibrineux, les veines des

[1] Chap. VI, obs. 37, 114.

[2] Chap. VI, obs. 110.

[3] Chap. VI, obs. 25, 26, 27, 44.

[4] Chap. VI, obs. 5, 6, 112.

[5] On pourrait voir cependant une sorte de démonstration de ce genre dans le fait d'Esmarch, de Kiel (chap. VI, obs. 54), où une embolie cérébrale se produisit littéralement sous les yeux de l'observateur.

extrémités inférieures des thrombus nombreux et variés, et l'origine commune de ces concrétions est établie par d'irrécusables caractères. En outre, la route vasculaire est dans l'intervalle parsemée de caillots brisés, véritables traînards qui attestent le passage de l'armée et l'authenticité du mouvement. On trouve, en effet, dans l'iliaque primitive, une masse fibrineuse dont l'extrémité inférieure s'adapte exactement à un caillot situé au-dessous dans l'iliaque externe, dont l'extrémité supérieure, flottante, creuse et déchiquetée, est évidemment rompue : le caillot, déplacé par le flot confluent de l'hypogastrique, s'est arrêté d'abord quand le calibre croissant de l'iliaque a permis au sang un écoulement plus facile ; mais sa tête devait alors saillir dans la veine cave, et elle a été reprise et enlevée par un nouveau courant. Ailleurs ce sont des concrétions plus petites, ovoïdes, entièrement libres dans la cavité des veines, et dont la base s'adapte parfaitement aux sinus vides de certaines valvules entourées d'autres valvules dont les sinus contiennent des coagulations semblables. De pareils détails ont, il me semble, une irrésistible éloquence. Ils ne sont pas isolés. Dans un cas d'embolie, Thomas a aussi rencontré des concrétions vasculaires échelonnées entre la veine fémorale et le poumon[1]. J'en indiquerai encore un exemple de Virchow[2] : il existe des caillots dans la veine cave, et dans l'artère pulmonaire une volumineuse concrétion sèche et consistante, de cinq lignes de diamètre et de quatre pouces de longueur ; sur un point du trajet parcouru, dans l'oreillette droite, s'est arrêté un thrombus

[1] Chap. VI, obs. 128.
[2] Chap. VI, obs. 14.

plusieurs fois replié sur lui-même, long de cinq pouces et demi, tout à fait semblable à celui qui obstrue l'artère.

Voilà les faits. Devant leurs affirmations nettes et multiples, de plus longs commentaires semblent inutiles, comme toute hésitation paraît désormais sans cause sur l'existence pathologique de la migration des caillots vasculaires.

Mais parmi les allégations accessoires dont j'ai eu plusieurs fois à recueillir le concours, il en est une dont la justification a été jusqu'à maintenant différée. Personne ne songe plus à contester sans doute que des caillots sanguins puissent se former dans les vaisseaux pendant la durée de la vie, mais bien des médecins accueillent encore par un sourire d'incrédulité la prétention de reconnaître sur le cadavre si les concrétions ont apparu *post mortem* ou longtemps avant l'agonie. Il est donc urgent de dissiper ces doutes et de donner les caractères précis de cette importante distinction.

Je préviens, pour bien poser les termes du problème qui va nous occuper, qu'il ne saurait être ici question de distinguer les caillots de l'agonie et les caillots de la mort. Formés pendant la courte période où toutes les forces de la vie abdiquent, les premiers ne peuvent avoir contracté l'empreinte de fonctions expirantes, et le retard insignifiant des seconds ne laissera pas se prononcer entre eux la diversité des traits qui révèle la différence des âges. Mais la double source d'information que je viens d'indiquer permet d'établir un diagnostic exact entre ces deux sortes de caillots d'une part, et ceux qui datent d'une époque antérieure au terme ultime de l'existence ; pour ces derniers, en effet, la vie, qui avait au moment de leur genèse conservé la plénitude de sa puissance, aura dû imprimer son cachet sur leur structure, et comme ils seront sensiblement plus avancés en âge, ils porteront bien accusés les caractères de leur vieillesse. C'est au reste dans ces termes seuls que la question intéresse l'embolie.

Lorsqu'une coagulation sanguine se forme dans une région vasculaire, les causes qui président à sa naissance et qui l'influencent après sa production, sont loin d'être, on le conçoit, identiques selon que le vaisseau est vivant ou mort. Sur le cadavre, c'est l'immobilité des parois, l'inertie des tissus, le repos absolu du liquide ; dans le corps vivant, au contraire, le sang ne cesse d'affluer toujours nouveau autour du noyau primitif, les membranes continuent de vivre et de se nourrir auprès de la concrétion qui les obstrue, et les contractions des artères, celles moins énergiques des veines, aidées en revanche par la pression saccadée des muscles environnants, ne laissent aucun instant de repos au caillot qui se développe.

Des circonstances aussi variables ne sauraient entourer en vain les deux produits que je compare.

Le sang qui circule balaye le sérum abandonné par la fibrine, tandis que ce même sérum imbibe et ramollit au contraire, en stagnant autour de lui, le caillot du cadavre. Le sang vivant comble par des couches surajoutées les vides successifs qui se forment entre la paroi et l'obstacle par la rétraction de ce dernier ; la solidarité de tout le système vasculaire fait affluer ce liquide, selon les besoins, en avant, en arrière de la masse polypeuse, qui s'accroît ainsi dans tous les sens par des dépôts stratifiés ; quand le caillot de la vie est arrivé de la sorte à remplir et à obstruer complètement la lumière du canal, il s'étend progressivement en longueur et vient faire saillie dans le tronc d'origine. Si les faits que je décris se passent au sein d'une veine, théâtre ordinaire de leur manifestation , la saillie précédente devient à son tour cause limitée toutefois d'une nouvelle coagulation, et détermine la naissance d'un prolongement incomplètement obstruant qui grandit peu à peu jusqu'au tronc principal[1]; autour de ce prolongement le sang des collatérales, suivant un trajet déterminé par la direction du torrent incident, creuse un canal, le plus souvent en hélice[2], dessiné à l'autopsie par les coagulations récentes et rouges qui le remplissent. Je n'insiste pas davantage sur ces détails, dont il faudra préciser la description à propos du mécanisme de la rupture, et je me borne à faire ressortir les dissemblances accentuées qui résultent de ces conditions spéciales d'origine. Aux conditions inverses, le caillot du cadavre doit son homogénéité; il leur doit en partie sa mollesse ; on comprend qu'il sera toujours bien inférieur au calibre réel des vaisseaux ; il n'est formé que d'une couche dans le sens de son épaisseur, et dans son autre diamètre aucune démarcation, aucune superposition de dépôts successifs ne contredit l'uniformité de sa solidification; enfin, il ne saurait être question, pour des caillots cadavériques, d'un tronc principal continué par un prolongement flottant, encore moins de caillots à rigoles hélicoïdes.

Voilà les effets produits par l'agitation du liquide ; j'arrive à ceux qui dépendent de la vitalité des tuniques. Le caillot postérieur à la mort ne saurait irriter les membra-

[1] Chap. VI, obs. 7, 8, 9, 29, 44, 58, 64, 117.
[2] Chap. VI, obs. 7, 12, 41, 60, 131.

nes sur lesquelles il s'est formé ; devant le silence de toutes les réactions, on ne voit pas où prendrait naissance une simple sécrétion qui pût l'unir aux parois des vaisseaux. Les caillots formés pendant la vie, seuls, se montrent adhérents dans des proportions variables, depuis la simple agglutination jusqu'à l'enchatonnement par les fausses membranes, jusqu'à la pénétration par les tissus proliférés.

Enfin la pression, l'impulsion des parois, concourt, je l'ai annoncé, à créer des différences entre les caillots que je compare. On doit à Legroux [1] d'excellentes notions sur le mécanisme producteur de ces kystes qu'on trouve fréquemment dans le cœur, souvent dans les artères [2], quelquefois dans les veines [3], qui sont tantôt isolés, qui tantôt forment la tête des thrombus, et dont les emboles peuvent être des exemplaires complets ou des fragments. Ce sont les contractions musculaires auxquelles les caillots ont été longtemps exposés qui malaxent ces produits, condensent leur surface, déchirent par frottement leur partie centrale, et favorisent la désagrégation au sein de la cavité dont ils durcissent les parois. Aidée par l'impulsion du sang qui tend sans cesse à se créer un passage, la même cause favorise l'établissement, à travers les caillots de la vie, de canaux ouverts aux deux extrémités, forme spéciale dont on trouvera plusieurs exemples en parcourant mes observations [4], et que la mort ne saurait non plus reproduire.

[1] Legroux; *Des polypes* (concrétions polypiformes) *du cœur;* in *Gaz. hebd.*, 1856, pag. 716.

[2] Chap. VI, obs. 3, 8, 39, 51.

[3] Chap. VI, obs. 16, 30.

[4] Chap. VI, obs. 70.

On sait que le sang hors des vaisseaux ne se prend pas toujours en une masse cruorique, et que, dans certains états définis, la fibrine se solidifie à la surface après que les globules sont tombés au fond du vase. Dans les gros vaisseaux et dans le cœur, les masses couenneuses, ainsi formées après la mort, auraient, par leur coloration et leur densité, un faux air d'ancienneté qui, en l'absence du microscope, ne laisserait pas que d'en imposer quelquefois sur leur nature. La situation qui résulte du mouvement du sang et des battements vasculaires enlève à ces faits exceptionnels tout ce qu'ils pourraient offrir de douteux. Parchappe[1] indique, mais trop légèrement, la différence qui en découle, et il me paraît utile d'en préciser davantage les motifs et les signes. Les dépôts couenneux formés dans le sang immobile du cadavre obéiront nécessairement aux lois de la pesanteur spécifique. On devra toujours les trouver à la partie supérieure de la cavité qui les contient, à la surface du liquide qui les supporte. Ce seront des plaques très-minces, très-incomplètement obstruantes, des caillots pariétaux, selon la division de Virchow, et leur volume dans les vaisseaux sera toujours, on le comprend, excessivement réduit, puisqu'il ne pourra représenter en poids que les cinq ou six millièmes du sang contenu dans leur cavité. En se rappelant, d'autre part, la condition indispensable à la séparation des globules dans le mécanisme par lequel se produit la couenne, on reconnaîtra que les concrétions formées au milieu du liquide agité des canaux vivants, ne sauraient jamais of-

[1] Max. Parchappe; *Études sur le sang dans l'état phys. et l'état path.*; in *Gaz. méd.*, 1858, pag. 258.

frir elles-mêmes les caractères de cette substance, ni satisfaire par conséquent à la description qui précède.

La considération de l'âge des caillots fournit toutefois, pour la distinction que je poursuis, des données plus précises encore et d'une application plus générale.

Tout le monde sait que le caillot de sang, au moment de sa formation, est constitué par de la fibrine solide, emprisonnant dans ses mailles des globules rouges et des leucocytes, et imbibée d'une quantité variable de sérum. Il n'entre assurément dans l'esprit de personne cette pensée que les divers éléments de la masse ainsi soustraite aux évolutions de la vie, garderont indéfiniment leurs caractères particuliers et leur position respective ; une erreur semblable heurterait d'une façon trop grossière les lois de la métamorphose rétrograde auxquelles on n'ignore pas que les substances d'origine organique sont fatalement soumises, lorsque celles de la putréfaction les épargnent. On peut contester tout au plus que le signalement de ces modifications successives puisse être assez nettement déterminé pour reconnaître à son aide les dates relatives de différents caillots. Cette méfiance n'est pas fondée : des modifications que le temps apporte à ces masses hétérogènes, les unes sont tellement évidentes que notre œil ne risque point de s'y tromper, et les autres ne sont pas assez intimes pour échapper au pouvoir amplifiant de nos objectifs.

Je commence par les premières. La rétraction graduelle que subit la substance fibrineuse et qui produit la condensation de ses stries et le resserrement de ses mailles, a pour premier effet l'expulsion de la partie liquide. Il en résulte pour le coagulum un peu plus de consistance, d'élasticité ; sa coloration rouge s'assombrit, se ternit par l'élimination du sérum jaunâtre, et il prend l'aspect vineux. Quand la pression des parois vasculaires dont je décrivais récemment l'influence n'intervient pas dans le phénomène, il se produit avec plus de lenteur, et la tendance qu'a ainsi le caillot du cadavre à vieillir moins vite que celui de la vie, accentue chez ce dernier les caractères de la vieillesse.

Après avoir expulsé le sérum, la trame fibrineuse s'applique à se débarrasser des globules. Un changement considérable dans la structure du caillot est la conséquence de ce nouveau travail, et les différences qui en résultent seront encore d'autant plus accusées que la concrétion devra à l'influence de la vie une conformation plus complexe. Les globules, dont le réseau fibrineux n'arrive jamais d'ailleurs à se dépouiller entièrement, abandonnent, en effet, toute la portion du coagulum qui subit une rétraction simultanée et en quelque sorte solidaire. Il s'ensuit pour un caillot homogène dans toute son épaisseur, comme l'est celui du cadavre, que les éléments figurés du sang quittent par sa surface la masse tout entière de la concrétion; la densité, la consistance du cylindre, y gagne sans doute, mais sa distribution générale reste intacte. Dans un caillot formé de couches successives, le même événement introduit, au contraire, une cause puissante de déformation. La fibrine qui constitue le squelette de ces stratifications consécutives, se rétracte à des heures distinctes, par des efforts indépendants; aussi les hématies et les leucocytes, repoussés vers les surfaces, s'arrêtent-ils entre les couches, où ils se trouvent à l'abri de toute pression, et en s'y accumulant sous forme de substance molle, demi-liquide, ils séparent et dessinent de plus en plus les éléments du coagulum. Rétractées les premières, baignées les premières par la sanie d'aspect purulent que représentent bientôt les globules éliminés avec un reste de sérum, les parties centrales se désagrègent d'autant plus vite, et pour cette même cause donnent d'autant plus facilement accès aux éliminations des dépôts périphériques. Ainsi se produit peu à peu dans les caillots de la vie cette cavité centrale qui manque même dans les caillots anciens du cadavre.

La séparation des globules ne se borne pas à accentuer la stratification des thrombus et à ramollir leurs éléments profonds, ni à accroître dans les concrétions qui vieillissent la consistance et l'élasticité inaugurées déjà par l'issue du sérum; elle entraîne à sa suite un autre indice d'ancienneté, c'est la décoloration, le blanchiment des caillots. La décoloration, elle aussi, est progressive, et le caillot se rapproche de plus en plus avec le temps de la teinte blanchâtre. Mais ce n'est pas seulement l'intensité de la nuance, c'est aussi sa répartition qui atteste le progrès accompli. Virchow[1] a le premier signalé ce caractère ; il a remarqué que la surface des thrombus commence par se marbrer de taches, de stries claires qui se dessinent sur un fond rougeâtre; les taches s'étendent et le fond pâlit, et la concrétion prend peu à peu cet aspect blanc-rosé qui la fait ressembler à la substance cérébrale.

Le changement de couleur obéit à une cause que chacun a saisie ; la production des marbrures trouve une explication tout aussi naturelle dans la précocité, l'acti-

[1] Virchow ; *Phlogose und Thrombose im Gefässystem* ; in *Gesammelte Abhandlungen*, 1862, pag. 534.

vité relative de quelques points de la masse qui se rétractent plus tôt ou plus vite que les autres. On aurait soulevé toutefois un seul coin du voile qui recouvre le mécanisme de cette transformation matérielle, si l'on attribuait exclusivement la décoloration des caillots à l'expulsion des hématies. Par cette réponse incomplète, la substance des caillots, en livrant le motif de l'affaiblissement de ses nuances, garderait le secret de la variété de ses teintes. Un autre élément intervient donc dans la métamorphose que je décris : c'est l'altération de la matière colorante du sang. J'ai dit que tous les globules n'abandonnaient pas la fibrine; on sait d'ailleurs, par les expériences récentes de Hermann[1], Hartner[2], et quelques autres physiologistes allemands, avec quelle facilité l'hématoglobuline peut, dans certaines circonstances, abandonner elle-même les éléments figurés du sang. Il reste donc, en somme, une certaine quantité de matière colorante dans la partie concrète du caillot. L'hématine, en s'altérant, se décolore après être passée par des teintes noirâtres ; sa proportion variable et l'intensité décroissante de ses teintes répandues sur le fond blanc-grisâtre de la fibrine, produisent des résultantes diverses de coloration, et expliquent ces désignations de *rouge-brique, violacé, ardoisé, rosé*, etc., que les observateurs assignent à des concrétions plus ou moins anciennes.

Plus tard encore la fibrine se désagrége, perd sa cohésion et prend l'aspect d'une masse d'abord cassante et feutrée, puis friable et grenue, puis tout à fait ramollie

[1] Hermann; *Uber den Einfluss der Blutverdünnung auf die Secretion des Harns*; in *Virchow's Archiv*, 1859.

[2] Hartner; *Beiträge zur Phys. der Harnabsonderung*, 1858.

et mêlée à la sanie quelquefois rougeâtre encore des globules qui la baignent ; elle finit alors par n'être plus qu'une matière pulpeuse, comme une bouillie de son, plus ou moins rouge, plus ou moins blanche, et qu'on a eu le tort de prendre pour du pus, par suite de la conformité des leucocytes avec les globules purulents.

Tandis que ces divers effets, appréciables à l'œil nu, se produisent à mesure que les caillots vieillissent, des circonstances moins saillantes mais non moins caractéristiques les accompagnent dans l'intimité des molécules.

D'une part les globules s'altèrent ; tandis que dans les premiers temps on reconnaît encore en grande partie leur forme et leur composition, un plus long séjour finit par détruire l'une et l'autre. On les trouve alors sans noyau distinct et remplis de granulations. Leur volume est un peu accru, ce qui tient aux modifications des conditions de dialyse ; les uns sont complètement sphériques ; les autres, plus avancés sur la voie de la métamorphose régressive, présentent des bosselures, des enfoncements. Les globules rouges se décomposent de très-bonne heure, et c'est leur liquéfaction qui est la plus rapide ; ils se décolorent peu à peu en perdant leur hématine, qu'ils abandonnent déjà lorsqu'ils sont encore engagés dans les mailles du réseau fibrineux ; l'hématine se condense en petits granules ou cristallise en rhomboèdres ou en prismes d'un rouge éclatant (hématoïdine de Virchow). Les globules blancs résistent davantage à la métamorphose régressive que tous les autres éléments du caillot ; on les retrouve assez longtemps dans le liquide qui en provient, et auquel ils donnent l'apparence trompeuse du pus.

La fibrine présente à son tour des modifications remarquables et qui la conduisent également, avant les leucocytes et après les hématies, à sa liquéfaction définitive. La chair morte, on le sait depuis Bacon, peut se transformer en graisse en éliminant un des facteurs de sa constitution quaternaire; telle est l'origine de l'*adipocire*. Une transformation de même nature envahit la fibrine déposée dans les vaisseaux, car même au sein des tissus vivants le caillot vasculaire est un corps étranger et inerte, qui a perdu tous ses droits aux procédés spéciaux de la vie. Ball[1] signale avec raison qu'en ce moment les concrétions sanguines ou leurs parties les plus avancées en désorganisation, doivent offrir les réactions chimiques qui caractérisent les principes gras et se dissoudre dans l'éther, les carbonates alcalins et surtout le sulfure de carbone. Il y a là, selon lui, une ressource importante pour constater l'âge des caillots, et cette ressource peut être utilisée, on le conçoit, à l'œil nu pour les caillots volumineux, pour les petits sous le champ du microscope. Cohn[2] avance, d'après Friedreich, que la fibrine des thrombus vasculaires subit aussi quelquefois la dégénérescence amylacée; l'existence de variétés diverses de fibrine, la composition variable du sang qui entoure les concrétions, explique suffisamment de semblables divergences; les composés de l'iode seraient alors le réactif indiqué.

Mais j'ai surtout signalé ces altérations chimiques parce qu'elles concordent avec les changements intimes de la structure moléculaire que j'ai encore à décrire. On sait

[1] B. Ball; *Des embolies pulm.*; in Thèses de Paris, 1862, nº 1.

[2] B. Cohn; *Die Embolie und ihre Folgen nach Experimenten an Thieren. Habilitationsschrift.* Breslau, 1856.

par les recherches de Robin et Verdeil[1] que la fibrine récemment coagulée apparaît au microscope sous la forme de minces fibrilles d'un demi-millimètre de diamètre environ, plus ou moins abondantes, généralement flexueuses, diversement adhérentes, toujours entrecroisées et enveloppant dans leurs mailles les éléments, la substance du milieu où elles se sont produites. Mais la fibrine plus ancienne se présente au contraire à l'état de granulations moléculaires très-fines, dont l'ordre de succession reproduit tout d'abord la direction des stries primitives, dont la quantité augmente en raison de l'ancienneté du coagulum.

En recherchant avec ses objectifs ces divers caractères fournis par l'état des globules et de la fibrine, l'observateur peut non-seulement apprécier l'ancienneté relative d'un caillot, mais il peut reconnaître en outre l'identité de l'âge entre des caillots éloignés, diagnostic dont les précédentes discussions ont également révélé l'importance.

J'espère avoir établi sur des bases solides le fait même de l'embolie; il me reste, avant d'entreprendre l'exposition régulière de son histoire pathologique, à en préciser le caractère morbide.

Si l'on voit dans les caillots errants du système vasculaire le simple fait du détachement et ses suites, il n'y a là sans doute qu'un épisode commun à des espèces variées, et l'embolie n'est pas une maladie, elle n'est qu'un symptôme. Mais notre esprit seul et non la nature des choses scinde ainsi l'enchaînement réel des phénomènes et réduit arbi-

[1] Ch. Robin et F. Verdeil; *Traité de chim. anat. et phys.*, tom. III, pag. 258.

trairement l'embolie au second acte du drame pathologique qu'elle représente. Sans usurpations comme aussi sans lacunes, la migration des caillots étend plus haut ses racines; rattachée par le fait de la fragmentation naturelle des concrétions à la thrombose vasculaire qui la domine, elle remonte avec cette dernière à travers les conditions variées de la coagulation sanguine jusques aux causes premières de cette coagulation, fièvre puerpérale, typhoïde, cachexies, rhumatisme, etc., et cette pathogénie multiple augmente ses variétés sans détruire son unité morbide. L'albuminurie, le diabète, l'épilepsie et tant d'autres maladies officiellement constituées, n'ont-elle pas comme elle des sources multiples, et les cadres beaucoup plus conventionnels que naturels de nos classifications pathologiques ne seraient-ils pas singulièrement appauvris, si l'isolement du fait était la condition de l'espèce?

C'est ainsi que je conçois mon sujet et que j'arrête mon plan pour la suite de cet ouvrage. Les conditions qui dominent la production des caillots primitifs et les causes qui amènent leur fragmentation normale, m'occuperont en premier lieu; ce sera la pathogénie de l'embolie. Je rechercherai ensuite quel est le mécanisme et la nature des accidents produits par les caillots migrateurs, et j'en tracerai de la sorte la symptomatologie. Les signes de sa diagnose et les ressources bien restreintes dont la thérapeutique et l'hygiène nous arment contre elle, m'occuperont ensuite. Enfin, comme notes à l'appui de la partie qui précède et de celle qui va suivre, je donnerai le recueil des observations que j'ai recueillies dans la littérature médicale pour servir de base aux diverses inductions de ce travail, ainsi que l'exposé des quelques expériences et vivisections que j'ai faites pour tâcher d'éclairer certains points obscurs des problèmes posés par cette redoutable et protéique maladie.

CHAPITRE III

PATHOGÉNIE DE L'EMBOLIE

§ I.

De l'embolie envisagée dans ses variétés d'origine.

SOMMAIRE. — Les caillots sanguins et les autres concrétions des vaisseaux. — Emboles étrangers, artificiels et naturels. — Phlébolithes. — Masses pigmentaires. — Plaques calcaires et athéromateuses. — Débris de végétations cardiaques. — Parcelles de tissu du cœur. — Fragments de tumeurs extravasculaires. — Embolie par les hydatides. — Corps parvenus du dehors de l'organisme dans l'intérieur des vaisseaux. — Embolie graisseuse. — Air atmosphérique et gaz du sang.

La source la plus considérable de l'embolie est représentée, on le conçoit aisément, par les concrétions fibrineuses que le sang dépose lui-même dans la lumière de ses vaisseaux; mais cette source n'est pas unique. Des corps étrangers au sang peuvent de différentes manières pénétrer dans les canaux où ce liquide circule, et y jouer un rôle analogue à celui de ses propres caillots. Il fallait débarrasser mon étude pathogénique de ces causes tout exceptionnelles et sans rapport entre elles, comme elles sont ensemble sans relation avec le fait homogène et dominant de la thrombose sanguine; je les ai donc réunies dans ce premier paragraphe.

Tous les corps étrangers que leur volume autorise à pénétrer dans les vaisseaux pourraient, à la rigueur, être enregistrés parmi les acteurs de l'embolie. Virchow, Panum et d'autres expérimentateurs ont en effet produit des embolies artificielles en introduisant dans les voies circulatoires les substances les plus variées; le caoutchouc, la moelle de sureau, le liége, le charbon, les graines de divers végétaux ont donc tour à tour circulé dans le torrent sanguin, et on a vu courir dans ce système et échouer contre ses divisions des émulsions de matières graisseuses, des fragments de muscles, des lambeaux de tissu cellulaire et jusqu'à des corps métalliques, tels que le mercure. Mais je bornerai ma description aux faits déjà bien assez variés que la nature a su réaliser par ses propres ressources morbides.

On rencontre quelquefois en migration dans les vaisseaux des espèces de calculs vasculaires; ce sont des concrétions fibrineuses auxquelles les sels calcaires du liquide nourricier ont donné une consistance pierreuse, et qui forment ainsi une transition naturelle entre les caillots du sang et les autres emboles. C'est le plus souvent dans les dilatations variqueuses que les phlébolithes prennent naissance, et ils doivent sans doute à cette situation, à leur position déclive, et à la densité de leur substance, leur stabilité relative et la lenteur de leur progression.

A cette même catégorie intermédiaire, il faut rattacher encore les emboles formés par des amas de pigment sanguin. Le pigment pathologique, accumulé dans le sang par l'influence destructive du miasme paludéen sur les globules rouges (Griesinger [1]), ne se présente pas toujours

[1] W. Griesinger; *Traité des malad. infectieuses*, trad. par Lemattre, 1868.

à l'état libre et peut s'agglomérer, ainsi que Meckel [1] l'a indiqué le premier, en petites masses irrégulières maintenues par une substance incolore. Que ces coagulums particuliers consistent en fibrine précipitée sur les angles des granules (Niemeyer [2]), ou que les molécules mélaniques s'agglutinent ainsi sous l'influence d'un reste de globuline, à laquelle la matière colorante du sang était récemment associée dans les hématies intactes (Virchow [3]), il n'en est pas moins évident que cette aptitude des granulations pigmentaires à s'agglomérer en masses croissantes, peut devenir une cause d'obstruction pour les vaisseaux capillaires. La réalité de ces embolies pigmentaires n'est même plus un objet de doute depuis que des obstructions de cette nature ont été régulièrement constatées par Planer [4] et Frerichs [5] dans les capillaires du cerveau, des reins, du foie chez des sujets atteints de mélanémie [6]. Toutefois l'importance de ces embolies spéciales gagnerait évidemment à ce que l'accord s'établît entre les auteurs qui leur attribuent les symptômes cérébraux, rénaux, hépatiques des fièvres paludéennes, et ceux qui, avec Planer et Frerichs eux-mêmes, voient dans le défaut d'une coïncidence constante entre ces symptômes et ces lésions, dans

[1] Meckel; *Schwarze Färbung der Organe durch Pigmentsanhaüfung im Blute;* in *Zeitschrift für Psychiatrie von Dameron*, 1847.

[2] Niemeyer; *Éléments de path. int. et de thérapeutique*, trad. par Culmann et Sengel, 1865, tom. I, pag. 854.

[3] Virchow; *Patholog. Physiologie des Blutes*, in *Archiv f. pathol. Anatomie und Physiologie*, 1849, vol. II, pag. 587.

[4] Planer; *Epidemie von intermittenten Fiebern mit Pigmente im Blute;* in *Zeitschrift der Gesellschaft der Aerzte in Wien*, 1850.

[5] F.-T. Frerichs; *Traité pratique des malad. du foie*, 1862; pag. 283.

[6] Chap. VI, obs. 89.

la stabilité des obstructions opposée à l'intermittence des phénomènes, enfin dans les succès de la quinine, des objections sérieuses à une semblable pathogénie.

D'autres emboles accusent une origine plus étrangère aux principes immédiats du sang; ils sont constitués par des plaques calcaires, des lamelles athéromateuses émanant des parois dégénérées des vaisseaux. L'ulcération des tissus les soulève, le courant du liquide les arrache, et c'est entourés le plus souvent d'une gangue fibrineuse que ces corps émigreront ensuite à travers les veines et les artères. Virchow [1] dit bien «n'avoir jamais observé d'ob-»struction embolique causée par un fragment ossifié dé-»taché d'une artère»; on trouvera cependant parmi mes observations quelques exemples de ce phénomène [2].

[1] Virchow; Lettre au Rédacteur; in *Gaz. hebd.*, 1858, pag. 2.

[2] Chap. VI, Obs. 37, 114.—«L'ossification vraie dans les artères, ob-»jecte ici le rapport de la Commission bordelaise, c'est-à-dire un tissu »formé d'une substance organique et calcaire et d'éléments cellulaires »ostéoplastes et de canalicules, n'a jamais été trouvée dans le tissu artériel »jusqu'à ce jour, et nous avons vainement cherché, dans les observations »du mémoire, des preuves du fait avancé.» (*L'Union médicale de la Gironde*, avril 1868, pag. 188.) Si le professeur de Berlin a pris le terme *ossifié* dans le même sens que le rapport, il n'y a pas lieu sans doute de rectifier le résultat négatif de ses observations et de chercher errants dans la cavité des vaisseaux les débris d'une altération qui n'a pas même été démontrée dans son siége originel. Mais, pour cette raison précisément, l'on ne peut guère attribuer à Virchow ni la poursuite de semblables emboles, ni l'inutile négation d'une aussi évidente invraisemblance, et il me semble plus naturel de penser que l'éminent pathologiste a voulu désigner dans sa phrase ce que Förster appelait les fausses ossifications, ce que, dans le langage usuel, tout le monde appelle l'ossification des artères, ce dépôt interstitiel de molécules crétacées qui durcit par plaques ou par anneaux les tubes élastiques où circule le sang. C'est à cette ossification que se

Il arrive plus souvent que le noyau embolique est formé par des débris de végétations cardiaques, par des parcelles de ces tumeurs friables qui s'établissent de préférence sur les orifices du cœur; de nombreuses embolies du cerveau, beaucoup d'infarctus des parenchymes, ont de semblables lésions pour origine [1]; elles peuvent aussi donner lieu à des migrations de fragments plus considérables, capables d'obstruer de grosses branches artérielles [2].

Une portion de valvule détachée par les progrès de l'ulcération à l'origine des aortes, ou aux orifices auriculo-ventriculaires, pourra fournir à son tour la matière de l'embolie. La rupture des valvules ou de leurs cordages tendineux n'est pas un fait excessivement rare : Peacok [3], en 1852, en publiait onze observations ramassées dans la science; en 1859, Allix [4] en rapportait un cas survenu pendant l'acte du coït chez une prostituée, et l'on pourrait aisément en trouver d'autres exemples. Ces faits n'apportent sans doute que des présomptions en faveur de l'étiologie que je signale, mais d'autres attestent la réalisation du phénomène dont ils démontrent la possibilité. Le tissu déchiré du cœur a pu lui-même être entraîné dans les divisions artérielles, ainsi qu'on le voit par une observation d'Oppolzer [5].

Enfin des morceaux de cancer puisés par des veines

rapportent les exemples cités, et ainsi se rétablit l'accord, d'ailleurs si rarement troublé, l'auteur s'en félicite, entre les conclusions du mémoire et les opinions de son distingué rapporteur.

[1] Chap. VI, obs. 26, 27, 44.

[2] Chap. VI, obs. 25.

[3] Peacok; *Monthly Journal of medical science*, juillet 1852.

[4] Allix; *Annal. de la Société anatomo-path. de Bruxelles*, nº 1; 1859.

[5] Chap. VI, obs. 110.

ulcérées dans une tumeur friable, ont été à leur tour charriés par le courant du sang. Voyez à ce sujet les observations de Paget, Vidal et Feltz[1].

Jusqu'ici le recrutement des emboles s'est effectué dans les matériaux mêmes de l'économie ; mais le monde extérieur fournit, dans certaines circonstances, un contingent bien plus imprévu. On sait aujourd'hui, depuis les remarquables travaux de Van Beneden[2], que les hydatides, — dont les cysticerques et surtout les échinocoques sont les principaux et peut-être les uniques représentants chez l'homme, — sont les embryons au deuxième degré de leur développement de certains tænias habitant eux-mêmes les intestins de divers animaux et principalement du cochon. Les œufs ou les embryons de ces tænias, les protoscolex, accidentellement portés dans les voies digestives de l'homme, vont de là se loger dans ses tissus. Leur dimension est assez petite pour que, parvenus à travers les éléments de la muqueuse dans la cavité des capillaires, ils puissent en remonter le canal, emportés par le courant veineux. Ils abordent ainsi, après cette première migration embolique, dans un parenchyme, dans un muscle, dont ils choisissent la trame pour demeure. Ce mode de transport à travers les vaisseaux est tellement celui qu'ils préfèrent, et la veine-porte justifie si bien dans cette circonstance son vieux surnom de *porta malorum*, que le foie, la première et la plus inévitable de leurs étapes, en est aussi,

[1] Chap. VI, obser. 5, 6, 112, 151.

[2] Van Beneden ; *Recherches sur les vers cestoïdes*. Bruxelles, 1850. Extrait de l'*Académie royale de Belgique*, — et *Zoologie médicale* de P. Gervais et Van Beneden, 1859, tom. II, pag. 215.

comme on le sait, la plus favorisée; pour la même raison, le cœur droit en contient plus souvent que le gauche. Mais ces embolies d'hydatides embryonnaires s'accomplissent en silence et passent inaperçues des pathologistes, et ce n'est pas d'elles principalement que je viens entretenir les médecins. Développés, au contraire, dans l'intimité de nos tissus, ou plutôt remplacés par voie de génération agame par le deutoscolex qui est la véritable hydatide, ces organismes étrangers ont acquis des dimensions qui en rendent le transport dans les ramifications artérielles à la fois plus manifeste et plus redoutable.

Les cysticerques, les deutoscolex de notre tænia solium, qui sont les hydatides parasites du porc et arrivent par notre entremise à cet animal si peu soucieux des provenances de sa nourriture, sont très-rares chez l'homme. Paul Gervais et Van Beneden les y considèrent comme des parasites égarés. Une seule fois, à ma connaissance, ils ont été rencontrés dans le système vasculaire, disposés de façon à pouvoir déterminer de véritables embolies : dans le cœur d'un homme de cinquante-deux ans, Leudet a observé onze cysticerques ; cinq occupaient l'épaisseur du ventricule droit, trois l'épaisseur du ventricule gauche, et trois étaient situés à la surface du ventricule droit[1].

Ce qui n'est qu'une rare exception pour le genre cysticerque, devient plus commun avec le genre échinocoque. Price, Evans, Rokitanski, Davaine[2], citent des exemples de la présence de ces cestoïdes dans les voies de la cir-

[1] Leudet; *Gaz. méd.*, 1852, pag. 696.

[2] Davaine; *Traité des entozoaires et des maladies vermineuses de l'homme et des animaux*, 1859, pag. 213.

culation et principalement dans le cœur. Une situation semblable des kystes hydatiques suffit pour établir l'éventualité de leur migration vasculaire. En effet, la membrane qui les forme est sans cesse exposée à se rompre sous le choc renouvelé du sang, ou par la distension croissante des colonies qui se développent à son intérieur. Dans un semblable accident, tout contribuerait à créer des obstacles emboliques : la paroi déchirée du kyste, les vésicules pleines ou vides, les têtes d'échinocoques détachées de leur membrane. De pareils dangers ne sont pas restés à l'état de menace, et la science possède quelques exemples de leur accomplissement ; j'en cite deux bien remarquables, d'après Budd et Wunderlich [1].

On conçoit aussi que des corps inertes puissent, par des routes très-diverses, arriver du milieu extérieur dans la cavité des vaisseaux et y jouer le même rôle. Je n'ai pas sans doute beaucoup d'observations à alléguer en faveur de cette variété d'embolies ; mais je puis tout d'abord en établir la légitimité théorique par l'indication de certains faits où toutes les conditions d'un aussi bizarre accident étaient réunies et sa réalisation imminente. Piorry [2] a rencontré une aiguille implantée dans la cloison interventriculaire du cœur, présentant dans chaque ventricule l'une de ses extrémités libres. Kussmaul [3], à l'autopsie d'un brasseur de Wurzbourg, a trouvé une épine de prunier sauvage traversant aussi la cloison interventri-

[1] Chap. VI, obs. 63, 66.

[2] Piorry ; *Aiguille implantée dans la cloison du cœur* ; in *Union méd.*, 1858, pag. 125.

[3] Kussmaul ; *Wanderung eines verschluckten Dornes in das Herz...* ; n *Würzb. med. Zeitschr.*, 1864, vol. 1.

culaire; elle avait dû arriver par la cavité gauche, sa base était encore engagée dans la cloison, et sa pointe en sortait pour aller à travers le ventricule droit pénétrer de quelques lignes dans la paroi opposée du cœur. L'épine avait été avalée avec un radis, et avait dû passer de l'estomac dans les cavités cardiaques. Voici maintenant un exemple plus significatif de cet ordre tout exceptionnel de phénomènes: c'est une observation de Zenker[1]. Un ouvrier, frappé en pleine poitrine par un wagon de chemin de fer, avait survécu quelques heures aux horribles blessures résultées de ce choc; le foie était déchiré dans une grande étendue, et l'estomac ouvert au pylore avait pu, selon l'auteur, projeter au-devant des veines hépatiques largement béantes, des parcelles de graisse empruntées aux restes d'aliments qui recouvraient encore la muqueuse gastrique. Telle était, d'après Zenker, la seule hypothèse possible pour expliquer la présence dans les poumons sains de véritables obstructions capillaires produites par des traînées de gouttelettes graisseuses.

Mais si la graisse venue du dehors en grumeaux qu'on peut concevoir assez considérables pour obstruer des vaisseaux capillaires, me paraît avoir pu fournir ici l'origine d'une véritable embolie, je n'accorderai pas si facilement le bénéfice de la même aptitude aux gouttelettes graisseuses éventuellement ramassées par la circulation dans les foyers purulents. Wagner[2] a voulu, d'après certains faits d'ailleurs très-ingénieusement observés, expliquer par un semblable mécanisme des obstructions consta-

[1] Chap. VI, obs. 126.

[2] E. Wagner; *Die Capillärembolie mit flüssigem Fett, eine Ursache der Pyämie*; in *Archiv der Heilkunde*, 1862, pag. 241.

tées dans les vaisseaux du poumon. On ne saurait contester à l'auteur que de la graisse liquide encombrât réellement les capillaires placés sous le champ de son microscope; mais Grohe[1] lui oppose avec raison que le sang contient lui-même de la graisse; que dans certaines circonstances, comme chez les animaux soumis à l'engraissement, il en renferme de grandes quantités, et qu'on ne voit pas pourquoi, si les granulations puisées dans le pus plus ou moins muqueux des abcès avaient pu s'organiser en grumeaux assez volumineux pour intercepter la circulation, il n'en serait pas de même des matières grasses du sang. Les masses graisseuses qui pénètrent dans les vaisseaux par la digestion intestinale et par les frictions médicamenteuses, sont beaucoup plus épaisses que les gouttelettes nageant dans le pus, et cependant ne provoquent jamais de semblables embarras vasculaires; encore moins les abcès métastatiques, dont Wagner se montrait assez disposé à placer l'explication sous les auspices de sa théorie. Au lieu de considérer les traînées graisseuses qui, dans les observations de Wagner, remplissent les capillaires des poumons, comme la cause de l'arrêt du sang, on fera donc une supposition beaucoup plus vraisemblable en attribuant, au contraire, leur dépôt au ralentissement ultime du mouvement sanguin.

Le rôle que je suis, avec Grohe, disposé à refuser à la graisse, je l'attribuerais volontiers au contraire à un fluide étranger à l'organisme, dont la pénétration dans les vaisseaux est aussi redoutable que le mécanisme de son action mortelle est difficile à préciser; on a deviné qu'il s'agit de l'air atmosphérique. Si je place ce mélange gazeux

[1] Grohe; *Canstatt's Jahresbericht*, 1862, Bd. II, pag. 64.

dans la catégorie des emboles venus du dehors, ce n'est pas que j'assigne exclusivement cette origine ou cette qualité aux gaz libres dans l'appareil circulatoire. Cless [1], de Stuttgard, a voulu prouver que des bulles gazeuses peuvent s'isoler dans la masse sanguine et déterminer des embolies. Je laisse à de nouvelles études le soin de confirmer ses faits problématiques et ses téméraires inductions, et je m'attache seulement à démontrer que les accidents mortels dus à la présence de l'air dans les vaisseaux peuvent s'expliquer par la théorie des migrations obstruantes.

L'interprétation des troubles que produit en entrant directement dans les veines, le mélange gazeux dont le contact avec le sang est pourtant une des premières nécessités de la vie, exerce depuis le XVIIe siècle la sagacité de nos plus grands physiologistes. Toute influence toxique devait être naturellement écartée, car le sang ne pouvait souffrir dans sa constitution chimique ni les tissus dans leur alimentation, par l'effet du fluide vivifiant auquel le premier emprunte les conditions de sa rutilance, et les seconds les catalyses de leurs désassimilations. La chimie vivante n'avait donc rien à voir dans le phénomène, qui relève exclusivement de la physique morbide.

Quel est donc tout d'abord le théâtre de ce désordre physiologique ? Ici l'on peut répondre avec assurance, car on a vérifié directement le chemin parcouru par le corps étranger. Seul Bichat [2], qui veut faire « arriver la mort par »le centre nerveux encéphalique », prétend avoir retrouvé

[1] Cless ; *Die spontane Gazbildung im Blute.* Stuttgard, 1854.

[2] Bichat ; *Recherches phys. sur la vie et la mort*, 1853, pag. 130.

les bulles gazeuzes dans le cœur gauche, les carotides et les vaisseaux du cerveau. Tous les expérimentateurs qui lui succèdent, Nysten[1] et Magendie[2] à leur tête, affirment le contraire; Virchow[3] lui-même, dans ses expériences, n'a jamais retrouvé l'air au-delà des artères pulmonaires, et l'on peut considérer l'accord comme établi sur ce point que les capillaires du poumon sont l'extrême limite de son trajet. C'est donc entre le cœur droit et l'organe de l'hématose qu'il faut concentrer le mécanisme pathologique et c'est entre ces deux régions, en effet, que se partagent les divergences.

Les uns, et Magendie est du nombre, remettent en honneur l'opinion de Morgagni, que la mort dépend du cœur dont les parois distendues par le fluide gazeux ne peuvent plus se contracter; je ne saurais accepter une semblable interprétation, même pour les cas où une grande quantité d'air a été injectée avec violence dans les cavités du muscle cardiaque. A moins de supposer le système vasculaire tout entier complètement distendu par la condensation du gaz, il faut bien laisser au cœur son privilège de surmonter la tension des vaisseaux, aussi bien avec l'air qu'avec le sang pour intermédiaire ; l'élasticité du premier fluide ne peut que l'aider encore dans cette entreprise. Quand l'air s'introduit naturellement par les veines ouvertes, ce qui est le principal objectif des recherches actuelles, la

[1] Nysten; *Recherches de phys. et de chimie path.*, 1811.

[2] Magendie; *Sur l'entrée accidentelle de l'air dans les veines et sur la mort subite qui en est l'effet*; in *Journal de physiologie* de Magendie, tom. I; 1821.

[3] R. Virchow; *Weitere Untersuchungen...*; in *Gesamm. Abhandl*, 1862, pag. 306.

crainte exprimée par Magendie n'a même plus de raison d'être, puisque le fluide étranger, conservant approximativement la densité de l'atmosphère extérieure, ne peut apporter à la surface de l'endocarde aucun excédant sensible de pression.

Des auteurs qu'une pareille explication a séduits, plusieurs ont été trompés par l'assimilation inexacte et pourtant banale du cœur avec une pompe aspirante et foulante. Dans le mécanisme de la pompe, la pénétration de l'air dans le cylindre devient fatale au jeu du système, en empêchant la production du vide qui détermine l'afflux du liquide ; mais dans le centre vasculaire, on l'oublie, ce n'est pas la diastole passive qui rappelle le sang, c'est au contraire le retour du sang qui dilate les ventricules ; l'entrée d'un gaz ne saurait avoir ici d'autre résultat que de changer le poids du fluide à mouvoir, et il suffit de jeter les yeux sur l'hémo-dynamomètre placé par Ludwig[1] dans l'artère pulmonaire d'un chien, pour accorder aux contractions dynamiquement représentées par une colonne mercurielle de cinq centimètres, la force de chasser devant elles quelques centimètres cubes d'air atmosphérique.

Une hypothèse plus soutenable s'efforce encore de conserver au cœur l'initiative que je lui refuse ; l'arrêt de cet organe serait le résultat de l'excitation de l'endocarde par le gaz respiratoire. Le cœur puise, en effet, l'origine réflexe de ses battements dans les impressions multiples qui concentrent sur lui leurs effets, et quand plus tard il me

[1] Ludwig ; *Uber den Bau und die Bewegungen der Hertzwentrikel* ; in *Zeitschrift für rationnelle Medicin*, 1849, tom. VII.

faudra revenir sur les rouages compliqués de cette motilité toute spéciale, j'aurai à montrer par quel mécanisme l'excès même de ces décharges motrices peut devenir pour lui une cause d'arrêt ; mais j'aurai aussi à établir alors que la source principale des battements cardiaques et vasculaires n'est pas, comme on le pense en général, dans l'impression intermittente produite par le contact du sang sur la tunique interne du cœur et des vaisseaux ; cette prochaine démonstration doit enlever sa vraisemblance à la théorie de la syncope par excitation de l'endocarde, à laquelle je suis dès maintenant en mesure de contester sa réalité.

Vallisneri, Brunner et Magendie lui-même, ont depuis longtemps avancé qu'il faut injecter une certaine quantité d'air dans les veines pour en voir se produire les effets mortels. Panum [1], poussant plus loin les détails de cette appréciation, a mesuré les quantités d'air dont les animaux peuvent supporter l'entrée. Les chiens, par exemple, supportent parfaitement jusqu'à 30 centimètres cubes de gaz atmosphérique. « Un peu d'agitation et une dyspnée transitoire fut, selon l'expérimentateur, l'unique symptôme qui suivit l'injection » ; ces accidents légers firent même entièrement défaut quand la quantité d'air ne dépassa pas 20 centimètres cubes. Il est vrai que les chevaux se montrèrent plus sensibles, et que l'homme, à cet égard, paraît plus rapproché du cheval que du chien ; mais j'ai moins à m'appuyer sur les proportions du fait que sur sa réalité, et déjà deux conclusions ressortent, pour moi, des expé-

[1] Panum ; *Uber den Tod durch Embolie* ; in *Günsburg's Zeitscher*, 6 Heft, 1856.

riences de Panum : la première, que lorsque des accidents affaiblis donnent à l'observateur le temps d'analyser les phénomènes, on constate plutôt de la dyspnée et de l'agitation qu'une tendance à la syncope ; la seconde, qu'une quantité d'air assez considérable pour toucher de partout l'endocarde et dont l'augmentation en quantité ne saurait plus accroître ni l'étendue du contact, ni l'énergie des excitations, reste toutefois sans résultat. Des faits de cette nature donnent à penser déjà que la sensibilité de l'endocarde a été surfaite ; voici de nouveaux arguments qui achèveront de nous en convaincre. L'histologie fait voir à quelle faible proportion est réduite l'innervation de ce tissu et de ses semblables ; mais le microscope a encore des filets nerveux à découvrir, et je ne veux asseoir mon raisonnement que sur des bases définitives. Virchow [1] m'en fournit le premier, car il a parfaitement remarqué que l'introduction jusque dans le cœur des sondes avec lesquelles il poussait sur des chiens les caillots prétendus emboliques, ne déterminent, chez ces animaux, aucune trace de syncope ; il éprouvait même, à la résistance de la sonde, la sensation des contractions de l'organe. Perroud [2] confirme pleinement, sur cet important détail, les idées du savant de Berlin. Le médecin de l'Hôtel-Dieu de Lyon a introduit le doigt dans les orifices du cœur chez des chevaux vivants, et « il l'a toujours senti » très-uniformément serré en ceinture par les valvules au » moment de l'occlusion des orifices, sans que le jeu de » celles-ci en fût gêné, et sans que les fonctions du cœur

[1] Virchow; *Gesammelte Abhandlungen*, 1862, pag. 299. 339, 723.

[2] Perroud; *Note sur les concrétions sanguines du cœur*; in *Congrès médical de France*, 2e session. Lyon, 1864, pag. 16.

» se ressentissent de l'exploration brutale dont cet organe » était l'objet ». Du reste, les expériences de Chauveau[1] et Marey[2] ajoutent au témoignage toujours suspect des sensations individuelles l'arbitrage décisif de l'épreuve instrumentale, et les courbes tracées par les leviers du cardiographe, dont l'ampoule cardiaque va chercher dans les ventricules mêmes les impulsions motrices, attestent, avec une précision irrécusable, que le cœur conserve sa force et sa régularité en dépit des excitations les plus énergiques de l'endocarde.

Mais si l'air entré dans les veines n'est dangereux ni par une action délétère sur le sang, ni par une entrave physiologique apportée au jeu du cœur, il ne lui reste plus que d'agir comme obstacle, comme véritable embole, dans les capillaires du poumon. C'est l'opinion qui prévalut dans l'esprit de Virchow et de Panum; Oppolzer[3] l'accueille sans restriction ; Ball[4] l'admet dans sa thèse, et je crois, à mon tour, convenable d'y souscrire. Comment ces bulles de gaz trouvées dans les dernières ramifications de l'artère pulmonaire, peuvent-elles intercepter la circulation, et pourquoi l'ondée du cœur ne les balaye-t-elle pas, comme le sang, devant elle ? Lane[5], qui a pris l'entrée de l'air dans les veines pour sujet d'une étude ap-

[1] Chauveau; *Sur la théorie des pulsations du cœur*, in *Comptes-rendus de l'Acad. des sciences*, 1857.

[2] Marey; *Phys. méd. de la circulation du sang*, 1863, pag. 59.

[3] Oppolzer; *Zur Casuistik der Embolie*; in *Wiener med. Wochenschrift*, 1860, nº 50 et seq.

[4] B. Ball; *Des embolies pulm.*; in Thèses de Paris, 1862, nº 1.

[5] Lane; *On the introduction of air in the veins.*; in *London medical Gaz.*, 1850, mai, pag. 926.

profondie, attribue le fait à l'augmentation excessive du frottement. Je le veux bien ; mais encore faut-il expliquer pourquoi le fluide atmosphérique produit sur l'épithélium uni des vaisseaux plus de frottement que le liquide nourricier. Pour mon compte, j'en trouve la raison dans une propriété que les gaz possèdent à un bien plus haut degré que les liquides, et qu'on désigne sous le nom de *sphéricité*. Ils obéissent sans doute aux résistances que le contenant leur oppose ; mais de même que, livrés à l'influence de leurs forces, l'élasticité qui les pénètre en fait rayonner les molécules autour d'un centre fictif de répulsion, de même, emprisonnés dans un vase, ils ne laissent pas que de rester sourdement fidèles à leurs tendances favorites. Aussi, dans les vaisseaux sanguins, ils n'arriveront qu'à produire une certaine dilatation cylindrique, tant que la consistance relative des parois maintiendra contre eux l'intégrité de leur forme ; mais dans la membrane si flexible des capillaires leur tendance à la sphéricité deviendra triomphante ; alors, sous cette pression, les diverses sections des canaux capillaires se transformeront en petits renflements sphériques, et leur calibre disparaîtra en avant et en arrière. Devant une pareille disposition, que l'autopsie ne peut révéler, parce que la preméabilité des tissus la rend essentiellement transitoire, on conçoit aisément que le frottement doive augmenter dans une proportion considérable : ce n'est plus du liquide, ce n'est plus un gaz qu'il s'agit de pousser dans un canal élastique, ce sont des boules rigides plus grosses que son calibre, qui s'enchatonnent successivement dans l'épaisseur de ses parois ; chaque vésicule d'air représente sans doute un obstacle minime dans son isolement, mais les bulles se succèdent nombreuses dans la longueur d'un même rameau, et le produit de leur résistance est encore multiplié par le chiffre immense qui exprimerait le nombre des mailles dans le réseau tout entier.

A l'opinion que, dans mon mémoire de concours, j'exprimais en ces termes sur les procédés léthifères de l'air introduit dans les veines, le rapporteur a opposé les expériences et les conclusions du professeur Oré [1]. L'autorité que je reconnais à l'un et à l'autre adversaire m'oblige à discuter ici leur objection. « L'immobilité, dit le docteur »Vergely [2], du ventricule droit rempli d'air, pendant que »le ventricule gauche se contracte, l'innocuité des gaz »composant l'air et injectés tour à tour dans les veines »en plus grande quantité que le fluide atmosphérique, »permettent de croire à son action toxique (qui paralyse »l'action musculaire du cœur), sans qu'il soit besoin de »supposer que la mort survient dans ces cas-là parce que »les bulles de ce mélange gazeux forment des sphères ri»gides dans les vaisseaux et arrêtent le cours du sang. » L'immobilité du ventricule droit et la présence de l'air dans cette cavité distendue sont les conséquences tout aussi naturelles d'un obstacle pulmonaire que d'une paralysie du ventricule; l'innocuité de l'azote et de l'oxigène injectés isolément en plus grande quantité que le fluide atmosphérique, s'élève précisément contre la signification qu'on lui attribue, puisqu'il est impossible d'ad-

[1] C. Oré; *Premier mémoire sur la transfusion du sang;* in *Mémoires de la Société des sciences physiques et naturelles de Bordeaux,* 1863, tom. II, pag. 486 et suiv.

[2] Vergely; *L'Union méd. de la Gironde,* avril 1868, pag. 188.

mettre que deux fluides inoffensifs acquièrent, par leur simple mélange, des qualités toxiques ; enfin, la contraction du ventricule gauche proteste énergiquement contre la paralysie qu'on induit de la dilatation du ventricule droit, et qui serait l'unique exemple d'une action de ce genre exercée par l'air sur la contractilité musculaire.

A défaut d'une consécration que je regrette, je vois avec plaisir coïncider mes convictions avec les explications adoptées dans un écrit récent. Feltz[1] n'hésite pas à déclarer que, dans tous les cas où la mort a lieu par suite de l'introduction de l'air dans les veines, « ces accidents dépendent d'embolies aériennes obstruant les plus petites divisions de l'artère pulmonaire ». Il reconnaît « absolument impossible de donner sur l'homme une démonstration visible de ce fait ; il faudrait pouvoir observer pendant la vie la circulation du poumon ». Selon lui, « il a dû se former dans les capillaires de l'artère pulmonaire des masses de petites colonnettes qui, fermant le passage du sang, ont amené la mort subite par syncope ». Mais l'agrégé de Strasbourg arrive ainsi, par exclusion, à une hypothèse dont il ne se préoccupe plus d'établir les titres directs. Ainsi que Lane, il laisse à démontrer comment des colonnettes d'air peuvent, dans les capillaires, *fermer le passage du sang*. L'explication que j'ai proposé d'en donner est au moins une tentative pour combler cette lacune.

[1] V. Feltz ; *Étude clinique et expérim. des embolies capillaires*, 1868. pag. 68.

§ II.

Des causes qui produisent la coagulation dans les vaisseaux vivants.

SOMMAIRE. — Causes immédiates de la coagulation du sang. — Opinions de Richardson, Lister, Brücke. — Influence du mouvement sur la coagulation du sang. — Analyse de cette influence. — Distinction à faire entre le sang de la palette et le sang des vaisseaux vivants. — Métamorphoses de la fibrine. — Elle est constamment remplacée avant qu'elle ait quitté l'état liquide. — Interprétations de Béclard et de Tony Moilin. — Comment cette opinion doit être conçue pour s'accorder avec les réalités de la physiologie. — Origine et destination réelles de la fibrine. — Pourquoi l'interruption du courant sanguin détermine la solidification de la fibrine, et de quelle manière les affections qui intéressent la nutrition des tissus amènent l'inopexie. — Causes dominantes de la thrombose vasculaire. — Groupe des causes mécaniques : inflammation vasculaire, fièvre inflammatoire, affection rhumatismale, état puerpéral, contusion des artères, tumeurs, altérations des tissus. — Groupe intermédiaire : traumatismes. — Groupe des causes chimiques : cachexies, convalescence des fièvres longues, fièvre typhoïde, lésions brightiques, état puerpéral. — De la principale cause des morts subites pendant les couches.

J'ai dit, en commençant le précédent paragraphe, que je le consacrais à éliminer des détails pathogéniques de mon étude ceux qui s'écartent de la grande cause dominante de l'embolie, de la thrombose vasculaire. A l'abri de ces préoccupations presque étrangères au sujet que je traite, je puis maintenant aborder sans arrière-pensée les conditions variées, complexes, souvent mystérieuses, qui tiennent sous leur dépendance la source principale des migrations vasculaires, la coagulation du sang.

Isolé de ces complications, le problème de la coagulation du sang n'en offre pas moins en lui-même des difficultés considérables ; et la divergence des opinions, les lacunes de la science, l'intrication des facteurs, s'unissent pour encombrer d'obstacles le sentier de la solution.

Pour avoir plus facilement raison de ces obstacles, il faut, les prenant à revers, remonter le courant des actes pathologiques. J'analyserai d'abord les circonstances directes de la coagulation du sang pour tâcher d'en établir les lois; puis je m'élèverai des causes prochaines aux causes premières, et je comparerai avec les divers accidents, avec les diverses espèces morbides, le programme que je serai parvenu à fixer, reliant ainsi, par une chaîne sans interruption, le fait qui domine l'embolie avec la maladie qui domine la thrombose.

Le sang se coagule promptement, chacun le sait, quand il est extrait du corps, tandis qu'il reste toujours fluide au milieu des tissus de l'animal vivant et sain. C'est là un premier phénomène qui s'impose à l'observation et qui a, de la sorte, dévoyé les recherches, d'autant qu'il porte avec lui, nous le verrons plus tard, un enseignement trompeur. La comparaison des circonstances qui entourent le sang dans les vaisseaux et dans la palette semblait devoir livrer le secret de sa fluidité et de sa coagulation, et l'on est parti, d'un pas assuré, pour la recherche de ces circonstances.

L'action de l'air fut naturellement la première invoquée. Entre autres, le Dr Richardson[1], de Londres, proposa une théorie chimique qui offrait certaines séductions. La masse du sang contiendrait une petite quantité d'ammoniaque libre ayant le pouvoir de maintenir la fibrine dis-

[1] Richardson; *The cause of the coagulation of the blood;* Astley Cooper *Prize essay.* London, 1857.

soute. Dans les vaisseaux, l'ammoniaque ne trouve pas d'issue et remplit fidèlement sa mission; mais aussitôt qu'une voie lui est ouverte, elle s'évapore et abandonne la fibrine à son sort, qui est, en effet, de se coaguler. Des expériences ingénieuses venaient à l'appui du système. Du sang fraîchement tiré de la veine est placé dans deux flacons de Wolf; un courant d'air est conduit à travers l'appareil; il passe dans le sang du premier flacon d'abord, de là dans celui du second; et c'est le sang du premier flacon qui se coagule avant l'autre. Richardson en conclut que l'air a porté dans le second l'ammoniaque soustraite au premier, favorisant ainsi la coagulation dans l'un et en différant le moment de l'autre. D'ailleurs, en empêchant l'accès de l'air, on retarde la coagulation. Il est vrai qu'on devrait l'empêcher; mais, en revanche, l'addition d'une très-petite quantité d'ammoniaque maintient indéfiniment fluide le liquide nourricier, ce qui compense bien la faiblesse de l'argument qui précède. A cette première hypothèse, Richardson en ajoute une série de nouvelles pour expliquer comment, dans certaines circonstances, la sécrétion de l'ammoniaque étant tarie ou son évaporation favorisée, le sang peut se coaguler dans les vaisseaux vivants. Je ne suivrai pas longtemps l'auteur dans les détails d'une opinion qui s'écroule devant ce fait : le sang pendant la vie ne contient pas d'ammoniaque libre!

L'anglais Lister et le savant anatomiste autrichien Brücke représentent une opinion bien différente, émanée de Cooper, et que je ne saurais accepter davantage. Lister [1]

[1] Joseph Lister; *On the causes of coagulation of the blood in diseases of the blood vessels.*, in *Edimb. med. journ.*, tom. III, 1858, pag. 893.

a cru découvrir un fait que les étudiants, depuis qu'on dissèque, constatent tous les jours à l'amphithéâtre : c'est que le sang se conserve longtemps fluide dans les vaisseaux des cadavres. Comment il en fait sortir la théorie que l'action de la paroi vasculaire est nécessaire à la fluidité du sang, et que cette action émane de la vitalité de ses éléments, c'est ce qu'il est difficile de concilier avec l'état de mort des tissus, accusée par l'épreuve galvanique, et garantie par les cinq ou six jours employés à l'expérience. Il y a même, dans le long et consciencieux mémoire lu par lui, en 1858, à la Société médico-chirurgicale d'Édimbourg, une prétention bien plus extraordinaire. Lister isole une veine jugulaire sur un mouton vivant, l'applique sur une lame de verre, en exprime le sang par une pression longitudinale de bas en haut, et la maintient dans cet état de vacuité le temps seulement de promener sur toutes ses faces un pinceau trempé dans de l'ammoniaque concentrée; puis il referme la plaie par quelques points de suture, et, environ deux heures après, la veine ouverte contient quelques caillots de sang. Je ne veux pas contester l'influence qu'a pu avoir sur cette coagulation du sang l'inflammation des parois, bien qu'on pût tout aussi bien en rapporter le mérite à la pression du doigt, et surtout des tissus congestionnés à la suite d'une semblable dilacération. Je prends le fait pour ce qu'on le donne, et je m'étonne seulement de voir l'auteur y trouver une arme pour sa théorie. Si la vie de la paroi veineuse a un rôle à jouer dans la conservation de la fluidité du sang, on s'attendra, n'est-ce pas ? à voir son intervention doubler ou tripler de puissance, maintenant que la vitalité de ces tissus est portée au degré de l'inflammation. Mais, pour l'écrivain anglais, l'inflammation est un affaiblissement vital[1], et c'est l'abaissement de vitalité qui s'est produit à la paroi du vaisseau qu'il faut accuser de la coagulation survenue dans sa cavité.

Laissons Lister aux prises avec un système qu'il aura de la peine à faire prévaloir même dans la patrie de Brown, et continuons à voir, pour notre compte, dans l'active hyperplasie, dans l'exubérante prolifération des éléments anatomiques enflammés, un excès manifeste de nutrition et de vitalité.

J'en ai donc fini avec Lister, mais non pas avec sa théorie; elle a trouvé dans Brücke[2] un trop célèbre défenseur, et dans une bonne partie de l'opinion médicale une trop évidente partialité, pour ne pas exiger une réfutation plus complète. Pour le professeur de Vienne, ni l'abaissement de température, ni le contact de l'air, ni le repos, ne sont les causes de la coagulation du sang reçu dans la palette, et le maintien de sa fluidité ne tient pas, dans les vaisseaux vivants, à l'éloignement de semblables circonstances. Il ne reste donc que les forces mêmes de la vie pour imprimer à la fibrine une propriété qui dépend si manifestement de leur conservation, et ces forces ne peuvent résider, à leur tour, que dans les globules sanguins, les tissus environnants ou les parois vasculaires. Les globules du sang sont d'abord écartés, parce que la lymphe, coagulable elle aussi hors de ses vaisseaux et maintenue fluide dans le corps vivant, contient peu d'élé-

[1] Joseph Lister, esq; *On the early stages of inflammation;* in *Proceedings of the royal Society of London*, june 18, 1857.

[2] Brücke; *Uber die Ursache der Blutgerinnung*, in *Arch. f. path. Anat. u. Phys., Neue Folge*, tom. II, nos 1, 2, 3, 1859.

ments de ce genre; les tissus ne sont qu'accidentellement appelés à exercer leur action; reste donc l'influence vitale des parois. Je ne voudrais rien laisser subsister de vague dans les termes de cette théorie. Ce n'est pas, comme on pourrait être tenté de le croire, par une influence indirecte, mais relevant aussi de sa vitalité, par l'entretien du mouvement et de l'agitation dans le liquide, que la paroi vasculaire vivante entretiendrait la fluidité du sang; la nature des expériences de Brücke ne laisse aucun doute à cet égard, puisque c'est à des cœurs vivants comme tissus, mais morts comme fonctions, qu'il confie le rôle de montrer cette propriété spéciale de la vie. Je signale donc qu'il s'agit bien réellement ici d'une action directe, émanée de la cellule anatomique, action touchant le caractère et le mode de laquelle l'auteur avoue lui-même ne rien savoir.

Certes, tout en ne voyant dans l'activité des corps organisés qu'un prolongement des mouvements physiques, je ne prétends pas exclure la vie de nos interprétations, et je lui attribue l'immense pouvoir d'altérer le caractère des transmissions motrices dont elle est forcée de respecter l'équivalence. Mais la vie est à un bout de la chaîne et la matière est à l'autre, et je n'aime pas à voir ramener uniformément sur toute la série de ses anneaux les voiles qui recouvrent l'une de ses extrémités. Installons la force vitale au sein de l'élément figuré et dans ce sanctuaire que les objectifs de Nachet et d'Amici respectent encore; laissons-la, par les secrets d'une chimie spéciale, préparer avec la nutrition les actes primordiaux de la santé et de la maladie; le retentissement extérieur, tout mécanique, de cette impulsion matérialisée, appartient à nos instruments et à nos recherches. L'épithélium de la séreuse vasculaire, la fibre-cellule de la couche moyenne, les éléments dartoïques de la tunique adventice, pourront donner dans leur sein l'exemple de réactions sans antécédents et sans analogues dans le monde inorganique, mais elles ne sauraient intervenir à distance par un échange mystique sur l'état moléculaire spécial et sur les régressions normales des principes immédiats qui fuient devant eux.

Je ne me suis pas attardé à réfuter en détail les arguments de Brücke et de Lister, parce que l'ensemble de leur prétention tombe devant un fait unique et incontestable : le sang se coagule dans les vaisseaux, malgré leur vitalité, dans des cas où cette vitalité ne peut avoir été atteinte. Négligeant ici les états morbides qui ont altéré la constitution intime du liquide, et qu'on pourrait accuser d'avoir touché aussi à l'intégrité des tissus vasculaires, j'invoque seulement la coagulation qui a lieu derrière les ligatures dans toute la branche artérielle ou veineuse obstruée : ici la vie n'a été ni supprimée, ni amoindrie; pourquoi donc le sang cesse-t-il d'être fluide? Brücke prétend l'expliquer : si le sang se coagule dans les vaisseaux par le repos, c'est que les parois vasculaires perdent leurs propriétés normales lorsqu'elles sont baignées un certain temps par la même couche de liquide; et voilà, le comprendra-t-on, cette inépuisable influence en péril si elle ne change pas continuellement d'application. Pour mon compte, je trouve qu'une explication semblable laisse subsister tout entière la difficulté contre laquelle viennent échouer les expériences de Brücke et les raisonnements de Lister.

Une notion survit pourtant aux expériences de l'anatomiste autrichien, c'est « que le mouvement en lui-même

» ne maintient pas le sang liquide, et que le repos en lui-» même ne le fait pas coaguler. » Elle m'arrête, car je veux l'établir sur des bases solides, pour appuyer sur elle la théorie que j'ai à proposer.

Si, à cette observation vulgaire par laquelle on voit le sang se coaguler dans un vase et rester fluide dans les vaisseaux, il y avait un corollaire paraissant s'imposer de lui-même, c'était que le repos est la condition dominante de la coagulation du sang et le mouvement celle de sa fluidité. Bien des considérations concouraient à affermir cette erreur séduisante. J'ai montré ailleurs que, pendant la vie, la condition du repos ou de la lenteur relative du sang dominait toute autre tendance à la coagulation, et j'ai appuyé sur cette base, qui ne cesse pas d'être exacte tout en changeant de signification, la démonstration d'un point particulier de mon étude. Eh bien! le repos et le mouvement sont par eux-mêmes sans influence sur le phénomène que j'envisage, et c'est à des circonstances étrangères, mais que leur présence implique ordinairement, que ces conditions empruntent leurs propriétés apparentes.

Pendant la vie, les causes qui mêlent ainsi leurs pouvoirs demeurent intimement unies, et le repos reste l'antécédent fidèle, sinon la raison directe, de la coagulation sanguine ; après la mort, l'union peut être brisée, et les rôles s'isolent avec les acteurs.

Aussi les témoignages arrivent successivement contre l'influence du repos sur la coagulation du sang dans les vases. Ce sont d'abord des agents nouveaux qui se mettent en ligne, tels que l'air, la température, la forme des vases. Sans doute ils ne réclament qu'une part de l'action et ne viennent pas encore la contester tout entière ;

mais des accusations plus graves surgissent où l'influence du repos se trouve en faute. On savait déjà par expérience que le battage du sang en précipite la coagulation et que la fibrine s'attache aux brins des balais avec lesquels on agite ce liquide. La science vérifia elle-même ce fait, si connu des charcutiers, et ne tarda pas à s'en emparer. Trousseau [1], dont la perte récente a mis tout le corps médical en deuil, avait déjà signalé, en 1832, que l'agitation du sang de cheval empêche la production de la couenne qui, on le sait, y est normale, et Polli [2] a prouvé le même fait pour le sang humain. Le même sang est reçu dans deux vases ; un seul est fortement agité, puis tous deux sont laissés en repos. Le sang du vase qui a été agité se coagule dix minutes après et sans couenne; celui de l'autre vase met vingt-cinq ou trente minutes à se prendre, et la couenne y est épaisse. C'est principalement aux secousses éprouvées par la fibrine dans une saignée en tire-bouchon, que l'on doit sans doute de voir manquer la couenne dans un sang où elle aurait dû se produire.

Parchappe [3], qui a étudié en détail la question de la coagulation du sang, ne laisse subsister aucun doute à cet égard : « Le mouvement imprimé au sang liquide, dit » cet auteur, soit par la succussion des vases qui le con- » tiennent, soit par l'agitation directe de sa masse, notam- » ment au moyen de baguettes de bois, favorise la solidi- » fication de la fibrine et hâte sa coagulation. »

[1] Leblanc et Trousseau; *Rech. expérim.*, etc., 1832.

[2] Polli; *Ricerche ed esperienze intorno alla formazione della cotuma nel sangue*. Milano, 1843.

[3] Max Parchappe; *Études sur le sang dans l'état phys. et l'état path.*; in *Gaz. méd. de Paris*, 1857, pag. 360.

Enfin, j'ai fait à mon tour une expérience qui confirme cette même conclusion. Deux éprouvettes égales, dans des conditions semblables, ont été remplies, à moitié hauteur, de sang de poulet directement recueilli sous le jet de la saignée. L'une des éprouvettes a été maintenue en repos; le sang s'y est coagulé au bout de trois minutes et demie. Dans la seconde, vivement et constamment agitée, la coagulation a été complète dans deux minutes et demie[1].

Ainsi, auteurs et faits en portent le commun témoignage, le mouvement du liquide nourricier n'agit pas, pour empêcher la solidification du sang dans les vaisseaux vivants, par l'agitation même qu'il imprime à ses molécules, et il faut chercher la cause de son influence dans l'association d'un phénomène distinct. C'est cette recherche qui va maintenant m'occuper.

Il existe entre le sang de la palette et le sang qui circule dans les vaisseaux, une différence bien autrement radicale et profonde que celle de l'agitation, une différence bien plus apte à rendre compte des phénomènes moléculaires qui envahissent l'un et respectent l'autre : c'est une différence d'identité. Le sang de la palette est une masse unique et limitée, que nous pouvons suivre dans toutes les phases de son existence, et le sang des vaisseaux est un insaisissable protée qui change à tout instant de composition et de demeure.

Je blâmais, il y a un instant, la vague physiologie pathologique de l'époque humorale, où le sang, doué de vie, avait aussi la propriété d'élaborer à son aise, au sein des vaisseaux, les produits dont il souillait notre orga-

[1] Voyez, pour les détails, chap. VII, expér. 6.

nisme. Une des suites fâcheuses de cette imaginaire théorie était d'entraîner l'esprit à concevoir le torrent sanguin sous la forme de deux courants, distincts par la pensée si ce n'est par les canaux. L'un d'eux se composait de principes transitoires, matériaux de passage sans cesse abandonnés aux besoins des tissus et des glandes, sans cesse remplacés aux foyers nutritifs. Quant à l'autre, sorte de véhicule indispensable aux échanges endosmotiques et aux transports vasculaires, il était là, permanent et stable, pour représenter la vie, pour assister à ses phases, et pour tenir suspendus sur les organes, en menaces indéfinies, les germes morbides du dehors, les humeurs viciées du dedans. Nous le savons aujourd'hui, aucun élément du sang ne persiste dans ce liquide constamment renouvelé. Bien des détails nous échappent encore sur le rôle qu'y jouent les contributions de trois sources intarissables : la digestion intestinale, la fonte interstitielle et le travail des glandes lymphatiques. Il est impossible de dire si les sécrétions des parenchymes, le sucre par exemple, qui rentrent dans le sang, y reviennent en véritables produits excrémentitiels, ou doivent servir de nouveau à la nutrition d'autres tissus (Cl. Bernard [1]); si les cellules vivantes qui les ont élaborées, ont rejeté, sous ces formes variées, le déchet de leur alimentation ou le résultat d'une préparation spéciale ; si l'expression de digestion interstitielle, appliquée par Carpenter [2] à la nutrition des tissus, est ici justifiée dans les profondeurs de sa signification. Il

[1] Cl. Bernard; *Leçons de physiologie expér. appliquée à la médecine*, 1855, 56.

[2] Carpenter; *Principles of human physiology*. London, 1845.

n'est pas facile de décider, entre Smidt[1] et Bischoff[2], si l'urée se forme aux dépens des aliments ou aux dépens des produits désassimilés; et les évolutions intravásculaires des globules, malgré les travaux de Funke[3] de Recklinghausen[4], etc., restent entourées de nuages. Bien des termes manquent donc sans doute à la phrase qui exprime l'histoire des divers éléments du sang; mais un fait domine ces hésitations, c'est que les sources de tous ces éléments fonctionnent sans cesse, et que cependant aucun d'eux ne s'accumule dans les vaisseaux.

Ainsi, tous les principes immédiats du liquide nourricier se renouvellent incessamment, et aucun d'eux ne fait un séjour prolongé dans le domaine de la circulation. La fibrine, comme les autres, ne fait que passer à travers le système vasculaire, et les canaux sanguins ne sont pour elle qu'un moyen d'arriver plus vite dans les divers tissus où elle est appelée. Or, la fibrine n'est pas un corps stable comme les matières minérales; substance animale, elle est soumise à la loi des métamorphoses régressives, et sa fluidité n'est qu'une des phases momentanées de son existence organique. Elle naît donc liquide, mais ses évolutions intimes vont bientôt la conduire à cette structure fibrillaire qui lui donne en même temps l'apparence et la solidité d'un tissu. Ce changement s'accomplit dans un temps déterminé, variable selon les diverses variétés de la sub-

[1] W. Smidt; *Filtration von Eiweiss, Kochsalz, Harnstoff*, etc.; in *Poggendorf's. Annalen*, 1861.

[2] Bischoff; *Der Harnstoff als Maas des Stoffwechsels*. Giessen, 1853.

[3] O. Funke; *Handbuch der Physiologie*. Leipsig, 1860.

[4] Recklinghausen; *Die Lymphgefässe und ihre Beziehung zum Bindegewebe*. Berlin, 1862.

stance, variable aussi selon les circonstances qui l'environnent; mais aucune considération étrangère ne peut en supprimer entièrement les lenteurs, ni en retarder d'une manière indéfinie l'accomplissement, à moins qu'une réaction extérieure ne détruise violemment sa constitution moléculaire, et n'altère avec l'identité de la matière la nature des lois auxquelles elle obéit. Le sang retenu dans la palette nous montre une fibrine emprisonnée, qui, en se solidifiant sous nos yeux, ne fait qu'accomplir ses destinées normales. Les vaisseaux, au contraire, n'emprisonnent pas la fibrine, et le temps qu'elle y séjourne est précisément celui de sa phase liquide. Voilà pourquoi nous ne la voyons se coaguler dans leur calibre que lorsqu'une circonstance étrangère, le repos forcé par exemple, l'y retient en dépit de ses évolutions réglementaires. Qu'on laisse à la fibrine son homogénéité classique, ou qu'on y substitue, au milieu des variétés nombreuses de matières albuminoïdes, la *substance fibrinogène* de Virchow [1], ou la *plasmine* de Denis [2], les conclusions qui précèdent changeront seulement de forme et ne perdront rien de leur légitimité.

« Il est probable, dit Béclard [3], que si la coagulation » n'envahit pas la fibrine qui circule dans le sang, c'est » que la fibrine est exhalée au fur et à mesure de sa forma- » tion, et va se solidifier dans l'organisme. » On voit déjà que mon interprétation est conforme aux vues de la phy-

[1] Virchow; *La Pathologie cellulaire*, trad. de l'allemand. par Picard. 1861, pag. 133.

[2] P-S. Denis (de Commercy); *Mémoire sur le sang considéré quand il est fluide, pendant qu'il se coagule et lorsqu'il est coagulé*, etc. Paris, 1859.

[3] Béclard; *Traité élément. de phys. hum.*, 1866, pag. 593.

siologie classique; mais, conçue dans ces termes, la proposition de Béclard porte avec elle sa propre réfutation. La fibrine ne saurait se coaguler, au moins tout entière, dans les muscles et les tissus, sans y produire la raideur cadavérique, si cette raideur est provoquée après la mort par la coagulation de la fibrine inter et intra-cellulaire (Brown-Séquard[1]). En outre, la fibrine, après être allée se coaguler dans les tissus, ne devrait plus rentrer, sous sa première forme, dans le torrent de la circulation ; or, s'il est impossible de prouver que la fibrine sorte réellement des vaisseaux pour aller nourrir les tissus, il est constant au contraire qu'elle passe des tissus, des muscles en particulier, dans les vaisseaux. D'abord la lymphe en rapporte qu'elle a pu seulement puiser dans les interstices des éléments anatomiques. Les veines en contiennent aussi. On pourrait supposer, il est vrai, que cette dernière est une portion de la fibrine apportée par le sang artériel, et qui n'a pas abandonné les vaisseaux ; mais une expérience de Nasse[2] lève tous les doutes à cet égard, et montre que les muscles versent réellement de la fibrine dans le sang : du sang défibriné et fluide injecté par les artères d'un muscle en ressort par les veines noir et coagulable.

Tony Moilin[3], dans ses *Leçons de médecine physiologique*, exploite la pensée de Béclard, en la dépouillant à la fois de sa forme dubitative et de son élément contradictoire. Pour lui aussi la fibrine ne cesse pas d'être le principe alimen-

[1] Brown-Séquard ; *Recherches sur les lois de l'irritabilité musculaire, de la rigidité cadavérique et de la putréfaction*. *Gaz. hebd.*, 1857, nº 42.

[2] H. Nasse ; *Uber den Einfluss der Nahrung auf das Blut*. Leipsig, 1850.

[3] Tony Moilin ; *Leçons de médecine physiologique*, 1866, pag. 94.

taire par excellence, et le sang est préservé du danger inhérent à sa métamorphose par la constance de l'exosmose interstitielle; la fibrine va dans la trame des tissus, et principalement des muscles, se solidifier en cellules ou simplement nourrir celles qui sont organisées. La réserve est insuffisante pour sauver la théorie; car si la fibrine n'accomplit pas au sein des organes son évolution nécessaire, celle-ci n'en sera devenue que plus imminente à son retour dans le sang. En vain Tony Moilin la fait-il revenir par la voie des lymphatiques; plus il allonge le détour, plus il augmente les chances fatales. Il faut quelques minutes seulement à la fibrine naissante pour se coaguler, et, quelque prompte qu'on suppose la rénovation de l'organisme, il est difficile de ne pas en retarder les diverses périodes au-delà d'une semblable limite. Comment donc la fibrine-aliment, si elle échappe à la coagulation vasculaire, échapperait-elle à la coagulation interstitielle? La théorie de Moilin reste impuissante devant cette difficulté, et il faut lui chercher une autre base.

La pensée qui attribue à la fibrine du sang une destination nutritive est plus vieille que fondée; elle vit de son ancienneté, elle doit sa force à celle de l'habitude, mais, vue de près, elle ne supporte pas l'examen. Les recherches de l'histologie et de la chimie contemporaines sont parvenues à jeter quelque jour sur les origines confuses des matériaux alimentaires; Lehmann[1], entre autres, en a précisé la forme chimique au moment de leur entrée dans le système vasculaire, et les nombreux travaux de ses compatriotes sur les corpuscules du sang ont fait entrevoir la

[1] Lehmann: *Lehrbuch der physiologischen Chemie*, Leipsig, 1852.

part de ces éléments à la préparation définitive de l'alimentation organique. Que l'albumine du sang, résultat de la transformation subie par la peptone dans l'épaisseur de la muqueuse intestinale, soit, par son origine, infailliblement destinée aux combinaisons nutritives; que cet uniforme représentant de toute l'alimentation azotée doive éprouver, avant d'être servi aux organes, une transformation isomérique au sein des globules du sang, ce sont là des jalons que je crois définitivement plantés sur la route de ces évolutions assimilatrices. Mais pourquoi la fibrine serait-elle précisément le résultat de cette espèce d'initiation, et qui a vu l'hématoglobuline rentrer sous cette forme dans le plasma sanguin par la destruction de ses éléments figurés, depuis que Virchow, en 1845, a démontré, contre Denis et Lecanu, que la substance aperçue par ces derniers auteurs dans les globules rouges n'était pas encore de la fibrine[1]? C'est ici une hypothèse que rien ne motive, une sorte de transaction momentanée entre les rectifications incomplètes de la chimie physiologique moderne et les théories aléatoires de l'antique médecine. Or, à défaut de preuves directes, quelles sont les considérations favorables qui plaident pour son maintien? La fibrine n'est, selon Schérer[2], que le premier degré d'oxydation de l'albumine; est-ce une raison pour penser qu'elle représente la période ascendante de la nutrition, plutôt que le premier pas accompli par l'action rénovatrice de l'hé-

[1] P.-S. Denis (de Commercy); *Démonstration exp. sur l'albumine et sur les substances inorganiques qui l'accompagnent.* 1839. — et Lecanu; *Études chimiques sur le sang humain*, 1837.

[2] Schérer; *Uber Hypoxanthin, Xanthin und Guanin im Thierkörper*, in *Annalen der Chemie und Pharmacie*, tom. CXII, 1859,

matose sur la pente de la désassimilation? La fibrine décroît dans le sang avec l'abstinence, le marasme, les maladies consomptives, avec tous les états qui représentent un affaiblissement nutritif; mais si la fibrine est, comme je le prétends, le déchet de la nutrition, au lieu d'en être le principe, elle devra se lier tout aussi intimement à ses diverses alternatives.

Je crois donc qu'une appréciation rigoureuse des notions physiologiques et pathologiques acquises sur le phénomène de l'assimilation, nous conduit à ce renversement complet des idées encore admises sur le rôle de la fibrine. Virchow en a exprimé la pensée sous forme d'hypothèse; pour lui, la fibrine ou plutôt la substance fibrinogène reviendrait des tissus et aurait déjà servi à leur nutrition [1]. On peut transformer, j'en ai la conviction, cette vraisemblance en certitude; c'est ce que je vais essayer de faire dans l'esprit de mes lecteurs.

La question qui se présente est intimement unie à la théorie si débattue et si belle d'ailleurs du mécanisme inflammatoire; et si cette théorie en elle-même est étrangère à mon sujet, ses besoins actuels m'autorisent à en assimiler certains éléments. Or, je n'hésite pas, sur cet autre débat scientifique, à donner encore gain de cause à l'École allemande. Selon moi, l'ancienne théorie de l'exsudat n'est plus à la hauteur des faits acquis, et ce n'est pas peut-être un de ses moindres griefs, à mes yeux, que celui de jurer avec la nouvelle conception générale de la vie, qu'un vitalisme rajeuni peut asseoir sur les bases des conquêtes scientifiques modernes.

[1] R. Virchow; *La Path. cellulaire*, trad. de Picard, 1861, pag. 130.

Depuis longtemps déjà toutes les sources de l'activité vitale tendaient à se concentrer dans les centres nerveux. La vie cellulaire, représentée par les réactions assimilatrices, affirmait bien sans doute son existence spéciale, mais elle déroulait, isolée au sein des éléments anatomiques, les phases silencieuses de la nutrition, et paraissait étrangère à l'harmonie des autres phénomènes. C'était donc en réalité dans le système nerveux que la force vitale, acculée peu à peu par ses adversaires, avait établi ses derniers retranchements, et elle trouvait pour sa défense plus de garantie dans l'obscurité de son domaine que dans la régularité de sa situation. Mais l'exploration active et bientôt féconde que Marshal-Hall et Muller attirèrent sur cette région si longtemps respectée, ne tarda pas à lui enlever ce refuge; entre les groupes de cellules ganglionnaires de Schilling [1], de Wagner [2], de Schrœder van der Kolk [3], et au milieu des fonctions nerveuses analysées par Budge [4], précisées par Brown-Séquard [5], réduites en lois par Pflüger [6], quelle place restait-il, je le demande, à l'intervention de la vie? S'il est une conséquence qui découle clairement de la structure histologique du système nerveux, ainsi que des phénomènes saisis au milieu

[1] Schilling; *De medullæ spinalis textura, ratione imprimis habita originis cerebralis nervorum spinalium.* Dorpat, 1852.

[2] Wagner; *Uber den Bau des Rückenmarks*; in *Göttingische gelehrte Anzeigen*, 6 mars, 1854.

[3] Schröder van der Kolk: *Anat. phys. Onderroek over het. Ruggemery.* Amst., 1854.

[4] Budge; *Untersuchungen über das Nervensystem.* Frankfurt, 1841.

[5] Brown-Séquard; *Journal de la physiologie*, 1858-61.

[6] E. Pflüger; *Vorlaüfige Mittheilungen über das Gesetz der electrischen Empfindungen*; in *Allgemein medicin. Centralzeitung*, nº 69, 1859.

de la complexité de ses réactions, c'est assurément cette loi générale que les centres de perception et de motricité sont absolument dépourvus de toute autonomie, de toute spontanéité hygide ou morbide. Le corpuscule ganglionnaire n'est qu'un atelier où le mouvement se transforme, s'emmagasine et se distribue, mais où l'impulsion première ne prend jamais naissance ; l'excitation motrice vient d'ailleurs, émanée des puissances diverses dont notre corps est le point de rencontre et l'instrument passif. Aussi l'organicisme ne se fit-il pas faute de proclamer la déchéance de son ancien rival. Justement dépossédée d'une domination qu'elle usurpait, la tradition Hippocratique n'a rien perdu toutefois à l'obligation de rechercher un siége plus légitime. La force vitale qui ne peut plus créer les phénomènes nerveux, reprend par l'expansion de la vie cellulaire son rôle dominateur sur l'enchaînement des transmissions sensitivo-motrices. Le corps a pour destination finale de favoriser l'union entre le monde de la nature et celui de la pensée, et, à ce titre, les appareils périphériques de nos sensations externes et de nos idées psychiques inondent les centres nerveux d'excitations variées avec lesquelles s'harmonisent les mouvements de la vie de relation. D'autre part, pour maintenir perméables à ces échanges de force, les voies délicates qui leur sont destinées, il a fallu préposer la vie aux échanges de matière qui sont la condition indispensable de ce maintien; mais la nutrition, pour s'effectuer, a besoin qu'on transporte au-devant des cellules immobiles la substance empruntée au milieu environnant, et c'est aux centres nerveux qu'elle vient imposer ce nouveau travail. Telle est la double source d'où rayonnent les impulsions, d'où partent les excitations physiologiques de la santé et les mouvements désordonnés de la maladie. Le monde extérieur et la pensée par l'intermédiaire du système nerveux, commandent tous les mouvements de la vie de relation. Le principe de vie, la force qui domine la nutrition intime des éléments anatomiques, dirige, par un système non moins compliqué de rouages nerveux et d'actions réflexes coordonnées, tous les mouvements de la vie végétative.

Ainsi, l'élément anatomique, occupé au sein du plasma aux endosmoses nutritives et aux initiations intimes qui sont l'expression de sa vitalité, commande lui-même, par les impressions qu'il transmet aux filets nerveux de la sensibilité, les opérations nécessaires à sa subsistance. Par l'intermédiaire des sensations appelées internes, de la faim, de la soif, qui dépendent de lui, il domine les premiers actes de l'alimentation, et, par les excitations réfléchies sur les vaso-moteurs, il tient sous sa dépendance la circulation du sang et l'arrivée du plasma nutritif. Selon qu'on suppose atteinte, spontanément ou par une intervention étrangère, la vie générale de l'ensemble ou la parcelle de force nutritive dévolue à un élément, à un territoire cellulaire, on n'a pas de peine à concevoir ainsi l'impression qu'en éprouve le centre circulatoire et la manière dont nous le voyons s'associer aux états morbides généraux ou aux souffrances locales des organes. Que la force assimilatrice soit accrue dans sa généralité, la circulation tout entière en subira l'influence réflexe, et les vaso-moteurs, d'abord contractés, puis parésiés, donneront lieu au phénomène du frisson et de la fièvre tels que Marey [1] a démon-

[1] Marey; *Physiol. méd. de la circ. du sang*, 1863, pag. 359.

tré qu'il fallait désormais les comprendre; qu'un territoire limité voie s'exalter la propriété nutritive, l'appétit de ses cellules, et l'afflux du sang répondra aussitôt à l'appel souvent désordonné et morbide que cet état représente. Ainsi la vie, qui semblait bloquée dans la cellule anatomique, va saisir au dehors les rênes de l'économie, et fait rayonner son intervention sur l'ensemble et les détails des phénomènes organiques.

Tel est aussi le caractère et l'origine du processus inflammatoire. Sous une impression morbide extérieure, par une détermination à cause inconnue de la vie, la propriété nutritive vient-elle à être augmentée dans la cellule, aussitôt avec les conditions de sa vitalité changent les impressions dont les filets nerveux sensitifs ambiants transmettaient aux centres le rapport normal; le sang afflue dans les capillaires, le plasma dans les tissus, et l'irritation cellulaire, l'essence réelle de l'inflammation, se masque sous les apparences plus saillantes de ses conséquences, que de tout temps et de nos jours encore on confond avec elle. Si l'on analyse les faits, si l'on soumet au microscope les éléments des tissus enflammés, on les voit gorgés de sucs, leur volume est accru, leurs noyaux sont plus nombreux, des éléments nouveaux ou des cellules de pus témoignent d'une exagération dans le travail nutritif. A ces faits, la dilatation des capillaires et l'affluence du sang font à la fois pendant et concurrence; mais s'il suffisait d'une congestion pour enflammer un tissu, toute congestion devrait être le début d'une phlegmasie, et l'on sait bien que cette supposition s'écarte beaucoup de la réalité des faits. On sait bien aussi que, dans les parties du corps où les vaisseaux manquent et qui se nourrissent par la circulation inter-cellulaire du plasma, à la cornée par exemple, l'hyperémie et l'hyperplasie ont des siéges distincts : l'hyperémie siége sur le district vasculaire chargé de nourrir l'organe affecté, sur le cercle conjonctival, et cela se conçoit si elle n'est en effet qu'une dilatation vasculaire réflexe ; mais si la congestion domine l'inflammation, comment donc peut-il se faire que sur la cornée l'inflammation existe sans congestion, et que tout autour la congestion existe sans inflammation ?

Je quitte à regret ces détails incomplets, mais je suis pressé de rentrer dans mon sujet. Si, dans l'inflammation, c'est l'irritation nutritive qui domine et spécifie les phénomènes, la raison est toute trouvée pour l'accroissement de la proportion de fibrine dans le plasma qui baigne les tissus enflammés. La fibrine de la lymphe plastique avec ses anciennes attributions alimentaires n'avait aucune raison d'être accrue dans l'exsudat vasculaire ; elle en a une toute naturelle, si elle est considérée comme le résidu de la nutrition, pour exister en proportions considérables dans le liquide où baignent les cellules enflammées.

Les relations de l'hyperinose avec la fièvre inflammatoire et les phlegmasies m'offrent la base de conclusions tout aussi favorables à cette idée, que la fibrine est le résultat de la désassimilation cellulaire. Depuis qu'Andral a déterminé les variations du chiffre de la fibrine du sang, son accroissement dans ces deux états pathologiques avait été interprété en faveur de l'ancienne théorie de l'inflammation, qui impliquait la destination alimentaire du principe immédiat. Il est facile de voir combien de semblables déductions sont arbitraires et peu scientifiques. Le sang, trop chargé d'éléments nutritifs, est considéré comme tenant sous sa dépendance les inflammations locales, imminentes ou accomplies. Mais d'où vient donc cette fibrine en excès dans le sang, incapable de changer spontanément sa constitution chimique? La fibrine-aliment n'a que la digestion intestinale et l'action globulaire pour origines, et rien n'indique ici que ces origines soient stimulées dans leur travail productif. Le chiffre des globules, en effet, n'est pas accru; le travail de la digestion n'est pas accéléré. D'ailleurs, si le sang est trop nourrissant, je comprends bien que les tissus, vivement stimulés dans leurs fonctions assimilatrices, s'exaltent et s'enflamment; mais je vois alors tous les tissus s'enflammer devant cette provocation égale, et non telle ou telle région isolée : le poumon, le foie, le péritoine. Pourquoi encore, dans les maladies où le chiffre de la fibrine est abaissé, dans les fièvres typhoïdes, par exemple, la diminution de l'aliment ne diminue-t-elle pas l'activité des digestions interstitielles; et n'est-ce pas une contradiction manifeste que devant une semblable constitution sanguine, en présence du plasma appauvri qui transsude à travers les vaisseaux, les phlegmasies secondaires soient encore si fréquentes? Tout s'explique, au contraire, toutes ces difficultés s'aplanissent avec la théorie de la fibrine-résidu, et l'harmonie des effets s'établit en garantie de la cause. Si la fibrine est versée dans le sang après avoir servi à la nutrition des tissus, il n'est pas étonnant que le chiffre en soit accru dans la masse du liquide vasculaire, lorsqu'un organe quelconque, à nutrition trop active, a augmenté son contingent normal, comme aussi lorsque l'ensemble surexcité des forces assimilatrices a oxidé une plus forte proportion de principes albumineux. Il n'est pas jusqu'aux inflammations secondaires de la fièvre typhoïde qui ne se prêtent docilement à l'interprétation que je propose. Si la fibrine est versée dans le sang par les tissus enflammés, il est tout naturel qu'elle apparaisse à la suite des phlegmasies habituelles à cet état morbide; mais si elle est le principe offert à la nutrition par les agents des préparations alimentaires, on ne saurait concevoir comment l'absorption intestinale suspendue, et les glandes hématopoïétiques affectées, enrichiraient tout d'un coup un sang qu'elles n'ont cessé d'appauvrir. Il y a plus encore : car mon explication rend inutile cette contradiction étrange par laquelle je vois, même dans les traités classiques, attribuer à l'*augmentation relative* de la fibrine, les inflammations des maladies consomptives et des cachoxies. Dans l'anémie, la chlorose, l'albuminurie, par exemple, où la perte éprouvée par le liquide sanguin a porté sur d'autres éléments, le plasma sera-t-il, je le demande, plus riche en fibrine parce qu'il est plus pauvre en albumine ou en globules? Comme si un animal qu'on nourrit avec une livre de viande et une livre de pain devait gagner à ce qu'on lui augmentât la proportion relative de sa viande par la diminution de son pain !

Et je ne suis pas à bout d'arguments. Devant les témoignages qui abondent, je ne redoute au contraire que l'encombrement des ressources. On sait que l'hyperinose n'est pas la compagne absolue de toutes les phlegmasies; la nature de l'organe enflammé influe beaucoup sur l'augmentation du chiffre de la fibrine. Si la composition du sang domine la lésion du tissu, cette relation n'a pas de raison d'être; mais si la fibrine revient des organes, elle peut en avoir une, et elle ne saurait l'avoir plus concluante. Ce sont justement les organes qui absorbent les principes albuminoïdes, qui consomment ou qui produisent de la fibrine, pour ne pas anticiper sur la solution; ce sont les muscles, ce sont les poumons, dont l'inflammation coïncide avec l'hyperinose, et non le tissu graisseux du cerveau, par exemple, où l'absence de lymphatiques indique le peu de fibrine à rapporter. Tandis que cette considération m'autorise à placer dans les tissus le foyer où elle s'élabore, une expérience de Lehmann [1] me permet d'en retirer le privilége à la collaboration des globules et de l'absorption intestinale. Il semble logique, en effet, quand on rattache à cette dernière origine l'apparition de la fibrine dans le liquide nourricier, d'attribuer au sang de la veine-porte une plus grande proportion de ce principe. Or, le chimiste de Leipsig arrive à cette conclusion entièrement opposée: le sang de la veine-porte contient moins de fibrine que le sang veineux du système général.

Les conditions aujourd'hui connues de la rigidité cadavérique viennent apporter aussi leur contingent à ma démonstration. J'ai déjà dit que Brown-Séquard avait rattaché les causes de cette raideur inégalement générale et qui survient, on le sait, principalement dans les muscles, à la coagulation de la fibrine dans la trame des organes. Si les muscles fabriquent en effet plus de fibrine que les autres tissus, il est aisé de concevoir qu'ils soient rendus plus rigides par la solidification de ce principe; mais s'ils se bornent à l'assimiler dans une plus forte proportion, le plasma qui les baigne et qui transsude naturellement uni-

[1] Lehmann, *loc. cit.*

forme à travers les parois partout semblables des vaisseaux capillaires, devra au contraire, dans les interstices des fibres-striées et des fibres-cellules, se montrer le plus pauvre en fibrine.

Mais ce n'est pas tout; Brown-Séquard [1] a fait une curieuse expérience qui, tout en appuyant ses idées sur la cause de la rigidité cadavérique, confirme les miennes sur les origines réelles de la fibrine du sang ; je veux parler de la rigidité précoce qui survient dans les membres postérieurs à la suite de la ligature de l'aorte. J'ai reproduit cette expérience dans des conditions plus concluantes encore au point de vue de ma cause actuelle. Sur un gros rat noir, j'ai lié l'iliaque commune droite très-près de la bifurcation terminale de l'aorte. Le membre droit était déjà rigide avant la mort, qui survint environ trois quarts d'heure après l'opération; la persévérance même après la mort de la souplesse des trois autres, accentue la relation de ce phénomène avec l'interruption du cours du sang [2]. Comment donc interpréter le rôle nécessaire que la circulation du liquide nourricier a joué, d'après ce fait, dans la solidification interstitielle de la fibrine? Je suppose que la fibrine passe du sang dans les muscles pour aller en nourrir les fibres. Par la suppression totale du courant artériel, celle du sang cesse désormais d'arriver aux cellules, tandis que celle du plasma que la nutrition élémentaire n'a pas altérée et ne doit pas altérer, celle qui devait revenir intacte des cellules au sang et qui se coagule dans le phénomène de

[1] Brown-Séquard; *Comptes-rendus hebd. de l'Acad. des sciences*, vol. XXXII, 1851, pag. 855, — et *Journal de la Physiologie*, 1858, tom. I, pag. 116.

[2] Voir pour les détails de l'expérience: chap. VII, expér. 4.

la rigidité cadavérique, peut d'autant mieux abandonner la trame des organes et rentrer dans le sang veineux, que, par la suppression de la *vis a tergo*, la diminution de la tension dans les capillaires favorise dans leurs parois la dialyse endosmotique. Il n'y a donc aucune raison pour voir se produire par sa solidification extra-vasculaire le phénomène de la rigidité. Au contraire, si la cellule élabore elle-même sa fibrine, et, selon les lois de la désassimilation et des endosmoses cellulaires, si elle la verse dans le plasma, puis dans le sang à mesure qu'elle exerce ses réactions nutritives, quand les produits albuminoïdes qu'elle transforme de la sorte cessent tout d'un coup d'arriver, les derniers de ces matériaux alimentaires sont transformés sans doute, mais ne sont pas expulsés par la rénovation moléculaire, et, désormais stagnants, ils sont envahis sur place par la coagulation.

Tels sont les faits qui me paraissent retourner entièrement l'ancienne théorie des destinations alimentaires de la fibrine du sang, et, pour ceux qui croient un peu aux causes finales, légitimer la seule signification possible d'une évidente précaution de la nature. Entre le chiffre de 2,50 sur 1000, qui représente à l'état de siccité la proportion en poids de ce principe, et celui de 69, qui exprime celle des diverses variétés d'albumine, il y avait une différence bien frappante. Comment, en le dotant d'une si faible réserve nutritive, la force organisatrice avait-elle de la sorte encombré le sang des décombres de la nutrition? Mais combien, au contraire, sa prévoyance fut éclairée si, facilitant l'écoulement et l'isue des déchets, elle a voulu grossir le chiffre de la provision alimentaire!

J'en ai fini avec cette longue digression; mais est-il

un seul point de la science où l'on puisse marcher en avant sans regarder à côté et souvent en arrière. Du reste, le fait dont ce détour nous assure, je le pense, la possession, va faire avancer d'un pas rapide le problème de la pathogénie des emboles.

Nous tenons maintenant entre nos mains la clef de la coagulation sanguine. Les tissus qui se nourrissent avec les principes azotés du sang, transforment ses albumines en matières animales diverses qui constituent la substance des tissus, la *musculine* de la fibre musculaire, la *gélatine* des tendons et ligaments, la *chondrine*, l'*osséine*, la *neurine*, etc. Béchamp[1] a transformé l'albumine en urée par l'action oxydante de l'hypermanganate de potasse; les catalyses plus délicates de la vie qui s'accomplissent au sein des éléments anatomiques, désassimilent la matière vivante sous la forme primitive et moins avancée de fibrine; et il y a sans doute autant de variétés normales de cette substance, *bradyfibrine*, *parafibrine*, etc., que de sources pour la verser dans les vaisseaux. C'est de ces principes fibrineux que les oxydations intravasculaires s'emparent ensuite, pour ramener la substance animale à travers les formes de moins en moins organiques de créatine, créatinine, acide inosique, urée, acide urique, acide carbonique, au monde minéral auquel les diverses sécrétions sont chargées de la restituer définitivement. Sans cesse transformée par les lois de la désassimilation, la fibrine normale ne peut se coaguler qu'à la condition d'être soustraite aux

[1] A. Béchamp; *Recherches sur les produits de l'oxydation des substances albuminoïdes par l'hypermanganate de potasse*; in *Annales de chimie et de physique*, tom. LVII, 1859.

réactions oxydantes qui en modifient perpétuellement la constitution moléculaire; et c'est précisément ce qui arrive dans la palette de la saignée, comme aussi dans le vaisseau dont une ligature ou une compression a supprimé la perméabilité; c'est en empêchant le sang et la fibrine qu'il renferme d'aller trouver au loin les conditions variées de sa transformation naturelle, que le repos agit pour déterminer indirectement la solidification de ce principe. Mais si la fibrine normale met pour se solidifier un temps assez long pour que les phases naturelles de la circulation sanguine et des réactions qu'elle distribue ne lui permettent jamais d'arriver à ses limites, il n'en est plus de même lorsqu'elle a été influencée dans sa constitution moléculaire et, par suite, dans ses aptitudes chimiques par une intervention étrangère ou morbide. Il existe des substances qui peuvent imprimer immédiatement à la fibrine liquide une altération de cet ordre; on sait que le perchlorure de fer, par exemple, jouit d'une semblable propriété qu'on a utilisée en médecine. Sans doute la matière organisée n'introduit en aucun cas dans le sang des produits doués d'une puissance aussi dangereuse, comme on peut l'affirmer depuis que Virchow [1] et Panum [2] ont démontré à cet égard l'innocuité du pus et des exsudats inflammatoires; en revanche, les lésions des tissus et de leurs forces assimilatrices s'impriment sur le déchet de la nutrition, par une altération dans ses propriétés isomériques. De même que les régions diverses versent

[1] R. Virchow; *Uber die acute Entzündung der Arterien;* in *Gesammelte Abhandlungen.* 1862, pag. 407.

[2] Panum; *Biblioth. for Læger*, april 1856, pag. 253-285.

dans le sang, ainsi que je l'ai déjà mentionné, des variétés différentes de principes fibrineux; de même chaque tissu influencé dans sa vitalité peut également altérer de la sorte la constitution chimique de son contingent habituel, et l'un des principaux effets de ses modifications moléculaires sera précisément d'avancer ou de retarder le terme de son existence liquide. Ainsi prend naissance cette disposition de la fibrine à se coaguler dans le corps vivant, à laquelle Julius Vogel[1] a donné le nom d'*inopexie*, sans lui assigner d'origine.

Tel est le mécanisme général des coagulations intra-vasculaires; un coup d'œil jeté sur les diverses circonstances, les divers états morbides que l'on s'accorde à regarder comme favorables à la production de la thrombose et de l'embolie, va nous dévoiler, grâce à cette notion nouvelle, le rapport qui existe entre la cause et son effet.

Je sépare en deux groupes nettement déterminés les conditions pathologiques diverses que l'expérience clinique assigne désormais au phénomène de la coagulation sanguine, selon que, d'après les termes de la discussion précédente, il a dû y avoir une influence mécanique sur la circulation du sang, une influence chimique sur les qualités de la fibrine.

Dans la première classe, et en première ligne, surgit la question de l'*inflammation vasculaire*; question controversée, où les hésitations toutefois ne portent pas sur la réa-

[1] J. Vogel; *Virchows Handbuch*... I, Erlangen, 1854.

lité, mais sur la nature de l'influence. Virchow[1], en effet, ainsi qu'il le dit formellement dans sa Lettre à Forget et dans sa *Pathologie cellulaire*, reconnaît aux parois enflammées des artères et des veines le pouvoir de coaguler le sang qui les parcourt, et ne conteste pas sa conséquence définitive à la théorie sur laquelle les travaux de François, de Mons[2], et de Dupuytren[3] ont les premiers appelé et maintenu si longtemps les faveurs de la médecine française.

S'il faut laisser à la *phlébite* et à l'*artérite* une place méritée parmi les causes de la coagulation du sang, il faut d'abord réduire de beaucoup la fréquence de leur intervention. Les anciennes données ont perdu toute autorité dans cette question de dose, depuis que la théorie de l'embolie et l'étude plus exacte des coagulations sanguines ont montré que les caillots intravasculaires pouvaient avoir d'autres origines. Avant ce progrès, toute concrétion trouvée dans un vaisseau conduisait à admettre, les yeux fermés, l'existence de l'inflammation pariétale, et sa seule présence était à cet égard une suffisante garantie. Devant l'absence constatée de tout caractère inflammatoire, on ne reculait même pas, et l'on donnait à cette variété le nom de *plegmatia alba*, conservant jusque dans les mots la contradiction des idées. Il est incontestable aujourd'hui que l'inflammation des parois est une coïncidence exceptionnelle des thrombus artériels ou veineux, et que lorsque elle existe modérée, elle est plus souvent, ainsi que l'éta-

[1] R. Virchow; *Lettre sur les concrétions sanguines*; in *Gaz. hebd.*, 1858, pag. 2. — Id. *La path. cell.*, pag. 167.

[2] François (de Mons); *Essai sur les gangrènes spontanées*, 1832.

[3] Dupuytren; *Dictionnaire de méd. et de chir. prat.*, 1829-36.

blit Legroux [1], la conséquence que la cause d'une coagulation antérieure. Cette réserve établie et l'intervention de la phlegmasie vasculaire étant réduite à sa juste et minime proportion, il reste maintenant à en vérifier le mécanisme.

La coagulation directe du sang par les produits exsudés a été appréciée ailleurs ; je ne saurais admettre davantage la théorie que Virchow lui substitue. La contraction réflexe des fibres contractiles ne peut guère produire que dans les canaux artériels un rétrécissement sensible; comment Virchow [2], qui a si énergiquement combattu la coagulation spontanée dans ces vaisseaux, peut-il supposer bien influent l'obstacle produit de la sorte dans leur circulation ? Mais le rétrécissement du calibre selon les lois qui président à l'écoulement des liquides dans les tuyaux, devra accroître, au lieu de la ralentir, la vitesse du sang à son niveau ; seules, la production des fausses membranes et les saillies des dépôts athéromateux et calcaires, peuvent obstruer efficacement la lumière des vaisseaux, et retenir dans leurs anfractuosités une partie de la colonne sanguine, ce qui importe plus encore que de la retarder dans sa marche. Ce mode d'action des dégénérescences pariétales n'est pas contesté; il faut seulement montrer contre Virchow la légitimité des pseudo-membranes vasculaires. Le professeur prussien, sans s'inquiéter des faits, refuse à la tunique interne des vaisseaux la faculté de former de la lymphe plastique, puisqu'elle est dépourvue de vasa-

[1] Legroux ; *Des polypes* (concrétions polypiformes) *du cœur;* in *Gaz. hebd.*, 1856, pag. 716.

[2] R. Virchow ; *Uber die acute Entzündung der Arterien;* in *Gesammelte Abhandl.*, 1862, pag. 407.

vasorum ; il la juge incapable de livrer passage de dehors en dedans à la fibrine du sang, quand elle doit au contraire la rejeter par exosmose au dehors des vaisseaux. On pourrait, sur tous les points de ce raisonnement arbitraire, retourner contre Virchow les armes que lui-même a fournies. Si la fibrine revient des tissus vers le sang, il est probable qu'il en rentre aussi par les veines ; et si l'inflammation et ses produits ont pour cause première l'irritation nutritive de la cellule, la proximité des vaisseaux n'est plus indispensable à l'élaboration de l'épanchement plastique. Je préfère laisser la parole aux faits, car devant eux la théorie s'incline. Il est d'abord incontestable que l'endocarde, malgré l'absence de vaisseaux, peut se recouvrir de fausses membranes de formes extrêmement variables. Virchow [1] a été lui-même un des premiers à y signaler les excroissances papillaires, et s'il a soustrait ces productions au mécanisme de l'exsudat pour les rattacher à un processus hyperplasique, il n'a fait que confirmer en cela l'intervention pariétale. Sans doute l'obscure vitalité de la séreuse interne du cœur, plutôt que l'absence de vaisseaux, protége en général son tissu contre de semblables altérations, fausses membranes ou excroissances, et quand il en est le siége, c'est de préférence à une invasion émanée de plus bas, qui le traverse et le recouvre, qu'il faut en rapporter la responsabilité ; aussi Laboulbène a-t-il observé que le produit plastique, au lieu de s'étaler sur l'endocarde, le refoule dans un grand nombre de cas et se dépose au-dessous de lui [2]. Mais qu'importe la nature précise du pro-

[1] R. Virchow ; *Handbuch der speciellen Path.*, Bd, I, pag. 327.

[2] A, Laboulbène ; *Recherches cliniq. et anat. sur les affections pseudo-membraneuses*, 1861, pag. 261.

duit et son point de départ; qu'importe la présence éphémère, au-dessus du corps obstruant, de l'épithélium plus ou moins altéré, si l'inflammation des parois du cœur peut réellement déterminer de la sorte un effet capable de devenir lui-même cause déterminante de coagulation sanguine! Ce qui se passe dans les cavités du cœur ne saurait être absolument impossible dans le calibre des vaisseaux. En fait, pourtant, les pseudo-membranes artérielles sont reniées par beaucoup d'auteurs contemporains; Laboulbène[1] les admet comme très-rares: le produit plastique dépendant absolument, pour lui, de la présence des vaisseaux, c'est dans la tunique externe, seule pourvue de vasa-vasorum, qu'il place le foyer de la lymphe coagulable, et c'est dans les rares circonstances où cette dernière peut transsuder jusqu'à la face interne de la paroi vasculaire qu'il conçoit l'existence physiologique de semblables dépôts. Mais dans les veines enflammées, les fausses membranes ne sont pas douteuses, et bien que l'analogie des globules de pus et des corpuscules blancs du sang ait fait souvent confondre de simples thrombus avec elles, c'est se soustraire à l'évidence des faits que d'en nier absolument la présence.

Quelque légère que soit donc l'action des phlegmasies vasculaires sur la production des thrombus artériels et veineux et des concrétions sanguines du cœur, on voit cependant qu'elles y jouent un rôle, et la connaissance de cette cause prochaine d'embolie relie ce phénomène à des états morbides plus généraux. Ainsi, dans les quelques cas où une *fièvre inflammatoire* a paru tenir les migrations vascu-

[1] A. Laboulbène; *loc. cit.*, pag. 262.

laires sous sa dépendance, c'est par l'intermédiaire de son aptitude à se localiser quelquefois sur la membrane vasculaire interne qu'il lui a été permis d'avoir effectivement cette fatale capacité; de la même manière, l'*affection rhumatismale* par ses rapports fréquents avec l'endocardite, l'*état puerpéral* par ses quelques localisations vasculaires, ont servi de cause à des obstructions emboliques.

Lorsqu'une artère a été atteinte par l'action d'un corps contondant, les chirurgiens admettent comme conséquence possible le rétrécissement de son calibre et la formation de caillots au niveau du retrécissement. Bien que le déplacement de ces caillots n'ait pas été signalé, de semblables circonstances n'en constituent pas moins une occasion théorique d'embolies. En présence d'un cas de ce genre, publié par Erichsen [1], Follin [2] hésite, pour fixer la responsabilité de la coagulation, entre l'inflammation consécutive ou la déchirure directe des parois artérielles. Dans la première supposition, les accidents dont il s'agit ne seraient qu'une variété du groupe qui précède; dans la seconde, la *contusion des artères* aurait sa place à prendre, selon la remarque de Vergely [3], parmi les origines que je vais enregistrer. Le doute soulevé par Follin me paraît tranché par une réflexion de Cusco [4]. Après avoir rapporté une observation du même genre, cet auteur fait judicieusement

1 Erichsen; *The science and art of surgery*. 1852, pag. 122.

2 E. Follin et S. Duplay; *Traité élémentaire de pathologie externe*, 1868, tom. I, art. CONTUSION DES ARTÈRES.

3 P. Vergely; *Rapport sur les mémoires...*; in *L'Union médicale de la Gironde*. 1868, pag. 281.

4 Cusco; *Oblitération immédiate de l'artère humérale produite par une contusion violente*; in *Gaz. des hôpit*. 1864, pag. 362.

observer que la rapidité de l'oblitération exclut en ce cas l'artérite au profit de la rupture des membranes internes.

Je n'ai qu'à indiquer la compression qui peut être exercée sur les artères, et surtout sur les veines par des *tumeurs* voisines, pour rappeler à l'esprit un nombre considérable de lésions diverses auxquelles l'embolie se trouve ainsi pathogéniquement rattachée. Les *altérations des tissus*, en comprimant à leur tour les capillaires qui les traversent, entravent, on le sait, la marche du sang; et si l'augmentation des résistances peut coaguler ce liquide dans les artères afférentes sans y créer pour cela un foyer d'embolie, il n'en est plus de même dans les veines où la suppression de la *vis a tergo* devient aussi une cause de solidification pour la fibrine : les *tubercules*, le *cancer des poumons*, peuvent fournir de la sorte une source d'embolies artérielles; les *engorgements ganglionnaires* et les *lésions de la muqueuse gastrique* peuvent élaborer dans les racines de la veine porte les matériaux d'embolies hépatiques.

Mais il est une influence du même ordre que je tiens à signaler particulièrement; elle représente en effet l'un des divers procédés morbides par lesquels se rattache au fait de l'embolie l'état qui en fournit les plus nombreux et les plus foudroyants exemples. Pendant les derniers temps de la grossesse, le retour du sang a été tellement gêné par la distension croissante de la matrice, qu'il faut attribuer en partie certainement à cette cause mécanique l'œdème des membres abdominaux, si commun chez les femmes enceintes ; que la thrombose des veines iliaques ou de leurs dépendances soit la conséquence directe de cet obstacle circulatoire , ou que la contractilité et l'élasticité affaiblies par cette longue résistance disposent seulement les veines des extrémités inférieures à la stase sanguine, il ne faut pas moins voir dans la compression exercée par l'utérus l'un des facteurs concourant à grossir le chiffre des embolies puerpérales. En voici un second qui peut rentrer dans la même classe encore. Cruveilhier[1] a signalé et Simpson[2] ainsi qu'Hewitt[3] ont confirmé le fait important que voici : chez les femmes mortes pendant les premiers jours qui suivent l'accouchement, les sinus utérins sont constamment remplis de caillots sanguins adhérents, souvent prolongés jusque dans les veines hypogastriques. Or les sinus utérins peuvent déjà fournir des emboles d'un certain volume, et les caillots initiaux qui les encombrent sont le point de départ possible d'obstructions plus importantes. Je fais abstraction, pour le moment, de l'influence générale que la puerpéralité exerce sur les propriétés mêmes du sang, et je vois déjà dans la coagulation dont les veines dilatées de l'utérus sont le siége, le résultat d'une circulation nécessairement ralentie ; car les capillaires et les artères sont revenus avec la matrice plus vite sur eux-mêmes que les parois flasques des veines, et le sang stagne dans le calibre à dimensions mal équilibrées de ces derniers vaisseaux.

Je placerai comme transition entre les coagulations de cause mécanique et celles de cause chimique, la thrombose qui relève des *traumatismes*, et sur laquelle Azam a le plus contribué à intéresser l'attention médicale. Velpeau[4], le premier, a revendiqué pour la chirurgie sa part de res-

[1] Cruveilhier ; *Traité d'anat. path.*, tom. II, pag. 315.

[2] J.-Y. Simpson ; *The obstetric. memoirs and. contrib.* 1856.

[3] Hewitt ; *The Lancet*, 19 décembre 1857.

[4] Velpeau ; *Morts subites par embolie de l'artère pulm.*; in *Comptes-rendus de l'Acad. des sciences*, 7 et 14 avril 1862.

ponsabilité dans la migration des caillots vasculaires, et le professeur de clinique chirurgicale de Bordeaux[1] a pénétré plus avant dans le mécanisme de cette intervention. Il s'est d'abord assuré que la thrombose des veines voisines de la lésion était un fait commun chez les individus atteints de fractures ou de blessures diverses, surtout au moment de la convalescence ; il a rappelé l'œdème des membres blessés, qui survient fréquemment à cette période, et a trouvé dans ce fait, quelquefois apparent, souvent inaperçu, la cause probable de beaucoup de morts subites. Je me sépare d'Azam quand il rattache exclusivement à la phlébite l'origine de ces tromboses traumatiques; ici, la conclusion me paraît jurer avec les prémisses, car il a été établi que l'oblitération des veines restait souvent latente et se produisait surtout au moment de la convalescence. J'aimerais mieux voir dans une sorte de *cachexie locale* une intervention circonscrite sur la composition chimique du sang. Begbie[2] a montré que, pendant la résolution des pneumonies, l'urine contenait une substance albumino-fibrineuse évidemment empruntée aux sécrétions interstitielles du poumon ; pourquoi les tissus contusionnés, déchirés, enflammés, après avoir usé leur vitalité dans les réactions dont ils ont été le siége, quand ils retournent par une sorte de lassitude aux conditions de la santé, ne verseraient-ils pas aussi dans le sang qui les traverse un produit portant l'empreinte de leur épuisement nutritif? Cette opinion particulière cessera bientôt de paraître une simple vue de l'esprit, quand j'aurai montré le rapport des

[1] Azam ; *De la mort subite par embolie pulm. dans les traumatismes;* in *Congrès médical de France*, 3e session. Bordeaux, pag. 435.

[2] Begbie ; *On temporary albuminuria*; in *Monthley Journal*. 1852,

cachexies en général avec la production de l'inopexie ; c'est à cette classe d'influence que je suis maintenant arrivé.

Parmi les états morbides généraux qui favorisent chimiquement la coagulation du sang, Legroux[1] établit bien à tort la diathèse inflammatoire. J'ai fait sa part à l'influence détournée de cette dernière, en montrant ses localisations accidentelles sur les vaisseaux, et les entraves qui peuvent en résulter pour la marche du sang ; mais c'est une grande erreur que d'aller au-delà. La diathèse inflammatoire, en doublant et triplant, comme dit Legroux, la proportion de la fibrine du sang, loin de favoriser sa coagulation, en retarde au contraire l'époque ; la production de la couenne dans le sang de la saignée tient à cette propriété, dont la connaissance est vulgaire. Bien plus : comme l'hyperinose est à peu près caractéristique de l'état inflammatoire, qui confère à la fibrine cette propriété de conserver plus longtemps sa fluidité, il en résulte que l'augmentation de ce principe exclut d'une manière générale l'accroissement de la coagulabilité du sang. Quand bien même l'élévation du chiffre de cette substance ne coïnciderait pas avec sa disposition à se solidifier moins vite, quel rapport pourrait donc avoir l'exagération de son chiffre avec la rapidité de la coagulation ? Évidemment aucun ! Un sel dissous dans un liquide se cristallisera d'autant plus vite sans doute que la solution en sera plus concentrée ; mais la fibrine n'est pas dissoute dans le sang, elle est fluide par elle-même ; elle ne se précipite pas par la réduction du véhicule, elle

[1] Legroux ; *Des polypes* (concrétions polypiformes) *du cœur;* in *Gaz. hebd.* 1856, pag. 716.

se solidifie par un changement accompli dans sa masse; et la rapidité du phénomène, indépendante du liquide qui la contient, obéit aux seules lois de sa propre constitution chimique.

Je regrette moins que Jaccoud[1] l'absence d'analyses quantitatives de la fibrine vasculaire chez les individus atteints de thromboses cachectiques; je ne crois pas, en effet, que ce produit de désassimilation doive s'accumuler dans leur sang dont les sécrétions augmentées lui ouvrent largement les issues, et c'est à l'altération du produit et non pas à sa quantité que j'attribue ses tendances à la coagulation. L'influence des diverses *cachexies* sur la thrombose sanguine est un fait acquis désormais à la science; les auteurs qui ont écrit sur ce sujet, John Davy[2], Gulliver[3], Bouchut[4], Legroux[5], etc., l'admettent d'un commun accord, et il suffit de parcourir mes observations pour voir la part considérable qui leur revient dans la production des embolies. Si l'on ajoute à cette notion celle tout aussi manifeste du trouble survenu, dans ces états morbides, au foyer même des forces assimilatrices, on aura comme les divers termes d'une équation dont l'inconnue se dégage avec évidence; la fibrine, dont l'altération moléculaire est attestée par les faits, trouve dans le désordre de la nutrition la raison même de sa dégénérescence.

[1] S. Jaccoud; *De l'humorisme ancien comparé à l'humorisme moderne*. 1863, pag. 91.

[2] John Davy; *Edinb. med. und. surg. Journal*, april 1839.

[3] Gulliver; *Medico-chirurg. transactions*. 1839, pag. 146.

[4] E. Bouchut; *Mémoire sur la coagulation du sang veineux dans les cachexies et les maladies chroniques*; in *Gaz. méd. de Paris*, 1845.

[5] Legroux, *loc. cit.*

Voyez d'ailleurs comme tout s'enchaîne et comme les faits viennent se ranger dociles sous une loi qu'ils reconnaissent légitime. Dans la diathèse inflammatoire, c'est l'activité de la cellule qui est exagérée, c'est l'assimilation qui s'exalte : le produit de la nutrition, empreint de cette vitalité exubérante, sort des tissus plus réfractaire aux lois de sa métamorphose régressive. Dans l'organisme épuisé du cancéreux, du chlorotique, du tuberculeux, le travail languit au sein de l'élément anatomique, la désassimilation emporte des principes incomplètement et mal élaborés : la fibrine moins animalisée sera promptement envahie par la désorganisation.

C'est donc le sang appelé par les anciens du terme bizarre et mal justifié de *dissous*, qui se montre justement le plus disposé à se coaguler dans les vaisseaux ; les autres états morbides auxquels l'observation contribue à assigner un rôle pathogénique dans le phénomène des migrations emboliques, vont maintenant nous montrer aussi que l'exercice de cette fâcheuse influence correspond encore avec des altérations profondes et analogues des forces assimilatrices.

La *convalescence des fièvres longues* n'est-elle pas d'abord une véritable cachexie ? l'inopexie qui s'y montre fréquemment n'est qu'un trait de plus à la ressemblance. La *fièvre typhoïde*, bien que le chiffre de la fibrine y soit diminué [1], est un vaste champ d'opération pour la thrombose ; et quant à l'embolie, depuis Virchow et Magnus Huss, de nombreux observateurs l'y ont également signalée.

[1] Andral et Gavarret ; *Recherches sur les mod. de prop. de quelques principes du sang dans les maladies*. 1842.

Trouvera-t-on étrange que le sang, chez les malades atteints de *lésions brightiques*, puisse contenir une fibrine défectueuse, quand, par l'altération de l'albumine, antérieure ou consécutive à la dégénérescence rénale, il verse aux cellules des tissus un aliment insuffisant ou imparfait; et faudra-t-il, avec J. Paget[1], pour expliquer les obstructions et les embolies qui surviennent dans le système vasculaire de ces malheureux, faire jouer à l'urée augmentée dans le sang le rôle indécis de ferment ou d'obstacle? La théorie des ferments a reparu sans doute à l'horizon de la physiologie pathologique avec les recherches savantes de Béchamp et de Pasteur, et je la crois appelée à jouer un grand rôle dans la médecine de l'avenir; mais, précisés par ces habiles chimistes, le terme de ferment et le phénomène de la fermentation cessent d'être un commode prétexte à de nuageuses théories; l'urée est d'une part un principe aujourd'hui trop défini pour assumer les priviléges des organismes ou seulement des zymases, et la fermentation de la fibrine est certainement incompatible avec l'idée de sa coagulation. Quant à la pensée de faire accroître par l'urée la viscosité du sang et son adhérence aux parois des vaisseaux, elle est totalement inexplicable en présence de la perte bien autrement considérable de l'albumine, et l'abaissement sensible de densité du liquide nourricier.

J'arrive à l'*état puerpéral*, le seul peut-être où coïncide avec l'inopexie l'augmentation absolue du chiffre de la fibrine, qui peut s'élever, d'après Andral[2], à 4,3 ; et peut-être faut-il voir dans cette altération simultanée de la quantité

[1] J. Paget; *London medico-chirurg. transact.* 1er mémoire, 1844, et 2e mémoire, 1845.

[2] Andral; *Essai d'hématologie path.*, 1843.

et de la qualité de ce principe la cause réelle de la fréquence des embolies pendant la période des couches. Sans doute, l'abondance de la fibrine ne peut en rien, ai-je dit, aider à la promptitude de sa solidification ; mais quand la fibrine plus abondante est aussi plus coagulable, le volume des caillots ne peut qu'en être plus considérable, leur empiétement plus rapide, et leur dissolution plus difficile.

L'augmentation de la fibrine dans le sang pendant la grossesse ne saurait assimiler à l'état pléthorique le tempérament des femmes enceintes, et les idées médicales reviennent aujourd'hui de cette erreur ancienne dont l'abus des saignées était en thérapeutique le conséquent mais funeste corollaire. Je n'ai pas de peine à suivre un semblable mouvement, car, pour moi, la proportion augmentée de la fibrine indique, on le sait, bien plus la pénurie que les épargnes de la nutrition. Le chiffre décisif est d'ailleurs ici celui des globules rouges, de ces éléments qui sont chargés de digérer une seconde et dernière fois les substances destinées à l'assimilation définitive ; or, les globules rouges du sang sont diminués dans la chlorose presque physiologique des femmes enceintes, ainsi que le rappelle Ch. Dubrueilh [1] dans son étude sur les morts subites de l'état puerpéral. La diminution des globules rouges n'a que deux causes possibles, comme ces éléments figurés du sang n'ont que deux sources réelles ; ils représentent, on le sait, les globules blancs transformés au milieu des prin-

[1] Ch. Dubrueilh ; *Des morts subites dans l'état puerpéral* ; in *L'Union méd. de la Gironde*. Janvier, 1857. — *Quelques considérations pour servir à l'histoire des morts subites dans l'état puerpéral* ; in *Congrès médical de France*, 2e session. Bordeaux, 1865, pag. 451.

cipes alimentaires qu'ils absorbent, et, selon que la production baisse dans les glandes lymphatiques ou que les matériaux à préparer diminuent dans le sang, le chiffre des globules rouges se réduit en proportion. L'oligocythémie est donc de toute manière l'indice d'un affaiblissement dans l'activité nutritive des tissus, et se lie directement à cet état spécial que j'ai représenté comme funeste aux qualités chimiques de la fibrine. Au reste, ici plus encore qu'ailleurs, s'ouvrent nombreuses les sources d'une fibrine altérée; la nutrition tout entière de la mère n'a-t-elle pas visiblement souffert dans ce long sacrifice qu'elle a fait pour ainsi dire de sa propre substance; et dans les résorptions considérables qui ont désormais à s'accomplir quand l'utérus débarrassé va revenir sur lui-même, n'y aura-t-il pas pour le sang des produits fibrineux bien dégénérés à rocovoir ?

C'est aussi sur cette base principale d'une altération du sang que Dubrueilh appuie ses opinions relatives à la cause des morts subites pendant les couches. Pour le professeur d'accouchements de l'École de Bordeaux, l'embolie a sans doute un rôle à jouer dans ces terribles catastrophes de la maternité; mais la part en est bien réduite, et le poids de l'accusation doit porter principalement sur la syncope[1]. Si je laisse de côté, en effet, la sidération et l'épuisement nerveux dont seules peuvent autoriser la supposition, les longues douleurs de l'enfantement lui-même; si je précise l'influence des douleurs vives, des impressions morales et des causes variées dont le savant Bordelais fait miroiter à nos yeux les dangers, je ne trouve en dernière analyse que l'arrêt du cœur pour en rendre compte, et je ne vois de

[1] Ch. Dubrueilh, *loc. cit.*

rivale à l'embolie que la cessation spontanée des battements cardiaques. Or, l'auteur a compris combien la syncope sans cause matérielle restait inférieure à la gravité des faits, et il en a judicieusement appuyé la léthalité douteuse par l'état chloro-anémique des sujets chez qui elle se produit. Je reste assez incrédule, je l'avoue, sur les effets mortels d'une syncope où n'interviennent ni lésions cardiaques ni obstacles circulatoires, et si j'examine les causes qui président à cet arrêt des battements du cœur, je n'y trouve rien qui autorise la mortalité exceptionnelle de la syncope puerpérale.

De même que la motricité d'un muscle tient à deux propriétés distinctes de la matière vivante, la contractilité de ses fibres et les transmissions de ses nerfs, c'est dans les conditions de sa double origine qu'il faut aller rechercher les raisons de ses défaillances.

On sait que la contractilité musculaire n'est que l'expression en mouvement des échanges de matière qui se font pendant la nutrition de l'élément contractile. Liebig [1], en montrant que le muscle pendant sa contraction absorbe de l'oxigène ; Helmholtz [2], qu'il développe en ce moment une certaine quantité de chaleur ; Schérer [3], que la quantité de créatine et d'hypoxantine s'y accroît, ont préparé la loi posée par Du Bois-Reymond [4] : les muscles

[1] Georges Liebig ; *Uber die Respiration der Muskeln* ; in *Müller's Archiv*. 1858.

[2] Helmholtz ; *Uber die Wärmeentwickelung bei der Muskelaction* ; in *Müller's Archiv für Anat. und. Phys*. 1848.

[3] Scherer ; *Uber Hypoxanthin, Xanthin, und Guanin im Thierkörper* ; in *Annalen der Chemie und Pharmacie*, 1, CXII. 1859.

[4] Du Bois-Reymond ; *Uber das Gesetz des Muskelstroms* ; in *Archiv für Anat. und Physiol*. 1863.

ne fonctionnent qu'à la condition de recevoir du sang et du plasma une certaine quantité d'oxigène. Telle est la raison de la prompte fatigue qu'éprouve le système locomoteur des anémiques; la faible provision d'oxigène que leurs globules appauvris retiennent dans le sang est vite absorbée et la condition exclusive de leur contractilité promptement tarie. Quand bien même on aurait, d'après les récentes expériences de Rouget [1], à renverser entièrement la signification de tous ces phénomènes; quand même il faudrait, plaçant l'activité de la fibrille spirale dans l'allongement, attribuer sa contraction à la suppression de ses actes alimentaires, et considérer l'excitation nerveuse comme une force qui arrête au lieu de stimuler les oxidations cellulaires, les lois du mouvement n'en seraient pas moins subordonnées à la condition dominante de l'échange nutritif. Mais le cœur est un muscle aussi; il doit subir les lois imposées aux propriétés de ce tissu, et, si l'on peut voir un obstacle à l'exercice régulier de ses contractions dans le manque d'oxigène, ne semble-t-il pas que le sang appauvri des femmes en couches doive plus qu'un autre en réaliser les circonstances, en accroître infiniment les dangers? J'ai préparé l'objection pour y répondre. Sans doute l'anémie et la chlorose favorisent les lipothymies et les syncopes; mais on ne voit pas d'abord pourquoi ces arrêts du cœur seraient plus prononcés et plus graves chez une femme en couches que dans tout autre cas d'oligocythémie. D'ailleurs, il ne faut pas être plus absolu dans nos déductions

[1] Ch. Rouget; *Comptes-rendus hebd. des scéances de l'Acad. des sciences*, juin 1867.

que la nature dans ses actes; or, s'il est un phénomène manifeste parmi les procédés mystérieux de l'organisme, c'est que le cœur est soustrait partiellement aux lois qui régissent les autres muscles; justement appelé, comme le dit Bichat [1], l'*ultimum moriens*, sa contractilité inépuisable s'exerce dans les circonstances les plus défavorables en apparence; et, pour qu'on ne puisse douter que parmi ces circonstances est comprise l'absence de l'oxigène artériel, je rappellerai la persistance des contractions rhythmiques du cœur après la cessation complète de la vie, comme toutes les vivisections en font foi; bien mieux, je citerai la conservation de ces mêmes mouvements lorsque l'organe central de la circulation est retiré de la cavité pectorale, vide de sang, ouvert, divisé. Est-ce à dire que les fibres contractiles du cœur seraient soustraites à la condition générale, et qu'elles pourraient, par un privilége spécial, se contracter sans se nourrir? Je n'ai pas besoin de recourir à une hypothèse aussi peu physiologique pour expliquer la ténacité de leurs aptitudes. Chacun sait que la contractilité de la fibre, quelle que soit d'ailleurs l'idée qu'on se fasse de sa modalité intime, n'est qu'une propriété passive, pour ainsi dire, et attendant, pour changer d'état et exécuter les actes qui en dépendent, l'intervention des excitations nerveuses; la nutrition entretient simplement, et l'appauvrissement en oxigène déprime la docilité de ces dispositions, mais l'asphyxie musculaire complète peut seule la supprimer définitivement; or, tant qu'il reste un peu d'oxigène, la contraction ne dépend plus, on le conçoit, que du rapport

[1] X. Bichat; *Rech. phys. sur la vie et la mort*. 1853, pag. 117.

établi entre la puissance de l'excitant et la soumission variable de la fibre contractile ; tel muscle qui est épuisé et paralysé pour l'excitant nerveux, répond encore énergiquement au courant de la pile. Eh bien ! les excitants naturels des fibres cardiaques sont doués d'une puissance supérieure, ce qu'on n'a pas de peine à admettre anatomiquement, à coup sûr, quand on considère l'abondante innervation du moteur central du sang, et c'est là ce qui protége si manifestement cet organe contre tous les épuisements de sa force contractile. Je donne mon explication pour ce qu'elle est, pour une simple hypothèse ; mais, quelle que soit sa fortune, je retiens, pour les besoins de ma démonstration, le fait réel qu'elle explique : c'est que l'arrêt spontané du cœur ne saurait se produire en premier lieu par une paralysie de la contractilité musculaire. Je réduis donc à un trouble de l'innervation toute cause possible de la syncope dynamique, dont je recherche actuellement les conditions pour en apprécier l'importance morbide.

J'ai eu l'occasion de signaler déjà les nombreuses origines des excitations réflexes qui concentrent sur le cœur leurs décharges motrices ; j'ai montré ailleurs que la circulation du sang était dominée et réglée par les impressions mêmes des tissus auxquels le liquide nourricier est destiné et nécessaire. La seconde notion confirme la première ; de même que chaque tissu est en rapport réflexe spécial avec les vaso-moteurs de son territoire, de même il a sa part d'action et d'influence sur le centre commun de la distribution générale. C. Bernard[1] a comparé le corps

[1] C. Bernard : *Revue des Deux-Mondes*. 15 novembre 1862, art. Curare.

des animaux à une agglomération d'êtres distincts et d'espèce différente ; l'homme, si fier de l'harmonie de ses organes, ne serait donc plus, si l'on en croyait cette assertion, qu'une sorte de polypier vulgaire. L'illustre physiologiste du Collége de France a réfuté lui-même par ses beaux travaux cette assimilation dégradante, et montré mieux que personne la dépendance et l'enchaînement de ces organismes élémentaires dont la vie distincte n'existe que dans les abstractions de notre pensée. C'est plutôt à une fédération populaire où le citoyen s'efface absorbé dans l'existence sociale, qu'il faudrait comparer les rapports de la cellule avec l'être vivant qu'elle constitue; par la juste notion de cette indépendance limitée, la partie contracte avec le tout les relations d'une influence réciproque, et l'élément a voix consultative dans le foyer commun des irradiations vitales. Les impressions sensitives peuvent animer, on le sait, de leurs excitations réflexes, non-seulement les parties voisines de leur siége, mais les régions les plus éloignées de l'économie, et le corps répond quelquefois par des convulsions générales à la souffrance d'un seul organe. Les fonctions du cœur, si importantes pour la vie de l'ensemble, ont été commises de la sorte à la surveillance et à la responsabilité communes, et, si l'une des sources motrices se trouve en défaut, les autres peuvent aisément y suppléer sans dommage, car il y a une disproportion considérable entre les mouvements produits et les excitations transmises, entre les dépenses et les recettes. Les expériences de Ludwig[1],

[1] Ludwig; *Uber den Bau und die Bewegungen der Herzventrikel*; in *Zeitschrift für rationnelle Medicin*, tom. VII, 1849.

de Goltz[1], aujourd'hui répétées dans tous les cours de physiologie, montrent en effet que la présence des ganglions intra-cardiaques suffit seule à maintenir la spontanéité des contractions rhythmiques du cœur ; or, ces derniers ne peuvent plus alors transmettre aux fibres contractiles que les impressions motrices émanées du tissu du cœur lui-même, proportion évidemment bien affaiblie de la dose ordinaire qui leur est adressée.

Mais si les sources de la motricité cardiaque sont, comme on le voit, absolument inépuisables, il n'en est pas moins tout aussi impossible de barrer au courant nerveux les trop nombreuses routes qui le conduisent au cœur. Le départ du courant sensitif est assuré par la classe entière des nerfs centripètes ; l'arrivée du courant moteur est garantie par les deux nerfs vagues et les nombreux rameaux cardiaques émanés de toute l'étendue de la moelle par l'intermédiaire du grand sympathique; enfin, le centre de réflexion, — dont Brown-Séquard[2], confirmant à cet égard les idées de Flourens[3], a dépossédé le prétendu nœud vital, en montrant que l'extirpation du bulbe ne supprime pas le principe des mouvements cardiaques, puisqu'ils se rétablissent quand on entretient artificiellement la respiration, — le centre de réflexion est si peu localisable dans un point précis de la moelle épinière, que

[1] J. Goltz; *Uber die Ursachen der Herzthätigkeit*; in *Arch. für. path. Anat. und Phys.* XXIII, 1861.

[2] Brown-Séquard; *De la survie des Batraciens après l'ablation de la moelle allongée*; in *Gaz. méd.*, nº 26, 1851.

[3] Flourens; *Détermination du point vital* (ou nœud vital) *de la moelle allongée*; in *Comptes-rendus hebd. de l'Acad. des sciences*, tom. XXXIII. 1851.

nous venons de voir un seul ganglion cardiaque suffisant à entretenir l'intégrité de l'arc excito-moteur. Si les mouvements du cœur, déjà garantis par l'énergie des excitations contre les oscillations de la contractilité musculaire, sont encore protégés contre toute paralysie par les complications de son système nerveux, comment donc pourra se réaliser le phénomène de la syncope ?

Une seule origine lui reste possible, et la cause du danger réside dans l'excès même des précautions accumulées contre lui. On doit à Schiff[1] d'intéressantes expériences qui ont précisé le rôle physiologique des corpuscules ganglionnaires ; il a montré que ceux de ces corps qui sont placés sur le trajet des nerfs moteurs agissent sur le courant nerveux comme régulateurs de la dépense ; ils concentrent en eux l'incitation motrice qui les traverse ; mais incapables d'absorber et d'anéantir le mouvement, ils se bornent à le retenir, à l'emmagasiner en quelque sorte, et l'écoulent ensuite graduellement et par saccade : telle est la cause des battements rhythmiques du cœur, des contractions oscillantes des parois vasculaires. Si maintenant l'incitation motrice est exagérée, elle s'encombre pour ainsi dire dans l'intérieur de la cellule nerveuse, comme une foule, dans une panique, se presse et s'embarrasse à la sortie d'un édifice ; pour un temps, toute décharge est ainsi supprimée, la fibre musculaire ne reçoit aucune excitation, et la paralysie se trouve produite par l'intensité même du courant moteur. Schiff détruisit par cette intéressante découverte l'hypothèse un

1 Schiff, *Zur Physiol. der sogenannten Hemmungsnerven*; in *Untersuchungen zur Naturlehre der Menschen und der Thiere*, tom. VI, 1859.

instant si retentissante des nerfs d'arrêt; les pneumogastriques, galvaniquement excités, ne suspendent plus les battements du cœur que par le mécanisme de l'encombrement ganglionnaire, et la preuve qu'ils ne mettent en jeu dans ce cas aucune action paralysante spéciale, c'est que les nerfs cardiaques galvanisés produisent exactement le même phénomène. Ainsi le cœur ne peut cesser de battre par la suppression des irradiations motrices, que lorsque la mort complète a rendu partout silencieuses les excitations de la sensibilité extérieure et interne, et voilà pourquoi il meurt en effet le dernier de tous, parce qu'il répond jusqu'à la fin aux sollicitations du dernier organe vivant qui reste en relation nerveuse avec ses fibres contractiles. Le seul danger pour lui est de voir exagérer les impressions dont il dépend, et telle est en même temps aussi, selon les conclusions de cette digression physiologique, la seule origine possible de la syncope nerveuse.

J'en conclus qu'un semblable désordre ne peut être que très-accidentellement mortel. La syncope, ne pouvant dépendre d'une paralysie permanente, se guérit nécessairement d'elle-même quand les corpuscules ganglionnaires rendent le mouvement qu'ils ont momentanément confisqué; et le danger, qui n'est plus, on le voit, dans une extinction définitive des forces circulatoires, ne peut se trouver que dans la production de troubles irrémédiables pendant la suspension momentanée de la circulation. Sans doute les individus chloro-anémiques seront plus que d'autres sujets aux syncopes nerveuses, mais ce n'est pas parce que leur sang moins animalisé stimule plus imparfaitement la membrane interne des vaisseaux et du cœur; c'est parce que leur système nerveux, mal nourri et plus excitable, multiplie sur le trajet l'intensité des transmissions motrices. En rapportant, en effet, aux impressions émanées des évolutions nutritives des cellules le principe réglementateur des battements cardiaques et artériels, je l'ai soustrait par le fait à la théorie encore en vogue qui attribue les contractions rhythmiques du cœur à l'excitation de l'endocarde par le contact du sang. Le cœur ne se contracte-t-il pas alors même qu'il est vide de sang? Le rhythme de ses mouvements n'est-il pas plus en harmonie avec les saccades des corpuscules ganglionnaires, qu'avec les intermittences d'une excitation aléatoire? Et n'est-il pas, enfin, impossible d'admettre que le sang puisse réussir à la fois à dilater le cœur par sa pression en le resserrant par son contact? Ainsi donc, chez les êtres dont le sang est appauvri pas plus que chez les autres, le phénomène de la syncope nerveuse ne saura revêtir le privilége d'une léthalité bien accusée, et je ne vois pas *à priori*, dans cette ressource, le moyen de soustraire beaucoup de morts subites à l'embolie pulmonaire, bien moins inoffensive assurément.

Quant aux faits, c'est en apparence seulement qu'ils peuvent me donner tort. Toutes les autopsies anciennes sont apocryphes, car l'embolie n'était pas recherchée encore quand on attribuait à une syncope ces catastrophes indépendantes de toute raison matérielle; et dans les cas récents où la mort subite est survenue sans lésions apparentes, ou bien la vérification suprême a manqué, et alors on ne saurait plus alléguer en faveur d'un semblable mécanisme de la mort des exemples auxquels la possibilité d'une embolie vient enlever désormais toute leur valeur, ou bien le cadavre a été interrogé, et alors on peut répondre avec Hecker[1], avec Charcot et Ball[2], R. Barnes[3], Paulsen[4], Seidel[5], que l'embolie pulmonaire est la règle, et la syncope l'exception.

Je crois donc que, pour l'état puerpéral, les emboles du poumon renversent la théorie des syncopes mortelles, comme les emboles du cerveau viennent détrôner ailleurs l'apoplexie séreuse.

§ III.

De la forme des coagulums et des conditions qui amènent leur détachement.

SOMMAIRE. — Dépôts artériels. — Concrétions cardiaques. — Mode de développement des thrombus veineux. — Extension périphérique et centripète. — *Fortgesetzter Pfropf.* — Limites de son accroissement en largeur et en longueur. — Configuration de ce prolongement. — Causes fatales et accidentelles de la rupture des coagulums. — Circonstances préservatrices.

Lorsque les causes qui dominent le phénomène de la coagulation sanguine ont produit leur effet et qu'un point de départ a été donné à l'obstruction vasculaire, celle-ci poursuit désormais silencieusement ses phases. L'accroissement du thrombus et la désagrégation moléculaire de

1 Hecker; *Bemerkungen über plötzliche Todesfälle im Wochenbette bedingt durch Verstopfung der Lungenarterie*; in *Deutsche Klinik*, n° 36, 1855.

2 Charcot et B. Ball; *De la mort subite et de la mort rapide*; in *Gaz. hebd.*, 1858, pag. 755.

3 R. Barnes; *On the thrombosis and embolia of lying women*; in *Obstetric. trans.*, IV, pag, 30.

4 Paulsen; *Puerperal Thrombose, plötzlicher Tod, Embolie der Lungenarterie*; in *Hospitals Tidende*, n° 4, 1859.—*Schmidt's Jahrbuch*, 108 Bd., 1860, pag. 328.

5 Seidel; *Embolie der Pulmonalarterie*; in *Jen. Zeitschr*, 1864, 4 Heft.

sa substance conduisent la production morbide à une fragmentation fatale et déterminent, comme leur suite logique, la production des embolies. Sans doute des circonstances accidentelles, efforts musculaires, secousses vives, émotions morales, explorations peu ménagées, favorisent souvent, déterminent quelquefois la déchirure du caillot; mais, je le répète, ces causes n'agissent en général que pour précipiter une catastrophe imminente, que la succession normale des phénomènes a lentement préparée et que la marche naturelle du mal aurait amenée d'elle-même. En faisant ainsi du déplacement des emboles la conséquence légitime de la coagulation intra-vasculaire, je ne veux pas dire pourtant que l'embolie doive nécessairement, dans tous les cas et même dans le plus grand nombre des cas, succéder à la thrombose : la nature a accumulé tant de causes perturbatrices devant l'enchaînement dangereux de ses phénomènes morbides, elle a opposé de si multiples obstacles aux redoutables évolutions des coagulums sanguins, que la bienfaisante exception devient heureusement la règle, et que la thrombose, si grosse de menaces, n'atteint que rarement le terme où elle devait les accomplir. C'est l'appréciation de ces chances diverses qui va maintenant occuper mon attention.

Dans les rares circonstances où une artérite, où une compression extérieure ont déterminé dans de grosses branches artérielles la formation de fausses membranes ou de dépôts fibrineux, le sort de ces concrétions est variable. Laboulbène prétend que la couche pseudo-membraneuse formée dans les artères « dépolit la tunique » interne et la rend chagrinée; qu'elle fixe mal, par con-

» séquent, les coagulations sanguines, qui, peu adhé-
» rentes ou mal retenues, peuvent se porter au loin[1]. »
Ce sont là des affirmations spéculatives qu'on n'a pas même pris la peine de rendre vraisemblables; car, si la tunique interne peut contribuer à fixer, en effet, les concrétions qui la recouvrent, c'est bien plutôt en étant dépolie et chagrinée que lisse et glissante comme à l'état normal. Dans les nombreuses observations que j'ai recueillies, jamais l'artérite n'a fourni d'origine aux emboles, et ce résultat s'explique par une théorie bien naturelle. Azam[2] a judicieusement observé que la lymphe coagulable sécrétée par les veines enflammées fixe aux parois du vaisseau le caillot qui se forme en même temps qu'elle, et il a vu dans ce mécanisme une cause réelle de salut pour le malade. N'est-ce pas surtout dans les artères qu'une semblable protection doit être efficace? Dans les veines, le caillot grandit vers le cœur, et son prolongement, comme nous l'avons déjà vu et comme je vais le montrer avec plus de précision tout à l'heure, saillit libre et flottant dans le tronc où aboutit le caillot primitif. Rien de semblable dans l'artère obstruée par un mélange de fausse membrane et de coagulum sanguin : le caillot grandit sans doute vers le cœur jusqu'à l'origine de la branche, ainsi que Gayet, entre autres[3], l'a constaté par la ligature ; mais, comme il ne peut aller plus loin, aucun

[1] A. Laboulbène; *Recherches cliniques et anatom. sur les affections pseudo-membraneuses*. 1861, pag. 263.

[2] Azam ; *De la mort subite par embolie pulmon. dans les traumatismes;* in *Congrès médical de France*, 3e session. Bordeaux, 1865, pag. 435.

[3] A. Gayet ; *Des caillots qui se forment dans les artères où l'on a arrêté le cours du sang* ; in *Congrès méd. de France*, 2e session. Lyon, 1864, pag. 31.

danger ne se présente de ce côté; derrière l'obstacle, contrairement à ce qui se passe pour les veines, le caillot ne saurait guère s'étendre au-delà du point enflammé, car l'artère contractile a effacé son calibre jusqu'à la première collatérale et soustrait à la coagulation son élément essentiel, la matière coagulable. Des concrétions emboliques se détacheront surtout des parois artérielles quand elles se seront formées sans fausses membranes qui puissent les retenir, et par conséquent sans inflammation. En avant, au niveau d'une saillie produite par la dégénérescence calcaire ou athéromateuse des parois, la fibrine du sang a trouvé un abri contre le flot du liquide et a pu se déposer en concrétions croissantes; mais un moment viendra où ses dimensions accrues donneront plus de prise à l'impulsion sanguine, où cette impulsion elle-même pourra momentanément agir avec une plus grande violence, tandis que la désagrégation plus avancée de la masse, surtout à la base du dépôt, rendra d'autant plus facile son détachement par fragments ou en bloc.

Les concrétions variées des cavités cardiaques trouvent dans l'agitation du contenu et dans les contractions des parois une cause si puissante de détachement et de fragmentation, que toute autre considération s'efface devant leur prédominante énergie : le froissement des valvules, les secousses des cordages, le raccourcissement des colonnes charnues, la dilatation et le rétrécissement alternatifs des surfaces, le double choc du liquide à son entrée et à sa sortie, offrent à cet égard un mécanisme si facile, que, loin d'hésiter à concevoir comment les emboles peuvent être expulsés du cœur, on se demande plutôt de quelle façon ils ont pu y prendre racine.

Le phénomène de la rupture présente dans les veines de plus minutieuses exigences; mais, grâce aux travaux de Virchow, on peut en déterminer les principales conditions.

Quand une veine a été liée, tout le monde le sait, elle s'affaisse et se vide du côté central de la ligature, tandis que le sang s'accumule et s'arrête du côté périphérique. C'est même sur cette connaissance banale que repose tout le mécanisme de la saignée. Le double fait que je signale est la conséquence naturelle de la part qui revient aux veines dans l'impulsion et la direction de la colonne sanguine. Derrière la ligature, la *vis à tergo* est supprimée sans doute; mais la force contractile des parois, toute faible qu'elle est, finit par remplir sa tâche, parce que, grâce à la protection des valvules contre le retour du sang, tout effort produit est un travail utile. A ces idées, généralement admises depuis les anciennes expériences de Haller[1], il y a une réserve à opposer, c'est que la contractilité veineuse n'a pas la même efficacité pour expulser au-devant de la dernière valvule le sang qui arrive par reflux du tronc principal, et que le liquide nourricier, retenu immobile dans cette impasse, peut s'y coaguler quelquefois; c'est là une conséquence trop conforme aux lois de la circulation sanguine pour en refuser le bénéfice aux expériences affirmatives de Virchow[2]. La concession est du reste peu importante, car ce résultat des vivisections

[1] Haller; *Deux mémoires sur le mouvement du sang*, etc. Lausanne, 1756, pag. 78.

[2] R. Virchow; *Phlogose und Thrombose im Gefässystem*, in *Gesammelte Abhandlungen*, 1862, pag. 514.

sera d'un faible secours pour expliquer les faits révélés par l'anatomie pathologique.

L'inspection cadavérique fait voir que, lorsqu'un caillot obstruant s'est formé en un point d'une veine, par le concours des influences ailleurs analysées, il s'accroît assez rapidement par ses deux extrémités, se rapprochant d'un côté du réseau capillaire, qu'il respecte en général, atteignant de l'autre l'embouchure de la branche, pour se continuer dans le tronc principal par un prolongement désormais inférieur au calibre du vaisseau et libre dans sa lumière. Voilà les faits sans doute, mais notre esprit demande à pénétrer les causes, et il faut reconnaître que si l'expérience de la ligature explique l'accroissement périphérique, d'ailleurs peu mystérieux par lui-même, il laisse planer l'obscurité la plus complète sur les procédés de l'allongement central.

Si la veine, en effet, devant la barrière initiale, se vide jusqu'à la dernière valvule, où celle-ci peut-elle trouver les matériaux de son accroissement ultérieur? On sent, dès l'abord, l'insuffisance de l'explication donnée par Virchow; la présence du caillot primitif, selon le pathologiste allemand, tenant la veine dilatée, empêche son retrait et le départ du sang. Mais on voit d'ici le petit espace conique que la tête du coagulum pourra maintenir en effet dans le calibre de la veine; on conçoit que la forme du dépôt surajouté qui va remplir incomplètement ce vide n'autorisera pas à renouveler la supposition, et l'on est forcé d'abandonner une ressource qui faiblit dès les premiers pas. Je substitue à l'hypothèse de Virchow une interprétation dont le concours me paraît plus durable. Il faut nécessairement, quand, par le fait, le caillot primitif s'est accru, que du sang ait trouvé moyen d'arriver entre son extrémité centrale et la dernière valvule de la veine qui le contient; si le sang n'a pu refluer au-delà de l'obstacle valvulaire, c'est entre la paroi de la veine et le caillot primitif que le choc persistant du flot périphérique a dû parvenir à lui frayer un passage. La distension que le tissu ferme et résistant de l'artère ne saurait permettre, les tuniques lâches des canaux veineux la présentent facile à réaliser sous la pression augmentée de la *vis à tergo*. Quand on songe avec quelle facilité, sous la moindre pression, sous le seul poids du sang, les veines acquièrent le double, le triple de leur volume ordinaire, on ne voit d'obstacle sérieux à la perméabilité que je signale, que dans l'adhérence intime du caillot à la paroi vasculaire. Or, le plus souvent, le caillot spontanément formé n'offre avec les parois veineuses qu'une adhérence nulle ou facile à rompre, et, dans les circonstances assez rares où son origine inflammatoire implique une cohésion plus intime, il est encore permis de supposer que la connexion n'existe pas au même degré sur toute la circonférence de la masse obstruante. Il faut bien par le fait, dans le cas de thrombose spontanée, que la circulation reste longtemps possible entre le thrombus et les parois, car l'ancienneté relative des couches centrales et le volume même du dépôt ne se conçoivent qu'à cette condition; et dans les coagulations irrégulières que déterminent les fausses membranes, on peut à l'indépendance plus grande de la formation attribuer l'existence plus facile de lacunes et de vides servant quelque temps encore de passage au liquide coagulable. Sans doute ma supposition perd ici de plus en plus de sa vraisemblance; mais il ne faut pas oublier que l'accroissement centripète du caillot n'est pas sans exceptions, et que nous devons bien finir par lui trouver des empêchements.

Tant que le caillot primitif reste ainsi contenu dans la veine et borne son travail à s'allonger dans les deux sens, aucun danger sérieux d'embolie n'existe encore. Que la concrétion soit ou non fixée contre les parois par des adhérences inflammatoires ou par la sinuosité des vaisseaux, elle ne peut guère se déplacer de la région qu'elle occupe; la seule force qui pourrait, en effet, mettre en branle sa masse ou ses fragments, c'est le sang qui la possède; or, ce liquide l'épuise si complètement dans sa circulation difficile entre les thrombus et la paroi de la veine, qu'il vient presque sans mouvement se coaguler lui-même à la partie antérieure de l'obstacle. Mais si le caillot a pu s'étendre sans trouble jusqu'au tronc veineux d'origine, si sa désagrégation moléculaire et son ramollissement n'ont pas permis au sang liquide de le redissoudre et de l'entraîner peu à peu, la scène va changer d'aspect et la situation s'aggraver tout d'un coup.

Ce n'est pas sans motif que les vaisseaux ont été pourvus de cette tunique interne à laquelle une couche de fines cellules épithéliales pavimenteuses sans cesse renouvelée, conserve l'aspect lisse et poli que tout le monde lui connaît; il fallait éviter à tout prix les retards que le frottement pouvait apporter dans les couches pariétales du liquide, déjà bien assez disposées à s'isoler du courant général, ainsi que Gluge [1] l'a fait voir pour les vaisseaux

[1] Gluge; *Quelques observations sur la couche inerte des vaisseaux capillaires*, in *Annales des sciences naturelles*, 2e série, tom. XI, 1839.

capillaires. C'est l'absence d'un revêtement semblable qui détermine la production de ce que Virchow a appelé thrombus ou bouchon prolongé, *fortgesetzter Pfropf*. Lorsqu'il arrive à l'embouchure de la veine primitivement obstruée, le caillot complète naturellement par son extrémité centrale la paroi perforée de la veine principale ; le sang, d'ailleurs ralenti, ainsi que nous allons le voir bientôt, de cette veine encore perméable, passe au-devant de lui ; mais à sa surface rugueuse, la fibrine trouve une prise que lui auraient refusée les autres points de la séreuse vasculaire. Elle s'y dépose peu à peu comme l'acide urique autour d'un corps étranger tombé dans la vessie ; lent d'abord, le mouvement de solidification s'accélère en raison de la saillie plus grande que le prolongement naissant fait au milieu du courant veineux. Deux éventualités se présentent à ce moment : ou bien la veine qui succède à la branche obstruée ne l'excède pas sensiblement en volume, et alors l'excroissance fibrineuse qui déborde ainsi sur l'une de ses parois, envahit sa lumière dans une assez forte proportion pour qu'une obstruction complète en soit la suite, et les phénomènes que je viens de décrire pour le premier rameau se reproduisent dans le second ; ou bien la veine obstruée vient aboutir à un tronc volumineux, et alors le prolongement conserve ce caractère, c'est-à-dire qu'il se développe sans oblitérer le canal du vaisseau nouvellement envahi et en laissant au sang qui retourne au cœur, la liberté de son passage. C'est là ce qui arrive, en général, quand de grosses veines se réunissent, comme la saphène interne et la crurale, l'hypogastrique et l'iliaque externe, les deux iliaques communes, ou bien lorsque de petites collatérales viennent directement se jeter dans des troncs volumineux, comme les vertébro-costales dans l'azygos, les lombaires dans la veine-cave. L'épaisseur du prolongement ne conserve aucune relation avec la grosseur du caillot dont il dépend ; ainsi, selon Virchow, « le thrombus prolongé peut avoir le volume du » pouce, tandis que le thrombus primitif a le volume d'une » aiguille à tricoter [1]. » Voici la règle qui me paraît, au contraire, établir les limites de son accroissement latéral. Quand une veine est soustraite à la circulation de retour, les conditions du mouvement sanguin sont évidemment changées dans le tronçon veineux qui succède à l'origine de la branche oblitérée. Selon Virchow [2], cette suppression d'une partie de la *vis à tergo* doit produire un ralentissement proportionnel dans la partie du canal que je viens de mentionner ; le ralentissement est vrai, mais il n'est pas proportionnel.

On sait déjà qu'en liant un ou plusieurs rameaux d'une artère se rendant à un organe, on congestionne les parties de cet organe correspondant aux rameaux épargnés ; les expériences de Hermann [3] sur les artères rénales ne laissent subsister aucun doute à cet égard. Il est donc évident qu'une partie au moins de l'impulsion impuissante dans les branches obstruées se retourne vers les branches restées libres, et vient s'ajouter à la force primitive d'écoulement qu'y possédait le liquide. Que l'obstacle soit placé

[1] R. Virchow ; *La Pathologie cellulaire*, trad. franç. de Picard. 1861, pag. 170.

[2] R. Virchow ; *Phlogose und Thrombose* ; in *Gesammelte Abhandl.* 1862, pag. 514.

[3] Hermann ; *Uber den Einfluss des Blutdruckes auf die Sekretion des Harns* ; in *Zeitschr. für ration. Medicin*, XVII, 1863.

sur une artère ou sur une veine, le résultat définitif n'en est pas moins le même pour le tronc afférent de l'organe : une de ses voies d'écoulement s'est fermée, et il va transporter sur celles qui restent ouvertes l'excès de force que cet obstacle rend disponible. Si maintenant le tronc veineux dont une des racines est obstruée et qui a cessé de recevoir la pression de ce côté, retrouvait par ses autres rameaux la compensation de la force qu'il a perdue, rien ne serait changé naturellement dans la vitesse de son contenu ; la circulation serait supprimée dans la branche droite, doublée dans la branche gauche et sans variation dans le tronc commun. Les choses se passent d'une autre manière, et la circulation se ralentit par le fait dans le tronçon veineux, où je la considère en ce moment.

D'abord il y a plusieurs veines efférentes pour un seul tronc artériel, et c'est entre chacune de ces veines que se partagera naturellement l'excès d'impulsion distribué par l'artère ; ainsi le tronc veineux, privé de la pression d'un de ses rameaux, ne regagnera qu'une partie de ce qu'il perd. Mais la proportion du déchet est plus considérable encore que ce que je viens de l'indiquer. Quand un tronc artériel est privé d'une partie de ses branches d'écoulement, toute la force disponible n'est pas distribuée à ses autres branches; une partie de cette force remonte en sens inverse du courant vers le cœur, et va, de loin en loin, se répandre dans tout le reste du système. En l'absence de démonstrations antérieures, j'ai fait à cet égard une expérience confirmative, dont les conclusions étaient d'ailleurs nécessaires à une autre partie de ce travail. A travers une artère artificielle deux fois bifurquée, j'ai fait passer une colonne de liquide sous une pression uniforme ; celle-ci, entrée par le tronc, ressortait du système par les quatre branches égales, et les quatre jets distincts atteignaient la même distance; quand on fermait l'un des orifices, les jets qui subsistaient s'allongeaient tous les trois, mais le jet collatéral de la branche comprimée dépassait les deux autres [1]. Ainsi donc, pour exprimer les faits dans leur entière précision, il y a réellement au niveau de l'embouchure obstruée ralentissement du sang dans la veine principale; seulement la diminution de vitesse est inférieure à la pression supprimée. J'ai dit tout à l'heure que ce ralentissement du sang favorisait le dépôt de la fibrine à l'extrémité du caillot primitif et la formation du prolongement qui en dépend; mais la vitesse du liquide retrouvera peu à peu sa première intensité à mesure que l'accroissement du caillot réduira le calibre de la veine, harmonisant ainsi ses dimensions avec les exigences moindres de sa circulation nouvelle; la cause de la coagulation épuisée, l'effet cessera de se produire, et le thrombus prolongé aura atteint en largeur sa limite définitive.

Cette réserve ne saurait s'appliquer à l'allongement du coagulum. On conçoit qu'en s'avançant dans la veine, le nouveau thrombus reproduit à chaque pas des conditions identiques à celles dont il est la conséquence; le sang, auquel il a rendu sa vitesse normale en réduisant le calibre du vaisseau, retrouve en avant de lui les circonstances qui viennent de se montrer hostiles à la conservation de sa fluidité, et le caillot va se fournissant ainsi à lui-même les raisons de sa réduction transversale et les causes de sa croissance en longueur.

[1] Voir pour les détails de l'expérience : chap. VII, expér. 5.

Jusqu'où poussera-t-il de la sorte? Virchow lui assigne pour limite l'origine de la première collatérale importante: dans l'iliaque externe, par exemple, l'embouchure de l'hypogastrique; dans l'iliaque commune, la jonction des deux iliaques; dans la veine-cave, l'entrée des rénales. Je ne vois aucune raison théorique pour opposer une semblable barrière à l'accroissement du caillot. Sans doute le courant est activé dans la veine envahie par l'arrivée de semblables renforts, mais il manque toujours un facteur sensible à ses forces motrices; et si, d'après Virchow lui-même, l'obstruction de fines collatérales détermine un épais prolongement dans un large tronc veineux, comment pourrait-on refuser cette influence au volumineux caillot qui vient se présenter au niveau des rénales? Je ne vois pas davantage que cette loi soit justifiée par les faits, et que les emboles puissent combler en général l'espace compris entre l'extrémité centrale du coagulum autochthone et l'origine de la première collatérale; et je crois que la seule et véritable limite aux accroissements du thrombus prolongé, ne saurait plus être désormais que sa dissolution ou sa rupture.

De la situation que je viens de décrire chacun a vu surgir déjà l'imminence de cette catastrophe; mais il manque un détail encore qui doit en assurer l'accomplissement: c'est la configuration spéciale du caillot secondaire. Si le coagulum primitif s'est moulé sur le canal qu'il obstrue, le prolongement qui lui succède ne saurait prendre comme lui la forme du vaisseau dont il n'envahit qu'une partie. Adossé contre la paroi de la veine du côté de la collatérale obstruée, il aura donc tout d'abord la figure d'un cylindre aplati; mais le détail le plus remarquable de sa structure est le renflement ovoïde de son extrémité centrale, qui s'accuse de plus en plus à mesure que le caillot s'allonge et vieillit. D'une part, la fibrine, au moment de sa solidification, est sans cesse repoussée dans ce sens par le courant sanguin, et ce dernier reproduit sur le caillot naissant l'effet de la pesanteur sur les stalactites de glace en forme de petites massues qui pendent aux fontaines en hiver ; en outre, le nouveau solide, tiré sans cesse en longueur par ce frottement constant, doit tendre d'autant plus à s'effiler par sa base.

J'ai dit ailleurs les changements que l'âge apportait à la constitution moléculaire des concrétions sanguines, et je n'ai pas besoin de répéter ici comment, à un terme donné de leur existence organique, ces masses stratifiées devenaient cassantes et friables, à des niveaux le plus souvent variés dans leurs zones concentriques. Mais ce qu'il importe de dire, c'est que, selon les lois de cette métamorphose, c'est par la base plus ancienne des prolongements qu'elle doit commencer à se produire. Si des adhérences fortuites ne se sont pas établies entre ses diverses parties et les parois de la veine, si la désagrégation exceptionnellement rapide de la fibrine qui les compose ne les rend pas plus faciles à délayer qu'à rompre, si le sang à leur niveau n'a rien perdu de sa dangereuse vitesse, un moment doit fatalement arriver où la résistance des parties les plus avancées du caillot cessera de l'emporter sur la traction incessante du liquide.

Toutefois, je n'ai pas fini d'analyer les ressources de la cause morbide; je dois signaler l'augmentation du danger à mesure que le prolongement croissant se présente devant une nouvelle et puissante collatérale qui, restée perméable, verse à angle plus ou moins droit sur son extrémité saillante un jet vigoureux de liquide. Je dois signaler encore celle qui résulte de l'accroissement tardif de la vitesse sanguine au niveau du thrombus prolongé, par le développement des voies collatérales. Quand j'ai décrit tout à l'heure la répartition de la force impulsive du sang à la suite de l'oblitération d'une veine, j'ai montré que la puissance restée disponible était en partie profitée dans le même district artériel, en partie restituée à l'ensemble; le retard partiel qui résulte de cette déperdition dans la veine obstruée n'est pas définitif. Quand la lenteur du mouvement aura contribué au dépôt de la matière embolique, la rapidité nécessaire à sa rupture va se produire à son tour. On sait déjà que le rétrécissement du canal y accélère la vitesse du sang; mais la force sortie du district artériel y rentrera graduellement aussi, quand la tension plus accrue qu'ailleurs dans les voies perméables qui en dépendent, aura proportionné l'aire des rameaux avec le calibre du tronc afférent.

Et, comme si ce n'était pas assez de ces causes intrinsèques en quelque sorte, il faut ajouter à leur action les influences extérieures qui peuvent rompre avant le temps la concrétion fibrineuse. Un mouvement du membre ou de l'organe qui contient la veine obstruée peut, en changeant la direction du vaisseau, casser directement la masse rigide qu'il renferme. Un muscle qui la croise ou la comprime peut en se contractant produire le même résultat. Enfin, la main qui explore les parties peut déterminer elle-même le détachement du caillot. Si l'on parcourt les nombreux exemples d'embolies que j'ai réunis à la suite de ce travail, on verra qu'un mouvement, un effort a souvent précédé l'explosion des accidents. C'est au moment de la convalescence, quand le malade commence à marcher; c'est quand il descend de son lit pour uriner; qu'il se soulève pour laisser passer un bassin; qu'il fait un effort pour parler, pour rire, pour manger, que souvent l'embolie s'est produite. Dans bien des cas alors, la rupture était sans doute imminente, et l'influence étrangère n'a servi que d'occasion morbide; et s'il n'en faut pas moins enregistrer son intervention funeste pour autoriser les sévérités de l'hygiène, il faut, au point de vue pathogénique dont je suis actuellement occupé, faire de beaucoup la plus large la part de responsabilité qui revient à la marche naturelle de l'affection morbide.

C'est donc l'évolution normale du mal qui produit, ainsi que je l'avais annoncé, la rupture et le transport des fragments emboliques. C'est la règle qui amène ces chances malheureuses; c'est l'exception seule qui peut les conjurer. J'ai hâte de le dire, pour clore ces détails sous les auspices d'une consolante pensée, la nature a prodigué l'exception bienfaisante contre les dangers de la règle. Quand le retour d'une nutrition régulière, en apportant au sang une fibrine normale, a suspendu ou ralenti l'accroissement des caillots; quand le sang a délayé ou rompu les thrombus prolongés avant qu'ils aient pu atteindre des dimensions dangereuses; quand la prolifération des membranes a fermé d'une manière définitive la voie de tout accroissement ultérieur; quand les caillots primitifs se sont désagrégés et redissous avant d'avoir envahi les veines principales, les menaces s'évanouissent et la sécurité reparaît. Or, la nature médicatrice reste ici en général triomphante, et il suffit de comparer, pour rassurer les esprits sur l'éventualité de ses défaites, la fréquence de la thrombose et la rareté de l'embolie.

§ IV.

Des circonstances qui président à la distribution des caillots migrateurs.

SOMMAIRE. — Division des embolies par systèmes vasculaires. — Appréciations relatives à l'embolie hépatique. — Proportion numérique et comparaison causale entre les embolies pulmonaires et artérielles. — Statistique d'origine pour l'embolie pulmonaire. — Réflexions. — Statistique de répartition. — Interprétation des résultats. — Statistique d'origine pour l'embolie artérielle. — Réflexions. — Statistique de répartition. — Interprétation des résultats. — Comparaison avec les statistiques antérieures des auteurs.

Les divisions naturelles du système vasculaire circonscrivent trois grands territoires dont les frontières, représentées par les réseaux capillaires, sont absolument infranchissables pour les migrations emboliques. Il y aura donc de prime-abord à établir trois grandes classes d'embolies : les emboles du système veineux général iront naturellement se concentrer dans les artères du poumon ; les caillots et les végétations partis des veines pulmonaires, du cœur ou des gros vaisseaux, se disperseront, au contraire, dans les diverses régions artérielles ; enfin, les racines de la veine-porte, qui va se ramifier dans le foie, pourront aussi fournir l'exemple de migrations emboliques, exemple resté, pour l'auteur du moins de ce travail, à l'état de théorie. Embolies veineuses, pulmonaires ou centripètes ; embolies artérielles, périphériques ou centrifuges ; embolies de la veine-porte, hépatiques ou excentriques, tels sont les noms qui conviennent aux éléments de cette première classification.

Il faut d'abord comparer entre elles ces trois catégories générales, et mettre en présence l'énergie et l'activité de leurs causes respectives.

Je ne connais, je viens de le dire, aucun exemple authentique de migration accomplie par des concrétions sanguines dans le système porte hépatique, et je range parmi les cas douteux le fait isolé qu'en rapporte B. Cohn [1].

Ce n'est pas précisément que les causes fassent défaut à cette classe d'embolies. La thrombose du tronc ou des branches initiales de la veine-porte a trop de raisons d'être dans les nombreuses maladies du tube intestinal, dans la fréquence des tumeurs qui peuvent gêner la circulation abdominale, dans la lenteur naturelle du sang que retardent les capillaires du foie, pour ne pas se produire au moins aussi aisément que toute autre coagulation sanguine. Les exemples n'en sont pas rares, et le seraient moins, sans doute, si la recherche en avait été plus fréquente. En 1856, H. Gintrac [2], professeur à l'École de médecine de Bordeaux, publiait un mémoire sur l'oblitération de cette veine, et dans les six cas que l'auteur en avait observés, l'oblitération était produite par des caillots obstruants. D'autres faits du même ordre ont été depuis signalés, entre autres par Frerichs; et l'auteur du remarquable *Traité des maladies du foie* considère, en outre, comme prouvé par l'expérience de ces derniers temps, «que » la majorité des concrétions sanguines dans la veine-porte

[1] B. Cohn; *Klinik der embol. Gefässk*, 1860. pag. 497.

[2] H. Gintrac; *De l'oblitération de la veine-porte et de quelques-uns des états morbides qui lui sont liés;* in *Journal de médecine de Bordeaux*, janvier, février, mars, 1856.

» se produit indépendamment d'une inflammation des pa- » rois veineuses[1] ». Voilà donc un foyer bien favorable au détachement de fragments erratiques.

Peut-être y a-t-il aussi des obstacles puissants à l'accomplissement du phénomène dont ces circonstances ont réellement préparé l'occasion. La circulation de la veine-porte, je viens de le rappeler, est des moins favorisées. Réduite, comme celle des autres veines, par la dépense des capillaires intestinaux, elle rencontre en plus la résistance du réseau hépatique, et en moins le secours de l'aspiration respiratoire; ne serait-ce pas à la faiblesse de l'impulsion sanguine, encore exagérée par l'obstacle vasculaire, qu'il faudrait attribuer ici la rareté d'un déplacement embolique?

Du reste, si la possibilité do l'accident n'en est pas moins démontrée, des constatations d'un autre ordre viennent témoigner en faveur de sa vraisemblance. Jackson, de Calcutta, a vu, à trois reprises, des abcès du foie succéder à l'ablation de tumeurs hémorrhoïdales; Cruveilhier[2] a observé la même lésion à la suite d'un taxis prolongé du rectum; Dance[3] l'a signalée après la cautérisation d'un cancer rectal, après l'incision d'une fistule à l'anus, après une opération de hernie étranglée. Buck a vu l'hépatite suppurée succéder à l'inflammation de la veine splénique; et Frerichs[4], en citant ces der-

[1] F.-T. Frerichs; *Traité pratique des maladies du foie*, trad. de l'allemand par Duménil et Pellagot. Paris, 1862, pag. 620

[2] Cruveilhier; *Anatomie pathologique du corps humain*, 1830-42, tom. I, livraison 16.

[3] Dance; *De la phlébite utérine et de la phlébite en général*, etc.; in *Archives générales de médecine*. Paris, 1829, tom. XIX, pag. 172.

[4] Frerichs; *loc. cit.*, pag. 411,

niers exemples, signale comme fréquente l'existence simultanée des abcès du foie et des phlegmasies de la veine-porte. La théorie des migrations emboliques est-elle appelée à fournir le trait d'union entre ces coïncidences morbides, comme elle a expliqué la relation des infarctus viscéraux avec les lésions cardiaques?

De tous les auteurs qui se sont occupés des caillots migratoires, Oppolzer [1] et Thüngel [2] sont les seuls toutefois qui rapportent des exemples d'embolies de la veine-porte. Je n'ai pu me procurer qu'un résumé de leurs travaux, et ne suis à même d'apprécier ni de recueillir les faits sur lesquels ils se fondent; leurs conclusions générales sont d'accord avec les notions qui précèdent.

Les emboles de la veine-porte sont rares, selon l'écrivain viennois; d'après ses observations, c'est la thrombose hémorrhoïdale qui en aurait surtout le privilége; les cas où la source de l'embolie se trouvait dans les autres branches intestinales, dans les organes rétro-péritonéaux, dans le tronc même de la veine, « appartien-» draient aux plus grandes raretés ».

Thüngel a observé, à l'hôpital de Hambourg, quelques cas de thrombus et d'embolie de la veine-porte, qu'il a publiés en 1864. Pour lui, la cause la plus fréquente des embolies hépatiques est fournie par la thrombose consé-

1 Oppolzer; *Zur Casuistik der Embolien;* in *Wiener medic. Wochenschrift,* nos 50 et seq., 1860.—d'après *Canstatt's Jahresbericht, N. Friedreich et Ch. Klinger Refer.* Bd III, 1860, pag. 179.

2 Thüngel; *Einige Fälle von Embolie und Thrombose der Pfortader;* in *Klinische Mittheilungen aus dem Hamburger Krankenhaus* 1862-63. 1864 — d'après *Canstatt's Jahresbericht, Ch. Klinger Refer.* Bd. III, 1864, pag. 235.

cutive aux foyers purulents du mésentère et du méso-colon. Ici, les agents responsables sont les ulcères dysentériques, typhiques des intestins, les abcès des ganglions mésentériques, les inflammations péritonéales circonscrites; la région hémorrhoïdale reste hors de cause. Cet antagonisme entre mes deux sources d'information est pour moi une première cause de réserve; je vois un motif de doute dans la lutte d'influence que Budd [1] et Annesley [2] ont soulevée entre les abcès du foie et les lésions intestinales; je crains que l'embolie n'ait été trop souvent diagnostiquée de confiance, sur la seule garantie d'une subordination qu'il aurait fallu peut-être quelquefois transformer en causalité.

Depuis la première composition de ce travail, la science s'est enrichie d'une très-remarquable observation d'embolie de la veine-porte. Elle est due à Feltz et contenue dans son récent ouvrage.

Un homme atteint d'un cancer au cardia, s'éteignit par les progrès continus du marasme, le 15 septembre 1867, à la clinique de Strasbourg. A l'autopsie, on trouve dans le foie plusieurs noyaux, les uns du volume d'une lentille, les autres de la grosseur d'une noix; ces noyaux, évidemment cancéreux, sont « composés des mêmes éléments histologiques que la tumeur de l'estomac » ; ils siégent au voisinage des subdivisions de la veine-porte, les uns formant paroi, les autres proéminant dans la cavité des vaisseaux. Dans plusieurs divisions de la veine, on retrouve, libres de toute adhérence, des fragments cancé-

[1] G. Budd; *On diseases of the liver*. London, 1851.

[2] Annesley; *Researches into the cause, nature and treatment of the more prevalent india diseases*. London, 1828, tom. I, pag. 75.

reux reconnaissables même à l'œil nu, et dans les racines de la veine-porte émanant de la tumeur stomachale ou circulant dans son néoplasme, plusieurs veinules sont obstruées par des masses cancéreuses [1].

Devant un échantillon aussi caractéristique, on peut continuer à penser que les embolies de la veine-porte sont rares, mais il n'y a plus à douter de leur existence. Les expériences de Feltz [2], injection dans le foie par les veines mésentériques et liénales de poussière de charbon et de fragments cancéreux, ont mis en lumière une circonstance spéciale qui pourrait concilier une certaine fréquence du fait avec la pénurie de ses manifestations. Il ressort de ces expériences que « les infarctus se développent très-lentement dans le foie et que l'organisme ne » s'affecte pas vite de ce genre de lésion ». La pathologie des pays chauds nous apprend de même que les abcès hépatiques succèdent tardivement à la dysenterie. Si les altérations du foie ne peuvent être plus souvent rattachées à des embolies de la veine-porte, c'est peut-être parce que la lenteur de leur développement a permis à la maladie intestinale de guérir en effaçant toute trace du foyer d'émission, à la lésion hépatique de s'accroître en dissolvant dans le pus de l'abcès l'obstacle vasculaire qui lui a servi d'origine. Deux éléments indispensables seraient ainsi dérobés au diagnostic.

Quoi qu'il en soit de ces indécisions, l'embolie de la veine-porte, en l'état actuel de la science, ne peut se prêter à des comparaisons plus précises, et j'ai hâte de ra-

[1] V. Feltz; *Étude clinique et expérimentale des embolies capillaires*, 1868, pag. 151 et suiv.

[2] V. Feltz; *loc. cit.*, pag. 157 et suiv.

mener cette partie de mon étude sur des faits moins nuageux.

156 observations d'embolies ont été recueillies dans la littérature médicale et réunies dans mon sixième chapitre. J'aurais pu élargir encore ces bases inductives de mon travail et ces éléments de ma statistique actuelle. Quelques ouvrages n'ont pu être consultés. En outre, j'ai sacrifié le nombre à la qualité des matériaux. C'est avec la plus grande sobriété que j'ai emprunté des exemples aux écrits antérieurs à l'apparition de la théorie, et il a fallu que la nature du mal fût ici bien évidente pour me décider à cette substitution de diagnostic. De ceux étiquetés par leurs témoins, j'ai rigoureusement repoussé tout ce qui ne m'a point paru absolument indubitable, opposant aux cas recueillis à la Charité de Berlin un surcroît de scepticisme, afin qu'on ne pût m'accuser d'avoir laissé Virchow juge et partie dans le débat. Toutefois, des observations plus nombreuses, en augmentant sans doute leur autorité, changeraient peu de chose, je le crois, aux termes mêmes de mes conclusions. Les faits abondants déjà qui les supportent ont été rassemblés sans idée préconçue, sans qu'une intention spéciale présidât à leur choix ; décompte fait de ceux qui, pour les motifs indiqués, ont été volontairement ou forcément omis, ils représentent l'ensemble approximativement complet des cas actuellement connus dans la science ; ils reproduisent assez bien, par conséquent, la répartition spontanée de la nature, dont il s'agit ici de trouver et d'interpréter la formule.

8 [1] observations qui ne sont pas accompagnés d'au-

[1] Chap. VI, observ. 42, 55 62, 65, 68, 69, 120, 132.

topsie; 6[1] dont les emboles sont des corps étrangers aux vaisseaux sanguins; 1[2] où le système de la veine-porte est le théâtre de la maladie, ont dû être retranchées de ces 156, pour constituer les tableaux qui vont suivre; ainsi, mon analyse s'appuiera sur un total de 141 exemples d'embolies authentiques, c'est-à-dire directement contrôlées, et d'embolies proprement dites, où la matière des migrations est formée de caillots, de végétations, en un mot de substances vasculaires.

Ce chiffre de 141 comprend 66[3] embolies pulmonaires et 77[4] embolies artérielles; deux[5] de ces observations ayant offert l'exemple assurément très-rare et très-remarquable d'une double embolie, pulmonaire et artérielle.

On voit déjà que le nombre des embolies artérielles surpasse un peu celui des pulmonaires, et l'on est même étonné d'une supériorité que la disproportion inverse de leurs sources respectives permettait certainement de supposer ailleurs: le domaine où se recrutent les embolies pulmonaires, comme on le verra bientôt, comprend en effet toutes les veines de la grande circulation et le cœur droit,

[1] Chap. VI, observ. 5, 6, 63, 66, 112, 126.

[2] Chap. VI, observ. 152.

[3] Chap. VI, observ. 1, 2, 3, 7, 8, 9, 12, 13, 14, 15, 16, 17, 18, 19, 20, 21, 23, 29, 39, 40, 41, 50, 51, 52, 58, 60, 64, 70, 72, 75, 76, 77, 78, 79, 80, 81, 82, 83, 84, 85, 86, 87, 88, 89, 117, 118, 119, 121, 123, 125, 128, 131, 133, 134, 135, 136, 139, 140, 144, 145, 146, 147, 148, 149, 150, 151.

[4] Chap. VI, observ. 4, 10, 11, 22, 24, 25, 26, 27, 28, 30, 31, 32, 33, 34, 35, 36, 37, 38, 43, 44, 45, 46, 47, 48, 49, 53, 54, 56, 57, 59, 61, 67, 71, 73, 74, 75, 90, 91, 92, 93, 94, 95, 96, 97, 98, 99, 100, 101, 102, 103, 104, 105, 106, 107, 108, 109, 110, 111, 113, 114, 115, 116, 122, 124, 127, 129, 130, 137, 138, 141, 142, 143, 149, 153, 154, 155, 156.

[5] Chap. VI, observ. 75, 149.

et l'origine des embolies artérielles se limite à peu près exclusivement au centre du système, représenté par les racines des veines pulmonaires et les cavités du cœur gauche. Il faut donc chercher dans les faits qui ont dominé la thrombose et déterminé ses localisations, la cause qui a pu multiplier assez énergiquement la production, pour compenser à ce degré l'exiguïté du foyer, intervenant dans cette première répartition des embolies, de façon à déjouer les prévisions les plus naturelles.

Les 66 embolies pulmonaires se distribuent de la sorte, sous les titres divers de leur cause dominante[1] :

Causes mécaniques, 15 fois.	Affection rhumatismale	1 fois	(1)
	Lésions cardiaques	3 —	(2)
	Fièvre inflammatoire	1 —	(3)
	Inflammation vasculaire	4 —	(4)
	Tumeurs et altérations des tissus	4 —	(5)
	Ectasie du conduit de Botall	2 —	(6)
Causes mixtes, 17 fois.	Traumatismes	6 —	(7)
	État puerpéral	11 —	(8)
Causes dyscrasiques, 36 fois.	Chloro-anémie	5 —	(9)
	Marasme	1 —	(10)
	Rachitisme	2 —	(11)
	Affection brightique	3 —	(12)
	Affection cancéreuse	7 —	(13)
	Affection tuberculeuse	13 —	(14)
	Fièvre typhoïde	5 —	(15)
Causes indéterminées		7 —	(16)

[1] Voyez d'après les renvois du tableau les observ. au chap. VI. —(1) 21. —(2) 17, 81, 149. —(3) 41. —(4) 21, 41, 125, 139. —(5) 9, 50, 84, 86. —(6) 75, 76. —(7) 7, 123, 134, 135, 140, 150. —(8) 3, 29, 39, 40, 58, 64, 72, 88, 131, 133, 149. —(9) 14, 23, 82, 89, 121. —(10) 7. —(11) 52, 64. —(12) 1, 23, 50. —(13) 13, 16, 20, 51, 60, 70, 77. —(14) 18, 19, 50, 78, 79, 80, 84, 85, 87, 117, 118, 119, 139. — (15) 14, 15, 136, 145, 147. — (16) 2, 8, 12, 83, 128, 144, 146, 148.

Les 77 embolies artérielles se divisent au même point de vue de la manière suivante[1] :

Causes mécaniques, 79 fois.	Affection rhumatismale.........	6 fois	(1)
	Lésions cardiaques............	62 —	(2)
	Dégénéresc. et infl. aortiques....	7 —	(3)
	Anévrysmes.................	2 —	(4)
	Ectasie du conduit de Botall.....	2 —	(5)
Causes mixtes......	État puerpéral...............	8 —	(6)
Causes dyscrasiques, 12 fois.	Chloro-anémie...............	5 —	(7)
	Marasme....................	2 —	(8)
	Affection brightique..........	2 —	(9)
	Affection cancéreuse..........	3 —	(10)
Causes indéterminées...........................		3 —	(11)

Je n'ai pas l'intention de comparer entre eux les petits détails de ces tableaux. Des débats restés célèbres ont mis depuis longtemps en évidence le danger des statistiques, et pour utiliser la puissance des nombres, il faut s'assurer une première garantie dans l'élévation des rapports que l'on oppose. Je m'arrête donc aux grands traits de ce rapprochement, et j'y vois une différence frappante. Dans l'embolie pulmonaire, les causes qui agissent pour produire la matière embolique sont surtout les causes générales, celles qui s'adressent au sang lui-même ; leur chiffre est

[1] Voyez d'après les renvois du tableau les observ. au chap. VI—(1) 24, 27, 38, 47, 48, 114.—(2) 4, 10, 11, 22, 24, 25, 26, 27, 28, 30, 31, 32, 33, 34, 35, 36, 37, 38, 43, 44, 46, 47, 48, 49, 56, 57, 59, 61, 67, 74, 90, 92, 93, 94, 95, 96, 98, 99, 100, 101, 102, 106, 107, 108, 109, 110, 114, 115, 116, 122, 124, 130, 137, 138, 141, 142, 143, 149, 153, 154, 155, 156.—(3) 45, 73, 91, 103, 104, 105, 129.—(4) 53, 54,—(5) 71, 75.—(6) 11, 25, 26, 27, 59, 95, 99, 100.—(7) 28, 31, 34, 43, 122.—(8) 49, 155. —(9) 10, 103. —(10) 67, 93, 127. —(11) 97, 111, 113.

représenté par 36, auquel il faudrait joindre un bon nombre des causes mixtes représentées par 17, et qui de toute façon surpasse de beaucoup celui de 15, affecté aux causes locales, portant leur action mécanique sur un point spécial du système vasculaire. Or, si les traumatismes, si les inflammations ou dégénérescences pariétales, par exemple, avaient été ici les principaux générateurs des thromboses, les dimensions plus considérables de l'aire veineuse, en augmentant les chances de leur localisation, auraient élevé le chiffre de ses résultats ; tandis que cette prédominance perd à cet égard tous ses avantages, du moment où la cause productrice s'adresse à la composition même du sang.

C'est précisément le contraire qui se présente dans les embolies artérielles. Les causes mécaniques, inflammations et obstacles circulatoires, que l'affection rhumatismale domine sans doute beaucoup plus souvent que cela n'est indiqué par les observateurs, sont actuellement en scène, et s'élèvent au chiffre de 79, tandis que les dyscrasiques n'atteignent que 12, et les mixtes 8. Or, ici l'action des causes locales n'a plus qu'une prise restreinte, puisque les migrations vasculaires rayonnent à la périphérie, au lieu de converger vers le centre; mais, en revanche, la région où ces causes concentrent et accumulent manifestement leurs effets, orifices et cavités cardiaques gauches, est en même temps celle où les caillots doivent trouver les circonstances les plus favorables à leur dissémination.

Cet écart bien accusé entre les origines des embolies artérielles et pulmonaires me paraît offrir la raison d'un équilibre approximatif, que la différence d'étendue de leurs sources respectives semblait *à priori* devoir rendre impossible.

Je laisse maintenant ces considérations générales, pour envisager à part chaque classe d'embolie.

Embolies pulmonaires, 66 *observations*. — Voici comment s'y répartit le point de départ de l'embole[1]:

Région supérieure du corps, 3 fois.		Veines cérébrales	2 fois	(1)
		Veine innominée	1 —	(2)
Région moyenne du corps, 11 fois.		Conduit de Botall	2 —	(3)
		Cœur droit	7 —	(4)
		Veine azygos	1 —	(5)
		Veine rénale gauche	1 —	(6)
Région inférieure du corps, 48 fois.	Médiane, ou bilatérale, ou sans indication du côté, 23 fois.	Veine sacrée moyenne	1 —	(7)
		Veine iliaque commune, ou plusieurs de ses branches	4 —	(8)
		Veine hypogastrique, ou ses branches	4 —	(9)
		Veine iliaque externe, ou ses branches	14 —	(10)
	Côté droit, 12 fois.	Veine iliaque commune, ou plusieurs de ses branches	4 —	(11)
		Veine hypogastrique, ou ses branches	4 —	(12)
		Veine iliaque externe, ou ses branches	4 —	(13)
	Côté gauche, 13 fois.	Veine iliaque commune, ou plusieurs de ses branches	6 —	(14)
		Veine iliaque externe, ou ses branches	7 —	(15)
Région non ou mal déterminée			4 —	(16)

1 Voyez d'après les renvois du tableau les observ. au chap. VI. — (1) 52, 80. — (2) 2, — (3) 75, 76. — (4) 17, 18, 81, 144, 145, 148, 149. — (5) 118. — (6) 70. — (7) 14. — (8) 19, 82, 84, 88. — (9) 3, 39, 41, 83. — (10) 1, 12, 13, 16, 50, 79, 86, 87, 128, 134, 135, 139, 140, 150. — (11) 7, 51, 72, 123. — (12) 8, 15, 40, 117. — (13) 21, 78, 121, 133. — (14) 9, 20, 29, 58, 64, 119. — (15) 60, 77, 125, 131, 146, 147, 149. — (16) 23, 85, 89, 136.

Ainsi, 3 fois dans la région supérieure du corps, 11 fois dans la région moyenne, des coagulations veineuses ont envoyé des fragments migrateurs aux poumons; tandis que les emboles pulmonaires, sur les 66 exemples que j'ai réunis, ont eu 48 fois leur origine dans la région inférieure du corps. Cette différence ne met-elle pas fortement en relief l'influence du ralentissement du sang sur la localisation des thromboses favorisées par son altération?

Du reste, les deux extrémités inférieures ont contribué d'une manière égale, 12 fois la droite et 13 fois la gauche, à la production des embolies pulmonaires, et en ceci mes conclusions ne sont pas conformes à celles d'Oppolzer: d'après ce dernier auteur, la thrombose crurale du côté droit produit plus facilement l'embolie que celle du côté gauche [1]. Si l'on tenait compte de la légère inégalité que révèle ma statistique, il faudrait retourner cette affirmation.

[1] Oppolzer; *Zur Casuistik der Embolien*; in *Wiener med. Wochenschr.*, nº 50 et seq., 1860.

Dans ces mêmes 66 observations, le point spécial de l'arrivée aux poumons a été [1] :

Côté.

Le tronc ou les deux côtés ont été envahis, ou le côté n'a pas été indiqué, 47 fois.	Tronc pulmonaire seul ou avec ses divisions.............	13 fois	(1)
	Branches principales, divisions second, et au-dessous......	34	(2)
Le côté droit, 11 fois.	Branche principale droite, seule ou avec ses divisions.......	4 —	(3)
	Divisions secondaires et autres..	7 —	(4)
Le côté gauche, 8 fois.	Branche principale gauche, seule ou avec ses divisions.......	5 —	(5)
	Divisions secondaires et autres..	3 —	(6)

Niveau.

Le tronc pulmonaire seul ou les branches principales seules ont été envahis, ou les niveaux se sont compensés, ou n'ont pas été indiqués..................	53 —	(7)
Lobe moyen droit seul..........................	1 —	(8)
Lobe supérieur..............................	1 —	(9)
Lobe inférieur..............................	11 —	(10)

[1] Voyez d'après les renvois du tableau les observ. au chap. VI.—(1) 1, 3, 14, 79, 83, 118, 123, 125, 131, 133, 134, 135, 140.— (2) 2, 7, 9, 12, 13, 16, 17, 18, 19, 21, 23, 29, 39, 40, 41, 51, 52, 60, 70, 72, 78, 80, 82, 85, 86, 87, 88, 89, 119, 128, 144, 149, 150, 151.—(3) 8, 20, 58, 117,—(4) 15, 50, 64, 75, 77, 84, 136.—(5) 121, 145, 146, 147, 148.—(6) 76, 81, 139.—(7) 1, 2, 3, 7, 8, 9, 12, 14, 15, 16, 17, 19, 21, 29, 39, 40, 41, 51, 52, 60, 64, 75, 76, 77, 80, 82, 83, 84, 85, 86, 87, 89, 117, 118, 121, 123, 125, 128, 131, 133, 134, 135, 136, 139, 140, 144, 145, 146, 147, 148 149, 150, 151.—(8) 20, —(9) 58.—(10) 13, 18, 23, 50, 70, 72, 78, 79, 81, 88, 119.

Nous connaissons d'après un précédent tableau les sources principales de l'embolie pulmonaire; les caillots migrateurs proviennent principalement des veines inférieures du corps, et si l'on recherche d'une manière plus précise encore leur origine, on verra que les thrombus prolongés rompus, siégeaient le plus souvent dans la veine-cave, les iliaques, hypogastriques, crurales, et rarement au-dessous. Des concrétions formées dans ces diverses localités, il peut se détacher des fragments aussi petits qu'on voudra bien les concevoir ; les cordons relativement assez forts dont le calibre de ces vaisseaux donne la mesure, peuvent d'autre part, en se pelotonnant, arriver à produire de volumineux bouchons. Sauf les cas rares où la production de l'embolie correspondra avec un ralentissement considérable de la projection cardiaque, la distance parcourue par l'embole dans le domaine de l'artère pulmonaire dépendra uniquement de ses dimensions; la question relative à l'étendue de son parcours est donc à peu près en entier dominée par celle de sa grosseur, et il fallait montrer qu'il n'y a sur ce point aucune règle à établir, que tout dépend ici des hasards de la fragmentation.

Je ne trouve qu'une différence peu considérable entre les embolies du côté droit représentées par le chiffre 11, et les embolies gauches qui comptent pour 8. Est-ce le décubitus qui favoriserait cette distribution spéciale, quand il s'est montré sans action tout à l'heure sur la localisation des thromboses d'origine? Le décubitus droit est sans doute le plus commun, comme il est le plus hygiénique; mais les individus forts dorment seuls en général couchés sur l'un ou l'autre côté ; les faibles, les convalescents surtout, reposent de préférence allongés sur le dos. Je crois que le calibre relativement plus considérable de son artère, la largeur de la colonne sanguine qui la pénètre, doivent contribuer surtout à assurer au poumon droit cet avantage d'ailleurs peu prononcé, et que la direction du tronc pulmonaire semblait devoir conférer au contraire au poumon gauche.

Voilà pour la distance et le choix du côté. Une autre distinction se présente à mon analyse. Sur 13 fois où l'embolie limitée a permis de constater les préférences relatives au niveau pulmonaire, le lobe supérieur n'a été atteint qu'1 seule, et le lobe inférieur 11. Je mets hors de cause, dans cette appréciation, le lobe moyen droit qui a été envahi une fois isolément comme je l'ai indiqué, et une autre avec le lobe subjacent du même poumon dans une observation que j'ai comptée avec les emboles du lobe inférieur [1]. Sans doute ces cas sont peu nombreux dans leur ensemble, parceque beaucoup d'emboles volumineux n'ont pas atteint les bifurcations définitives, parce que l'abondance des emboles a souvent nécessité leur dissémination; 53 cas sur 66 ont, pour ces motifs, refusé leur témoignage. Mais le petit nombre de ceux qui parlent est largement compensé par l'élévation de leur rapport. Quelle circonstance particulière imprime donc à la direction des emboles une préférence si marquée pour les étages inférieurs du poumon?

Il suffit de songer à la disposition de l'arbre vasculaire émané du cœur droit, pour y trouver la raison toute mécanique de cette préférence. Si l'arcade dessinée par le tronc pulmonaire et l'une de ses deux branches formait une courbe continue, l'impulsion rectiligne emportée du ven-

[1] Chap. VI, observ. 72.

tricule par le corps migrateur maintiendrait naturellement ce dernier le long de la paroi excentrique et par conséquent supérieure du canal; les divisions artérielles des lobes supérieurs des poumons se trouveraient en pareil cas le plus avantageusement situées pour le recevoir. Mais la condition que je suppose est loin d'exister : les deux bifurcations se détachent presque à angle droit, et le tronc a plutôt l'air de se greffer sur un conduit transversal que de se diviser en deux rameaux. Il en résulte que l'embole lancé par le ventricule droit ira trouver au niveau de la première division, au lieu de l'éperon habituel, une surface à peu près perpendiculaire à l'axe du tronc initial ; arrêté par cet obstacle, il y perdra toute sa force propre, pour retomber, en raison de sa densité, sur la paroi déclive de l'une ou l'autre branche, et suivre, poussé par les ondées sanguines, une pente qui le versera nécessairement dans les lobes inférieurs.

Virchow a admis, pour expliquer ces prédominances de côté et de niveau, d'autres influences d'ailleurs exceptionnelles et que je crois en outre devoir absolument contester. C'est d'abord l'attraction de l'embole par les poumons qui respirent ; l'attraction cessant ou diminuant lorsqu'un côté est altéré, la lésion se porterait alors sur le côté sain [1]. Les faits ne peuvent être ici sérieusement appelés en témoignage, puisque Virchow raisonne d'après un seul [2]; j'ai ailleurs repoussé la théorie. Je me suis déjà prononcé (pag. 55) contre l'idée d'une aspiration exercée sur le sang de la cavité thoracique par la dilatation de cette même

[1] R. Virchow; *Weitere Untersuchungen über die Verstopfung der Lungenarterie;* in *Gesammelte Abhandlungen*, 1856, pag. 232.

[2] Chap. VI, observ. 8.

cavité, et je ne puis accorder au poumon ou à la fraction de poumon qui continue d'inspirer, la conservation d'un privilége que l'inspiration n'implique pas à mon avis. Quant au rétrécissement de calibre observé du côté malade, et qui rejetterait aussi vers le poumon sain les immigrations emboliques, j'ai besoin, pour le croire en rapport avec les lésions pulmonaires, que des faits plus nombreux viennent renverser encore les prévisions du raisonnement. Ces lésions sont-elles de nature en effet à s'opposer au passage du sang dans le réseau capillaire, je vois derrière un obstacle l'artère se dilater sous la pression accrue du liquide; et si l'altération du parenchyme n'empêche pas la circulation, elle ne saurait plus contribuer qu'à l'accroître.

Embolies artérielles, 77 observations. — Ces 77 cas d'embolies artérielles ont pris naissance dans les diverses régions qui suivent[1] :

Grosses artères, 11 fois		Carotide primitive....	1 fois	(1)
		Aorte..............	8 —	(2)
		Conduit de Botall.....	2 —	(3)
Cœur gauche, 64 fois.	Cavités cardiaq., 16 fois.	Oreillette gauche.....	4 —	(4)
		Ventricule gauche....	12 —	(5)
	Orifices cardiaq., 43 fois.	Valvules aortiques....	10 —	(6)
		Valvule mitrale......	24 —	(7)
		Valvules gauches, sans préciser..........	9 —	(8)
	Cœur gauche, sans préciser..........		5 —	(9)
Néant....................................			2 —	(10)

[1] Voyez d'après les renvois du tableau les observ. au chap. VI. — (1) 54. — (2) 45, 53, 73, 91, 103, 104, 105, 129. — (3) 71, 75. — (4) 22, 34, 74, 111. — (5) 30, 47, 57, 90, 94, 96, 99, 102, 110, 113, 153, 154. — (6) 26,

Les chiffres de ce tableau parlent d'eux-mèmes, et leur langage confirme, en passant, les données que ce travail a déjà eu l'occasion d'enregistrer ; la rareté de la thrombose artérielle s'affirme dans le rôle effacé que joue sous nos yeux cette source spéciale, mais bien inactive, d'embolies périphériques. On voit encore que la thrombose cardiaque proprement dite et les cavités du cœur sont rarement le point de départ de ces redoutables émanations, et que c'est surtout aux orifices, sur les valvules de cet organe, qu'il faut placer leurs foyers les plus productifs. Entre les cavités du cœur, l'avantage reste manifestement aux ventricules, siége relativement préféré des lésions pariétales. Enfin la valvule mitrale, dans mes observations, a fourni deux fois plus d'embolies que les aortiques. Elle donne, toute seule, à peu près le même contingent que les autres points réunis de l'organe. Schutzenberger[1], sur une statistique de vingt cas, établissait cette même conclusion, que la valvule mitrale est la source la plus féconde des embolies artérielles.

37, 38, 43, 93, 108, 109, 114, 152, 155. — (7) 4, 11, 31, 32, 33, 35, 36, 44, 59, 67, 92, 95, 98, 100, 101, 107, 115, 116, 130, 137, 138, 141, 143, 149. — (8) 24, 25, 27, 28, 48, 56, 61, 122, 142. — (9) 10, 46, 49, 106, 124. — (10) 97, 127.

[1] Ch. Schutzenberger ; *De l'oblitération subite des artères par des corps solides ou des concrétions fibrineuses détachées du cœur ou des gros vaisseaux à sang rouge* ; in *Gaz. méd. de Strasbourg*, n° 2, 3, 4, 1857.

Le point d'arrivée des emboles, dont je viens de préciser l'origine, a été dans mes 77 exemples[1] :

Extrémités, 34 fois..		Aorte abdominale............		3 fois	(1)
		Art. des extrémités sup., 10 fois.	droite..	4 —	(2)
			gauche.	6 —	(3)
		Art. des extrémités inf., 21 fois.	droite..	13 —	(4)
			gauche.	8 —	(5)
Viscères, 31 fois.....		Artère coronaire cardiaque.....		3 —	(6)
		Artère cœliaque.............		1 —	(7)
		Artère coronaire stomachique...		1 —	(8)
		Artère hépatique.............		1 —	(9)
		Artère splénique.............		6 —	(10)
		Artère mésentérique supérieure.		9 —	(11)
		Artère mésentérique inférieure..		1 —	(12)
		Artère rénale...............		9 —	(13)
Cerveau, 56 fois.	Région antérieure, 45 fois.	Art. carotide primitive.	droite..	1 —	(14)
			gauche.	2 —	(15)
		Art. carotide cérébrale.	droite..	1 —	(16)
			gauche.	6 —	(17)
		Art. sylvienne.......	droite..	5 —	(18)
			gauche.	23 —	(19)
		Art. ophthalmique.....	droite..	2 —	(20)
			gauche.	4 —	(21)
		Artère cérébrale antér. gauche..		1 —	(22)
	Rég. post., 9 fois.	Artère basilaire ou ses divisions.		7 —	(23)
		Artère vertébrale............		2 —	(24)
	Région cérébrale diffuse...............			2 —	(25)

[1] Voyez d'après les renvois du tableau les observ. au chap. VI—(1) 25, 106, 113.—(2) 24, 25, 26, 143.—(3) 27, 46, 74, 127, 143, 155.—(4) 22. 26, 31, 38, 46, 47, 107, 108, 122, 124, 141, 142, 154.—(5) 27, 34, 46, 47, 122, 129, 142, 154.—(6) 11, 48, 99.—(7) 100.—(8) 100.—(9) 100.—(10) 11, 44, 46, 100, 114, 116.—(11) 22, 49, 71, 101, 102, 103, 111, 138, 153.—(12) 130.—(13) 11, 44, 48, 75, 93, 99, 104, 105, 149.—(14) 53.—(15) 4, 53.—(16) 56.—(17) 35, 36, 43, 53, 54, 90.—(18) 31, 32, 33, 45, 110.—(19) 28, 30, 34, 37, 44, 53, 54, 56, 59, 61, 67, 91, 92, 93, 94, 95, 96, 109, 114, 115. 137, 152, 153.—(20) 10, 11.—(21) 10, 11, 46 54.—(22) 137.—(23) 56, 57, 73, 74, 97, 98, 149.—(24) 34, 74,—(25) 48, 116.

Les artères des extrémités sont de beaucoup les moins atteintes ; la raison en est facile à concevoir. Les emboles artériels, maintenant qu'on les sait presque exclusivement originaires des orifices cardiaques, doivent se présenter à l'esprit sous la dimension presque constante des petites excroissances valvulaires ; qu'ils soient constitués par le tissu même de ces végétations ou par la fibrine déposée à leur surface, ils n'en reproduisent pas moins le volume de leurs verrucosités. Un semblable bouchon, engagé dans les artères des membres, s'avancera jusque dans les ramifications d'un diamètre analogue à celui des petites artères cérébrales, où ces corps ont été si souvent rencontrés. Dans ces conditions, les embolies des extrémités ne peuvent guère avoir de graves conséquences, soit que la région privée de son vaisseau trouve à se nourrir par l'intermédiaire du système capillaire environnant jusqu'à l'entière désagrégation de l'embole, soit que l'altération provoquée par l'obstruction vasculaire se maintienne dans des proportions trop modestes pour provoquer des réactions générales. Beaucoup de ces accidents sont ainsi soustraits à l'observation cadavérique, et lorsque la mort est alors le résultat d'une lésion coïncidente, d'une embolie cérébrale par exemple, l'absence ou la faiblesse des symptômes peut encore éloigner d'eux l'attention de l'observateur. Pour que la lésion dont il s'agit révèle sa présence, il faut qu'un assez gros vaisseau soit obturé par le caillot migratoire, et la production d'un caillot capable d'amener ce résultat est un fait relativement rare dans les cavités du cœur.

Quoi qu'il en soit, les embolies des extrémités fournissent encore matière à d'intéressantes comparaisons. Les extrémités supérieures ont été frappées deux fois plus souvent que les inférieures ; le mode de détachement de leurs vaisseaux nourriciers à la crosse et à la terminaison de l'aorte devait amener, pour le moins, une semblable inégalité. Mais ce qui surprend davantage, c'est l'alternance qui existe entre les répartitions latérales dans les deux ordres de régions que je viens de rapprocher ; tandis que le membre supérieur gauche a été atteint plus souvent que le droit, c'est le contraire qui s'est produit aux membres inférieurs, et le rapport, en se renversant, est resté sensiblement le même. Je ne puis en trouver les motifs. Il est aisé d'indiquer la cause qui accroît en haut les embolies du bras gauche, mais on ne voit nulle part celle qui multiplie en bas les invasions de la jambe droite. En haut, tous les caillots à peu près qui s'engagent dans la sous-clavière aortique iront échouer dans le membre correspondant, tandis qu'une partie de ceux qui pénètrent dans le tronc innominé seront détournés vers l'encéphale. En bas, les artères iliaques débutent avec symétrie, et si les dispositions anatomiques pouvaient y favoriser l'un des courants, le diamètre un peu supérieur de la bifurcation droite le céderait assurément à la direction moins anguleuse de la gauche. D'autre part, si le décubitus du côté droit m'a paru doué d'une influence douteuse sur la répartition des embolies pulmonaires, qui se produisent ordinairement sur des malades alités, je dois bien plus abandonner cette dernière ressource dans les circonstances actuelles, puisque les embolies artérielles apparaissent dans le cours d'une santé relative.

Je ne signale pas le nombre, également restreint, des embolies viscérales ; il ne saurait avoir pour moi une signification précise. L'embolie viscérale ne se fait guère remarquer d'elle-même ; on ne la recherche donc, en général, que dans les cas où la présence des embolies cérébrales et périphériques a éveillé l'attention ; même dans ces cas, elle a été souvent négligée, et plus d'une fois éliminée, faute de certitude à son égard.

La distribution des embolies cérébrales obéit aussi naturellement à des influences mécaniques. Nous retrouvons ici les effets de l'exiguïté habituelle des emboles à origine cardiaque ; presque tous arrivent aux petites artères du cerveau et dépassent l'hexagone de Willis. Pour peu que l'on réfléchisse à la naissance des artères vertébrales et des carotides, on concevra de suite pourquoi l'embolie postérieure du cerveau est représentée par un chiffre insignifiant en face du chiffre considérable réalisé par l'antérieure. Les emboles lancés par le cœur gauche vont se partager, en effet, entre les carotides et les sous-clavières; tous ceux qui se seront engagés dans les carotides sont presque invariablement acquis à la partie antérieure du cerveau ; mais ceux que les hasards de l'impulsion primitive a dirigés dans les veines sous-clavières ne réussiront qu'en bien petit nombre à entrer dans le canal presque récurrent de la vertébrale, et à gagner par cette voie le cervelet et les lobes postérieurs des hémisphères.

De même que les carotides l'emportent aisément sur les vertébrales, de même la carotide gauche justifie sans peine la préférence qu'affectent pour elle les corpuscules migrateurs ; la décharge embolique se partage à peu près en trois parts égales devant les trois grosses branches terminales de la crosse aortique ; car les dimensions supérieures du tronc bracchio-céphalique sont, en présence de cette distribution, un avantage que compense sa direction moins favorable. Or, tous les emboles engagés dans la carotide primitive gauche peuvent être considérés comme parvenus dans l'hémisphère cérébral gauche, et les emboles en nombre égal engagés dans l'artère innominée ont encore à se distribuer entre la carotide et la sous-clavière droite. Si l'on supposait ce dernier partage effectué d'une manière égale, l'infériorité numérique du côté droit serait déjà légitimement de moitié; mais le partage se fait-il également entre l'artère sous-clavière, qui est presque le prolongement du tronc innominé, et la carotide, qui forme avec lui un angle prononcé? Des chiffres, malheureusement trop faibles pour avoir une sérieuse autorité, témoignent du contraire. D'après mon dernier tableau, l'embolie a eu lieu 4 fois dans le bras droit contre 6 fois dans le bras gauche; la distribution étant égale entre les trois branches terminales de la crosse aortique, le tiers acquis au tronc innominé, s'il se divisait également entre la sous-clavière et la carotide primitive droite, devrait donner au bras droit un nombre d'emboles égal à la moitié de ceux du bras gauche, soit 3 dans le cas actuel. La proportion d'excédant acquise ici par le bras droit, ne peut l'être qu'au préjudice de l'hémisphère cérébral du même côté, déjà réduite de moitié sur le contingent de l'hémisphère gauche. Me voilà donc bien près d'avoir justifié le rapport de 36 à 9, qui exprime la différence entre les embolies gauches et droites du cerveau.

Si l'on ajoute aux notions précédentes sur la petitesse des concrétions migratoires et sur les avantages des trajets rectilignes les considérations qui ressortent de la distribution de la carotide elle-même, on ne sera plus étonné de voir les emboles, une fois engagés dans ce canal, échapper à la carotide externe plus petite et moins bien sur le prolongement du tronc commun que l'interne, échapper à l'ophthalmique, à l'artère communiquante postérieure et à l'artère du corps calleux, qui sont toutes plutôt des collatérales que des branches terminales, et venir s'enclaver définitivement dans la sylvienne; aussi trouvons-nous le rapport de 5 sur 9 pour exprimer ce résultat dans la sylvienne droite, tandis qu'il a été sur 36, de 23 dans la sylvienne gauche.

La statistique de Schutzenberger[1], d'accord quant aux points essentiels avec celle qui précède, donne pour résultat définitif l'ordre de supériorité que voici : artère sylvienne, carotide interne, artères des extrémités inférieures et supérieures, artères splénique et rénales, carotide externe, mésentérique.

Oppolzer[2] indique aussi comme la plus fréquente l'embolie de l'artère sylvienne. Meissner reconnaît[3] les priviléges de cette localisation, et la prédominance des embolies cérébrales gauches sur les droites, qui pour lui s'exprime seulement par le rapport de 16 à 11. Enfin Gerhardt[4] confirme par une statistique considérable dont les éléments précis m'ont fait défaut, la prérogative numérique de l'embolie sylvienne gauche, qui, sur 65 cas d'embolie cérébrale, s'est produite 35 fois dans la sylvienne gauche, et 16 seulement dans la droite.

[1] Ch. Schutzenberger, *loc. cit.*

[2] Oppolzer; *Zur Casuistik der Embolien;* in *Wiener med. Wochenschr*, n° 50, 1860.

[3] Meissner; *Beitrag zur Lehre von der Embolie und Thrombose, besonders in den Hirngefässen;* in *Schmidt's Jahrbuch*, 1861, n° 1.

[4] Gerhardt; *Uber Blutgerinnung im linken Herzohr;* in *Würzburg medic. Zeitschr.*, IV, 3, 1863.

La règle établie par Cohn[1], que les embolies cardiaques vont toujours du côté gauche, et principalement dans l'artère sylvienne, n'est donc erronée que par son trop d'absolutisme.

[1] B. Cohn; *Klinik der embolischen Gefässkrankheiten*. Berlin, 1860.

CHAPITRE IV

PHÉNOMÈNES PRODUITS PAR LES EMBOLES.

---

§ I.

Phénomènes communs aux emboles des diverses régions.

SOMMAIRE. — Action locale et directe des emboles. — Inflammation périphérique intra et extra-vasculaire.—Inconstance de ces derniers processus. — Expériences et interprétations de Virchow. — Sa théorie des emboles putrides et de l'infection purulente. — Expériences et théorie de Panum.— Opinion de l'auteur. — Phénomènes provoqués par l'embole à l'intérieur des vaisseaux. — Coagulations secondaires. — Enkystement de la concrétion. — Disparition de l'embole et rétablissement du courant sanguin. — Action commune indirecte des emboles. — Anémie locale et rayonnement hyperémique. — Arrêt de la nutrition : désordres fonctionnels, désordres nécrosiques. — Genèse des infarctus hémorrhagiques : théories de Virchow, Beckmann, Cohn, Niemeyer.—Hyperémie périphérique. —Ses conséquences générales. — Volume et forme des lésions emboliques. — Des emboles capillaires au point de vue de leurs effets spéciaux. — Abcès métastatiques et embolie. — Embolies secondaires de Feltz. — Embolies spécifiques.

Quand les caillots migrateurs ou les excroissances cardiaques plus ou moins analogues en composition, se sont définitivement enclavés dans une ramification vasculaire, deux ordres d'effets morbides se présentent à l'esprit comme la conséquence possible d'un semblable événement : l'embole est d'abord un corps étranger dont il faut rechercher l'action directe sur les tissus immédiatement en contact avec lui ; c'est en outre un obstacle à la circulation dont il faut étudier les conséquences plus éloignées sur la nutrition des parenchymes et les fonctions des organes intéressés.

L'action locale de l'embole sur les membranes vasculaires, et par contre-coup sur les tissus en contact avec ces membranes, a longuement exercé la sagacité de Virchow et de Panum, et reste loin d'être résolue encore. C'est ici que les embolies artificielles de Virchow ont produit des résultats importants, mais importants plutôt par les questions qu'ils ont posées que par les problèmes qu'ils ont résolus.

Lorsque le caillot migrateur vient s'enclaver dans une artère de gros ou moyen calibre, les réactions qu'il va provoquer se limiteront facilement aux membranes vasculaires. Nous savons en effet combien le tissu qui les compose est réfractaire aux excitations inflammatoires et mauvais conducteur de semblables phénomènes, et il suffit de songer à la résistance du tissu artériel au milieu des foyers phlegmasiques, pour concevoir comment les vaisseaux qu'il constitue laissent difficilement sortir de leur calibre des provocations morbides auxquelles ils permettent si rarement d'y pénétrer. Entourés par une gaîne de tissu cellulaire lâche, les vaisseaux que j'indique ont encore d'ailleurs des rapports assez peu intimes avec la matière même des organes. Ces dispositions anatomiques se modifient lorsque les artères sont parvenues dans les divers parenchymes qu'elles doivent alimenter; leurs tuniques amincies et bientôt incomplètes font partie, pour ainsi dire, de la substance qu'elles sillonnent, et les altérations morbides des unes et des autres vont être désormais à peu près solidaires. L'inflammation du vaisseau impliquera donc ici plus facilement l'inflammation du tissu, et on voit le but de la division arbitraire que je viens d'établir : les indécisions relatives à l'action directe du corps étranger n'auront, en effet, dans les artères de grosseur moyenne, qu'une importance secondaire, puisque leur entourage restera dans tous les cas étranger à cette action, et qu'elle pourra tout au plus rejaillir sur la destination ultérieure de l'embole ; dans les petites artères et les capillaires, elles enveloppent de leur obscurité toute la question des processus inflammatoires engendrés dans les parenchymes par la présence du corps étranger embolique.

Les autopsies manifestent, chez l'homme, l'inconstance de ces dernières réactions. Souvent les tissus sont trouvés parfaitement sains au niveau du caillot obstruant, même quand le contact en a été assez prolongé pour entraîner l'inflammation qui les envahit dans d'autres circonstances. Si l'on peut attribuer la tolérance des veines en présence des caillots qui les remplissent, des thrombus prolongés par exemple, à l'accroissement lent et graduel de ces corps étrangers, la même interprétation ne saurait profiter aux régions emboliquement obstruées, où la provocation a été subite. Est-ce donc que le contact de la fibrine serait, en sa qualité de substance animale, à peu près inoffensif pour les tissus qui doublent les membranes vasculaires ? Mais alors comment expliquer les réactions exceptionnelles qui se produisent, comment concevoir les résultats provoqués sur les animaux par les embolies artificielles de Virchow et de ses émules, et comment rattacher enfin les abcès métastatiques des poumons, les *processus lobulaires* des Allemands, au mécanisme embolique ?

Lorsque Virchow[1] entreprit de rechercher quels seraient les effets directs produits sur le tissu des poumons chez des animaux, par le contact de petits corps étrangers injectés dans leur système vasculaire, il s'attendait, d'après ces résultats inconstants des caillots emboliques chez l'homme, à ne pas trouver non plus des altérations fréquentes à la suite de ces embolies artificielles. Son attente fut trompée, la plupart de ses chiens offrirent des lésions inflammatoires du poumon plus ou moins étendues, mais toujours en rapport direct avec l'artériole obstruée et envahissant tout ou partie d'un lobule pulmonaire.

Son premier soin fut d'établir que les altérations observées étaient bien réellement des processus inflammatoires, de véritables foyers pneumoniques; or, à cet égard, aucun doute n'était possible, malgré certaines différences sur lesquelles il faut ici que la pathologie comparée s'explique. Lorsque les animaux avaient été sacrifiés de bonne heure, la lésion se présentait au premier degré, à la période d'engouement, qui n'est, on le sait, qu'une simple hyperémie inflammatoire et dont aucun caractère ne faisait défaut. Le parenchyme pulmonaire solide, compact, presque sec, vide d'air, ou à peu près, d'un rouge sombre, laissait sortir par la pression un liquide sanguinolent. Il y avait au milieu des éléments naturels, de grosses cellules sombres, complètement remplies de granulations graisseuses, les corpuscules d'inflammation de Gluge, ou cellules granuleuses de Vogel, mais que Virchow considère comme des cellules épithéliales en voie rétrograde, et nullement carac-

1 R. Virchow; *Weitere Untersuchungen über die Verstopfung der Lungenarterie und ihre Folgen*; in *Gesammelte Abhandl.*, 1862, pag. 263.

téristiques d'un état inflammatoire. Il y avait aussi, quand le champ du microscope avait été éclairci par l'acide acétique, de grosses cellules rondes et granuleuses contenant de 1 à 5 noyaux, et que d'autres observateurs auraient considérées comme des globules de pus. Mais Virchow, peut-être trop fidèle à ses idées connues sur la prétendue pyohémie, retrouvant dans le sang ces corps qui infiltraient ici les tissus, ne voulut y voir encore que de simples globules blancs, d'ailleurs très-abondants chez les chiens.

Lorsque les lésions étaient arrivées au second degré de la pneumonie, à la période d'hépatisation rouge, les mêmes réserves furent faites relativement à la présence des pseudo-corpuscules de pus, et la granulation resta seule pour caractériser la réalité de cette période. Or, la granulation rouge n'était pas bien dessinée, mais il y avait « dans le » parenchyme qui était d'un rouge sombre, des points plus » pâles, plus secs et plus solides, d'un gris ou d'un blanc » rougeâtre, qui s'accroissaient et devenaient en même » temps plus blancs et plus opaques. » Le microscope montrait que ces points étaient « des agrégats de vésicules » pulmonaires remplis d'une substance homogène, renfer- » mant des globules de sang, solide et devenant transpa- » rente après addition d'acide acétique ». Que manquait-il à la fausse membrane vésiculaire pour caractériser la vraie pneumonie, l'inflammation franche du parenchyme pulmonaire, que les Allemands appellent à tort croupale[1], et que les pathologistes français qualifient plus exactement par l'épithète de fibrineuse; que lui manquait-il, sinon

[1] Voyez Niemeyer; *Éléments de path. int. et de thérap.*, trad. franç., 1865, tom. I, pag. 153.

un peu plus d'élasticité ou d'abondance dans le dépôt fibrineux, pour produire d'une manière plus intense la saillie classique des vésicules ? Or, si l'on autorise avec Valleix[1] son absence chez les nouveau-nés, avec Hourmann et Dechambre[2] chez les vieillards, on peut bien accorder à Virchow que la même pauvreté en fibrine du sang chez le chien légitime aussi l'effacement de ce caractère dans la période d'hépatisation de la pneumonie canine. Ainsi, la nature des altérations observées par le vivisecteur prussien ne saurait être l'objet de la moindre hésitation, et c'est plutôt sur ses réserves que sur ses affirmations qu'on pourrait ici se séparer de Virchow. Je laisse du reste de côté les nécroses partielles du tissu pulmonaire qui se trouvèrent enveloppées quelquefois dans de vastes foyers inflammatoires, et que Virchow rattache avec raison, pour ces cas spéciaux, à l'excès même de la phlegmasie centrale ; quant à l'extension des altérations à la plèvre et les épanchements qui en furent plusieurs fois la conséquence, ils se rattachent aussi d'une manière toute naturelle à des phénomènes dont je n'ai pas ici à décrire la propagation et à expliquer le rayonnement, et dont je dois seulement rechercher les relations avec l'embole enclavé dans les vaisseaux.

Virchow avait fait ses expériences sur des animaux atteints de diarrhée ; il avait, en outre, négligé de soigner la plaie du cou, dont l'abondante suppuration compliquait les phénomènes morbides ; aussi crut-il pouvoir attribuer en

[1] Valleix ; *Cliniques des maladies des enfants nouveau-nés*, 1838.

[2] Hourmann et Dechambre ; *Arch. génér. de médec.*, 2e série, tom. X et XII.

partie à l'altération du sang, à l'état de septicémie, la facilité avec laquelle les lésions pulmonaires s'étaient produites. Mais des précautions ultérieures démontrèrent l'insuffisance d'une semblable hypothèse ; car après avoir opéré sur des animaux parfaitement sains, dont il recousait et pansait convenablement l'incision cervicale, les altérations du poumon conservèrent à peu près leur constance. L'opérateur était donc sur le point de conclure que tout corps étranger déterminait dans les vaisseaux et sur les tissus environnants des phénomènes d'irritation, quand le hasard le mit sur la trace d'une complication nouvelle. Il introduisit dans l'artère pulmonaire des fragments de caoutchouc, et les altérations caractéristiques firent désormais complètement défaut. Les chiens injectés avec cette substance avaient beau être sacrifiés successivement après 17, 26, 40, 60, 86, 120 heures, la lésion pulmonaire était régulièrement absente, et tout se réduisait à une irritation passagère des tuniques artérielles au niveau du morceau de caoutchouc ; tandis que les emboles fibrineux avaient déjà commencé de produire les effets décrits après 48 heures, les morceaux de sureau après 64, et que dans l'un et l'autre cas, cinq jours environ suffisaient à l'évolution complète et mortelle de la maladie. D'autre part, on découvrit que le sureau agissait en blessant directement par ses aspérités les parois vasculaires; que par conséquent les corps étrangers à l'organisme restaient inoffensifs si, comme le caoutchouc, ils n'étaient pas de nature à léser mécaniquement les organes; les caillots sanguins, les fragments de muscles, devaient donc précisément à leur nature animale les propriétés irritantes spéciales dont ils faisaient si manifestement preuve ! Il semblait qu'une lumière soudaine eût alors éclairé le mécanisme mystérieux des emboles ; car du moment que l'on pouvait opposer de la sorte des corps à composition relativement fixe et la substance putréfiable que les emboles animaux représentaient, c'était à une action chimique que revenait de droit l'influence irritante dont ces derniers paraissaient absorber le privilége. Bien plus, on expliquait à la fois l'inégalité si remarquable qui existait entre les succès de l'embolie artificielle et l'innocuité fréquente des caillots migrateurs naturels ; les substances empruntées à un animal pour être injectées à un autre, avaient nécessairement subi un certain degré de décomposition putride qui agissait chimiquement sur les tissus où elles se fixaient; et dans le corps humain les emboles variaient à l'égard de ces propriétés chimiques et de leurs suites morbides, selon qu'ils étaient détachés de thromboses spontanées ou de caillots imbibés des sucs irritants d'un foyer inflammatoire.

Je résume les importantes notions qui parurent découler de ces premières recherches. Relativement à la conduite des emboles naturels, un certain degré d'inflammation était constamment provoqué sur les tuniques vasculaires par tous les caillots arrêtés dans leur cavité ; mais tandis que cette réaction pouvait être assez légère pour borner ses effets le plus souvent transitoires à la paroi des vaisseaux, elle s'étendait aux tissus extérieurs dans des circonstances définies. Il suffisait que l'embole, au lieu d'avoir la composition normale d'un caillot ordinaire, fût pénétré de sucs putrides, pour qu'il fût apte à provoquer sur les membranes vasculaires les réactions intenses dont les tissus voisins devaient subir le retentissement; or le caillot pouvait puiser ces liquides septiques, soit dans le sang lui-même des individus atteints d'infection purulente, soit dans les foyers inflammatoires périphériques où les caillots primitifs avaient dû souvent se former.

Il y avait là toute une séduisante théorie de la métastase, et Virchow n'hésita pas à la formuler [1]. Pour lui, les abcès circonscrits des poumons, les processus lobulaires inflammatoires dans cette redoutable affection qui ravage les salles de clinique chirurgicale, qui exerce depuis si longtemps les méditations des pathogénistes, et qu'il a lui-même dépossédée de son nom de *pyohémie*, devaient bien plutôt leur origine à des emboles putrides qu'à des globules de pus absents. « Plus je vais, écrit Virchow [2], dans sa *Pathologie » cellulaire*, et plus je suis persuadé que ce mode de formation » est la règle générale. » Il est vrai que les poumons se trouvent seuls sur le trajet de semblables emboles, puisque les foyers d'infection et les thromboses intermédiaires siégent en général à la périphérie. Pour expliquer les abcès métastatiques des autres organes, en particulier du foie, qui fait ici concurrence à l'organe de l'hématose, on peut invoquer, en premier lieu, l'altération générale du sang : des caillots ou végétations émanés du cœur gauche portent alors dans les autres tissus et organes les sucs ichoreux dont le liquide nourricier les imbibe. On fait intervenir d'autre part la présence d'un foyer central de putridité, d'un ulcère du cœur : l'endocardite ulcéreuse, connue maintenant en France par les travaux de Charcot et Vul-

[1] R. Virchow ; *Embolie und Infection;* in *Gesammelte Abhandl.*, 1862, pag. 636.

[2] R. Virchow ; *La pathologie cellulaire*, trad. de Picard, 1861, pag. 170.

pian [1]; et qui infecte le sang, comme on le sait, de ses détritus putrides, peut altérer de la même façon les petits emboles qui se détachent de la plaie cardiaque, et joindre ainsi aux troubles typhoïdes généraux les localisations métastatiques dont on avait si vainement recherché le mécanisme. Enfin, en l'absence de toute altération centrale, il faudrait admettre que des embolies capillaires, traversant le poumon sans s'y enclaver, peuvent venir échouer dans le système aortique, disséminant ainsi dans tous les viscères les lésions qu'une pareille théorie semblait, contrairement aux faits, devoir concentrer en un seul.

Les expériences de Panum ont confirmé dans certains points, détruit dans certains autres, les conclusions de Virchow.

Il ressort de ces nouvelles investigations [2] que les substances incapables d'agir chimiquement sur les tissus restent inoffensives, à moins qu'elles ne puissent les blesser directement comme le sureau. Ainsi, la poussière de charbon agit comme cette dernière substance; mais la cire suspendue en gouttelettes dans une solution de gomme provoque aussi peu de réactions que le caoutchouc. Les globules de mercure, il est vrai, ne peuvent déchirer par leurs angles, et la nature métallique de leur substance ne saurait être par elle-même une cause de provocation, puisque des boulettes de cire dorées ou argentées sont absolument inoffensives; cependant, loin de se borner à être encapsulées comme les gouttelettes de cire,

[1] Charcot et Vulpian; *Note sur l'endocardite ulcéreuse aiguë à forme typhoïde;* in *Mémoires de la Soc. de biologie*, 1862, pag. 205.

[2] Panum; *Experimentelle Beiträge zur Lehre von der Embolie;* in *Virchow's Archiv*, Bd. 25, Heft 3 et 4. — *Smidt's Jahrb.*, n° 2; 1863.

celles de mercure enflamment et font suppurer les tissus. Leurs effets contradictoires sont dus à la formation de sels irritants et se rapportent à une action chimique. Jusqu'ici les idées de Virchow sont plutôt développées que contredites.

Mais l'harmonie s'arrête devant les embolies animales. L'influence exercée par l'état de putridité du sang sur les propriétés immédiates de l'embole est le premier objet des contestations de Panum. Cet expérimentateur est arrivé à reproduire, par l'injection de substances putrides, les phénomènes généraux de l'intoxication septicémique[1], et, lorsque le liquide avait été bien filtré, aucun phénomène inflammatoire n'apparaissait dans les poumons. Sans doute l'état de dissolution du sang disposait les tissus en général aux infiltrations séreuses ; mais dans les cas où une embolie ordinaire avait coïncidé avec la production de cet état, l'altération spéciale que je signale se montrait de préférence, comme cela paraît du reste naturel, dans les parties du poumon dont les vaisseaux étaient restés ouverts, tandis qu'autour des emboles, sous la provocation des sucs ichoreux retenus dans leur substance, les lésions n'étaient pas différentes de ce qu'elles sont sous les auspices d'une composition normale du sang. De plus, on ne peut admettre que l'imbibition des caillots par les sucs inflammatoires immédiatement puisés aux foyers d'origine leur donne réellement des propriétés excitantes. Des bouchons de substance albuminoïde, préalablement desséchés et garantis ainsi pour quelque temps contre leur propre décomposition, bien qu'on les eût imbibés de li-

[1] Panum; *Biblioth. for Laeger*, april 1856, pag. 253-285.

quides putrides, se bornaient en effet à s'enkyster, d'après les expériences de Panum.

Ni le sang altéré de l'infection purulente, ni le suc putride des foyers périphériques, ne peuvent donc conférer à l'embole les aptitudes inflammatoires qui le caractérisent et qui paraissent coïncider cependant avec le concours de cette double circonstance; à quoi donc attribuer, d'une part la production des processus lobulaires emboliques, et de l'autre leur relation avec les causes habituelles des métastases?

Or, voici ce que disaient encore à cet égard les expériences que j'analyse. Si les substances azotées, préalablement desséchées et rendues ainsi plus stables dans leur composition, restent inoffensives au sein des tissus, qu'elles soient ou non imbibées de sucs putrides, il n'en est pas ainsi des substances albuminoïdes, elles-mêmes en voie de décomposition; les emboles de cette catégorie déterminent des inflammations plus ou moins étendues autour d'eux. Panum trouve dans cette circonstance significative la clef du mécanisme morbide : pour que des processus inflammatoires soient le résultat d'obstructions vasculaires emboliques, il faut que le corps étranger se décompose lui-même au sein des tissus.

Il ne restait plus qu'à préciser pourquoi, dans les embolies naturelles, le bouchon vasculaire tantôt épargne, tantôt enflamme les parenchymes. Des chiens furent injectés avec des caillots de sang tout frais, afin d'imiter, autant que possible, les conditions des embolies spontanées, et on put voir qu'une partie seulement de ces obstructions spéciales avaient amené des inflammations consécutives. Ces faits, parfaitement conformes aux procédés de la nature, se pliaient facilement avec eux, selon le rival de Virchow, sous le joug de la précédente interprétation; car parmi les emboles de sang fraîchement caillé, les uns, ratatinés et dissous, n'avaient produit aucun désordre autour d'eux, et ceux qu'entourait un cercle inflammatoire étaient engagés dans les phases normales de leur décomposition.

C'est donc l'acte même de la décomposition du caillot qui entraînerait les manifestations phlegmasiques; bien qu'il me soit difficile de confondre, à cet effet, la régression normale de la fibrine avec un phénomène de putréfaction, je poursuis, pour le moment, sans réticences, l'exposition des faits, le déroulement des théories. Or, la difficulté, reculée, subsistait en entier, puisque, si l'on voulait comprendre pourquoi tous les caillots emboliques ne déterminaient pas des processus lobulaires, il fallait établir à quoi tenaient précisément les chances variables de leur décomposition. Panum ne trouve *à priori* que trois conditions pouvant dominer les alternatives du phénomène.

La composition variable du sang de l'individu chez qui se produit l'embolie. Mais en montrant que les altérations putrides de ce liquide restaient sans influence sur les propriétés inflammatoires des emboles, l'auteur s'était par avance interdit cette première solution.

La différente qualité des substances qui composent les concrétions erratiques. Les distinctions possibles ne sont pas ici bien nombreuses; du moment que les sucs étrangers qui peuvent pénétrer les caillots restent nécessairement en dehors de la comparaison, il n'y a plus en présence que les masses fibrineuses des coagulations sanguines ou les éléments figurés des végétations organisées. Il était naturel de supposer *à priori* que ces dernières résisteraient plus longtemps à la décomposition putride ; mais les faits assimilaient manifestement ces deux ordres d'emboles au point de vue de leurs conséquences inflammatoires ; Panum rappelle lui-même que les caillots identiques par leur origine variaient complètement dans leurs effets, et renonce ainsi de bonne grâce au concours de cette seconde hypothèse.

Une seule restait possible aux yeux de l'expérimentateur allemand, et son isolement la lui fit accueillir : si des emboles identiques déterminent dans le même poumon des effets aussi variables, cela tient à des circonstances spéciales aux diverses parties de l'organe envahi, et qui réservent dans certains points au caillot migrateur des conditions plus ou moins favorables à sa décomposition : comme par exemple le voisinage de bronches plus ou moins grosses, plus ou moins aérées, plus ou moins imbibées de sécrétions catarrhales.

Avant d'opposer à ces détails une interprétation différente, je dois tirer des faits exposés par Panum une conséquence qu'ils impliquent contre les conclusions de Virchow et que leur observateur a oublié de formuler : c'est qu'ils ruinent de fond en comble la théorie du professeur prussien sur l'origine métastatique des abcès péri-emboliques. Sans doute l'infection purulente pourra prétendre encore à justifier par des embolies inflammatoires la localisation de ses abcès multiples, et je réserve pour la fin de ce chapitre l'appréciation de cette théorie spéciale, afin d'avoir sous la main tous les éléments de cet important procès ; mais du moment où la septicité du sang, où la pénétration des sucs putrides, n'ajoute et ne retranche rien aux propriétés inflammatoires du caillot migrateur, c'est par d'autres influences qu'il faut justifier l'efficacité de ses excitations. Or, si les hypothèses par lesquelles Panum explique à son tour cette action directe des emboles sur les tissus ambiants sont elles-mêmes manifestement contestables, j'ai à leur substituer une explication plus en rapport, selon moi, avec les faits constatés par ces deux adversaires.

Les vivisections qui précèdent ont en effet mis hors de doute, conformément aux témoignages des autopsies cliniques, que les emboles de toute nature, et particulièrement ceux de substance animale, peuvent réellement déterminer autour d'eux un rayonnement inflammatoire; elles ont démontré de même que la production des abcès péri-emboliques n'est qu'une conséquence fortuite de ces obstructions vasculaires.

Si je cherche maintenant dans les parenchymes obstrués les motifs d'une inconstance que Panum et Virchow ont vainement poursuivie dans la constitution propre de l'embole, je suis d'abord frappé par un fait remarquable : c'est que les poumons et le foie sont les seuls organes où les caillots migrateurs possèdent réellement les propriétés irritantes dont nous voulons pénétrer la manière d'agir.

Les immigrations vasculaires n'ont jamais produit dans les muscles des abcès circonscrits; et quant aux obstructions emboliques de la rate, des reins, du cerveau, on verra plus tard que leurs effets ne sont rien moins qu'inflammatoires; que le ramollissement cérébral, les infarctus viscéraux et la gangrène des membres, proviennent de la substance putride d'un athérome, de la surface en suppuration d'un ulcère cardiaque, ou d'un simple caillot fibrineux formé sur une valvule rugueuse, la lésion secondaire n'en est pas moins identique, dans ces diverses origines, comme dans ces différentes régions, et c'est la mortification des tissus qui en fait uniformément les frais.

Restent donc, comme je le disais, les poumons et le foie. Les expériences de Virchow et de Panum ont eu toutes pour objectif l'organe de l'hématose; et il reste incontestable, je le répète, que les embolies veineuses déterminent dans le premier de ces organes des pneumonies lobulaires et des foyers circonscrits de véritable suppuration. Les travaux relatifs à l'embolie de la veine-porte ont motivé sans doute quelques réserves sur la subordination un peu arbitraire de la lésion hépatique aux maladies intestinales et sur la justesse constante du diagnostic; mais les conséquences mêmes de cet accident morbide ne pouvaient participer à ces hésitations, et s'il y a eu réellement embolie, il n'est pas discutable que l'hépatite et la suppuration du foie n'en aient été la conséquence. Les déclarations de Frerichs[1], Cruveilhier[2], Dance[3], etc., ne laissent aucun doute à cet égard, et les conséquences des obstructions emboliques observées par Oppolzer[4] et Thüngel[5] dans les divisions de la veine-porte ont été nettement déclarées de nature inflammatoire.

Je ferai remarquer, d'autre part, que le poumon et le foie ont le privilége exclusif d'une double circulation; l'aorte pulmonaire et la veine-porte envoient à l'un et

[1] Frerichs, *loc. cit.*

[2] Cruveilhier, *loc. cit.*

[3] Dance, *loc. cit.*

[4] Oppolzer, *loc. cit.*

[5] Thüngel, *loc. cit.*

l'autre organe un sang comparable par sa veinosité, et les artères bronchiques et hépatiques versent également aux deux parenchymes des liquides assimilables par leur rutilance. Les emboles artériels, dont les lésions cardiaques inondent littéralement le foie, provoquent, comme on va bientôt en acquérir la conviction, des infarctus essentiellement gangréneux, de véritables foyers de mortification; et bien que l'obstruction des canaux bronchiques par des concrétions errantes n'ait pas encore été observée, je puis, sans témérité, lui accorder par avance le caractère commun à toutes les embolies artérielles des viscères. C'est, en revanche, dans les ramifications de l'aorte pulmonaire et de la veine-porte que sont venus constamment échouer les corps obstruants dont on a constaté les effets phlegmasiques. Désignant donc ici chaque classe de vaisseaux par les propriétés communes de leur contenu, je puis ajouter aux précédentes la nouvelle acquisition que voici : c'est que les pneumonies et les hépatites emboliques sont le résultat exclusif des obstructions veineuses.

Voilà les faits ; je passe à l'enseignement qui en découle.

Cela frappe tout d'abord l'esprit, de voir ainsi l'action inflammatoire des emboles se restreindre au tissu du poumon et à celui du foie, et n'exister encore dans ces deux derniers organes que lorsque l'embolie a eu pour origine les veines de la circulation générale ou les racines de la veine-porte. Il y a dans l'agencement significatif de ces deux circonstances la révélation complète du mystère. Si le contact du corps étranger avait réellement, par une cause ou par une autre, quelque influence directe, on ne voit pas pourquoi tous les autres tissus lui échapperaient; et, au contraire, si des organes distincts répondent d'une manière différente à des provocations uniformes, la raison de ces alternatives doit être évidemment demandée aux conditions variables de la localité envahie. Bien plus, le poumon et le foie obéissent diversement eux-mêmes aux provocations identiques des caillots étrangers, suivant que ces derniers arrivent dans les ramifications des artères hépatiques et bronchiques ou dans les subdivisions de la veine-porte et de l'aorte pulmonaire; on voit donc bien que le caillot n'est jamais responsable, et que sa situation spéciale peut seule contenir la raison du phénomène. Si maintenant les deux situations où le fait exceptionnel se produit se trouvent douées d'une particularité commune et exclusive qui le rende possible, il semble qu'il ne puisse rester désormais aucun doute dans l'esprit le plus sceptique; c'est précisément ce qui a lieu dans l'embolie veineuse des poumons et du foie.

Virchow termine ses considérations sur le mécanisme de la pneumonie embolique par des conclusions logiques si la prémisse est acceptée, et dont les conséquences considérables méritent qu'on les signale. Voilà le tissu du poumon s'enflammant en présence d'un embole qui, s'il l'irrite d'une part, empêche de l'autre le sang d'arriver dans ses mailles. La présence du sang dans un organe, conclut le pathologiste allemand, est donc entièrement sans influence sur la marche de l'inflammation, et les émissions sanguines n'agissent pas sur les phlegmasies en appauvrissant le liquide nourricier des tissus où elles siégent; car, s'il en était ainsi, l'obstruction de l'artériole pulmonaire devrait, en supprimant l'afflux du sang, empêcher les résultats que nous lui voyons au contraire produire. Je crois, je l'ai dit ailleurs, avec Virchow, que l'inflammation consiste primitivement en effet dans l'irritation nutritive des éléments anatomiques ; mais je ne comprendrais pas, je l'avoue, que l'accroissement des propriétés assimilatrices pût se donner libre carrière en l'absence de son indispensable complice, des matériaux mêmes de la nutrition. Que l'exagération de la faim soit la cause première d'une indigestion, c'est croyable; mais que l'indigestion ait lieu sans aliments, cela devient à coup sûr plus difficile à concéder. Je suis, pour mon compte, si bien porté à reconnaître au contraire l'influence, sur le développement des phénomènes inflammatoires, de l'hyperémie produite par l'irritation nutritive elle-même, que je vais jusqu'à admettre l'excitation possible de cette irritation nutritive par la sollicitation directe d'un plasma trop riche et trop abondant. Sans doute la congestion d'un organe ne peut en déterminer l'inflammation, mais elle peut réveiller dans la cellule, par les provocations d'une alimentation accrue, des tendances assoupies à l'exaltation de son activité assimilatrice. Je ne crains assurément pas d'être contredit par la pathogénie la plus scrupuleuse, quand je reconnais de la sorte à l'hyperémie primitive une propriété sans laquelle bien des relations morbides resteraient absolument inexplicables. Les fluxions réflexes dépendant d'impressions extérieures ou internes, qui expliquent si bien le mécanisme d'une quantité de phlegmasies, d'une pneumonie, par exemple, contractée par l'impression du froid sur le revêtement cutané, si on les déclare impuissantes à provoquer l'inflammation, cesseront de relier entre eux des troubles physiologiques dont elles seules peuvent justifier les rapports. Eh bien! loin de prouver, selon Virchow, que l'évolution d'une phlegmasie peut se passer de sang pour reproduire ses diverses phases, les phénomènes inflammatoires dont le voisinage des obstacles emboliques est le siége, se déroulent si manifestement, selon moi, au milieu d'un accroissement réel du plasma nutritif, qu'on peut le comparer à une véritable congestion et y voir la raison naturelle des phlegmasies occasionnées par les emboles. Pour arriver à la solution que je poursuis, il s'agit donc de démontrer que l'obstruction des artères pulmonaires et des divisions de la veine-porte congestionnent, au lieu de l'anémier, le tissu auquel se distribuent ces vaisseaux.

Si l'artère hépatique est incontestablement le canal préposé à la nutrition du foie, on ne saurait refuser aujourd'hui le privilége d'une destination semblable aux artères bronchiques qui pénètrent la substance du poumon.

Les notions histologiques, en premier lieu, sont entièrement favorables à l'opinion que je viens d'émettre; depuis qu'Arnold[1] a rattaché, dans le parenchyme pulmonaire, le réseau capillaire superficiel de la muqueuse bronchique à celui des vésicules et de la petite circulation, la distribution relative des deux systèmes artériels se présente sous un aspect bien plus conforme aux réalités physiologiques; le réseau sous-épithélial, manifestement destiné aux seules fonctions de l'hématose, reçoit le sang de l'artère pulmonaire; tandis que le réseau profond, situé sur le prolongement des artères bronchiques, se présente

1 Arnold; *Lehrbuch der Physiologie des Menschen*. Zurich, 1839.

comme chargé d'alimenter les profondeurs du parenchyme. F. Leydig se prononce nettement sur les finalités de cette disposition : « les vaisseaux pulmonaires, dit-il, renfer- » ment le sang qui doit être revivifié, et les vaisseaux bron- » chiques servent à la nutrition du parenchyme pulmo- » naire [1]. » Du reste, les deux systèmes présentent de nombreuses anastomoses, et, comme ils n'ont pas à se suppléer dans des fonctions manifestement distinctes, il est déjà probable que ces communications ont précisément pour but d'étendre la sphère d'action nutritive des artères bronchiques. On sait que l'élasticité des parois artérielles qui doit niveler les intermittences des impulsions sanguines et uniformiser le mouvement du sang, ne réussit qu'incomplètement, à cause de la brièveté de l'artère pulmonaire, à atteindre ce résultat dans la petite circulation, tandis qu'il est à peu près complet sur les limites de la grande. Il résulte donc de cette disposition spéciale qui fait arriver le sang du cœur droit directement, le sang du cœur gauche après un long détour artériel, dans les deux réseaux juxtaposés, que les capillaires de l'hématose reçoivent une ondée saccadée, tandis que ceux de la nutrition sont parcourus par un courant constant ; quand la tension oscillante du premier s'abaisse, la pression constante du second doit introduire dans le réseau de l'hématose du sang artériel, et une semblable disposition anatomique ne peut avoir de raison d'être évidemment que la nécessité de nourrir aussi les couches superficielles de la muqueuse pulmonaire.

[1] Franz Leydig ; *Traité d'histologie comparée*. Trad. de Lahillonne. 1866, pag. 419.

La physiologie confirme à son tour ces prévisions que l'anatomie autorise. Nous ne pensons plus avec Lavoisier que le sang se vivifie immédiatement dans les poumons, sous l'action directe de l'oxygène absorbé; s'il arrive déjà rutilant sans doute par les veines pulmonaires dans le cœur gauche, l'endosmose gazeuse ne lui a transmis encore, avec le titre de sang artériel, que les apparences du sang nutritif, et les oxydations lentes qui doivent le purifier pour les besoins de l'assimiliation, commencées dans les grosses branches (Estor et Saintpierre[1]), ne s'achèveront, on le sait, que dans les capillaires généraux du système vasculaire (Milne-Edwards[2]). Si donc le sang du cœur droit est incapable de nourrir le tissu pourtant si fortement animalisé du poumon, il faut bien de toute force demander aux artères bronchiques une contribution indispensable, et qui justifie d'ailleurs leur pénétration, autrement sans prétexte, au sein du parenchyme pulmonaire.

Mais ce n'est pas tout; une expérience pleine d'intérêt[3] et dont le mérite revient précisément à Virchow, a mis directement en évidence la destination nutritive des artères bronchiques. Un chien chez lequel avaient été introduits trois fragments de caoutchouc dans l'artère pulmonaire, est sacrifié au milieu d'une santé parfaite, trois

[1] Estor et C. Saintpierre; *Du siége des combustions respiratoires;* in *Journal de l'Anat. et de la physiol. de l'homme et des anim.* 1er avril 1865.

[2] Milne-Edwards; *Todd's Cycloped. of anatomy and physiology.* 1836, article Blood.

[3] R. Virchow; *Weitere Untersuchungen;* in *Gesammelte Abhandl.* 1862, pag. 294.

mois après l'opération. Le cœur est normal, les poumons sains et partout aérés. Les vaisseaux du lobe inférieur sont si complètement obstrués qu'une injection poussée par le tronc principal ne peut dépasser les obstacles. Cependant des ramifications vasculaires superficielles très-nombreuses partent de la racine du poumon et s'étendent sur tout le lobe oblitéré; les artères bronchiques sont élargies et un réseau très-serré de vaisseaux dilatés unit sous la plèvre, par un large développement de la circulation collatérale, les artères intercostales avec les bronchiques. Ainsi le tissu du poumon a continué de se nourrir malgré la suppression complète de sa petite circulation, et, comme pour ne laisser aucun doute sur la voie par laquelle lui est arrivé le liquide nourricier, l'élargissement des canaux qui longent les bronches, l'établissement de communications supplémentaires entre ces canaux et l'aorte, viennent témoigner sur la route qu'a prise le courant accru de l'alimentation. Entraîné par l'éloquence d'un pareil fait et sans avoir conscience de la contradiction où il s'engage, Virchow n'hésite en aucune façon à établir lui-même la notion spéciale dont je veux ici m'assurer contre lui le concours.

C'est donc bien par les vaisseaux bronchiques que se fait la nutrition de l'organe pulmonaire, et il faut en revenir, après une longue période de doute, à la théorie qui dès le principe frappa par son évidence l'anatomiste Ruysch[1] découvrant ces branches artérielles. Devant cette acquisition tombent tout d'abord les inductions que Virchow

[1] Ruysch ; *Delucidatio valvularum in vasis lymphaticis.* 1727, p. 19. Observ. anat. XV.

édifie sur le prétendu développement de l'inflammation embolique en l'absence de tout liquide alimentaire ; on le voit, les éléments du poumon ne manquent nullement des matériaux nécessaires à l'évolution de leur irritation nutritive, puisque par l'embolie de l'artère pulmonaire l'accès du liquide qui les nourrit n'est en aucune façon intercepté. J'ai avancé qu'il était accru, et c'est son affluence que j'ai voulu préposer au mécanisme des phlegmasies péri-emboliques ; je suis maintenant en mesure de démontrer ce résultat. Il me sera facile en effet, après les explications qui précèdent, d'établir les raisons physiologiques d'une hyperémie dont l'expérience de Virchow nous offre déjà les traces incontestables.

Je viens de montrer que le sang destiné aux endosmoses gazeuzes arrivait par les divisions de l'aorte droite dans les capillaires superficiels des canalicules pulmonaires, tandis que le liquide chargé de nourrir l'appareil de la respiration pénétrait dans les capillaires profonds de son parenchyme par les ramifications bronchiques de l'aorte gauche ; j'ai rappelé en même temps que des anastomoses reliaient abondamment les deux réseaux. La conséquence immédiate d'une disposition semblable, c'est que l'arrêt du sang dans les artères pulmonaires livre nécessairement l'accès du réseau superficiel au contenu des artères bronchiques ; la place abandonnée dans ce réseau par ses tributaires habituels sera nécessairement comblée par l'arrivée maintenant régulière d'un sang que j'ai montré plus haut ne devoir y être admis que par intervalles ; si j'ajoute que les capillaires de l'hématose[1] sont les plus gros et les

[1] Georges Pouchet ; *Précis d'histologie humaine*. 1864, pag. 285.

plus serrés de toute l'économie, on concevra dans quelle forte proportion va être augmentée sur ce point de l'organe la quantité du véritable sang alimentaire. Ainsi la surface aérienne du poumon, sans recevoir, il est vrai, plus de liquide qu'à l'état normal, se trouve, par le fait, réellement congestionnée, puisqu'au lieu de sang veineux c'est du sang artériel qui lui arrive. Quel que soit le caractère exceptionnel de cette hyperémie particulière, elle n'en a pas moins droit à toutes ses conséquences, et la pneumonie embolique peut y trouver déjà une légitime raison d'être.

L'inflammation produite par les caillots enclavés dans la petite circulation du poumon est suffisamment expliquée par cette congestion vésiculaire, soit que l'altération se borne à la cavité des canalicules, soit que l'irritation gagne par continuité de tissu les régions interstitielles du parenchyme. Mais l'autre réseau capillaire de l'organe me paraît devoir être à son tour, dans ces circonstances, le siége d'une manifestation analogue; et tandis que la superficie des petites bronches et des canalicules recevra du sang plus excitant que celui dont elle est ordinairement pénétrée, les profondeurs où le réseau bronchique apporte une dose déterminée de liquide nourricier, verront augmenter aussi les proportions de leur contingent habituel.

Si l'on établissait le rapport des pressions que supportent les deux réseaux capillaires des poumons d'après celui qui existe entre la tension de l'aorte et celle de l'artère pulmonaire, il est certain, comme je l'ai dit plus haut, qu'il faudrait concevoir environ comme trois fois plus faible le terme qui représenterait la force expansive des capillaires de l'hématose. Mais la différence que cette proportion indique s'atténue en partie déjà, d'après les expériences de Spengler [1] et le contrôle de Marey [2], puisqu'il se produit une certaine décroissance dans la pression exercée sur les tubes à mesure qu'on s'éloigne de l'orifice par lequel pénètre le liquide. S'il faut reconnaître, avec Béclard [3], que cette déperdition de force est en effet trop peu considérable pour invalider sensiblement la loi de Poiseuille [4] sur l'uniformité de la tension dans un même système artériel, il y a dans la disposition particulière des artères bronchiques une particularité qui doit, en revanche, abaisser dans une bien autre mesure le chiffre manométrique qu'elles transmettent aux capillaires interstitiels des poumons : c'est le détachement de ces artères à angle plus ou moins droit du tronc aortique. Contre l'uniformité de tension imposée par Poiseuille et devant la cause unique de décroissance invoquée par Marey, je suis étonné qu'aucun physiologiste n'ait signalé jusqu'ici cette raison considérable d'inégalité que l'hémodynamomètre, s'il était applicable en pareille circonstance, accuserait assurément. Mais puisque l'affirmation de Poiseuille a pour seule garantie la généralisation arbitraire de constatations nécessairement limitées, et que Marey lui-même a établi sa loi de décroissance sur l'observation de l'écoulement des liquides dans des tubes inertes, je puis appuyer, à mon tour, sur une argumentation qui n'est pas plus indirecte, la démon-

1 Spengler ; *Uber die Stärke des arteriellen Blutstroms* ; in *Muller's Archiv. für Anat. und Phys.* 1844, pag. 55.

2 Marey ; *Phys. méd. de la circul. du sang.* 1863, pag. 145.

3 J. Béclard ; *Traité élémentaire de physiologie.* 1866, pag. 237.

4 Poiseuille ; *Sur la pression du sang dans le système artériel* ; in *Comptes-rendus hebdomadaires de l'Académie des sciences*, II. 1860.

stration du fait que je viens d'avancer. Or une expérience spéciale n'est même pas ici nécessaire, et il suffit, pour rendre manifeste l'énorme déperdition occasionnée par l'angle d'émergence des artères bronchiques, de rappeler les résultats d'une observation que tout le monde a faite. Qui n'a vu, quand l'eau s'écoule sous une certaine pression à travers un tube droit ouvert à la fois latéralement et à son extrémité, le jet qui prolonge la colonne intérieure du liquide acquérir une longueur infiniment plus considérable que le jet détaché perpendiculairement de cette même colonne. La façon dont les artères bronchiques abandonnent la direction primitive de la colonne sanguine reproduit exactement la situation désavantageuse que je viens de retracer; je dis exactement, car en raison du cercle continu décrit par le liquide nourricier dans les vaisseaux du corps vivant, le système vasculaire doit être comparé à un tube ouvert et ne saurait bénéficier d'une manière absolue de l'équilibre de pression qui s'établit, par la balance des résistances, dans un appareil fermé de toute part. Ainsi, malgré l'infériorité de l'impulsion cardiaque droite, je crois que la tension des capillaires superficiels du poumon, qui la représente à peu près intégralement, doit être plus prononcée en définitive que celle des capillaires profonds, retentissement très-affaibli de l'impulsion cardiaque gauche, et je vois même dans les dimensions relatives des deux réseaux la confirmation anatomique de ma supposition. En voici maintenant les conséquences : si la tension du sang est réellement plus considérable dans les capillaires de l'hématose que dans ceux de la nutrition pulmonaire, la pression latérale des premiers doit rétrécir évidemment dans les conditions normales l'aire de circulation appartenant aux seconds; tandis que lorsque les deux réseaux, par l'obstruction des rameaux de l'artère pulmonaire, reçoivent avec un sang de même origine une répartition plus égale de la pression latérale, l'empiétement habituel n'a plus de raison d'être, et le parenchyme peut admettre dans ses propres vaisseaux une proportion accrue de liquide alimentaire.

Je donne pour ce qu'elle est, pour une simple hypothèse, cette théorie basée sur une comparaison hémodynamique dont il est impossible actuellement de fixer les termes exacts. Mais quel que soit le sort réservé à cette appréciation accessoire, et j'ajoute maintenant, malgré l'inexactitude attribuée par le rapport de la Commission bordelaise[1] aux détails sur lesquels elle repose, il n'en reste pas moins certain que l'embolie pulmonaire remplace dans le tissu du poumon, par du sang artériel et excitant, le sang appauvri dont elle interdit l'accès, et que, sans augmenter peut-être dans la substance de l'organe la quantité générale du fluide en circulation, elle accroît bien réellement celle du liquide nutritif. N'est-ce pas, je le répète, reproduire de l'hyperémie les caractères précisément en rapport avec son pouvoir de provoquer des phlegmasies?

Dans le foie, la raison des phénomènes relève d'une interprétation équivalente, et qu'il est plus facile encore de légaliser. L'artère hépatique est ici sans hésitation le vaisseau nourricier de l'organe, auquel la veine-porte distribue, selon Schiff[2], les matériaux de la production biliaire; par

[1] Vergely; *Rapport sur les mémoires envoyés au concours de 1867*; in *L'Union médicale de la Gironde*, mai 1868, pag. 289.

[2] M. Schiff; *Ueber die Rolle des pancreatischen Saftes und der Galle bei Aufnahme der Fette*; in *Untersuchungen zur Naturlehre des Menschen und der Thiere*, 1857, tom. II, pag. 345.

suite, quand les emboles arrivés du cœur gauche ferment ainsi les canaux destinés à l'alimentation du foie, ils déterminent des infarctus dont le mécanisme, nous le verrons bientôt, réside précisément dans l'arrêt de la nutrition; au contraire, quand les caillots obstruants parviennent dans les branches terminales de la veine-porte, ils rendent disponible le vaste réseau capillaire qui en distribue les dernières ramifications autour et au centre des *acini*, et qui leur est commun avec les subdivisions des artères hépatiques (Morel). Au lieu de recevoir un mélange de sang veineux et artériel, la substance entière de l'organe se remplit dès-lors de sang rutilant, et se laisse envahir avec lui par les provocations inflammatoires, qui sont la conséquence inséparable de l'encombrement alimentaire.

Sans doute, et je l'ai déjà reconnu, l'hyperémie n'implique pas l'inflammation, et s'il est incontestable qu'elle s'accompagne constamment de sollicitations phlegmasiques, il n'est pas nécessaire que ces provocations soient toujours efficaces. Mais cette irrégularité d'action est un argument de plus en faveur de l'opinion que je soutiens. L'inconstance des phénomènes inflammatoires qu'il était si difficile de rattacher, avec Virchow, à la putridité des sucs étrangers au caillot, et si puéril d'attribuer, avec Panum, au voisinage de bronches plus ou moins grosses, plus ou moins humides, s'explique parfaitement par la contingence des rapports qui existent entre l'hyperémie et l'irritation nutritive. La congestion n'est pas plus, chacun l'admet, une cause déterminante de phlegmasie, qu'elle n'en est, selon moi, l'indispensable prélude; elle influence la cellule sans la dominer; il y a excitation, mais non pas contrainte. Les tissus peuvent être dans des dispositions telles qu'il manque seulement cette excitation extérieure à l'évolution de l'hyperplasie et de la prolifération cellulaires, et dans ce cas l'embolie déroulera ses processus inflammatoires; que l'élément anatomique stimulé par l'accumulation des matériaux nutritifs reste au contraire silencieux et sobre en leur présence, et le désordre périembolique se bornera tout entier à l'irritation directe et constante de la paroi vasculaire, dont il s'agit maintenant de raconter, à leur tour, la manifestation et les conséquences.

Lorsqu'un fragment de caillot vient s'enclaver dans une artère, pourvu que sa position soit compatible avec la vie, les phénomènes qu'il suscite autour de lui dans le vaisseau en proviennent sans intermédiaire et se développent d'une façon parfaitement naturelle.

Si le caillot obture hermétiquement le canal de l'artère, la circulation est absolument interceptée, et le sang, comme sous une ligature, se coagule en avant et en arrière de l'obstacle : en avant, sous la pression des parois rétractiles, il forme une sorte de bouchon conique et pointu coiffant l'extrémité périphérique de l'embole; en arrière, où la persistance de l'action cardiaque maintient le calibre du vaisseau et l'affluence de la matière coagulable, l'aspect du thrombus secondaire varie avec la forme du moule, la proportion du liquide et l'impression de l'ondée sanguine. Nous savons déjà qu'il représente en ce sens un cylindre plus ou moins long, de la largeur du vaisseau, et terminé du côté du cœur par une tête arrondie. Mais le caillot primitif a rarement une forme assez régulière pour fermer aussi complètement l'artère où il s'enclave; le sang peut en général circuler entre certaines parties de sa surface et la paroi du vaisseau, ressource qui retardera les résultats sans en changer le caractère. Le nouveau canal ainsi parcouru par le sang n'est pas de ceux, en effet, où le rétrécissement du calibre augmente la vitesse du courant; on sait que cette loi n'a de réalité que pour les tuyaux d'une certaine dimension, et que du moment où les dimensions capillaires interviennent, la résistance du frottement l'emporte sur les avantages du diamètre. Aussi la coagulation secondaire qui a lieu dans la fente un instant perméable, ne tarde pas à compléter en général l'obstruction et à ramener les conditions exactes des phénomènes précédemment décrits. Je dirai plus tard les troubles morbides qui dépendent de ces interruptions de la circulation; je dois borner ma description actuelle au développement des effets directs et locaux.

D'autres faits qui succèdent à l'établissement définitif de l'obstacle embolique et qui se manifestent concurremment avec le dépôt des coagulations consécutives, sont relatifs à l'enkystement du corps étranger. Comme le ferait tout autre tissu, la paroi vasculaire produit autour du caillot hétérochthone une membrane nouvelle pour l'isoler et s'en garantir ; ici, pas d'angles qui déchirent ou qui ulcèrent, mais un contact, une pression qui excitent les éléments et les stimulent à la prolifération. La rareté des pseudo-membranes artérielles, en démontrant combien est exceptionnelle dans ces régions l'irritation nutritive des cellules, doit mettre en garde sans doute contre l'apparition facile de l'irritation formative ; mais les tissus les plus inertes s'émeuvent sous la provocation continue d'un intervenant étranger. D'ailleurs les faits sont là : tous les observateurs ont vu les emboles s'entourer d'une capsule organisée. Lancereaux mieux que tout autre a étudié les phases de cet intéressant effort de la nature médicatrice. Autour des caillots libres ou à peine adhérents, il a constaté d'abord l'existence de noyaux ovoïdes et de cellules fusiformes, situés d'une manière significative entre la concrétion sanguine et la paroi vasculaire. Rares quand le caillot est entièrement libre, ces éléments se montrent plus nombreux et plus évidents quand l'adhérence entre le caillot et la paroi vasculaire, adhérence qu'ils produisent en grande partie, devient de plus en plus intime. Ce sont alors de vraies fibres fines de tissu conjonctif, c'est une véritable membrane organisée et même vascularisée qui enveloppe de plus en plus le coagulum étranger et finit par l'enchatonner entièrement [1].

Devant ces observations précises, il semble impossible de douter que la paroi du vaisseau soit bien elle-même le point de départ de cette néoplasie incontestable ; mais je dois signaler à ce sujet les réserves de Virchow. Poursuivant son système d'hostilité contre l'intervention pariétale, c'est dans la substance même du caillot que l'illustre micrographe cherche les éléments et les germes de la nouvelle prolifération [2]. Lui, l'ingénieux adversaire de l'hétérogénie ; lui, si sceptique sur la multiplication des éléments figurés du sang, le voilà qui donne aux disciples de Schwann un argument commode, ou aux travaux de

[1] E. Lancereaux ; *Sur le mode de résorption des coagulums sanguins à l'intérieur de l'art. pulm. et des veines* ; in *Comptes-rendus et mémoires de la Soc. de biologie*, avril 1862; et *Gaz. méd. de Paris*, 1862, p. 684.

[2] R. Virchow ; *Weitere Untersuchungen...*; in *Gesammelte Abhandlungen*, 1862, pag. 323 et suiv.

Remack un éclatant démenti, quand il vient placer la production nouvelle sous le patronage d'une sorte de résurrection des globules blancs. Comment peut-il oublier de la sorte les arguments qu'il a fournis lui-même contre une hypothèse indigne de sa puissante et inventive intelligence? Ce n'est pas l'embole formé par des globules sanguins emprisonnés dans une trame de fibrine qui provoque seul autour de lui la formation d'une capsule membraneuse ; Virchow a vu lui-même les fragments de caoutchouc s'entourer « d'une membrane mince, polie, » cohérente,.... dans laquelle se trouvaient des vaisseaux » très-distincts, passant de la paroi dans la capsule, parallèles, ramifiés et anastomosés aux points de cohésion,.... » que le microscope montrait partout organisée,.... formée » d'un tissu très-dense, à stries longitudinales,.... à fascicules minces, parallèles, et mettant en liberté par le tiraillement une quantité de longues cellules fusiformes, à gros » noyaux ovales [1] ». Sans doute les angles du caoutchouc maintenaient entre la paroi et la surface de l'embole une place pour le dépôt secondaire de minces coagulations, où le savant prussien persiste absolument à trouver, dans les corpuscules du sang, les germes de formations aussi disparates ; mais comment expliquer la production de capsules régulières et complètes autour des boulettes de graisse, de mercure, etc., dont l'exacte sphéricité ferme hermétiquement la lumière du canal artériel?

Quel que dût être d'ailleurs le sort de ces interprétations diverses, le fait en lui-même n'en demeure pas moins incontesté ; les emboles s'entourent généralement au point

[1] R. Virchow, *loc. cit.*, pag. 323.

où ils s'enclavent d'une capsule organisée qui peut même se pénétrer de vaisseaux.

La vascularisation de ces membranes protectrices paraît à Lancereaux [1] dominer un nouveau phénomène de la catégorie que je parcours en ce moment, la disparition de l'obstacle circulatoire. Il y aurait là, selon lui, un fait analogue à ce qui se produit à la suite des hémorrhagies dans les parenchymes ; la paroi du kyste absorberait elle-même la substance ramollie qu'elle enveloppe. Quand on songe à l'imperfection et à la pauvreté de cette vascularisation néoplasique, quand on réfléchit qu'elle est la terminaison éventuelle et rarement atteinte de la nouvelle production membraneuse, on a de la peine à lui confier le premier rôle dans la réintégration relativement fréquente du courant sanguin. Les tubes clairsemés et rudimentaires qui se forment péniblement au milieu des noyaux embryoplastiques par la fusion des éléments placés bout à bout ou la liquéfaction médiane des petites colonnes de cellules, d'abord indépendants même les uns des autres, finissent par s'aboucher imparfaitement avec les vasa-vasorum qui les avoisinent. Ils restent ainsi trop longtemps sans rapports avec la circulation générale, et s'unissent ensuite trop défectueusement à elle, pour ajouter facilement aux transports nutritifs dont ils sont chargés, l'absorption de substances solides étrangères à leur territoire. C'est en outre à leur degré le plus avancé d'organisation que les néo-membranes se vascularisent; c'est donc quand tous les accidents de l'obstruction auraient dû se produire qu'on verrait tardivement tomber la barrière circulatoire,

[1] E. Lancereaux, *loc. cit.*

tandis qu'il est évident que la disparition de l'embole prévient souvent l'évolution de ces accidents. On se demande même comment les empiétements de l'organisation rétabliraient la lumière du vaisseau : car, si le caillot est résorbé, c'est parce que la néoplasie s'y substitue; si l'obstacle fibrineux disparaît, c'est à un bouchon organisé qu'il cède la place ; au point que l'instant où les derniers vestiges du coagulum sont prêts à s'évanouir, est aussi le moment où l'obstruction définitive est le plus imminente, et où le rapprochement des végétations convergentes va souder pour toujours les parois opposées de l'artère.

Cependant les faits sont là qui témoignent en faveur de la possibilité d'un prompt rétablissement de la circulation sanguine ; sans nier la participation à ce résultat de l'influence qui précède, je rattache la résolution de l'obstruction embolique à un mécanisme plus efficace. Le ramollissement naturel du caillot et sa désagrégation par l'impulsion du sang fournissent, à mon avis, une chance de salut plus en rapport avec la rapidité de la désobstruction. Le fragment migrateur peut en effet arriver dans les artères à tous les degrés de la métamorphose régressive, dans un état par conséquent de friabilité de plus en plus avancée, dont le dernier terme est celui d'une bouillie pulpeuse, d'une sanie pyoïde, incapables d'obstruer une seconde les vaisseaux capillaires eux-mêmes. Quand la consistance de l'embole lui permet de résister aux assauts de l'ondée cardiaque, le courant sanguin n'est même intercepté par lui que pour un temps limité ; les progrès continus de la transformation moléculaire amèneront nécessairement dans sa masse une mollesse telle que l'obstacle s'émiettera facilement sous le flot persistant du liquide ; alors encore le calibre du vaisseau sera déblayé, à moins que ne soient intervenues, pendant cet intervalle, les productions organisées qui seules peuvent en rendre l'obliteration permanente.

En imposant l'enlèvement du caillot aux absorptions de sa capsule, la persistance de l'obstacle et le rétablissement du courant sont des dénoûments opposés dont la théorie n'explique pas les substitutions ; on ne voit pas en effet pourquoi, si la néo-membrane peut absorber la fibrine solide, elle ne l'enlèverait pas toujours, ou, si elle n'a pas ce pouvoir, elle l'enleverait quelquefois. La solution différente que je propose ne livre pas à un hasard arbitraire des suppléances que la nature conduit, pour son compte, par un enchaînement ininterrompu de causalités. Le retour du courant ou le maintien de l'obstacle sont ici le résultat logique et fatal de la proportion qui s'établit entre le temps que doit durer la consistance de l'embole, et celui qui est nécessaire au travail cellulaire pour organiser définitivement la résistance.

Telles sont, dans leurs détails, les réactions variées que le caillot embolique provoque immédiatement et directetement autour de lui; une alternative importante en résume, on le voit, le développement : l'obstruction persiste plus ou moins longtemps ou disparaît plus ou moins vite. Des chances différentes présentées par ce dilemme pathologique dépend le second ordre d'effets qu'il me reste maintenant à décrire.

L'embole, ai-je dit, n'est pas seulement un corps étranger provoquant autour de lui des réactions variables, c'est encore un obstacle au cours du sang qui modifie complètement la distribution de ce liquide ; en obstruant la lumière d'un vaisseau, il supprime d'une part le passage de son contenu, et il transmet ailleurs la force dont il impose sur ce point l'économie. De là, deux genres d'effets nouveaux qu'il faut analyser à leur tour.

L'interruption du courant sanguin entraîne après elle, comme conséquence toute naturelle, l'arrêt de la nutrition dans les tissus anémiés.

J'ai montré ailleurs que la force vitale, étrangère sur les voies physiques du courant nerveux, se concentrait dans l'élément anatomique pour y présider aux assimilations moléculaires ; en reléguant ainsi la vie au sein des mystères de la cellule organique, ce n'est pas une abdication que j'ai voulu lui imposer. Les manifestations des corps organisés se condensent en deux propositions aussi simples que les faits dont elles représentent la suprême généralisation sont à l'infini variés et complexes ; échange de matière, échange de force, tel est le dernier mot de l'organisme vivant, comme telle est aussi l'expression qui résume le spectacle du monde extérieur. Le mouvement primitivement imprimé à la matière et qui est l'essence uniforme du dynamisme universel, en promenant à travers la nature vivante ou inerte l'équivalence absolue de ses transmissions, relie par une inaliénable solidarité les deux précédents aspects de l'activité matérielle ; et quand les conditions moléculaires des corps bruts impriment aux vibrations communiquées des atomes la modalité qui différencie les divers phénomènes physiques, ou lorsque la force inhérente à la cellule organisée impose aux actes vitaux le cachet tout spécial qui les caractérise, le déplacement d'une molécule et le déchaînement d'une parcelle de force s'impliquent dans l'un et l'autre cas par une immuable réciprocité. Chargé de réglementer le budget de la nutrition, la force vitale retrouve de la sorte sa légitime autorité sur les évolutions de l'économie.

Tous les physiologistes le répètent, vivre et se nourrir c'est une seule et même chose; mais les actes que ces termes représentent ne sont pas seulement identiques parce qu'ils sont corollaires l'un de l'autre, ils le sont à un titre plus intime encore, parce qu'ils se confondent en un seul et même phénomène. Se nourrir et vivre, absorber les éléments de sa substance et produire les faits caractéristiques de son existence spéciale, ce sont deux perspectives d'une seule action envisagée à deux points de vue différents. La cellule qui transforme, sous la réglementation de la vie, les agrégations de la matière brute, déchaînant ainsi les forces qui en maintenaient les molécules, entretient par cet effort unique son volume et sa forme, et manifeste en même temps les fonctions qui représentent sa vie particulière. La fibre contractile entre en activité quand elle respire; c'est en s'occupant d'absorber les principes nécessaires à leur nutrition que les éléments des glandes rejettent le produit de leur fonction sécrétoire, et il est plus que vraisemblable que c'est en assimilant les matériaux de leur constitution mystérieuse que les cellules et les tubes nerveux transmettent à travers leur substance et transforment en mouvement musculaire les impulsions diverses qui les parcourent.

Quand donc le liquide nourricier vient à être soustrait à l'échange cellulaire, les deux modalités de la nutrition empêchée sont anéanties du même coup, et tandis que la cellule-élément cesse d'entretenir sa composition et sa figure, la cellule-organe suspend l'exercice de ses propriétés ; désordres fonctionnels, désordres nutritifs, tels sont d'une manière générale les effets qui succèdent à l'obstruction artérielle. Mais la vie n'est jamais aussi absolue dans ses actes que nos raisonnements imparfaits tendent à l'être dans leurs conclusions ; la réserve du plasma interstitiel entretient quelque temps l'activité des endosmoses et la manifestation décroissante des phénomènes ; puis, quand la provision alimentaire est épuisée, quand toute fonction s'éteint avec la dernière combinaison de la chimie vivante, la vie, encore présente en puissance, maintient quelque temps permanente la forme organique qu'elle ne peut plus maintenir active. Tant que la vie latente subsiste dans la cellule, la figure de l'élément se conserve, et si avant la fin de cette période transitoire, des circonstances d'un autre genre amènent par hasard la mort générale, aucune lésion matérielle ne rend compte encore des troubles survenus dans les fonctions ; comme, si des conditions plus heureuses rétablissent le cours interrompu du sang, la force assimilatrice qui survit et qu'aucune altération physique n'a définitivement enrayée reprend son cours régulier, et tout en sauvant la structure, rétablit le fonctionnement de l'organe. Il résulte de cet état de choses que malgé l'identité spéculative qui confond la nutrition et la fonction, les désordres fonctionnels et les désordres nutritifs se manifestent à des heures différentes et doivent être à plus forte raison séparément étudiés.

Tout ce qu'on peut dire de général sur les désordres fonctionnels déterminés par l'obstruction embolique se réduit, on le conçoit, à signaler l'anéantissement des actes;

les circonstances particulières et la représentation phénoménale de ces défaillances physiologiques doivent naturellement varier avec la spécialité du rouage et la nature de l'organe, et je dois par conséquent en différer la description. Un point toutefois paraît être commun dans cette physiologie morbide, je veux parler de la douleur. Je n'entends pas signaler par là cette souffrance normale et nécessairement variable qui est l'expression des troubles occasionnés par la suppression des fonctions diverses; mais il semblerait, vaguement j'en conviens, qu'une hyperesthésie plus directe quant à son origine et plus uniforme dans ses causes, accompagne invariablement l'obstruction embolique des artères.

Cohn et Lancereaux ont signalé dans la tête, au début des embolies du cerveau, une sensation douloureuse que sa précoce apparition et l'insensibilité de la substance atteinte paraissent soustraire aux excitations émanées du foyer encéphalique; dans les expériences de Prévost et Cottard la douleur a été de même « le premier symptôme » de pénétration de l'injection dans les artères cérébrales[1] ». L'intéressante observation de Jacquemier rapportée par Ball[2], semblerait indiquer d'autre part qu'un sentiment d'angoisse, sinon de douleur, coïncide avec les premiers moments de l'embolie pulmonaire et précède les sensations différentes amenées bientôt après par l'impossibilité de l'hématose. Cette douleur particulière paraît donc ainsi ne pas être spéciale aux obstructions artérielles des mem-

[1] Prévost et Cottard; *Études physiologiques et pathol. sur le ramoll. cérébr.*; in *Gaz. méd. de Paris*, 1866, pag. 26.

[2] Chap. VI, observ. 65.

bres; mais c'est dans ces dernières seulement qu'elle se produit avec une suffisante netteté. Dans l'embolie des membres, la douleur a été mentionnée par tous les observateurs, et son acuité, sa subite apparition ne pouvaient laisser les esprits inattentifs.

Un seul pourtant a tenté d'en approfondir la raison d'être, et si j'approuve sa tentative, je ne saurais toutefois accepter ses conclusions. « La syncope locale, dit Legroux, » se traduit ici par la sensation douloureuse, comme la syn- » cope générale se manifeste par des malaises, de l'anxiété, » des mouvements convulsifs, et il est probable que dans » ces cas, des douleurs très-vives seraient accusées par les » malades, si les perceptions n'étaient plus ou moins inter- » rompues[1]. » Autrement dit, la syncope locale produit des douleurs, parce qu'elle est le pendant de la syncope générale; il est vrai que la syncope générale n'en produit pas, mais c'est parce qu'elle a interrompu les perceptions. Je puis tout au plus accorder à ce bizarre raisonnement que la syncope locale produirait aussi des douleurs dans les nerfs si elle ne les empêchait pas, et par conséquent qu'elle n'en produit pas puisqu'elle les empêche, et je ne vois guère le chemin que j'aurai fait vers l'explication projetée de la douleur embolique. J'abandonne mon auteur, habituellement plus logique, au milieu de son cercle vicieux, et je ne le suivrai pas pour mon compte à travers les écueils d'un problème encore enveloppé d'obscurité; mais je constate ce fait, qui est un commencement d'explication, que la soustraction instantanée du sang paraît être

[1] Legroux; *Des polypes (concrétions sanguines) artériels*; in *Gaz. hebd.*, 1857, pag. 836.

pour le tissu nerveux une cause de sensations aiguës ou de douleurs violentes; la théorie si séduisante de Schröder van der Kolk[1] sur l'enchaînement des phénomènes de l'épilepsie, explique entre autres, par l'anémie subite du cerveau, le cri caractéristique qui accompagne les premiers symptômes de l'attaque, la résolution générale et la pâleur de la face.

Quelque imparfaite et peu motivée que soit mon hypothèse, je la préfère à cette autre opinion, moins vraisemblable assurément, que l'embolie tiraillerait les nerfs vasculaires et y produirait la douleur, comme le fait un bol alimentaire trop volumineux en distendant les anses dont le pneumogastrique entoure l'œsophage. On sait déjà le peu de confiance que j'accorde aux théories basées sur la sensibilité de la séreuse vasculaire, et les nerfs des vaisseaux me paraissent plus moteurs que sensitifs, de même que ces canaux en réalité sont plutôt des aboutissants du mouvement que des points de départ des impressions centripètes; mais avant d'assimiler ici les résultats, il faudrait au moins comparer les structures, et vérifier si les nerfs artériels dont on ignore encore le mode de terminaison, réalisent des anastomoses assez exactement circulaires pour que la dilatation des vaisseaux puisse effectivement tirailler la substance nerveuse.

J'ai hâte d'en finir avec ces détails nébuleux, et je réserve, ainsi que je l'ai dit, pour des chapitres spéciaux, la description plus précise des désordres fonctionnels relatifs à chaque espèce d'embolie.

[1] Schröder van der Kolk; *Bau und Functionen der Medulla spinalis und oblongata und nächste Ursache der Epilepsie*, trad. du hollandais en allemand par Theile, 1859.

Sous le rapport des troubles nutritifs, les tissus offrent à la généralisation que je poursuis certains caractères communs, et par suite certaines perturbations solidaires.

D'abord l'anémie absolue des organes, résultat universel de l'embolie artérielle, ne peut avoir qu'une conséquence partout identique à elle-même: c'est la mortification directe par inanition, la gangrène plus ou moins sèche de leurs tissus. Nous verrons en effet, à propos des diverses localisations emboliques, que c'est en réalité là, modifié dans ses apparences et dans ses circonstances accessoires, le véritable caractère des foyers morbides propres à chacune de ces localisations; pourvu toutefois qu'on excepte de la comparaison les parenchymes à circulation double, quand c'est la circulation veineuse qui se trouve interrompue.

Les réactions de ces nécroses varieront nécessairement avec la nature des fonctions anéanties, et, conséquences de la mort locale, iront se confondre avec les conséquences identiques de l'anémie qui l'avait précédée. L'apparence particulière de ces altérations changera nécessairement à son tour avec la structure et la composition des tissus; et telles sont les divergences que ces derniers éléments imposent à l'aspect des résultats, qu'il faut leur attribuer en grande partie la raison pour laquelle certains auteurs admettent une différence de nature, par exemple, entre les centres ramollis du cerveau et les noyaux indurés des viscères. Le plus ou moins de sécheresse du tissu influe sur le degré et la rapidité du ramollissement; l'accès plus ou moins facile de l'air complique ou dégage la régression normale de la substance frappée de mort, des phénomènes relatifs à la décomposition putride; outre la présence qui en dépend, dans la masse de nécrose, des monades et des vibrions (Förster [1]), les éléments anatomiques distincts qui la constituent, y répandent les débris variés qui proviennent de leur désagrégation.

Il est vrai que la fonte générale à laquelle ces débris sont destinés, fait graviter toutes ces dissemblances momentanées vers un résultat à peu près unique. Tubes nerveux, les plus prompts à s'altérer, cylindres de l'axe grumeleux, cellules multipolaires infiltrées de gouttelettes graisseuses, fibres-cellules transformées en stries de globules foncés, fibres lamineuses flétries et finement granulées, mais longtemps résistantes : tout cela tend progressivement à se délayer dans un liquide amorphe où le microscope finit par ne plus signaler qu'un nombre infini de granulations plus ou moins réfringentes, et que l'œil nu arrive à confondre avec une collection purulente ou laiteuse.

Mais les divers organes que les embolies pénètrent ont aussi des tissus analogues, et les phénomènes offerts par ces derniers ajoutent dès le début, au tableau des lésions anatomiques, des détails communs qui doivent trouver ici leur place. Partout d'abord le tissu conjonctif, cette charpente fondamentale de tous les organes (Virchow [2]), apporte dans ses mailles des éléments cellulaires que nous retrouverons à l'état granuleux dans la masse gangrenée, et des fibres connectives qui y mêleront également leurs fragments filiformes ; partout la graisse contenue dans quelques vésicules adipeuses y sèmera les fines ai-

[1] Förster ; *Manuel d'anat. patholog.*, trad. par Kaula, 1853, pag. 61.

[2] R. Virchow ; *La path. cellulaire*, trad. par Picard, 1861, pag. 335.

guilles que la margarine produit quand elle se sépare de l'oléine et de la stéarine; partout enfin les sels que l'exosmose vasculaire a portés dissous au milieu des cellules, le phosphate ammoniaco-magnésien surtout, se déposeront en cristaux parmi les autres débris; et il faut ajouter à ces altérations communes celles qui résultent de l'addition des éléments du sang, hématies déformées et décolorées, leucocytes hypertrophiés et granuleux, cristaux et grains d'hématoïdine, granulations pigmentaires dont les amas constituent probablement les corpuscules gangréneux de Demme [1].

Partout encore, en effet, l'appareil de la circulation sanguine introduit les éléments multiples dont il est composé, et à quelques variétés près de distribution, représente au milieu de trames histologiques dissemblables un réseau de tissus uniformes; la dégénérescence de la membrane vasculaire postérieure à l'obstacle tient ainsi sous sa domination générale la production des infarctus hémorrhagiques.

Virchow [2] a inauguré, dans la théorie des phénomènes emboliques, l'interprétation que j'accepte ici sur le mécanisme de ces hémorrhagies secondaires. Trouvant, dans deux cas d'embolie de l'artère mésentérique [3], les extravasations sanguines du mésentère et de l'intestin grêle répandues sur une trop vaste surface en arrière du bouchon obstructeur pour les attribuer à son action directe, il

[1] H. Demme; *Ueber die Veränderungen der Gewebe durch Brand.*, 1857.

[2] R. Virchow; *Verstopfung der Gekrösarterie durch einen eingewanderten Pfropf*; in *Gesam. Abhand.*, 1862, pag. 450.

[3] Le premier: *Archiv. für path. Anat.*, 1847 Bd I, pag. 332. — Le second: *Würzb. Verhandl.* Bd IV, pag. 341. Voy. chap. VI, observ. 22.

ne vit plus qu'un moyen d'expliquer l'existence de ces épanchements. Les vaisseaux des régions anémiées souffrent eux-mêmes comme les autres tissus par l'absence du sang artériel ; les ramifications du tronc obstrué s'altèrent dans leurs parois, dont les éléments subissent la dégénérescence amyloïde, première phase de leur mortification définitive ; friables et ramollies, les tuniques des capillaires et des artérioles deviennent bientôt incapables de supporter le poids de la colonne sanguine, si cette dernière revenait jamais en parcourir la lumière. La crainte que j'exprime se réalise ordinairement, quelquefois dans tout le réseau correspondant à la branche obstruée, le plus souvent dans ses parties périphériques; ici des apoplexies capillaires circonviennent le foyer gangréneux, là l'épanchement sanguin complique et active l'altération dont le retour du liquide nourricier aurait arrêté les progrès; et, dans l'un et l'autre cas, ce qui devait remédier au mal vient aggraver le danger.

L'explication de Virchow me paraît, ai-je dit, parfaitement logique, et je n'hésite nullement à admettre la participation des vaisseaux à la dégénérescence nécrosique qui les environne, et la rupture éventuelle qui en est pour eux la conséquence. Aussi ne puis-je autoriser Beckmann à supprimer ce détail essentiel des manifestations provoquées par les emboles. Les procédés qu'il lui substitue d'ailleurs pour la genèse des hémorrhagies ne sont pas destinés à entraîner les convictions. Si l'on peut admettre que les caillots injectés dans les fins capillaires puissent en faire éclater directement la mince tunique[1], ce résultat

[1] O. Beckmann; *Ein Fall von capillärer Embolie*; in *Virchow's Archiv*, 1857, Bd XII, pag. 59.

devient de moins en moins vraisemblable à mesure que, passant de la première à la seconde et à la troisième variété, selon les expressions de Robin[1], nous voyons la tunique de Bichat s'entourer successivement de fibres-cellules circulaires, puis de fibres lamineuses longitudinales. Quant au retour du sang par les anastomoses capillaires[2], que l'auteur invoque avec Virchow, il ne saurait rompre évidemment que des vaisseaux altérés dans leurs parois : la tension du liquide n'ayant aucune raison d'être elle-même augmentée, la déchirure des membranes est, en effet, soumise à la condition d'une résistance affaiblie.

Je repousse pour une cause analogue les explications proposées par Cohn et par Niemeyer.

Cohn[3] fait régulièrement provenir les hémorrhagies emboliques de la fluxion collatérale et de la rupture des capillaires environnants. La fluxion collatérale est réelle sans doute, et on va bientôt en connaître le mécanisme; mais la membrane parfaitement saine des capillaires résistera le plus souvent, comme dans les autres cas de congestion, au tiraillement dont elle est l'objet.

Niemeyer[4] circonscrit comme Beckmann le siége de l'extravasation dans le cercle des vaisseaux obstrués; seulement il place la rupture en avant et non en arrière de

[1] Ch. Robin : *Recherches sur quelques particularités de la structure des capillaires*; in *Journal de la physiologie*, 1859, pag. 537.

[2] O. Beckmann; *Embolie der Arter. mesenter. sup.*; in *Virchow's Arch.*, Bd. XIII, 1858, pag. 501.

[3] B. Cohn; *Die Embolie und ihre Folgen, nach Experimenten an Thieren*; in *Habilitationschrift*. Breslau, 1856.

[4] Niemeyer; *Éléments de pathologie interne et de thérapeutique*, trad. par Culmann et Sengel, 1865, tom. I, pag. 196.

l'obstacle. Il admet que l'embole peut produire dans les artérioles une oblitération complète ou un simple rétrécissement. Dans le premier cas, la mortification des tissus en provient d'emblée ; dans le second, qui doit seul nous occuper, l'issue du sang ou pour le moins du plasma entraîne à sa suite les pneumonies lobulaires. S'appuyant ici sur ce que Ludwig a observé dans le rétrécissement des artérioles, il prévoit que le courant sanguin ralenti laissera les globules s'agglutiner, et que ces nouveaux bouchons iront obturer les divisions capillaires du vaisseau. Ces capillaires seront dès-lors entre les deux obstacles « soumis à une pression aussi forte que celle des artères » qui communiquent avec eux, et leurs parois distendues » laisseront échapper, tantôt du plasma, tantôt du sang. »

Bien qu'on ne puisse faire de la pathogénie avec des curiosités morbides, je respecte cette conception toute théorique, et à coup sûr exceptionnelle si elle est jamais réalisée, d'un embole assez grand pour ralentir derrière lui le courant d'une artériole, et assez petit pour ne pas achever promptement, par le dépôt de coagulations périphériques, l'oblitération vasculaire qu'il a commencée. Je n'en ai pas moins à alléguer, contre la seconde des assertions qui l'accompagnent, l'argument que je viens d'opposer aux précédentes : l'altération de la paroi vasculaire pourrait seule, selon moi, la disposer à une rupture que sa distension, par la pression récurrente du sang, n'est pas habituellement capable de déterminer. Mais je puis contester à l'auteur jusqu'à l'accroissement qu'il attribue à la pression supportée par les capillaires engorgés. Niemeyer oublie sans doute ce qu'il vient de reconnaître avec Ludwig, que « la tension artérielle au-delà de l'endroit rétréci

»doit diminuer», et que cette diminution est même le seul moyen d'accréditer le ralentissement ultérieur du sang et la formation par les globules des obstructions consécutives. Il n'a pas évidemment l'intention d'assimiler l'intervalle vasculaire qui nous occupe à une cavité parfaitement close, et ne laissant sortir par aucune ouverture la pression qu'une seule permettrait d'y accumuler; pour aussi abondante et régulière qu'on suppose la distribution des bouchons secondaires formés au-delà et à l'abri de l'embole, il est impossible de leur faire oblitérer jusqu'à la dernière les multiples issues que le réseau terminal de la circulation ouvre devant chacune des artères afférentes.

Le second genre d'effet produit par l'interruption du courant sanguin dépend de la répartition nouvelle qui s'établit dans la tension artérielle.

Tous les auteurs ont signalé l'active hyperémie des tissus environnant la région anémiée par une immigration vasculaire. Le fait en lui-même est donc garanti contre toute contestation, et je n'ai plus ici qu'à préciser la raison d'être de cette congestion commune par laquelle les parties épargnées d'un organe, affirmant une fois de plus la solidarité de nos rouages, sympathisent en quelque sorte avec la souffrance de celle qui est atteinte. Or les auteurs s'accordent aussi bien à reconnaître la réalité de l'effet, qu'à négliger d'en rechercher la cause; Otto Weber [1] lui-même, qui s'en est plus spécialement préoccupé, n'appuie que sur des conjectures son étude des désordres amenés

[1] C.-O. Weber; *Hundbuch der allgemeinen und speciellen Chirurgie*, redigirt von Pitha und Billroth. Erlangen, 1865.

dans la circulation par les embolies. Les expériences hémodynamiques si perfectionnées dans ces derniers temps ont, d'autre part, laissé dans l'oubli ce détail particulier des troubles circulatoires, d'après lequel la suspension du courant dans l'une des branches d'un tronc artériel congestionne les régions alimentées par les autres ; et, satisfait d'avoir enregistré le fait que je signale, on a omis partout d'en pénétrer les conditions précises. J'ai établi par une expérience bien facile à reproduire [1], dont j'ai déjà fait intervenir les conclusions dans un autre point de ce travail, que lorsqu'une branche artérielle est obstruée, la pression qui s'économise en ce point se répartit, mais inégalement, sur tout le reste du système. Les branches qui dépendent du même tronc principal sont considérablement favorisées dans la nouvelle distribution ; et tandis que l'augmentation générale de la tension sanguine peut fort bien passer inaperçue, l'augmentation locale, au contraire, doit se manifester par les symptômes d'une violente congestion.

Pendant que je poursuivais de mon côté, au moyen de cette expérience, la solution du problème posé par l'hyperémie collatérale, Prévost et Cottard arrivaient par les mêmes moyens à des résultats identiques [2]. Leurs recherches, dont je n'ai eu connaissance qu'après avoir soumis les miennes à l'appréciation de la Société de médecine de Bordeaux, apportent donc, par leur concordance toute spontanée, un appui trop important à mes conclusions pour que j'omette d'en rapporter ici les termes. Remplaçant dans

[1] Chap. VII, expér. 5.

[2] Prévost et Cottard ; *Études phys. et pathol. sur le ramollissement cérébral* ; in *Gaz. méd. de Paris*, 1866, pag. 201.

leur système artériel en caoutchouc ma pression de 15 mètres d'eau par un irrigateur et ma mensuration du jet par des manomètres différentiels, ils arrivent à constater que « la pression augmente dans tout le système artificiel, » seulement l'augmentation est beaucoup plus considérable » dans la branche collatérale », et déclarent en conséquence » que « lorsqu'une artère est oblitérée, il y a, relativement » à l'état normal, une augmentation de pression d'autant » plus grande qu'on se rapproche de l'oblitération ; consé» quemment il doit se faire, par les seules lois de la mé» canique, une fluxion collatérale dans les petites branches » qui naissent au voisinage de l'oblitération. » C'est, comme on le voit, aux expressions près, l'opinion que j'ai déjà exprimée dans un autre passage de ce livre (pag. 180), et que je viens d'avoir à reproduire.

Tandis que l'irrigation des couches concentriques au district vasculaire obstrué tire ainsi mécaniquement profit de cette révolution circulatoire, des considérations d'une nature plus vitale peuvent, dans le cas d'embolie, accroître encore la quantité de sang qui les parcourt. J'ai dit ailleurs que l'enclavement du caillot erratique paraissait s'accompagner d'une douleur qui est peut-être le résultat commun de l'anémie subitement provoquée dans le tissu nerveux sensitif. La douleur produit, on le sait, la parésie réflexe des vaso-moteurs et doit congestionner, d'après la quatrième loi de Pflüger[1], un cercle vasculaire d'autant plus étendu autour du point de départ de l'impression qu'elle est elle-même plus violente ; le retentissement dont

[1] Pflüger; *Die sensorische Function des Rückenmarks nebst einer neuen Lehre über die Leistungsgesetze der Reflexionen*, 1853.

il s'agit ne peut d'ailleurs réaliser ses effets que sur les vaisseaux libres de l'organe, le district obstrué se trouvant par l'obstruction elle-même protégé contre l'anéantissement de la contractilité capillaire. Cette cause, si elle est réelle, viendrait assurer encore les effets de la précédente, et concourir avec elle à circonscrire d'une auréole sanguine une région momentanément privée de liquide nutritif.

Le rôle qu'un semblable contraste est appelé à jouer dans la production des phénomènes morbides doit varier naturellement avec la constitution et la fonction spéciales de l'appareil; mais c'est à l'irritation cellulaire qui en résulte dans tous les tissus et que vient plus tard entretenir le contact direct de la masse devenue corps étranger, qu'il faut rapporter l'établissement, autour des divers foyers gangréneux, d'une ligne indécise et interrompue de démarcation inflammatoire, ou d'une capsule encore plus confuse de tissu conjonctif. Je parlerai, à propos des diverses embolies, de ces foyers secondaires qui s'établissent inégalement et conditionnellement sur la limite des processus; il suffit d'indiquer ici les motifs communs de leur contingence. Les provocations émanées de ce corps étranger particulier que la nécrose représente, ne sauraient déterminer comme d'habitude un cercle défini et permanent d'hyperplasie cellulaire, amenant régulièrement autour de lui, tantôt la multiplication des éléments conjonctifs, tantôt la fonte ulcérative des tissus. La marche même de la gangrène s'oppose à cette invariabilité du résultat. C'est par le centre du territoire anémié que commence en effet la mortification, les parties environnantes recevant plus longtemps des régions intactes la nourriture qui circule à travers les espaces interstitiels ou dans les prolongements anastomosés des cellules plasmatiques; et quand la nécrose a gagné toute la région privée de son liquide alimentaire, elle tend encore à se propager circulairement, soit que le détritus qui en émane pénètre et désagrège les éléments voisins, soit que la compression de nouveaux vaisseaux par la masse désorganisée renouvelle incessamment le processus initial. Ainsi la mortification gagnant de proche en proche, prévient l'inflammation et la prolifération des tissus en détruisant par avance les matériaux qui devaient les alimenter, et il y aurait dans cette progression si connue des lésions gangréneuses un obstacle puissant aux conséquences nutritives de l'hyperémie périphérique, si nous ne savions déjà que ces conséquences sont elles-mêmes essentiellement contingentes.

Aux phénomènes généraux que je viens de passer en revue s'ajoute une dernière considération commune encore aux diverses régions où les embolies se produisent; elle concerne la grandeur et la forme des foyers engendrés par les concrétions errantes du système circulatoire.

L'étendue et la figure des altérations péri-emboliques, qu'influence sans doute la constitution propre des tissus, dépendent surtout du calibre et du mode de distribution de la branche obstruée. J'ai mis à part dès le début les gros troncs vasculaires; sans compter que l'action directe de l'embole ne pourrait ici facilement dépasser la barrière pariétale, la suppression du courant sanguin sur une aussi grande surface entraîne des désordres fonctionnels dont la précoce intensité vient masquer les processus nutritifs et dont l'essence particulière ne se prête plus à une description générale.

Les lésions de nature inflammatoire qui apparaissent exclusivement, nous le savons, dans le parenchyme du poumon et du foie, ne se prêtent guère qu'à des comparaisons d'étendue. L'inflammation qui rayonne si aisément autour d'elle-même par continuité de tissus, ne respecte en aucune façon les limites précises du territoire atteint, et tous les abcès harmonisent leur contour pour ne se distinguer que par leur volume ; à ce volume des foyers, il n'y a pas d'autres conditions que, d'une part l'excitabilité variable des tissus, et d'une autre la dimension des emboles ou le diamètre des vaisseaux engorgés.

Les processus gangréneux, bien que nous les ayons vus tendre aussi à dépasser les bornes initiales du mal, progressent plus systématiquement et conservent plus longtemps, au noyau qui les représente, la figure primitive du district anémié. Selon que l'artériole obstruée distribuait donc ses rameaux en nappe, comme dans les membranes; en pinceau, comme dans le foie, la rate et les reins; en cercles allongés, comme dans le cerveau; en traînées rectilignes, comme dans les séreuses, les infarctus qui vont succéder à son obstruction prendront la forme de plaques [1], de cônes [2], d'ovoïdes [3], de stries [4], etc.

Jusqu'à ce point de mon étude, je n'avais pas eu à distinguer des autres l'embolie produite par des parcelles assez exiguës pour obstruer seulement le réseau terminal de la circulation. La genèse des *embolies capillaires* n'offrait à relever aucune considération spéciale, et la dé-

[1] Chap. VI, observ. 49, 71.

[2] Chap, VI. observ. 44, 61, 74, 110.

[3] Chap. VI, observ. 43, 44, 45, 54, 56, 67, 110.

[4] Chap. VI, observ. 71.

monstration relative au développement des diverses concrétions sanguines impliquait naturellement le transport de leurs fragmentations ultimes. Quant aux conséquences mêmes de l'enclavement des emboles, on conçoit de suite que leur intensité, et non leur nature, pouvait être altérée par la dimension du bouchon ou par le diamètre du vaisseau bouché. Que l'irritation directe de l'embole ou le reflux du sang artériel provoquent dans le foie et le poumon les abcès que la clinique et les vivisections y démontrent, les dégâts ne pourront évidemment varier que dans leur étendue, selon qu'un vaisseau moyen, petit ou capillaire, aura été fermé. Que l'anémie consécutive dans tous les tissus à l'oblitération d'une branche artérielle supprime l'activité des cellules et entraîne leur mortification, tandis que la pression sanguine dévoyée encombre de liquide les régions concentriques, ces autres désordres ne se modifieront aussi que dans leur développement et leur configuration, selon qu'une artériole, ses branches génératrices ou ses divisions extrêmes, se trouveront interceptées.

Cette manière de voir n'est point celle de Feltz, qui a jugé les embolies capillaires assez saillantes par elles-mêmes pour en faire le sujet d'une étude particulière. On n'a pas à regretter sans doute les conséquences d'une illusion qui nous a valu son important travail; mais la preuve que cette distinction subtile ne fournit aucune prise à une recherche distincte, c'est que tout ce que l'agrégé de Strasbourg a dit de bon et d'utile sur les embolies capillaires s'applique tout aussi bien à l'embolie en général. Peut-être faut-il seulement reconnaître avec lui que les faibles tuniques des dernières ramifications vasculaires résistent plus difficilement à la distension embolique [1], et, en se déchirant, donnent plus souvent une apparence de raison au mécanisme par lequel nous venons de voir Beckmann vouloir expliquer les infarctus hémorrhagiques. Mais si cette différence insignifiante, que le rapport de la Compagnie bordelaise n'est même pas disposé à admettre [2], peut se trouver réelle selon moi, ce n'est qu'à titre tout à fait exceptionnel. Feltz ne l'attribue lui-même qu'aux emboles *rugueux*, ou aux bouchons *enfoncés par l'effort du sang*. On m'accordera sans peine que les premiers seront difficiles à rencontrer, si l'on songe que le détachement des emboles capillaires est justement le résultat de la désagrégation la plus avancée des caillots, et par conséquent de leur plus grand ramollissement possible. Pour que les seconds pussent déchirer, en la distendant, la paroi si extensible des capillaires, dont les plus fins se dilatent sans se rompre jusqu'à excéder quatre et cinq fois leur diamètre (Kölliker [3]), il les faudrait relativement assez gros, et on ne conçoit guère qu'un corps de cette dimension n'eût pas été retenu dans la cavité plus résistante de la dernière artériole. La pression du sang ne saurait d'ailleurs être plus nuisible par l'intermédiaire du bouchon que par son application directe à la paroi du vaisseau, et l'on sait que si la déchirure des capillaires sains est la suite possible, elle n'est pas l'effet constant d'une circulation interrompue. Il est même heureux qu'il

1 V. Feltz; *Étude clinique et expérimentale des embolies capillaires*, 1868, pag. 214.

2 Vergely; *Rapport sur les mémoires envoyés au concours de 1867*, etc.; in *L'Union médicale de la Gironde*, 1868, pag. 292.

3 A. Kölliker; *Handbuch der Gewebelehre des Menschen*, 1852.

en soit ainsi, et que l'obstruction de ces éléments délicats n'entraîne pas nécessairement leur rupture, car ce dangereux accident serait alors un phénomène habituel et normal de la circulation capillaire; en observant cette dernière au microscope, tout le monde a vu, en effet, des amas de globules arrêter pour un instant le courant du liquide et même l'obliger à rebrousser chemin, sans compromettre pour cela l'intégrité des membranes. C'est sans doute pour donner un peu plus de consistance au titre de son livre, que Feltz veut limiter cette production des infarctus aux faits qu'il analyse, et qu'il reproche à Ludwig d'avoir appliqué cette désignation, « non à des embolies » capillaires, mais à l'embolie d'une petite artériole[1] ». Quand même l'*infarctus*, signifiant avec le premier « le » farcissement d'une portion de tissu », serait le résultat exclusif d'une rupture vasculaire, on ne voit pas, en effet, pourquoi le privilége d'en produire serait retiré à l'obstruction des petites artères, ni par quoi il y serait remplacé.

Il faut maintenant reporter nos regards en arrière et les arrêter sur la théorie proposée par Virchow pour expliquer par la migration des caillots la généralisation des abcès dans l'infection purulente.

On vient de voir les conditions qui président à la naissance, au déplacement, à la malignité des concrétions vasculaires; je vais rappeler en quelques lignes les points acceptés sur la pathogénie des lésions métastatiques. Connaissant alors les besoins du problème et les ressources de l'embolie, il nous sera facile d'apprécier les rapports

[1] V. Feltz, *loc. cit.*

que le foyer initial de l'intoxication sanguine est susceptible d'établir avec ce redoutable intermédiaire.

Lorsqu'une inflammation à caractère putride existe en un point, le plus souvent périphérique, de l'organisme, le danger que désignent les mots d'infection purulente et de métastase se présente uniformément à tous les esprits; l'apparition d'une fièvre asthénique intense accompagnée de frissons particuliers, la localisation multiple au sein des parenchymes et dans les cavités des séreuses de foyers de suppuration secondaires, menace, de l'aveu de tout le monde, le malade qui porte une semblable lésion.

L'intervention de l'intoxication sanguine entre l'accident initial et ses aboutissants métastatiques, n'est également pour personne un sujet de dissentiment; on ne voit pas, en effet, quel lien assez général pourrait relier et dominer ces foyers épars, si le sang était exclu des combinaisons pathogéniques. Aussi toutes les formules qui les expriment font-elles jouer un rôle indispensable à l'altération de ce liquide par la lésion située, pour le moment, à la périphérie de l'organisme. Le système proposé par Estor, qui, en rapportant à l'appareil excito-moteur la responsabilité de cette harmonie morbide, fait la part la plus faible à l'intoxication sanguine, ne manque pas lui-même d'invoquer l'appauvrissement du fluide nourricier, comme la seule raison possible de l'intensité et de l'éloignement des irradiations réflexes [1]. On s'entend donc ainsi sur la réalité de la septicémie, et cet accord légitime jusqu'à l'expression d'infection purulente, pourvu que ces

[1] A. Estor; *Physiologie de l'inflammation diffuse et de l'infection purulente*, 1863, pag. 22, 28, 50.

termes indiquent simplement désormais la viciation du sang par le sérum et non par les corpuscules du pus.

Il faut, en effet, malgré de récentes contestations, concéder encore aux travaux de Virchow que l'infection purulente n'est pas une pyohémie, et ne doit pas ses symptômes à la pénétration, dans les vaisseaux, des globules granuleux qui personnifient le pus [1].

Il me paraît prouvé que le mélange de ces éléments avec le sang n'a par lui-même aucune importance, puisque la putridité du pus est nécessaire à sa nocivité (Aran [2], d'Arcet [3]), puisque le pus filtré produit sans ses globules tous les accidents de l'infection purulente (Panum [4]); et il est reconnu que la constatation des corpuscules purulents au milieu du liquide nourricier n'a d'autre part aucune signification, puisque leur structure ne permet en aucune manière de les distinguer des leucocytes sanguins.

Quand bien même, avec Cohnheim [5] et Lortet [6], nous accepterions comme entièrement démontré, malgré les récentes protestations de Koloman Balogh [7], ce que les

[1] R. Virchow; *La pathol. cellul.*, trad. P. Picard, 1861, pag. 147.

[2] F.-A. Aran; *Mémoire sur les abcès du poumon;* in *Gazette médicale de Paris,* 1842, tom. X, pag. 609, 641.

[3] F. d'Arcet; *Recherches sur les abcès multiples et sur les accidents qu'amène la présence du pus dans le système vasculaire, suivies de quelques remarques sur les altérations du sang;* in Thèses de Paris, 1842, n° 98.

[4] Panum; *Experimentelle Beiträge zur Lehre von der Embolie;* in *Virch. Arch.*, 1863, Bd. 25, Heft 3 u. 4.

[5] J. Cohnheim; *Uber Entzündung und Eiterung;* in *Virchow's Arch. für path. Anat.*, 1867, Bd. 40, Heft I, und 2.

[6] Lortet; *Journal de médecine de Lyon,* 15 mai 1868.

[7] Koloman Balogh; *In welchem Verhältnisse steht das Heraustreten der farblosen Blutzellen durch die unversehrten Gefässwandungen zu*

observations de Kölliker[1] et de Recklinghausen[2] sur les migrations cellulaires rendaient déjà vraisemblable, que les globules blancs du sang peuvent traverser en tous les sens les membranes vasculaires, rien ne serait à modifier pour cela dans les conclusions précédentes; ces échanges exceptionnels prouveraient simplement que la pyohémie est possible, sans établir d'abord qu'elle est nuisible; et de même que dans l'inflammation ils ne feraient pas arriver des vaisseaux les leucocytes purulents, puisqu'on les voit se former par segmentation dans l'intérieur des cellules, dans l'infection purulente ils ne sauraient davantage amener des tissus les globules blancs en excès, puisque ces derniers peuvent bien plus aisément avoir pris naissance aux sources habituelles de l'hématopoïèse. Pour moi, ces faits, loin de leur être hostiles, confirment bien plutôt, au contraire, les vues du pathologiste allemand. Ils me paraissent accréditer une hypothèse qui, si elle n'est pas dans ses paroles, est assurément dans la pensée de Virchow. Entre les globules blancs du sang et les corpuscules du pus, il n'y a pas seulement analogie de conformation, il y a identité de nature, et la seule circonstance qui les distingue est ce que Virchow a nommé ailleurs une erreur de lieu, une *hétérotopie*. Les follicules des ganglions sont des cellules plasmatiques complexes qui versent physiologiquement dans les vaisseaux le produit de leur prolifération normale; l'inflammation des éléments corres-

der Entzündung und Eiterung; in *Archiv für path. Anat. und Phys.* 1868, Bd XLV, Heft I, Seite 19.

[1] A. Kölliker; *Würzb. natur. Zeitschr.*, tom. I, pag. 13.

[2] Von Recklinghausen; *Uber Eiter und Bindegewebskörperchen*; in *Virch. Arch.*, 1863, Bd XXVIII, Seite 157.

pondants du tissu conjonctif, qui chez eux est au contraire exceptionnelle, donne naissance aux mêmes dérivés, et le sang les y ramasse aussi dans des conditions plus difficiles et plus rares. Parvenus par la voie régulière des appareils lymphatiques, ou par la contribution illégitime des tissus, les leucocytes, qui n'en sont pas moins les mêmes corps, jouent naturellement dans le sang le même rôle et ne sont susceptibles d'y altérer que la proportion de leur nombre. Ainsi, par son origine comme par son aspect, la pyohémie se confond avec la leucocytose, et les effets de la première avec les conséquences de la seconde, que, par comparaison aux phénomènes rapidement mortels de l'infection purulente, je puis tenir ici pour inoffensives.

Il y a dans la marche clinique de la complication que j'examine, une nouvelle confirmation des faits que le microscope et les vivisections ont accrédités de la sorte. Toute fonte inflammatoire est loin d'apporter avec elle les mêmes menaces d'infection, et elle traîne cependant à sa suite les mêmes chances d'absorption purulente et de suppuration intra-vasculaire. Il n'y a que les amas de pus décomposé qui fassent courir de semblables risques, parce que la septicité des liquides se substitue ici à l'innocuité des éléments morphologiques. C'est surtout aux lésions périphériques que de pareils dangers sont attachés, et parmi les lésions internes, celles du cœur sont à ce titre les plus redoutables ; or, si l'on réfléchit que la proximité de l'air favorise la putréfaction en rendant plus facile la pénétration des germes, et plus réalisables les conditions de leur développement, une telle répartition n'aura plus rien qui puisse étonner.

Des faits nouveaux et contenant pour l'avenir de la

science un immense intérêt, par les inductions qu'ils autorisent, viennent encore consolider les idées qui précèdent. Parmi ces granulations réputées inertes qui circulent à travers les cellules animales et qui en pénètrent la substance, Béchamp a découvert l'activité et la vie des *microzymas*[1]. Il a montré, avec Estor, que ces germes parasitaires, auxquels, tant qu'ils conservent ce premier état, paraissent dévolues d'importantes fonctions nutritives[2], peuvent dans certaines circonstances se développer en vraies bactéries, êtres indécis par rapport au règne, qui n'en jouent pas moins un rôle principal dans les phénomènes de la putréfaction. De même que la mort des tissus provoque cette transformation des microzymas en bactéries[3], permettant de la sorte à la chair musculaire de se putréfier à l'abri de l'air atmosphérique, certaines conditions exceptionnelles semblent la favoriser aussi dans les profondeurs de l'organisme vivant[4], et je saisis dans ce dernier fait une première confirmation de la septicémie purulente; quand en effet des abcès profonds auront servi de foyer initial aux désordres pathologiques, on y trouvera désormais sans peine les agents nécessaires à la décomposition putride, et de même que les bactéries

[1] A. Béchamp; *De la circulation du carbone dans la nature...*, 1867; et *Sur les granulations moléculaires des fermentations et des tissus animaux*; in *Comptes-rendus de l'Académie des sciences*, séance du 24 février 1868.

[2] A. Béchamp et A. Estor; *Sur la nature et la fonction des microzymas du foie*; in *Compt.-rend. de l'Ac. des sc.*, séance du 2 mars 1868.

[3] A. Béchamp et A. Estor; *De l'origine et du développement des bactéries*; in *Comptes-rend. de l'Acad. des sciences*, séance du 23 mars 1868.

[4] A. Béchamp et A. Estor; *Évolution des microzymas des cellules animales*; in *Compt.-rend. de l'Ac. des sc.*, séance du 2 septembre 1868.

signalées par Davaine[1] dans le sang décomposé des animaux charbonneux devront tout aussi bien leur origine à des microzymas indigènes, ainsi le pus des cavités profondes n'a plus besoin de demander à l'accès difficile de l'air extérieur les germes toujours présents de la fermentation azotée. Chauveau[2] vient d'attirer à son tour, sur ces corpuscules naguère insignifiants, tout l'intérêt qui s'attache aux propriétés du vaccin, et il est assez naturel de leur rapporter en général l'activité des humeurs virulentes et la nocuité des liquides septiques. La facilité de leurs migrations achève de déposséder les globules du pus; tandis qu'on arrivait avec effort à suivre le leucocyte au travers des membranes, on laissera sans difficulté les radicules vasculaires pomper dans les tissus les poussières organiques des virus et les microzymas développés dans une collection purulente. Ces fines granulations moléculaires accompagnent en effet partout les liquides qui les contiennent; j'ai déjà dit qu'on les trouvait dans l'épaisseur comme dans l'intervalle des éléments anatomiques, et d'après un fait que j'ai observé[3], les limites définies d'un organe n'auraient même pas de barrière à leur opposer. Il n'y a pas jusqu'à la double charge réservée à ces mystérieux parasites qui, par son exacte correspondance avec leurs diverses attributions morbides, ne témoigne en faveur de ces évolutions pathogéniques. Si les microzymas se déve-

[1] Davaine; *Recherches sur les infusoires du sang dans la maladie connue sous le nom de* sang de rate; in *Comptes-rendus de l'Académie des sciences*, séance du 27 juillet 1863.

[2] Chauveau; in *Comptes-rendus de l'Académie des sciences*, séance du 10 février 1868.

[3] Chap. VII, expér. 7.

loppent en bactéries, on n'a guère plus de déplacements à leur demander, et on doit en attendre des phénomènes locaux de putréfaction ; c'est justement ce qu'il faut à la décomposition d'un foyer purulent. Au contraire, quand le sang s'infecte au voisinage d'un abcès putride, ce n'est pas des bactéries, c'est surtout des microzymas qu'il peut absorber; or, les microzymas ne déterminent pas encore des réactions putrides mais des phénomènes nutritifs; leurs aptitudes sont ainsi parfaitement en rapport avec les inflammations éparses des parenchymes, avec l'appauvrissement précoce du liquide nourricier.

En résumé, nous pouvons considérer comme acquis, dans le difficile problème de l'infection purulente, qu'un foyer de pus en décomposition, à travers le filtre formé par les parois vasculaires, verse dans le sang un liquide septique. Partons maintenant de ces notions consenties, et laissant de côté les effets généraux de l'altération sanguine, où l'embolie n'a pas à intervenir, suivons la septicémie dans ses actes capables de déterminer la localisation des abcès multiples.

Il est clair qu'il s'agit ici beaucoup moins d'expliquer la multiplicité même des abcès que l'espèce de réserve représentée au contraire par leur dissémination. La présence d'un principe étranger dans la masse du sang implique la généralisation de ses propriétés toxiques; et puisque la distribution vasculaire met la cause morbigène en rapport avec tous les tissus et appareils, celle-ci paraît devoir agir indistinctement sur chacun des points où elle a quelque action à exercer. Si le suc puisé dans les foyers putrides a le pouvoir de parésier les vaso-moteurs et de détruire les provisions alimentaires, c'est le système entier de la circulation, c'est l'ensemble des échanges nutritifs qui doivent être atteints; comme la fièvre et l'asthénie attestent en effet ce résultat, les phénomènes généraux de l'infection purulente ont eu moins que les autres à exciter la curiosité des pathogénistes. Si le même agent septique a aussi le pouvoir d'exciter l'hyperplasie et la prolifération des cellules plasmatiques, puisque tous les éléments de cet ordre ressentent ces provocations phlegmasiques, ce ne sont pas des abcès limités et épars qui ont à s'ensuivre ; l'organisme infecté dans sa totalité devrait répondre également par une inflammation et une suppuration universelles. Pour substituer la première de ces conséquences à la seconde, et mettre ainsi l'enchaînement de nos conceptions d'accord avec les réalités du développement morbide, il faut placer un intermédiaire entre les provocations phlegmasiques et leur efficacité. C'est en vue de constituer une alternative propre à utiliser et à concentrer sur certains points ces tendances métastatiques impuissantes sur tous les autres, que Virchow a imaginé de faire intervenir ici ses caillots migrateurs. Du moment où il admettait, on s'en souvient, l'imbibition des bouchons par un suc putride comme condition indispensable des inflammations péri-emboliques, il était assez naturel d'imposer aux localisations de l'infection purulente une médiation qu'elle se trouvait seule en état de féconder. Le foyer primitif peut sans peine déterminer une thrombose dans les veines qui l'avoisinent, d'où les parcelles fibrineuses s'en iront chargées des principes qui les rendent irritantes ; les concrétions du cœur ne sont pas très-rares, et soit qu'un ulcère cardiaque verse lui-même autour d'elles les liquides suspects, soit qu'un foyer périphérique en ait infecté de loin la masse générale du sang, l'embole artériel peut toujours s'en pénétrer pour en disséminer les effets dans le territoire de l'aorte gauche.

Voici donc les termes selon lesquels la question actuelle se trouve posée par Virchow. L'embolie ne détermine de processus phlegmasique que lorsque les caillots sont imbibés des sucs provenant d'un pus putride, et par conséquent que dans l'infection purulente. L'infection purulente ne peut réaliser et localiser ses provocations inflammatoires que par le secours des caillots erratiques fixant et concentrant dans les régions où la petitesse des vaisseaux les maintient enclavés, les menaces trop superficielles de la septicémie; par conséquent, à son tour, la métastase ne subsiste que par la théorie des migrations vasculaires.

Je n'accepte pas l'opinion de Virchow, et je ne la conteste pas non plus tout entière; il fallait donc définir avec exactitude les idées du pathologiste allemand, afin de rendre possible la détermination de mes propres réserves.

Il n'est pas réel, nous le savons déjà, que l'imbibition putride des concrétions charriées par le sang soit nécessaire à l'évolution de leurs processus inflammatoires. Les corps inertes injectés dans les vaisseaux déterminent aussi des abcès, et chaque fois que des pneumonies emboliques ont été rencontrées à l'autopsie, un foyer de décomposition putride et les symptômes généraux de l'infection purulente ne les avaient pas infailliblement précédées. Sans être nécessaire à l'action phlegmasique des emboles, la putridité du sang pourrait du moins en favoriser les effets; il n'en est rien, et non-seulement elle n'est pas indispensable aux manifestations qui rayonnent autour des bouchons sanguins, mais le souvenir de quelques acquisitions passées va nous convaincre qu'elle leur est absolument étrangère. Panum [1] a démontré déjà que la putridité du bouchon, indifférente quand elle provient des sucs qui le pénètrent, aurait tout au plus une influence lorsqu'elle résulte de sa propre décomposition, accomplie dans le lieu même de son enclavement. Ses expériences, rapportées ailleurs, et dont je puis me borner à rappeler succinctement les conclusions, établissent en effet que le liquide septique contenu dans les mailles de la concrétion fibrineuse n'est en aucune manière l'occasion de désordres inflammatoires, et que le travail seul d'une putréfaction actuelle paraît susciter autour de lui ces excitations spéciales. En attribuant à la dyscrasie du sang le pouvoir de faciliter la décomposition propre du caillot, on arriverait sans doute à maintenir un rapport ultime entre les processus péri-emboliques et les liquides versés par le foyer putride. A cette dernière hypothèse, les recherches de Panum opposent un nouveau démenti, et, loin de voir dans la composition du sang une cause d'altération pour l'obstacle vasculaire, c'est à la pénétration plus ou moins facile de l'air, au voisinage d'une bronche plus ou moins grosse, que l'adversaire de Virchow rapporte l'origine du travail accompli dans le bouchon sanguin. On a vu que j'explique à mon tour, par un mécanisme tout différent, les inflammations qui circonscrivent les caillots étrangers; si j'ai réussi à faire prévaloir mon opinion, les effets consécutifs à ces obstacles circulatoires échappent plus irrévocablement encore à toute intervention de la septicémie. Mais quelle que soit la fortune réservée aux solutions qui

[1] Panum, *loc. cit.*

rivalisent dans ce dernier débat, l'affirmation à laquelle je les oppose s'anéantit en outre par la contradiction qu'elle renferme, et la condition imposée par Virchow à la nocivité de ses emboles est rendue le plus souvent impossible par leur propre mode de développement. La manière dont Virchow conçoit lui-même la production des thromboses d'origine apporte, en effet, un empêchement radical à l'imbibition des fragments qu'elles émettent. C'est du *bouchon prolongé*, de cette tête de coagulum flottant en liberté dans une grosse veine, que partent exclusivement les émissions obstruantes. Sans doute, malgré leur éloignement du foyer putride, les parcelles qui s'en détachent pourraient s'être pénétrées des sucs répandus par lui dans la masse du liquide nourricier; mais, pour réaliser ce prolongement secondaire, la lésion primitive a dû déterminer tout d'abord la coagulation du sang dans les racines veineuses qui l'avoisinent, et obstruer précisément les principales voies par lesquelles ses produits avaient accès dans le torrent de la circulation.

Les emboles n'empruntent donc en aucune façon aux liquides nuisibles qui circulent avec le sang leur pouvoir de déterminer des pneumonies lobulaires, des abcès métastatiques; et qu'il provienne du voisinage d'une plaie putride ou d'une région parfaitement saine, qu'il obstrue les vaisseaux d'un sujet atteint de septicémie ou qu'il entrave la circulation chez un individu dont les humeurs ont conservé leur constitution normale, tout caillot immigré produit indistinctement, dans les conditions que j'ai déterminées, des processus inflammatoires et des collections de pus.

Ainsi se trouve contredite la première conclusion de

Virchow, qui limite au cas d'infection purulente les manifestations phlegmasiques de l'embolie; et si les lésions métastatiques peuvent s'expliquer, il est vrai, par le mécanisme des concrétions sanguines, ce n'est point parce que les liqueurs septiques confèrent aux caillots une propriété qu'ils n'auraient pas sans elles, c'est parce que la source putride peut être en même temps, comme tant d'autres, une occasion de simple thrombose, un foyer d'émissions purement fibrineuses.

C'est en effet une concession qu'il faut faire à Virchow : l'infection purulente utilise l'embolie pour réaliser ses localisations multiples.

Un foyer putride siégeant à la périphérie ne saurait être exclu des causes ordinaires de coagulation veineuse; il entre naturellement dans la catégorie des *traumatismes*, et parce qu'il verse de plus que les autres un toxique impuissant au point de vue actuel, ce n'est pas une raison pour le déposséder des conséquences auxquelles sa classification lui permet de prétendre.

Une plaie cardiaque répandra de même dans la masse du sang, et les agents septiques qui tiennent sous leur dépendance les symptômes typhoïdes de l'endocardite ulcéreuse, et les détritus fibrineux ou organisés qui, sans contracter aucune espèce de rapport avec l'infection sanguine, iront porter au sein des organes les désordres dont ils sont fauteurs. Sous les émissions du cœur droit, ces troubles seront encore des pneumonies lobulaires, comme dans la célèbre observation de Charcot et de Vulpian[1]; mais les

[1] Charcot et Vulpian : *Note sur l'endocardite ulcéreuse aiguë à forme typhoïde*; in *Mémoires de la Société de biologie*, année 1861. Paris, 1862.

concrétions émanées du cœur gauche provoqueront dans les viscères le développement d'infarctus gangréneux. J'ai déjà signalé que la mort des tissus était le résultat constant de ces obstructions artérielles; à propos de chacune d'elles, on verra bientôt que les effets observés sont en réalité ceux de la nécrose, et depuis qu'a été exposé l'unique mécanisme par lequel les emboles peuvent déterminer des inflammations, il est facile de prévoir que les obstacles opposés à l'arrivée du sang alimentaire n'auront, en aucun temps, de conséquences phlegmasiques. Moins que jamais, ici, les sucs putrides transmettraient au caillot immigré le pouvoir d'irriter directement les parties concentriques; s'ils n'avaient pas cette faculté quand, enclavé, par exemple, dans une division pulmonaire, le bouchon n'enlevait aux parties voisines que leur sang veineux, comment pourraient-ils se montrer plus influents lorsque, échoué dans une véritable artère, l'obstacle fibrineux supprime aux régions prochaines, avec le sang artériel, non pas l'agent, mais au moins la condition de toute irritation nutritive? L'ulcère cardiaque, ainsi que les concrétions ordinaires du cœur, déterminera donc dans les poumons seulement des phlegmasies emboliques, et la nature gangréneuse des infarctus qu'il produit par le même procédé dans les autres viscères lui interdit d'employer ici l'embolie à ses localisations métastatiques, si l'on en considère les noyaux multiples comme exclusivement inflammatoires. Mais ces dernières lésions ont-elles été toujours de véritables abcès? Quand, ailleurs surtout qu'au poumon et au foie, les observateurs ont signalé des collections de pus, n'avaient-ils pas souvent affaire à des ramollissements de gangrène? Si l'on en croyait Feltz, il en aurait toujours été ainsi, et les noyaux métastatiques de l'infection purulente ne seraient constamment que de véritables nécroses [1]. Cette assertion va contre les intentions de son auteur, et détend d'un côté les relations qu'elle resserre d'un autre : en donnant à l'infection purulente tous les infarctus gangréneux de l'embolie, elle lui reprend en effet ses abcès hépatiques et surtout ses pneumonies lobulaires, à moins de ne voir aussi des infarctus gangréneux dans ces derniers effets des caillots erratiques. Sans consentir à des conclusions absolues que je vais bientôt combattre, on peut admettre que l'œil nu a dû confondre plus d'une fois ce que le microscope ne lui donne pas toujours le pouvoir de distinguer. Quand la fonte d'une induration quelconque est en effet accomplie, il ne reste rien dans ce détritus informe pour accuser son origine, et les corpuscules granuleux qui peuvent y survivre ne portent plus aucune espèce de témoignage, puisqu'il est désormais impossible de décider s'ils viennent du sang ou des tissus. Bien des lésions métastatiques signalées dans l'endocardite ulcéreuse gauche, qui est, on le sait, la plus fréquente, furent de ces collections nécessairement indécises, étrangères à l'embolie si elles descendaient réellement d'un processus inflammatoire, mais rattachables à la théorie des caillots migrateurs si des chances égales les reliaient par le fait à un infarctus gangréneux.

Je n'admets donc pas avec Virchow que l'embolie emprunte sa propriété d'enflammer les parenchymes au con-

[1] V. Feltz; *Étude clinique et expérimentale des embolies capillaires*, 1868, pag. 170.

cours de la septicémie, et je crois cependant avec lui qu'elle s'impose souvent à l'infection purulente ou plutôt à la lésion que l'intoxication sanguine complique pour disséminer ses localisations. Il me reste à montrer encore que les localisations de l'infection purulente peuvent se passer de l'embolie, et que par conséquent Virchow n'est pas fondé non plus à présenter, comme les intermédiaires exclusifs de la première, les caillots migrateurs de la seconde.

La pathogénie de la redoutable complication que j'envisage n'est certes pas en peine d'interprétations. Sans m'attarder à en donner la liste, je puis établir sur cette abondance de théories que le système du réformateur prussien n'est pas indispensable à la science, et que d'autres procédés peuvent pour le moins rivaliser avec lui dans la production des lésions métastatiques. Si, d'autre part, j'examine les diverses situations où l'embolie est appelée à justifier les localisations multiples de l'infection purulente, je crois qu'il en est plusieurs qui échappent forcément à sa participation, et qui réclament d'une manière absolue l'attribution d'un autre mécanisme.

Ainsi, dans le cas d'un ulcère cardiaque à gauche, comment expliquer les altérations rencontrées dans le tissu du poumon? S'il s'agit de véritables pneumonies lobulaires, on sait que l'obstruction des artères bronchiques produit des infarctus et non pas des abcès; et, s'il est vrai que l'analogie de ces deux lésions nous interdise de préciser la nature des noyaux métastatiques, on sait encore que les petites branches perpendiculaires de l'aorte thoracique sont trop exceptionnellement parcourues par les concrétions emboliques pour y faire passer toutes celles qu'impliquent la fréquence et la multiplicité des métastases pulmonaires. Il ne reste donc que les artères de l'hématose pour diriger sur le poumon les emboles partis du cœur gauche, et avant de les y faire échouer, il faut les conduire sans encombre à travers tout le réseau terminal de la grande circulation. Il n'y a déjà plus que les emboles capillaires susceptibles de traverser un pareil filtre ; mais si les dimensions de ces derniers leur confèrent en effet un semblable privilége, on ne voit pas ce qui vient ensuite le leur ôter.

De même, dans le cas d'un foyer périphérique ou d'un ulcère à la valvule tricuspide, comment expliquer les lésions viscérales ? Je rejette naturellement le concours d'un caillot cardiaque s'imbibant dans le ventricule gauche des sucs qui infectent la masse du sang ; puisque ce n'est plus à la septicémie qu'une thrombose doit demander le pouvoir de produire ses désordres emboliques, les infarctus qui en relèveraient en pareil cas ne seraient plus pour le foyer initial qu'une coïncidence fortuite, et non pas une conséquence morbide. La ressource spécieuse que je mentionnais à l'occasion du précédent, subsiste seule en présence de ce nouvel embarras. On est forcé d'admettre, pour rester ici fidèle au mécanisme des concrétions errantes, « que » des emboles viennent oblitérer, par exemple, les branches » de l'artère hépatique, après avoir traversé les capillaires » du poumon[1] ». On pourrait aussi bien les amener ainsi dans le foie, en leur faisant traverser en sus les racines de la veine-porte ; car la difficulté n'est pas, je le répète, de laisser circuler ces concrétions moléculaires, mais de jus-

[1] Niemeyer ; *Éléments de path. interne et de thér.*, trad. par Culmann et Sengel. Paris, 1865, tom. I, pag. 740.

tifier leur enclavement devant les raisons qui ont motivé leur passage. « Il est probable, dit Niemeyer, que l'èmbole » était petit au commencement, et qu'après avoir passé » par les premiers capillaires, pendant qu'il circulait, la » fibrine, etc., s'est précipitée sur lui et a augmenté son » volume[1]. » Évidemment cela n'est probable que si l'on se met volontairement, en acceptant par avance la théorie qui est en cause, dans la nécessité de l'expliquer à tout prix; et si, libre de pareils engagements, on n'envisage que le fait en lui-même, c'est du côté de sa négative qu'est au contraire la probabilité. Comment la molécule migratrice, rebelle à toute augmentation de volume depuis les veines périphériques jusqu'aux poumons, alors que la lenteur du sang pouvait surtout favoriser le dépôt à sa surface de coagulations secondaires, irait-elle justement entreprendre de s'accroître lorsqu'elle est tombée dans le torrent de la circulation artérielle? J'ajoute que les insuccès de l'expérimentation confirment ces répugnances du raisonnement, et Feltz le reconnaît de bonne grâce. « Ni moi, ni » mes devanciers, dit-il, n'avons pu faire traverser le pou- » mon à des poussières, soit organiques, soit inorganiques, » en injectant par la jugulaire ou toute autre veine péri- » phérique[2]. »

Au lieu d'en conclure, comme je le crois inévitable, que l'embolie ne saurait expliquer toutes les localisations de l'infection purulente, l'agrégé de Strasbourg cherche à rallier ces diverses applications par un expédient très-

[1] Niemeyer, *loc. cit.*, tom. I, pag. 195.

[2] V. Feltz; *Étude clinique et expérimentale des embolies capillaires.* Paris, 1868, pag. 175.

ingénieux sans doute, et qui séduirait l'esprit s'il pouvait se concilier les faits.

Selon lui[1], les emboles émis par la thrombose primitive et partis des régions périphériques ne traversent pas les capillaires du petit cercle circulatoire ; de même aussi les débris de caillots émanés des racines de la veine-porte n'arrivent pas eux-mêmes dans les veines sus-hépatiques. Mais « les abcès, les infarctus, ou simplement les arrêts » durables de la circulation » qu'ils déterminent dans les poumons ou le foie, en devenant cause à leur tour d'une coagulation nouvelle, créeraient, au-delà du rétrécissement vasculaire, un second foyer d'émissions emboliques.

Malgré les « faits incontestables » que l'auteur de cette proposition veut lui trouver pour base, elle n'en est pas moins ce qu'il redoute lui-même qu'elle ne soit, « une » simple spéculation de l'esprit ».

En ce qui concerne les poumons, deux faits seulement lui viennent en aide. L'un d'eux est un cas observé à la clinique de Strasbourg, de résorption purulente consécutive à une fracture comminutive de l'extrémité inférieure de la jambe[2]. Des abcès ont été rencontrés dans les poumons, et Feltz croit avec raison pouvoir les rattacher à des emboles émanés du foyer périphérique ; les autres viscères ne contenaient rien : « le foie, la rate, les veines, » les articulations, ne présentent pas de traces d'infarctus ou » d'abcès ; le cerveau n'a pu être examiné. » Je vois donc bien, sans doute, que les veinules du poumon autour des noyaux métastatiques comme aux environs de toute altéra-

[1] V. Feltz, *loc. cit.*, pag. 176.

[2] Ibid., *loc. cit.*, pag. 177.

tion parenchymateuse, sont susceptibles d'être engorgées par des coagulations secondaires, ce qui n'étonnera personne; mais je vois aussi que ces thromboses du second degré n'ont en aucune façon déterminé de nouvelles embolies! L'autre fait est une observation de Virchow[1]. « Chez un individu dont le poumon était atteint de foyers » gangréneux, Virchow a vu, en effet, des coagulums vei- » neux se former dans les veines de cet organe, d'où ils » pénétrèrent dans la grande circulation, et amenèrent des » foyers dans le foie, le cœur, la rate, le cerveau, les reins » et la peau[2]. » Je tiens la nature embolique de ces foyers pour vraisemblable, et ne songe pas le moins du monde à la contester, bien que je n'aie pas cru devoir accueillir ce même exemple parmi les matériaux de mes propres constructions; mais si l'on se rapporte à mon tableau des origines de l'embolie artérielle (pag. 203), on verra que des scrupules moins exagérés m'auraient permis de porter à un, au lieu de zéro, les cas où la source des provenances migratrices se trouvait réellement dans les veines pulmonaires.

Il faut observer en outre que si, parmi les faits invoqués par Feltz, un seul paraît ainsi plaider en faveur d'une combinaison qui les impliquerait très-fréquents, aucun d'eux n'est par lui-même une véritable application de sa théorie. On reconnaît sans doute, dans l'observation propre à l'auteur, un abcès périphérique servant de foyer banal aux emboles pulmonaires; dans l'exemple de Virchow, une gangrène pulmonaire fournissant la source des décharges

[1] R. Virchow; *Archiv für path. Anat. u. Phys...*, 1847, Bd I, p. 332.
[2] V. Feltz, *loc. cit.*, pag. 176.

emboliques; mais je ne trouve réalisée nulle part cette coïncidence plus difficile et seule significative d'une thrombose du poumon pour engendrer les infarctus des viscères, et d'une lésion périphérique pour expliquer la thrombose du poumon.

Si nous passons à l'organe hépatique, les *faits incontestables* dont le savant de Strasbourg annonce le concours, vont paraître encore plus insuffisants. Ils se réduisent à cette mention, qu'au voisinage des abcès pyohémiques du foie on trouve très-souvent les veines sus-hépatiques plus ou moins remplies par des thrombus [1]. Il n'était pas nécessaire de s'appuyer ici de la garantie assurément considérable de Frerichs pour établir un point que personne, je le répète, ne peut songer à contester; mais ce n'est pas des coagulations provoquées par les noyaux métastatiques qu'il s'agit de fournir des exemples, et ceux que Feltz nous a promis doivent montrer à côté de ces nouvelles thromboses les émissions secondaires qui en dépendent. Ici l'agrégé de Strasbourg n'a plus rien à obtenir du professeur de Berlin, et l'appui qui tout à l'heure lui était inutile, vient maintenant à lui faire défaut : car l'auteur du célèbre *Traité pratique des maladies du foie* discute ces thrombus des veines sus-hépatiques, non pas comme des causes d'embolie, mais bien comme leurs simples effets[2]. Si le poumon paraît avoir été d'ailleurs l'origine de quelques embolies, le foie n'a jamais paru pour son compte en être que l'aboutissant.

[1] V. Feltz, *loc. cit.*, pag. 177.

[2] Fr.-Th. Frerichs ; *Traité pratique des maladies du foie*, trad. par Duménil et Pellagot. Paris, 1862, pag. 411.

Quand même Feltz fournirait en faveur de ces provenances pulmonaires ou hépatiques des exemples plus nombreux que l'état de la science ne lui permet de le faire, cette addition n'ajouterait pas grand'chose à la probabilité de sa théorie. J'ai établi ailleurs le concours de circonstances qui empêchent un grand nombre de thromboses veineuses de dégénérer en foyer d'embolies, et je ne veux rappeler que la principale condition d'un pareil succès. Ce n'est pas d'une veine oblitérée par des caillots que des parcelles nuisibles risquent d'être entraînées dans le torrent circulatoire, et ces chances n'existent guère que lorsque les progrès de la coagulation réalisent dans un même canal la coexistence d'un courant sanguin et d'un prolongement de thrombus. Une thrombose veineuse ne devient donc que rarement un foyer d'embolie, et la théorie de Feltz a déjà contre elle de donner pour règle la convergence de deux exceptions.

De plus, en accusant cette théorie de n'être qu'une conception spéculative, j'ai voulu dire, non-seulement que les arguments cliniques lui manquent, mais que le plus souvent ils la contredisent. Il ne faut pas oublier en quels termes se présente le problème pour la solution duquel Feltz trouve inadmissible, comme moi, l'hypothèse du passage des emboles à travers les réseaux capillaires. Il n'est pas simplement question d'imaginer comment, par exemple, une source périphérique d'embolies produirait à la fois des lésions pulmonaires et viscérales, il faut surtout concevoir par quel moyen la thrombose périphérique pourrait être rendue responsable, lorsque les embolies supposées des viscères coïncident avec l'intégrité reconnue du poumon. Or, cette condition nécessaire de l'intégrité du poumon, le relai imaginé par Feltz ne la respecte pas, et quand bien même on s'arrêterait à sa dernière hypothèse d'un arrêt *durable* de la circulation, le vestige du second foyer n'en est pas moins indispensable à son système.

Est-ce à dire que les *embolies secondaires* de Feltz n'auraient selon moi aucune existence effective ? Cette exclusion trop absolue dépasserait certes ma pensée ; je considère seulement comme trop éventuelle la coïncidence morbide qu'elles impliquent, aussi bien pour créer en son nom un genre spécial d'embolies[1], que pour expliquer par les hasards de sa manifestation toute une classe de nombreux phénomènes.

Je suis encore obligé de réduire, à un autre point de vue, les emprunts faits par l'infection purulente au mécanisme des caillots migrateurs.

Il a fallu jusqu'ici laisser en dehors de cette appréciation les arguments basés sur la nature précise des lésions désignées par les termes d'*abcès métastatiques ;* le moment est venu d'en retirer les enseignements qu'ils contiennent.

Les termes d'abcès métastatiques indiquent doublement que dans l'opinion générale les lésions qu'ils représentent relèvent d'un processus inflammatoire. Cette signification, en effet, que le dictionnaire attache au mot d'abcès, une courte explication va suffire pour l'attribuer à celui de métastase. On n'aurait pas mis autant de persistance à conserver cette vieille expression, si c'était pour la dépouiller de la seule idée qu'elle renferme ; or, métastase veut dire, transport, déplacement de la maladie primitive, et pour

[1] V. Feltz, *loc. cit.*, pag. 215.

qu'une lésion puisse être considérée comme le déplacement d'une autre, il faut bien, en vérité, qu'elle soit au moins de la même espèce. Quelle est donc ici la lésion qui se déplace? En fixant la valeur morbide de la pyohémie, on a sans doute élargi les sources de l'intoxication purulente; cette dernière étant réduite à n'être quelque chose que par les sucs putrides du pus, ce qu'elle est au moyen de ceux-ci, tous les sucs putrides peuvent désormais le reproduire, qu'ils proviennnent d'une plaie enflammée ou d'un ulcère grangréneux; aussi, quand on parle d'infection purulente, c'est, en général, d'infection putride qu'on veut parler. Mais si la première définition a, dans l'usage, prévalu sur la seconde, c'est précisément parce que la collection de pus est la source habituelle et classique de la septicémie. Ainsi donc, pour être ce dont on les qualifie, c'est-à-dire pour ressembler à leur cause, les localisations de l'infection purulente seront en général inflammatoires; sinon tout symptôme secondaire aurait les mêmes prétentions, et toute réaction morbide devrait s'appeler une métastase.

Mais je laisse là les mots pour les idées, et quelle que soit l'acception générale donnée à ces termes d'abcès métastatiques, je ne me préoccupe plus que de savoir celle qui leur convient en réalité. J'ai déjà été conduit à établir qu'un examen fait à l'œil nu ne permet pas toujours de distinguer une induration inflammatoire d'un infarctus hémorrhagique, et que l'observation microscopique n'établit pas elle-même de différence constante entre une collection purulente et un ramollissement gangréneux. L'inflammation, chacun le sait, n'a pour caractère absolu que ses produits, l'épanchement fibrineux auquel sont dues les granulations des poumons hépatisés, et les éléments figurés qui forment le signalement de la suppuration. Entre la fibrine de la lymphe inflammatoire et celle d'une extravasation sanguine, comme entre un globule de pus et un globule blanc du sang, il n'y a de distinction possible que par leur provenance, et on peut dire des deux résultats ce que Virchow a dit d'un seul : « Si vous ne savez pas d'où il vient, il vous sera impossible de savoir ce que vous avez devant les yeux[1]. » Ainsi, l'unique moyen de prouver l'inflammation, c'est de montrer que la fibrine et les leucocytes viennent des tissus, et l'unique argument pour la réfuter, c'est de faire voir qu'ils viennent du sang. Or, comme il est souvent impossible d'affirmer ou de contester ces diverses origines, on peut souvent aussi considérer comme forcée l'indécision dont je rappelais l'existence.

De même que j'ai déjà conclu, dans ce doute, que bon nombre de lésions métastatiques peuvent, en leur qualité éventuelle d'infarctus gangréneux, se réclamer de l'embolie, je suis autorisé maintenant à faire cette réserve inverse, qu'en leur qualité éventuelle de véritables abcès, beaucoup d'autres devront s'interdire une semblable genèse. C'est ce qui aura lieu quand les altérations auront pour siége, non pas les poumons et le foie, où l'obstruction embolique des artères pulmonaires et des ramifications de la veine-porte produit, selon moi, des inflammations, mais l'un quelconque des autres organes, où nous savons déjà que les caillots migrateurs déterminent exclusivement des nécroses.

[1] R. Virchow; *La pathol. cellulaire*, trad. par P. Picard. Paris, 1861, pag. 129.

Je n'ose donc pas, malgré les encouragements de l'opinion régnante, avancer que les lésions métastatiques soient, même dans certains cas, de véritables inflammations, et l'inexactitude des nécropsies est ici la raison de ma timidité. Les restrictions que j'apporte aux applications de l'embolie se basent uniquement sur l'éventualité d'un fait probable et dont, en l'état de la science, le contraire ne peut être démontré; mais mon observation n'en a pas moins sa raison d'être, si j'ai réussi à démontrer la légitimité de mon incertitude.

Sur quelle donnée s'appuie, seul entre tous, pour enseigner que les abcès métastatiques ne sont pas inflammatoires [1], l'auteur avec lequel j'annonçais tout à l'heure que j'aurais cette nouvelle contestation? Son livre n'accompagne d'aucun argument une décision aussi sérieuse, et les deux autorités qui en constituent le seul patronage, Follin et Michel de Strasbourg, d'après les propres termes des citations qu'on leur emprunte, ne concluent nullement en sa faveur. Il est, du reste, plus facile d'en trouver les motifs que les fondements. Feltz veut assimiler ainsi les abcès métastatiques aux conséquences des embolies, qu'il considère, aussi bien dans le poumon [2] et le foie [3] que dans les autres viscères, comme des infarctus purement hémorrhagiques et gangréneux.

J'ai à m'arrêter sur cette seconde assertion, qui non-seulement est en désaccord avec d'autres conclusions de cet ouvrage, mais qui, si elle était exacte, limiterait en outre, contrairement aux intentions de Feltz, les cas où

[1] V. Feltz, *loc. cit.*, pag. 170.
[2] Ibid., *loc. cit.*, pag. 50, 53 et 171.
[3] Ibid., *loc. cit.*, pag. 171, 188 et 189.

les localisations septicémiques peuvent être imputables à l'embolie. Si l'infection purulente paraît jamais, en effet, susciter de véritables abcès, c'est bien lorsque ses déterminations multiples ont pour siége le foie et surtout le poumon, dont les concrétions errantes ne pourraient plus enflammer les tissus. En revanche, les expériences de Feltz ne l'autorisent pas, selon moi, à contester le résultat de celles de Virchow, de Panum et de tous leurs imitateurs, qui font produire des noyaux de pneumonie aux emboles échoués dans les divisions de l'aorte droite (page 213 et suiv.), ni les opinions de Jackson, de Dance, de Cruveilhier, de Buck, de Frerichs (page 188), ainsi que d'Oppolzer[1] et de Thüngel[2], qui tiennent tous pour des hépatites les lésions attribuées à des émissions fibrineuses de la veine-porte.

La gravité de cette contestation fera pardonner mon insistance à en discuter les titres; je passe donc en revue les injections de Feltz.

Il y a quatre expériences sur les embolies pulmonaires. Je lis, à la description des infarctus rencontrés dans la première : « on trouve toujours un certain nombre de » leucocytes; je ne sais s'ils proviennent d'une formation » de pus par inflammation des parties voisines, ou si ce » sont les éléments blancs du sang ayant persisté, ou le » pus injecté dans la veine[3]. » A la seconde expérience :

[1] Oppolzer; *Zur Casuistik der Embolien;* in *Wiener med. Wochenschr.*, n° 50 et sq.; 1860.

[2] Thüngel; *Einige Fälle von Embolie und Thrombose der Pfortader; Klinische Mittheilungen aus dem Hamburger Krankenhause*, 1862-63. Hamburg, O. Meissner, 1864.

[3] V. Feltz, *loc. cit.*, pag. 48.

« formation d'un liquide à aspect purulent, mais com- » posé uniquement d'un sérum plus ou moins liquide te- » nant en suspension des détritus [1], etc. » A la troisième : « les foyers paraissaient franchement purulents ; l'examen » microscopique montra de nouveau un liquide composé » d'éléments graisseux de volume variable ; comme le » lait ; les alentours du kyste étaient cependant enflammés » et montraient des traces évidentes de pneumonie [2]. » A la quatrième, enfin : « l'autopsie me montra dans les » poumons six indurations très-dures, d'un jaune clair, » ressemblant à de la substance caséeuse enkystée. A » l'examen microscopique, je trouvai cette matière com- » posée presque uniquement de globules déformés, ana- » logues à ceux qu'on trouve dans les abcès en train de se » résorber [3]. »

Il y a trois expériences sur les embolies de la veine-porte. Les infarctus du foie présentent les traits suivants dans la première : « à l'œil nu, ces taches paraissent être » des abcès ; l'examen microscopique a confirmé cette » supposition. Nous y avons vu, en effet, une grande » quantité de globules de pus mélangés à des poussières » de charbon, à des cristaux d'hématocristalline et à » des globules ratatinés ; ce qui nous fait penser qu'il » s'est produit un arrêt de la circulation d'abord, puis » des hémorrhagies, et consécutivement une inflam- » mation [4] ; » et ceux-ci dans la dernière : « nous trou- » vons dans le foie deux petites granulations d'un blanc

[1] V. Feltz, *loc. cit.*, pag. 49.

[2] Ibid., *loc. cit.*, pag. 49.

[3] Ibid., *loc. cit.*, pag. 50.

[4] Ibid., *loc. cit.*, pag. 159.

» jaunâtre, que nous examinons immédiatement au mi-
» croscope ; elles sont constituées par des éléments puru-
» lents anciens, en voie de dégénérescence graisseuse, et
» par une quantité énorme de granules de graisse [1]. »

Est-on en droit, après cela, d'exclure l'inflammation de ces processus péri-emboliques? Tout au plus oui, si, comme le prétend Feltz, l'hémorrhagie a réellement précédé les accidents. Y a-t-il donc « rupture de vaisseaux » et hémorrhagie au début de tout infarctus [2] » ? Mais les expérimentateurs que je viens d'opposer à l'agrégé de Strasbourg n'indiquent pas cette conséquence spéciale parmi les effets de l'embolie pulmonaire, et le mécanisme par lequel j'ai expliqué les hémorrhagies emboliques ne permet pas d'attribuer cet accident aux obstructions des artères pulmonaires ou des ramifications de la veine-porte. Sans doute on peut récuser l'explication à laquelle j'ai accordé la préférence ; on rapporte alors la rupture des membranes à la distension et non à l'altération atrophique des vaisseaux, et on n'en vient pas moins se heurter à une contradiction encore plus radicale. En effet, dans le cas qui nous occupe, la distension des vaisseaux ne suffit manifestement pas pour les rompre, puisque dans les expériences de Panum les boulettes de cire, les poussières de fibrine injectées dans les poumons, se bornaient à s'enkyster et ne déterminaient autour d'elles aucune autre espèce d'altération. Je ne soupçonne certes pas d'inexactitude des descriptions aussi soignées que celles dont je repousse actuellement les conclusions; mais l'hémorrhagie

[1] V. Feltz, *loc. cit.*, pag. 163.
[2] Ibid., *loc. cit.*, pag. 49.

qui représente aux yeux de Feltz le point de départ et le pivot de tout processus péri-embolique, me paraît en général admise et une seule fois constatée, dans la deuxième expérience sur les infarctus hépatiques [1]. Les cas négatifs seuls ont d'ailleurs ici une signification précise, car on peut toujours opposer aux autres que la déchirure vasculaire n'a pas été spontanée, quand on sait qu'une simple injection de liquide poussée trop fortement suffit à la produire.

Je ne dirai qu'un mot des embolies spécifiques : ce n'est pas que je croie les hypothèses inutiles, mais leurs services sont du moins en proportion de leur vraisemblance.

Les veines voisines d'une tumeur maligne, en charriant des parcelles détachées de sa masse ou des caillots imbibés de ses éléments, ne sèmeraient-elles pas les germes de ses reproductions éloignées ? L'impossibilité absolue de trouver dans le sang la cause de ces métastases spéciales ne saurait défendre le procédé qui précède contre l'objection que voici : l'ablation complète d'un cancer n'empêche pas toujours sa réapparition dans de nouveaux organes. Du reste, Virchow lui-même fait bon marché de sa supposition. « Le cancer, dit-il, attaque bien plus rarement le » poumon que le foie, même lorsqu'il a d'abord attaqué » la mamelle. Pourtant, c'est le contraire qui devrait arriver, » si cette terrible affection se propageait par le transport de » particules cancéreuses développant la maladie dans les » points où elles s'arrêtent [2]. » L'expérimentation ne se montre pas ici plus favorable que l'observation clinique.

[1] V. Feltz, *loc. cit.*, pag. 161.

[2] R. Virchow ; *La path. cellul.*, trad. P. Picard, 1861, pag. 181.

En injectant dans les vaisseaux des débris de tissus dégénérés, on n'obtient pas la même nature d'altération autour des fragments enclavés. Follin prétendit bien, en 1848, avoir réussi de la sorte à inoculer du cancer, mais rien ne prouve que l'obstruction embolique ait eu sa part dans ce douteux succès. Il pouvait tout aussi bien s'agir d'une infection des tissus par les sucs morbides, comme cela s'observe en grand dans la transmission de la variole et de la syphilis, comme cela se passe dans les inoculations de Villemin [1], qui n'ont rien de commun avec l'embolie.

Le cas cité par Otto Weber [2] de généralisation de l'enchondrome par le mécanisme de l'embolie ne me paraît pas non plus être une preuve suffisamment concluante en faveur de ces influences métaboliques. Rien n'y établit en effet que la dégénérescence cartilagineuse des tissus ait plutôt rayonné des emboles aux parenchymes, que de ces derniers vers les thrombus intravasculaires; et les antécédents d'hérédité signalés par l'auteur sont plus favorables à la première qu'à la seconde de ces suppositions.

[1] J.-A. Villemin; *Études sur la tuberculose, preuves rationnelles expérimentales de sa spécificité et de son inoculabilité*, 1868.

[2] C. O. Weber; *Hereditäres Vorkommen und secundäre Verbreitung des Enchondroms*; in *Archiv für path. Anat. und Physiol.* 1866, Bd XXXV, S. 501.

§ II.

Phénomènes particuliers à l'embole pulmonaire.

SOMMAIRE. — Effets locaux produits par les emboles arrêtés dans les petites divisions de l'artère pulmonaire. — Pneumonies lobulaires emboliques. — Difficultés qui environnent leur constatation clinique. — Gangrènes et hémorrhagies pulmonaires. — L'embolie considérée par Panum comme cause de tuberculisation. — Mécanisme de la mort par l'obstruction embolique du tronc ou d'une grosse branche de l'artère pulmonaire. — Exposé et réfutation de la théorie de Virchow. — Exposé et réfutation de la théorie de Panum. — Distribution des adhésions autour de ces deux systèmes. — Interprétation de l'auteur. — Comment elle se concilie avec les divers symptômes de la mort par embolie des gros vaisseaux pulmonaires : dyspnée, convulsions générales, paralysies partielles, conservation de l'intelligence. — Production de la mort dans les cas où l'interruption de la petite circulation n'intéresse qu'un seul poumon ou même qu'un seul lobe. — Tableau des symptômes morbides. — Bases du diagnostic différentiel.

Lorsqu'un caillot migrateur s'est engagé dans l'artère pulmonaire, les accidents varient d'intensité et de nature, selon que la grosseur de l'embole détermine son enclavement plus ou moins précoce. Si l'obstacle s'arrête dans une ramification de troisième ordre ou au-dessous, l'aire soustraite à l'absorption de l'oxygène est d'autant plus insignifiante que les autres régions du poumon, par la vitesse accrue du sang qui les traverse, suppléent en partie à la réduction de l'hématose. La vie n'est donc pas atteinte par le trouble de cette fonction primordiale, et les conséquences de l'obstruction se limitent à des désordres moins immédiatement funestes.

J'ai dit, dans le paragraphe précédent, que l'aorte droite laissait aux artères bronchiques le soin de nourrir la région où leurs divisions se distribuent de concert; il ne faut donc pas s'attendre à voir figurer les lésions gangréneuses dans le cortége morbide de l'embolie pulmonaire. C'est exceptionnellement que Virchow a rencontré ce résultat dans ses expériences sur les animaux, et il l'expliquait alors par l'intensité de la phlegmasie; Panum et la plupart des expérimentateurs n'en font seulement pas mention. Ainsi, la mortification des tissus par l'arrêt de la nutrition, ce phénomène morbide en quelque sorte inséparable de l'embolie, épargne complètement la substance de l'organe respiratoire, comme il doit, en pareille circonstance, épargner aussi le parenchyme de la glande hépatique. Ce sont les abcès dans le foie, les pneumonies lobulaires dans le poumon, qui remplacent la nécrose, comme c'est la congestion qui s'y substitue à l'anémie.

C'est là du moins ce que les injections nous apprennent. Mais si l'on essaie de comparer ces productions artificielles aux conséquences naturelles des maladies, les plus grandes difficultés se présentent, et la science n'est pas encore à même de prononcer sur elles.

Lorsqu'une embolie pulmonaire ne produit pas une mort rapide, incompatible avec la manifestation tardive des désordres dont il s'agit, il est rare qu'elle puisse en effet devenir mortelle. Tant de chances heureuses sont laissées à la vie! L'obstacle peut être désagrégé et détruit avant que l'irritation nutritive du tissu ait répondu aux provocations de l'afflux artériel; l'élément, entouré d'un plasma plus riche, peut rester sourd lui-même aux excitations dont il est l'objet, et ne rien changer à son régime alimentaire jusqu'au moment où, par les lois naturelles de ses métamorphoses, la fibrine aura débarrassé les voies qu'elle obstrue ; enfin, lorsque malgré tout la pneumonie lobulaire trouve moyen de se produire, il n'arrive pas toujours que son évolution amène la seule solution compatible avec la vérification de sa cause. Et si la complication du problème s'arrêtait là, on aurait au moins, pour constater la production de ces pneumonies emboliques, les cas dans lesquels la mort en serait la conséquence ou l'accompagnement ; lorsque l'infection purulente, par exemple, apporte une semblable solution à ses localisations multiples, on pourrait trouver le lien de ces altérations spéciales avec les caillots migrateurs. Cette dernière satisfaction n'est qu'exceptionnellement accordée à notre curiosité scientifique.

Dans un noyau pneumonique assez ancien pour avoir déterminé la mort, il est difficile de reconnaître un embole ; assiégé par la lésion dont il a été l'origine, et qui, plus contagieuse que la gangrène, se transmet, on le sait, par contiguïté de tissus, le caillot hétérochthone se laisse pénétrer de partout par les exsudations des cellules enflammées et devient bientôt entièrement méconnaissable. Il y a dans mon recueil d'observations plusieurs exemples d'embolies pulmonaires des branches de troisième ordre et au-dessous, dans lesquels la mort arriva par une maladie coïncidente, laissant ainsi l'espoir de voir survivre le corps du délit au milieu des lésions que l'expérimentation lui assigne ; mais dans la plupart [1] l'embolie n'avait pas occasionné les inflammations de tissu, qui sont, on le sait, très-contingentes. Un d'eux s'offre à nous [2] avec

[1] Chap. VI, observ. 5, 19, 50, 51, 52, 60, 70, 119, 135.

[2] Chap. VI, observ. 58.

une altération locale du poumon, correspondant à l'obstruction embolique d'une branche artérielle de deuxième ordre, qui desservait un lobe tout entier, et cette altération se trouve être précisément une gangrène pulmonaire; cependant le noyau de nécrose est environné d'hépatisation dans le tissu de l'organe et de productions pseudo-membraneuses à la surface pleurale, ce qui en rattache la genèse à l'étendue même et à l'intensité de la pneumonie. Il survint exactement ici ce que Virchow avait remarqué dans quelques-unes de ses expériences sur les chiens (pag. 217), auxquelles du reste l'auteur de l'observation, Dumont-Pallier, n'hésite pas à la comparer. Dans un autre, mais unique exemple, les résultats deviennent plus manifestes, et les emboles pulmonaires sont entourés d'hépatisation rouge, d'hépatisation grise, d'abcès, de pseudo-membranes et d'épanchements pleurétiques [1].

La gangrène pourrait bien être, dans certains cas, la conséquence directe de l'embolie pulmonaire.

A côté des abcès produits par l'oblitération de la veine-porte nous allons bientôt voir, dans le foie, les nécroses engendrées par l'obstruction embolique de ses artères; pourquoi celle des artères bronchiques n'entraînerait-elle pas dans l'appareil de l'hématose des infarctus de même nature? Sans doute la disposition de ces derniers vaisseaux est peu favorable à la pénétration des caillots erratiques, mais ce passage difficile ne leur est pas fermé. Si je ne puis fixer par aucun exemple l'attention des observateurs sur un phénomène morbide théoriquement réalisable, j'ai d'autres considérations à faire valoir pour

[1] Chap. VI, observ. 7.

appuyer sa vraisemblance. Le nombre des gangrènes spontanées a été diminuant dans les membres depuis que l'obstruction artérielle, par artérite d'abord, par embolie ensuite, est venue revendiquer sa part, largement prépondérante, dans la production du désordre. La science a enregistré depuis quelque temps des cas assez nombreux de gangrène, en apparence spontanée, des poumons ; il me semble que cette spontanéité doit, comme la précédente, s'effacer devant la pensée d'une obstruction éventuelle des conduits nourriciers de ces organes. Mais l'artérite est rare, les fausses membranes artérielles le sont encore plus, les oblitérations athéromateuses et calcaires se renferment à peu près dans la dernière période de la vie ; c'est donc à l'embolie que reviendrait le rôle principal dans cette pathogénie encore à l'état d'hypothèse. Que les observateurs à qui de pareils exemples tomberont en partage examinent, non, comme on le fait d'habitude, les artères pulmonaires, mais les vaisseaux bronchiques, et ils trouveront peut-être réalisée la cause prochaine que je viens de montrer possible.

De même que la gangrène, l'hémorrhagie est peu commune dans l'embolie des petites branches pulmonaires[1]; et la coïncidence des deux immunités tient à l'identité d'origine des deux phénomènes morbides.

Je ne veux citer aussi que pour mémoire l'analogie trouvée par Panum[2] dans ses expériences, entre les petits nodus inflammatoires provenant d'embolies capillaires et

[1] R. Virchow; *Gesammelte Abhandlungen*, 1862, pag. 374.

[2] Panum; *Experimentelle Beiträge zur Lehre von der Embolie*; in *Virch. Arch.*, 1862, Bd. XXV, Heft 3 et 4.

les véritables tubercules. Si je suivais la pente sur laquelle le savant vivisecteur allemand veut ainsi nous attirer, l'embolie verrait reculer bien loin les bornes de son domaine pathologique; mais je ne suis nullement séduit par ces apparences. Que les petits abcès de l'embolie pulmonaire, quand par l'absorption de leur sérum ils ont été accidentellement réduits à un amas de leucocytes momifiés, ressemblent à s'y méprendre à la granulation jaune de Laënnec, je le veux bien, puisque la matière caséeuse du tubercule n'est pas anatomiquement autre chose; mais qu'au nom de leur analogie matérielle on veuille confondre toute collection de pus désséché avec les dépôts de l'affection tuberculeuse, c'est une prétention qui restera sans aucune base, aussi longtemps que les divergences de Mandl [1], Lebert [2] et Virchow [3] n'auront pas abouti à la caractérisation histologique de ces derniers produits. Si, au point de vue morphologique, le vrai tubercule n'est, comme toute néoplasie, qu'une prolifération des cellules conjonctives, si la seule différence entre les corpuscules phymiques et les globules inflammatoires consiste dans la pauvreté du liquide qui les imbibe, la clinique n'en établit pas moins une distance infranchissable de la provocation d'une pneumonie à la genèse d'une phthisie pulmonaire. Il serait en outre assez malencontreux d'assigner avec l'embolie une cause commune aux localisations de la tuberculose, au moment où la spécificité étiologique de cette dernière affec-

[1] Mandl; *Mémoires concernant la path. et la thérap. des organes de la respiration*, 1855.

[2] H. Lebert; *Traité d'anat. pathol.*, 1860, tom. II, pag. 23.

[3] R. Virchow; *La path. cellulaire*, trad. de Picard, 1861, pag. 396.

tion vient de se retremper aux expériences encore retentissantes du professeur Villemin[1].

La scène morbide change de fond en comble, quand c'est dans le tronc ou dans une grosse branche de l'artère pulmonaire que s'arrête le caillot migrateur. La mort plus ou moins subite est la conséquence presque fatale d'un accident pareil, et ce n'est point assurément la réalité du résultat qui a pu soulever ici la moindre contestation. Mais si le doute est impossible sur les relations de l'obstruction pulmonaire avec l'agonie foudroyante, si devant l'anéantissement immédiat de la circulation respiratoire l'esprit n'hésite pas à placer la responsabilité des événements sur la gravité d'un semblable désordre, le désaccord surgit dès qu'il s'agit de pénétrer la nature de ces relations et le mécanisme de cette responsabilité.

L'embolie des gros troncs pulmonaires tue par arrêt de la petite circulation : voilà le point de départ incontestable, voilà le terrain commun sur lequel nous allons voir s'élever les théories les plus disparates.

Est-il sans avantage de s'arrêter devant ces théories, de suivre les débats animés qu'elles soulèvent, de porter une minutieuse analyse dans cette physiologie du trépas, et l'intérêt du problème tombe-t-il devant l'évidence du dénoûment? Je ne pense pas ainsi; je ne crois pas, pour mon compte, que l'application soit le seul but de nos recherches, le seul mobile de nos aspirations scientifiques. Il faut sans doute explorer les conditions de la santé et recueillir

1 Villemin; *Comptes-rendus de l'Acad. des sciences*, 1866. — Hérard et Cornil; *De la phthisie pulmonaire*, 1867.

les ressources laissées par la maladie, afin de soulager un peu nos misères physiques ; mais il faut étudier aussi les rouages de l'organisation pour contribuer au progrès de nos connaissances spéculatives, pour prendre part à la grande campagne de l'intelligence humaine contre les mystères dont elle est entourée. Comment tracer d'ailleurs, dans nos études médicales, une démarcation absolue entre les idées contemplatives et les notions pratiques; la dissertation d'aujourd'hui ne pourra-t-elle se transformer demain en procédé de guérison, et ne faut-il pas attribuer en partie les lenteurs de la médecine et ce long sommeil dont notre siècle est enfin venu la réveiller, à ce que les médecins d'autrefois, confondant beaucoup trop l'art et la science, ne regardaient que les symptômes pour ne chercher que les remèdes.

Je commence par exposer les idées de Virchow[1], qui attribue la mort par embolie pulmonaire à une syncope, à un arrêt du cœur.

L'obstruction du tronc ou des principales branches de l'aorte droite intercepte la circulation du sang ou la réduit pour le moins dans une proportion considérable. C'est autour de cet effet manifeste que rayonnent, ai-je dit, les divergences, et voici maintenant les réactions que le savant prussien déduit de ce premier désordre. Supposons la circulation totalement interrompue, l'imperfection de la cause ne devant modifier naturellement que la rapidité du résultat : d'une part, le cœur droit ne pourra plus se vider dans les poumons et les veines coronaires dans le cœur

[1] R. Virchow; *Weitere Untersuchungen...*; in *Gesamm. Abhandl*, 1862, pag. 316.

droit, il y aura stase de sang veineux dans le tissu du cœur, première cause de paralysie pour cet organe ; d'autre part, les veines pulmonaires ne rapporteront plus de sang artériel au cœur gauche, les artères coronaires n'en recevront plus de ce dernier, il y aura disette de sang nourricier autour de la fibre contractile, nouvelle cause de paralysie pour le muscle cardiaque.

Dans les embolies pulmonaires artificielles, que la grosseur de l'embole rendait mortelles, Virchow constatait, aux symptômes, l'arrêt subit du cœur, à l'ouverture des animaux, la distension des cavités gauches par du sang foncé ; il fit de ces faits les piliers de son hypothèse. Sans doute, la symptomatologie et l'anatomie pathologique de l'embolie naturelle refusaient leur sanction. Beaucoup d'observations constatent des mouvements souvent tumultueux au cœur, pendant la durée de l'agonie [1], et Virchow lui-même a relevé des cas où les cavités gauches de cet organe furent trouvées contractées après la mort [2]. Mais il n'y avait là, pour l'auteur, aucune difficulté sérieuse: les autopsies contradictoires pouvaient être facilement récusées, parce que, pratiquées après les délais réglementaires, elles laissaient à une contraction postérieure à la mort le temps de produire le retrait du ventricule; quant à la persistance des battements cardiaques, personne assurément ne peut songer à donner comme des arguments absolus les constatations relevées au milieu de la précipitation des accidents mortels.

J'accepte donc les faits avancés par Virchow, et je sup-

[1] Chap. VI, observ. 41, 65, 117, 123, 125, 132, 133, 135.

[2] Chap. VI, observ. 12.

pose le tableau clinique de la maladie parfaitement conforme au signalement de ses vivisections. Voilà les battements du cœur qui s'arrêtent aussitôt que l'artère pulmonaire s'obstrue ; ses ventricules immobiles sont l'un et l'autre dilatés par du sang noir: est-ce bien réellement une preuve que l'organe soit paralysé ? Non, cértes. La paralysie n'est pas la perte du mouvement ; une jambe n'est point paralysée parce qu'une douleur rhumatismale, une ankylose, un lien, l'empêchent de se fléchir, et la syncope n'estpas l'immobilité, c'est l'impuissance du muscle cardiaque. Que le cœur cesse de revenir sur lui-même et d'expulser son contenu quand sa capacité de contraction se trouve inférieure à la résistance de l'obstacle vasculaire, cela ne prouve assurément pas qu'il ait perdu la moindre parcelle de sa force motrice ; ainsi l'arrêt du cœur droit, qui s'explique parfaitement par la suppression ou la simple réduction de ses issues, n'implique nullement sa syncope. Mais aucune obstruction voisine n'empêche le cœur gauche de se vider ; s'il a conservé sa motricité, dira Virchow, pourquoi ne conserve-t-il pas ses mouvements pendant l'agonie, et à l'autopsie, pourquoi ne le trouve-t-on pas en systole et vide de sang ? En voici le motif. Tandis que les contractions du cœur droit sont rendues impossibles par la barrière que l'obstacle embolique oppose à l'ondée centrifuge, celles du cœur gauche rencontrent un empêchement tout aussi efficace dans l'opposition, ou pour le moins dans le retard que le même obstacle met à la rentrée du liquide sanguin ; le reflux de la circulation est en effet indispensable à la dilatation passive des cavités cardiaques, et cette dilatation préalable est, elle aussi, l'inévitable condition de toute systole. Quant au relâchement posthume du ventricule gauche, on peut anéantir aussi le témoignage tardif qu'il apporte en faveur de sa paralysie antérieure, et si Virchow a pu mettre le retrait exceptionnel de cette cavité sur le compte d'une contraction cadavérique, il est bien plus aisé d'expliquer par un phénomène du même ordre sa dilatation définitive. Quelle que soit la cause à laquelle nous rapportions l'arrêt des battements cardiaques, la présence du sang dans le cœur gauche n'en démontre pas moins la réalité de son retour, et puisque l'obstruction des artères pulmonaires défend d'attribuer ce retour à l'impulsion centrale, il n'y a plus à le placer que sur le compte de la contractilité des vaisseaux. Or il est facile de concevoir que cette dernière ondée ramenée par le retrait du réseau capillaire de l'hématose, trop lente pour entretenir pendant la vie les battements rhythmiques du ventricule, puisse réussir plus tard à en distendre la cavité. Deux circonstances ajoutent leur crédit à ma supposition : le ventricule gauche est de tous les muscles celui qui, après la mort, perd le premier sa contractilité (Nysten [1]), et le parenchyme pulmonaire conserve longtemps, on le sait, l'énergique rétractilité qui le caractérise.

Les concessions que j'ai faites à Virchow ne m'obligeraient donc pas à accepter sa manière de voir, quand bien même elles n'eussent pas été momentanées; mais, pour cette fois, les faits invoqués par cet habile expérimentateur sont eux-mêmes contestables.

J'ai déjà montré Virchow aux prises avec les contradictions des embolies spontanées, et si j'ai alors respecté ses moyens de défense, je reprends maintenant le droit de

[1] Nysten; *Nouvelles expériences faites sur les organes musculaires de l'homme et des animaux à sang rouge*. Paris, 1807.

les apprécier. Son principal argument consiste à récuser les autopsies où le cœur gauche s'est montré en systole, parce que ce résultat peut être attribué à une contraction *post mortem*. Comment! Le cœur paralysé pendant la vie, parce que ses fibres musculaires sont asphyxiées par la stase du sang veineux ou anémiées par l'absence du sang artériel, — l'auteur hésite à choisir devant ce luxe pathogénique, — retrouverait dans la mort sa puissance contractile, sans que pourtant l'asphyxie eût cessé dans son tissu, ou que l'oxygène eût reparu dans son plasma! Cette distraction de Virchow, trop saillante pour que je comprenne qu'elle n'ait pas été relevée, laisse donc subsister les objections que la clinique oppose à son système ; mais on peut opposer jusqu'à des expériences à ses raisonnements fondés sur l'observation expérimentale. Panum affirme en effet, contre Virchow, la persistance des battements cardiaques, et bien que je ne doive pas accepter davantage les conclusions particulières de ce nouvel auteur, je ne puis refuser le concours offert en ces termes par une expérimentation pleine aussi de garanties : « dans la mort »produite par embolie de l'artère pulmonaire, le cœur bat »encore, dans la règle, après que l'agonie émanée du sys»tème cérébro-spinal a commencé, et même quelquefois »encore après que tous les signes de vie partant de la moelle »cérébro-spinale se sont totalement éteints [1].» En général, dans les recherches scientifiques, toute observation affirmative mérite plus de crédit que les faits négatifs, et, dans le cas présent, il est plus facile, on le conçoit, de laisser passer

[1] Panum; *Experimentelle Beiträge zur Lehre von der Embolie*; in *Virch. Arch.*, 1863, Bd 25, Heft 3 et 4.

inaperçus les mouvements réellement produits, que de saisir des pulsations sur un cœur absolument immobile; en outre, tandis que la conservation des battements cardiaques est rigoureusement inadmissible, si la syncope est agréée comme cause de la mort par injection de caillots dans l'artère pulmonaire, on a le droit d'admettre en revanche que la terreur et les souffrances de la victime puissent compliquer d'une syncope accidentelle les autres effets d'une semblable vivisection.

Je vais plus loin que Panum, et j'affirme à mon tour contre Virchow que, non-seulement il n'y a pas, en fait, de syncope dans l'embolie pulmonaire, mais que le mécanisme imposé par ce dernier à la paralysie cardiaque est tout à fait incapable de la réaliser. On connaît déjà ce qu'il faut penser à cet égard de la suppression du sang artériel; on sait à quel degré le cœur, qui bat à vide en dehors de la poitrine, peut supporter plus longtemps que les autres muscles de semblables privations alimentaires; on se ferait même une fausse idée de l'anémie musculaire en général, si on la croyait susceptible de produire instantanément la cessation de la motricité. Autant il est vrai que la nourriture est nécessaire au muscle pour se contracter, au nerf pour conduire le courant nerveux sensitif ou moteur, autant il est inexact de se représenter la nutrition comme assez active pour épuiser instantanément la provision interstitielle de carbone et d'oxygène. On verra, dans une autre partie de ce travail, la plupart des observateurs confondre avec une paralysie par interception du liquide nutritif l'engourdissement et la rigidité que l'excès de la douleur entraîne subitement dans les membre frappés d'embolie; j'ai voulu démontrer par quelques expériences que la perte du mouvement ne suivait pas d'une manière aussi immédiate dans les muscles l'interruption du courant qui les nourrit [1]. Je reviendrai à propos des détails qui les ont spécialement motivées, sur les conclusions que ces expériences me paraissent autoriser; mais je puis appuyer également sur elles mon refus actuel de considérer la syncope immédiate comme conséquence du trouble apporté dans le service de l'artère coronaire; je dis immédiate, car, dès qu'un semblable effet ne survient plus qu'avec lenteur, il est nécessairement exclu des manifestations tumultueuses et pressées qui se disputent ici la responsabilité de la solution.

Si le muscle cardiaque ne peut cesser de battre par suite de l'absence du sang artériel, trouvera-t-il un obstacle plus efficace à sa contractilité dans l'encombrement du sang veineux? Je repousse encore cette seconde alternative, malgré les préférences que lui témoigne Virchow. Je n'ai pas, pour la réfuter, à suivre l'auteur dans sa dissertation sur le mécanisme spécial de cette paralysie par asphyxie musculaire; est-ce encore ici l'absence d'oxygène ou la présence de l'acide carbonique, est-ce l'action toxique de ce dernier gaz sur la fibre contractile ou sur les terminaisons des nerfs, qu'il faut inculper du résultat attribué à la stase veineuse? Rien de tout cela ne m'importe pour le moment, car c'est la stase veineuse elle-même que je conteste. Comment l'obstruction de la veine artérieuse, quelque complète qu'on la suppose, pourrait-elle donc aboutir à arrêter le cours du sang dans les veines coronaires; et où voit-on dans ces circonstances un

[1] Chap. VII, expér. 1, 2, 3, 4.

obstacle quelconque à l'issue du liquide qui pénètre ces derniers vaisseaux? Depuis que Sénac[1] a démontré contre Thébésius que tous les orifices veineux du cœur se concentraient dans l'oreillette droite, comme il n'y a d'exception à faire à cette règle qu'en faveur de quelques veinules tombant directement dans l'oreillette gauche (Lannelongue[2]), on n'a point à rendre les vaisseaux efférents du muscle cardiaque solidaires des obstacles survenus au-devant de la valvule tricuspide. Que cette valvule d'une part, et l'obstacle embolique de l'autre, emprisonnent le sang du cœur droit dans un espace hermétiquement fermé, et que l'effacement de sa cavité ventriculaire devienne impossible dans de pareilles conditions, cela se conçoit; mais quelle raison s'oppose à la sortie du sang contenu dans le tissu du cœur? Il ne peut pas être encore question de contractilité perdue, puisque c'est justement cette stase du sang qui doit produire la syncope; les parois du cœur continuent donc de se contracter, et si elles ne peuvent effacer la cavité ventriculaire droite, elles doivent comprimer d'autant plus énergiquement les vaisseaux qui rampent dans leur épaisseur. La résistance du sang dans l'oreillette n'a rien de commun avec la tension anormale qui vient de s'établir dans le ventricule; car si la voie est fermée du côté des poumons, elle est ouverte vers les veines-caves et aucun obstacle ne s'oppose à un reflux veineux dont la possibilité est affirmée par l'observation clinique,

1. Sénac; *Traité de la structure du cœur, de son action et de ses maladies*, 1783.

2. Lannelongue; *Recherches sur la circulation des parois du cœur*; in *Archives de phys. norm. et path.* de Brown-Séquard, Charcot et Vulpian, 1868, pag. 25.

dont l'anatomie et la physiologie s'accordent à garantir ici la production. N'oublions pas que, dans les circonstances actuelles, c'est toute la force du cœur qui est employée à chasser le sang des veines coronaires et que, lorsque le fonctionnement normal des valvules dirige ses impulsions vers le système bien plus résistant des artères, cette même force est bien suffisante à y refouler le contenu de ses canaux intrinsèques. On pourrait alléguer que le sang veineux, pendant l'intermittence des contractions du cœur, rentrera par reflux dans les veines coronaires, dépourvues, ou à peu près, de valvules. Ce dernier espoir n'est pas moins illusoire; car si les vaisseaux efférents du cœur sont, en effet, dépourvus de ces barrières mobiles qui empêchent le recul du courant, c'est précisément parce que ce recul était impraticable dans leur situation particulière. Si le retour du sang dans l'oreillette pouvait entraîner un résultat aussi fâcheux, ce n'est pas seulement dans le trouble actuel de la circulation, c'est à chaque diastole normale qu'il aurait à se produire. Mais la pression du liquide contre la paroi des cavités qu'il dilate porte sur les veines dans le sens le plus propice à l'effacement complet de leur calibre, opinion que je suis heureux de trouver confirmée par les conclusions d'un travail récent [1], et plus nous supposerons augmentée par les entraves circulatoires la tension de l'oreillette droite, plus nous accroîtrons la force qui déprime la soupape veineuse. Ainsi, par suite de l'obstruction survenue dans la petite circulation, il n'y aura pas stase dans les veines coronaires du cœur, puisque l'écoulement du sang qu'elles

[1] Lannelongue, *loc. cit.*, pag. 32

renferment sera plutôt facilité et son reflux rendu plus difficile.

J'ai dit que Panum contestait à Virchow la réalité de la syncope; parmi les trois pivots de la vie, ce nouvel auteur[1] a donné la prépondérance au cerveau dans le mécanisme de la mort par embolie pulmonaire. Ne perdons pas de vue le point de départ commun: le petit cercle circulatoire est interrompu par un caillot; le sang artériel n'arrive donc plus à l'encéphale et à la moelle allongée. Selon que l'anémie de ces centres nerveux est plus ou moins complète, il en résulte des phénomènes d'excitation variables dans leur intensité et dans leur durée, mais dont la conséquence commune est la cessation de la vie. Virchow avait remarqué dans ses expériences la dyspnée, les convulsions générales, la projection du globe de l'œil; il rattachait tous ces effets à l'anémie de la syncope. Panum a donné à cet ordre de symptômes une attention plus spéciale et une importance plus immédiate. Lorsque le volume de l'obstacle amenait une embolie foudroyante, suivie de mort dans l'espace de une à trois minutes, on observait les convulsions respiratoires, l'extension tétanique des membres, l'émission involontaire de l'urine et des fèces; mais si l'obturation incomplète de l'artère pulmonaire laissait à la vie le temps de dérouler et de dessiner ses réactions nerveuses, et à l'observateur celui d'en enregistrer les détails, on voyait s'accuser les traits du tableau qui précède. Les mouvements péristaltiques des intestins devenaient visibles à travers les téguments abdominaux; la queue continuait de s'agiter après la cessation des mouvements respiratoires;

[1] Panum, *loc. cit.*

les bulbes oculaires saillants distendaient largement les paupières; la pupille se dilatait; les traits du visage se tiraient fortement d'un côté. Il faut ajouter que dans tous les cas une pâleur très-prononcée de tout le corps, et particulièrement des muqueuses, témoignait par avance en faveur de l'anémie que l'autopsie démontrait plus tard dans les centres nerveux. Enfin, comme contrôle, Panum injectait, au moyen d'une sonde introduite par l'artère crurale dans l'aorte, aussi près que possible de ses branches céphaliques, une émulsion de boulettes de cire, et produisait directement l'anémie cérébrale; les conséquences de cette opération se montraient analogues à celles de l'embolie pulmonaire et venaient donc confirmer les interprétations qui la concernent.

Voilà les faits. Je ne trouve pas qu'ils légitiment les prétentions auxquelles ils servent de base, et je vois, au contraire, se dresser contre eux des objections nombreuses. L'expérimentation sur les animaux laissait nécesairement dans l'ombre un détail important du problème en litige : je veux parler de la conservation des facultés intellectuelles. L'observation clinique tranche cette question contre Panum, car l'intégrité fréquente de l'intelligence [1] est incompatible avec une anémie du cerveau que sa genèse oblige à supposer générale. Il y a, dans les descriptions données par l'expérimentateur lui-même, des faits entièrement défavorables à sa théorie. La déviation des traits de la face, qui fait penser à une hémorrhagie concentrée dans un seul hémisphère, est incompatible avec la supposition d'un obstacle commun à toute la circulation cérébrale; l'exoph-

[1] Chap. VI. observ. 1, 41, 79, 80, 125, 135

thalmie s'explique mieux par la réplétion que par la vacuité des vaisseaux du coussinet oculaire ; enfin la coexistence des symptômes d'irritation et de dépression nerveuses proteste contre l'attribution d'une cause identique à ces différentes réactions. Non-seulement les divers actes de ce spectacle morbide s'assemblent mal sous le lien que l'auteur leur impose, mais l'ensemble même de la manifestation jure avec l'interprétation qu'elle suggère à Panum. Si j'ai admis ailleurs comme une hypothèse que des phénomènes hyperesthésiques pouvaient succéder à l'anémie du système nerveux, il est impossible, en l'état actuel de la science, de supposer une origine semblable à des phénomènes d'hyperkynésie. Les expériences de Vulpian[1] ont mis hors de doute que la soustraction du sang aux centres nerveux entraîne une paralysie presque instantanée ; c'est donc une résolution immédiate et non un pompeux cortége de phénomènes d'excitation que nous devrions avoir sous les yeux. Du reste, si le tableau des symptômes rappelle beaucoup plus tôt l'effet d'une stase veineuse, il faut encore objecter à Panum que cette dernière existe en réalité ; le sang artériel cesse bien d'arriver au cerveau, mais par la même raison le sang veineux ne peut plus en sortir. Sans doute la stase veineuse est moins favorable aux phénomènes d'excitation que l'hyperémie par le sang artériel, mais on verra bientôt que c'est à elle seule pourtant qu'on peut rapporter les convulsions générales de l'embolie pulmonaire. J'irais même jusqu'à concéder à Panum toutes les assertions que la physiologie lui conteste, que je n'au-

[1] Vulpian ; *Physiologie générale et comparée du système nerveux* ; cours professé au Muséum d'histoire naturelle, 1866.

rais pas davantage assuré à l'action cérébrale le rôle prédominant que cet auteur réclame pour elle dans la production actuelle de la mort. Comment les convulsions qui la signalent amèneraient-elles le résultat si vivement revendiqué? J'admets bien que le système nerveux puisse à la rigueur épuiser son courant dans de violentes décharges, mais je sais aussi que sa force renaît spontanément par le repos. Deux conditions seules pourraient empêcher ici cette reprise : il faudrait que l'épuisement nerveux eût produit une syncope fatale, et alors nous rentrerions dans une explication que Panum lui-même vient de rejeter; ou bien que les convulsions épileptiformes de l'embolie fussent devenues mortelles en arrêtant l'hématose, mais à quoi bon alors disputer d'abord à cette fonction primordiale une suprématie qu'il faut lui restituer par la suite! Ce n'est donc en aucune façon l'anémie cérébrale avec Panum, ni la syncope avec Virchow, qui peuvent expliquer la mort par embolie pulmonaire.

Les écrivains allemands se sont partagés entre ces deux théories. Tandis que Cohn[1] marche avec Virchow, Seidel[2], de son côté, se prononce pour Panum. En France, les auteurs qui se sont occupés de l'embolie ont en général négligé d'intervenir en ce débat. Jacquemet[3], le seul, à ma connaissance, qui lui consacre quelques lignes, partage entre deux systèmes différents les faveurs de la solution. Charcot et Ball[4] avaient introduit, dans les troubles mortels

[1] Cohn; *Klinik der embolischen Gefässkrankheiten*. Berlin, 1860.

[2] Seidel; *Embolie der pulmonalarterie*; in *Jen. Zeitschr.*, 1864, 4 Heft.

[3] H. Jacquemet; *Sur le mécanisme de la mort dans les cas d'embolie pulmon.*; in *Congrès médical de France*, 2e session. Lyon. 1864, pag. 46.

[4] Charcot et B. Ball; *Sur la mort subite et la mort rapide à la suite*

de l'embolie pulmonaire, une distinction qu'ils n'ont pas justifiée: il y a bien ici sans doute une mort *subite* et une mort simplement *rapide;* mais des intermédiaires graduels relient trop intimement ces deux formes pour qu'on trouve à établir quelque part la démarcation qui doit les séparer. D'après l'agrégé de Montpellier, il y aurait à cette classification un appui pathogénique : si l'on meurt instantanément par l'obstruction de l'artère pulmonaire, c'est la syncope ou la théorie de Virchow qui est responsable; mais si la mort se produit un peu moins foudroyante, c'est par cessation progressive de l'hématose, par une asphyxie exactement comparable à la suppression de l'air, que le dénoûment fatal est alors amené.

Pour mon compte, j'adhère pleinement à cette dernière interprétation, et je crois qu'il faut en revenir, après les savantes combinaisons de Panum et de Virchow, à la rigide simplicité qu'affectent les phénomènes naturels. Mais je ne vois aucun motif de scinder, avec Jacquemet, des procédés morbides distincts par leur seule violence; et si l'extinction *rapide* de la vie a lieu par une abolition graduelle de l'hématose, pourquoi la mort *subite* ne tiendrait-elle pas à l'interruption plus immédiate de l'oxygénation sanguine? Du reste, je crois utile d'insister sur les titres d'une théorie dont l'orateur du Congrès de Lyon s'est borné à exposer la formule.

Étudiant à un autre point de vue cette mystérieuse question des morts subites, de ces agonies foudroyantes où toutes les forces de l'économie interviennent comme

de l'obtur. de l'art. pulm. dans les cas de phlegmatia alba dolens et de phlébite oblit. en général; in *Gaz. hebd.*, 1858, pag. 755.

pour jeter leur dernier éclat, Aran[1] évitait de prononcer entre les trois fonctions primordiales de la vie. L'alliance qui les unit lui paraissait si étroite et leurs désordres tellement solidaires, qu'il hésitait à isoler par la pensée l'origine de cette circonférence mortelle. Essayons, malgré tout, de trouver un fil d'Ariane à ce labyrinthe pathologique.

Dans une remarquable analyse de l'agonie, un auteur aussi attrayant par l'énergie que par la forme de sa pensée, Jaccoud[2], arrive à rapporter à l'asphyxie des tissus la cause ultime et uniforme de la mort. Cette théorie concorde parfaitement avec les idées que j'ai développées ailleurs sur le siége intime de l'intervention vitale; car si la vie accomplit au sein de la cellule et par l'intermédiaire des échanges nutritifs, tous les phénomènes harmoniques de sa manifestation, c'est bien là qu'il faut aller en effet la frapper pour l'éteindre. Il y a, comme on le sait, à ce dernier des drames morbides, selon que la désorganisation atteint la vie de l'ensemble ou la vie des tissus, deux actes que le regrettable professeur Jaumes distinguait sous les termes de *trépas* et de *décès*, et dont la conception précédente justifie parfaitement la spécialité d'aspect. Les premiers coups de la mort n'ont fait qu'abaisser l'activité de la cellule au-dessous du niveau nécessaire aux transmissions réciproques qui expriment la vie du tout et entretiennent celle des parties; les éléments anatomiques ont cessé désormais de transmettre au centre de la circulation les excitations indispensables à ses mouvements, et le dernier

[1] Aran; *Des morts subites*; in Thèses d'agrégation. Paris, 1853.

[2] *Nouveau dictionnaire de médec. et de chir. prat.*, tom. I, pag. 434.

battement du cœur a représenté de la sorte le dernier fait de la vie commune. Mais les tissus et leurs principes dépendent eux-mêmes de l'harmonie générale qu'ils ont cessé d'entretenir ; s'ils ne sont pas encore insensibles aux excitants énergiques qui savent nous dévoiler leur vie défaillante, ils perdront bientôt, faute d'oxygène, ces restes d'excitabilité, et accompliront à leur tour les phases de leur mortification particulière. Ainsi la mort de l'ensemble dépend du premier degré de la mort particulière, tandis que la mort particulière tient elle-même à la privation du gaz qui préside aux fonctions cellulaires, et c'est bien avec raison que Jaccoud fait converger tous les fléaux de l'existence vers cette forme unique et constante qui consiste dans l'arrêt de la respiration.

Quel que soit le mécanisme spécial des diverses perturbations vitales, leur tendance commune est donc de produire l'asphyxie des tissus ; quand la mort arrive par le cerveau, quand elle arrive par le cœur, pour conserver sinon les idées, du moins les expressions de l'illustre Bichat [1], c'est l'asphyxie des tissus qui est au bout de la chaîne morbide. Eh bien! quand elle arrive tout d'abord par la suppression de l'hématose, qu'est-il besoin d'aller chercher dans des fonctions voisines un concours dont elle est elle-même l'indispensable intermédiaire?

On peut se demander sans doute quel tissu va céder le premier aux influences de l'asphyxie subite, et perdre avant les autres les conditions organiques qui rendraient impossible tout retour éventuel de l'harmonie vitale. Mais que le cours de nos idées ne prenne pas le change sur la

[1] Bichat; *Recherches physiologiques sur la vie et la mort*, 1853.

question spécieuse que je soulève à dessein. Signaler, parmi les gardiens du consensus organique, celui qui est le premier irrémédiablement frappé par la cause de la mort, ne serait pas le moins du monde dénoncer le véritable agent de la désorganisation générale. Du reste, même en posant la question en ces termes, le cœur et le cerveau céderaient encore le pas à la masse générale des tissus, à la disposition desquels ils tiennent jusqu'au dernier moment leurs fonctions, troublées mais non pas éteintes. Brown-Séquard [1] a prouvé que le tissu nerveux résiste plus longtemps que tous les autres à l'influence de l'inanition, et qu'il retrouve l'usage de ses fonctions quand le sang y revient après une longue absence; quant au cœur, nous savons aussi qu'il est le dernier à mourir de la première mort, quand bien même il soit dans certaines de ses parties le premier à mourir de la seconde [2].

Ainsi la mort, dans l'embolie pulmonaire, émane bien réellement de l'atteinte directe portée par la stagnation du sang à la nutrition des tissus et au rayonnement général qui en dépend; le délai plus ou moins long que cette œuvre de destruction accorde est en rapport avec le temps employé par les cellules pour épuiser leur provision d'oxygène et pour s'abaisser en masse au-dessous du degré d'activité nécessaire aux transmissions motrices de la circulation. Il me reste à concilier ces procédés souterrains avec les symptômes divers qui viennent les masquer.

On s'accorde à donner pour mobile aux phénomènes mécaniques de la respiration *la sensation instinctive du besoin*

[1] Brown-Séquard; *Sur l'indépendance des propriétés vitales des nerfs moteurs;* in *Journal de la physiologie,* tom. III; 1860.

[2] Nysten, *loc. cit.*

de respirer; et Béclard [1] n'hésite pas à placer le siége de ce besoin, « autrement dit, le principe ou la source des mou» vements respiratoires », dans le bulbe rachidien. Je me suis prononcé ailleurs (pag. 135) contre le système qui consiste à donner aux centres nerveux une initiative quelconque dans la production des actes qui en dépendent; et, pour me conformer ici à l'automatisme absolu de ces centres, je ne puis trouver dans le prétendu *nœud vital* qu'un appareil où se coordonnent, pour se réfléchir sur les cordons moteurs, les incitations apportées des organes par les cordons sensitifs. Les expériences de Rach et de Wittich [2] confirment pleinement cette application particulière de ma manière de voir; car si l'on coupe, d'après ces auteurs, les racines sensitives de la moelle cervicale, les animaux cessent de respirer et meurent sans suffocation. Il faut donc chercher à l'origine périphérique de ces racines le siége des impressions alternantes qui peuvent être le point de départ réel de l'agrandissement rhythmique du thorax.

Certains physiologistes attribuent cette intermittence des phénomènes respiratoires au contact de l'air sur la muqueuse des voies aériennes; l'impression ainsi transmise par les pneumogastriques au bulbe rachidien reviendrait dans les muscles inspirateurs pour produire l'ampliation du thorax. L'esprit ne saurait être encore satisfait d'une interprétation semblable, car l'alternance des mouvements ne correspond pas à celle des excita-

[1] J. Béclard; *Traité élément. de physiol. humaine*, 1866, pag. 411.

[2] Rach et Wittich; *Einfluss der Medulla oblongata auf die Athembewegungen*; in *Virchow's Archiv*, 1866, Bd XXXVII, pag. 322.

tions; l'air n'entre dans la poitrine que parce qu'elle se dilate, et l'impression du gaz sur la muqueuse se produit justement quand l'acte de l'inspiration se termine; elle en est la suite, et ne saurait en devenir l'origine.

Pour trouver la source véritable de la transmission réflexe qui commande à la succession des mouvements respiratoires, il faut la chercher, avec Robin et Béraud [1], dans l'impression du sang veineux sur le parenchyme pulmonaire et les terminaisons sensitives du nerf vague. De même que la première inspiration commence dès que le sang cesse de s'hématoser dans le placenta, de même toutes les autres continuent de se produire à mesure que du sang veineux, sous l'impulsion rhythmique du cœur droit, remplace dans le poumon le sang hématosé.

S'il était nécessaire d'insister pour concilier les opinions à cette dernière théorie, je lui trouverais une preuve suffisamment concluante dans le phénomène du bâillement. On attribue en général cette inspiration amplifiée et involontaire « au besoin de revivifier une plus grande quantité « de sang (Nysten [2]) ; » je trouve bien, en effet, que les causes qui provoquent le bâillement sont celles qui « ralen. » tissent, gênent ou suspendent la respiration (Béraud [3]), » et j'admets que la sensation instinctive en rapport avec ces obstacles, incapable de rien expliquer sans un intermédiaire physiologique, puisse devenir le point de départ de l'excitation exceptionnelle éprouvée par les muscles inspirateurs. Mais cette modification spéciale de la sensibilité, que je m'efforcerais vainement de rattacher à la

[1] B. Béraud; *Éléments de physiologie*, 1857, tom. II, pag. 189.

[2] P.-H. Nysten; *Dict. de méd., de chir.*, etc., 1855, tom. I, pag. 132.

[3] B. Béraud; *Éléments de physiologie*, 1857, tom. II, pag. 212.

pénétration du gaz atmosphérique, je la trouve dans la constitution différente du sang qui remplit les poumons. Si l'impression qui produit le soulèvement du thorax dépend du contact de l'air sur la muqueuse aérienne, comment concevoir que cette impression devienne plus forte et, partant, plus efficace, lorsque *le ralentissement, la gêne ou la suspension de la respiration* diminuent, au lieu de l'accroître, l'intensité de ce contact? Au contraire, si la présence du sang veineux au sein du parenchyme pulmonaire et autour des filets terminaux du pneumogastrique produit elle-même l'incitation excito-motrice de l'acte respiratoire, rien de plus naturel que de concevoir cette incitation augmentée, et de voir ses effets accrus lorsque l'imperfection de l'hématose a dû augmenter la veinosité du sang.

Il faut bien admettre sans doute que des influences réflexes accessoires convergent encore sur le système moteur de la cage thoracique, puisque les mouvements respiratoires continuent, très-rares, après la section des nerfs pneumogastriques, et que des impressions émanées de régions diverses ont aussi une influence immédiate sur le rhythme et l'énergie de ces mouvements; mais il suffit, pour les besoins de ma cause actuelle, d'avoir établi que les principales excitations inspiratrices sont fournies par l'impression du sang veineux sur le tissu du poumon, subordonnant encore, par le détour de la circulation, à l'activité primitive de la cellule, la seconde des fonctions nécessaires à l'entretien de l'existence.

On conçoit maintenant pourquoi toute asphyxie par soustraction de l'air produit ces efforts d'inspiration que l'opinion précédente ne pouvait légitimer; l'absence de l'air ne saurait provoquer de mouvements inspiratoires si ces mouvements dépendent, en réalité, de son excitation directe, et elle entraînera les spasmes les plus énergiques si la veinosité du sang, qui en est la conséquence immédiate, commande au contraire à l'aspiration pectorale. De même que dans le phénomène du bâillement le ralentissement de l'endosmose gazeuse amène le sang à un état de désoxygénation relative qui accroît le besoin de respirer, de même la désoxygénation absolue qui résulte de l'asphyxie ordinaire produira les excitations intenses dont témoigne le soulèvement large et précipité du thorax.

En revanche, une courte explication est encore nécessaire pour mettre les conclusions que j'ai acceptées en rapport avec les phénomènes de l'asphyxie embolique. L'entrée de l'air qui, dans ce dernier cas, n'a pas subi le moindre changement, expliquerait moins que jamais sans doute l'apparition d'un désordre quelconque au milieu des contractions respiratoires ; mais comment accorder ici les accidents dyspnéiques qu'implique l'idée d'asphyxie, et qu'on est porté à se représenter comme une attraction désespérée de l'atmosphère, avec l'éloignement de la condition que je viens d'imposer à l'activité des muslces inspirateurs ? L'arrêt de la circulation inonde bien les tissus d'un sang dépourvu d'oxygène, mais le parenchyme du poumon est protégé contre l'invasion du sang veineux par le même obstacle qui empêche ce liquide de se rendre à l'appel de l'hématose, et l'accès de l'air dans les vésicules perméables continue de transformer, comme de coutume, celui qui peut stagner dans les réseaux pulmonaires ou bronchiques ; or, en l'absence de sang veineux dans les capillaires de la respiration, non-seulement les incitations motrices ne sont pas accrues, mais elles cessent, au contraire, d'exister. L'accumulation de l'acide carbonique est bien encore un stimulant de la substance nerveuse, et je veux que la motricité respiratoire augmente avec la diminution de l'oxygène qui arrive au bulbe rachidien (Rosenthal [1]) ; mais qu'importe l'excitabilité accrue du centre bulbique, si l'excitation fait défaut à la chaîne réflexe.

Ce n'est donc pas l'exagération de l'inspiration qui pourra caractériser l'engorgement de la veine artérieuse, et la forme spéciale de la dyspnée dans l'embolie pulmonaire s'annonce comme une dépression plus ou moins complète des mouvements respiratoires. Le tableau que je trace des troubles apnéïques auxquels paraît devoir commander l'arrêt de la petite circulation, serait toutefois inexact, si l'on se représentait comme absolue cette tendance à la dépression des phénomènes mécaniques de la revivification sanguine. J'ai reconnu en effet tout à l'heure, et qu'il y avait d'autres origines aux actions réflexes des muscles pectoraux, et que l'accumulation de l'acide carbonique augmentait l'excitabilité de la substance nerveuse ; comme l'évolution connue de l'agonie embolique laisse subsister les premières et occasionne manifestement la seconde, il s'ensuit que le centre de réflexion des mouvements respiratoires devra répondre d'une manière exagérée aux incitations moins nombreuses qui continuent de lui parvenir. Pour exprimer dans son entière exacti-

[1] Rosenthal ; *Die Athembewegungen und ihre Beziehungen zum N. Vagus*. Berlin, 1862.

tude la perturbation respiratoire qui se relie physiologiquement à nos préoccupations morbides, il faut établir par conséquent que les inspirations perdront beaucoup en quantité, mais augmenteront en profondeur. Il doit survenir ici des phénomènes analogues à ceux que présentent les animaux auxquels on a coupé les nerfs pneumogastriques, puisqu'il revient au même de supprimer l'impression initiale ou d'en empêcher le transport, et il ne s'agit plus que de voir si ces prévisions théoriques correspondent à la réalité des choses.

En ce qui concerne d'abord les expériences de Virchow, on ne tardera pas à se convaincre que l'expression précise des faits est loin de jurer avec mes prévisions. Sur les trois expériences destinées à l'étude des accidents mortels de l'embolie pulmonaire, il n'y en a que deux, par le fait, dont j'aie à tenir compte, puisque dans la troisième on pendit l'animal pour l'achever. A l'une de ces deux expériences, qui porte le n° 21 dans la série générale, l'animal opéré présenta, il faut en convenir, une élévation considérable du nombre des respirations; mais Virchow lui faisait subir des injections successives avec des fragments de muscle de plus en plus abondants. Les premières de ces injections, qui par conséquent n'étaient point mortelles, je suis en droit de ne pas les assimiler aux circonstances de la mort par embolie pulmonaire; or, c'est à elles que répondait l'augmentation numérique des dilatations thoraciques. La dernière injection, celle qui amena réellement la mort, contient seule des indications applicables au point de vue qui m'occupe, et en voici l'enseignement textuel: «je pous- » sai enfin, d'un seul coup, une masse de fragments muscu- » laires pressés ensemble d'au moins 6 centimètres de lon-

»gueur, et un instant après l'animal s'étendit subitement, »la tête se renversa, les yeux sortirent des orbites, la »pupille se dilata largement, et l'auscultation ne permit »plus de saisir aucun battement du cœur. *Quelques longues »et profondes inspirations suivirent encore à de longs inter- »valles*, mais tous les moyens de rappeler la vie furent »inutiles[1].» L'autre expérience est moins significative, mais elle n'est pas contradictoire. Il s'agit d'abord d'une injection d'air, ce qui change un peu les conditions ordinaires; l'insufflation fut faite «lentement» dans la veine jugulaire d'un chat, au moyen d'un tuyau «très-étroit». La respiration s'accéléra «quand pénétra le premier air», puis tout d'un coup «survint une secousse subite, suivie »d'un relâchement de toutes les parties du corps; les mem- »bres paralysés, la langue tirée latéralement. Les yeux se »projetèrent, la pupille se dilata rapidement...... Après »arrivèrent des inspirations très-longues et profondes, péni- »bles, pendant lesquelles chaque fois la tête s'inclinait vers »la poitrine, tandis que les mouvements du cœur devenaient »plus faibles et finirent par s'obscurcir. La mort suivit, au »milieu des symptômes de la paralysie progressive, 17 mi- »nutes après le début de l'opération[2].» Pour moi, l'invasion brusque des accidents graves signale l'instant où l'accumulation du gaz lentement insufflé réalisa l'obstruction mortelle de la circulation. En ce moment les inspirations devinrent *longues et profondes;* je ne sais si par l'expression indécise de *pénibles* l'auteur a voulu signaler qu'elles furent aussi ralenties.

[1] R. Virchow; *Weitere Untersuchungen*...; in *Gesammelte Abhandlungen zur Wissenschaftlichen Medicin*, 1862, pag. 299.

[2] R. Virchow, *loc. cit.*, pag. 307.

Les expériences de Panum nous apprennent à leur tour que les phénomènes de suffocation dans l'embolie pulmonaire consistent en mouvements respiratoires très-profonds et convulsifs [1] ; elles ne précisent rien sur le rhythme de ces mouvements.

Mais la garantie préférable de l'observation clinique se montre en même temps plus explicite. Dans les cas où la précipitation des symptômes produits par l'embolie des grosses branches pulmonaires a permis aux assistants d'en enregistrer les détails et de préciser le caractère de la dyspnée, le tableau de la maladie laisse presque toujours au lecteur l'idée d'une respiration réduite quant au nombre, et augmentée quant à l'étendue de ses mouvements. Voici, en effet, comment sont décrites quelques-unes de ces luttes suprêmes : — « Le 4 mai, on trouva la malade » pâle, faisant *à de longs intervalles* des inspirations *profon-* » *des ;* le pouls à peine perceptible. Mort au bout de cinq » minutes [2]. » — « Une jeune fille de 17 ans, qui n'était » ni grosse ni récemment accouchée, mourut subitement » après avoir éprouvé des *syncopes* répétées [3]. » — « La » malade est prise tout à coup, au moment où elle se lève » pour uriner, d'un accès de *syncope* suivi de mouvements » convulsifs; cet accès se répète à trois ou quatre repri- » ses, et la malade succombe *dans une de ces attaques* [4]. » — « Il est pris tout à coup de mouvements convulsifs du » bras, fait *quelques* inspirations *bruyantes* et *profondes,*

[1] Panum; *Experimentelle Beiträge zur Lehre von der Embolie;* in *Virch. Arch.*, 1862, Bd 25, Heft 3 et 4.

[2] Chap. VI, observ. 63.

[3] Chap. VI, observ. 2.

[4] Chap. VI, observ. 14.

» et meurt au bout de quelques minutes [1]. » — « Rien ne » faisait prévoir une fin prochaine. En ce moment on » donne à boire à la malade ; elle avale assez bien le » liquide; mais aussitôt la respiration devient stertoreuse; » elle fait *cinq ou six inspirations* avec expiration violente, » comme si elle cherchait à rejeter un corps étranger » obstruant les bronches; *la respiration se suspend pendant une minute*, la face se cyanose, le pouls devient » imperceptible ; *une autre inspiration très-profonde a » lieu*, mais elle est la dernière ; la malade était morte [2]. » D'autres exemples moins accentués laissent encore une impression semblable [3]. Un seul entre tous [4] mentionne la fréquence de la respiration.

Restent les convulsions générales, beaucoup moins prononcées du reste dans le déroulement des symptômes naturels qu'au milieu des phénomènes de l'embolie artificielle. L'excitabilité des centres nerveux accrue par la concentration de l'acide carbonique est la seule raison qu'on puisse trouver à cette exaltation de la motricité réflexe. La résolution qui lui succède est la conséquence ordinaire de ces décharges excessives, et l'intensité des contractions musculaires, en faisant refluer le sang vers les capillaires des autres organes, pourrait expliquer la saillie des globes oculaires, et jusqu'aux hémorrhagies cérébrales dont quelques phénomènes partiels de paralysie semblent attester la production.

On conçoit enfin que la conservation de l'intelligence

[1] Chap. VI, observ. 15.

[2] Chap. VI, observ. 136.

[3] Chap. VI, observ. 1, 72, 121, 133.

[4] Chap. VI, observ. 40.

puisse coïncider avec des désordres aussi considérables de l'innervation motrice.

On a demandé pourquoi la solution fatale n'était pas réservée à la seule occlusion du tronc pulmonaire ; quand la branche artérielle d'un seul poumon ou même d'un seul lobe est interceptée, il semble que la surface laissée à l'endosmose gazeuse devrait suffire à l'entretien de la vie, et pourtant la mort survient encore dans des conditions semblables. On a répondu en invoquant le dépôt des caillots secondaires qui envahissent peu à peu les branches primitivement respectées; la rapidité de l'atteinte portée à la respiration ; Charcot et Ball[1] font même intervenir une contraction réflexe de tous les rameaux perméables de l'aorte pulmonaire. Sceptique devant cette dernière allégation, j'adhère aux deux précédentes ; je voudrais seulement y joindre la réflexion que voici. Dans le cas où les caillots secondaires ne viendraient pas à oblitérer les vaisseaux épargnés par l'embolie, on ne peut guère compter pour l'entretien de l'hématose sur la portion de poumon qu'ils laissent accessible. Toute la force disponible du cœur droit, puisque le tronc artériel n'a pas d'autre destination possible, s'employant à congestionner violemment cette région pulmonaire, l'engouement du tissu, et par suite la compression des vésicules, empêchera l'accomplissement de l'acte que la liberté du réseau capillaire paraissait devoir maintenir. L'échange gazeux est de la sorte à peu près aussi complètement supprimé; mais, en revanche, l'impression du sang veineux sur le tissu

[1] Charcot et B. Ball ; *De la mort subite et de la mort rapide* ; in *Gaz. hebd.*, 1858, pag. 755.

pulmonaire doit s'exagérer au lieu de s'éteindre. Ne serait-ce pas à des situations de ce genre que correspondraient les cas où la respiration a pu se montrer fréquente, et ne peut-on attribuer l'accélération de cette fonction pendant les premiers instants des expériences de Virchow, à ce que l'embolie, alors manifestement incomplète, puisqu'elle n'était pas mortelle, n'avait pas encore aboli dans tout le poumon l'exaltation excito-motrice due à l'affluence du sang veineux?

En regard de cette longue digression pathogénique, il est temps de placer maintenant le tableau des symptômes morbides.

Je laisse de côté, au milieu des obscurités qui l'environnent, la symptomatologie des pneumonies emboliques. Qu'elles résultent de l'obstruction des artérioles de troisième ordre ou du réseau capillaire, ces inflammations spéciales, quand elles ont même quelques signes stéthoscopiques, ne peuvent en rien se distinguer encore des autres inflammations pulmonaires, et la présence d'une thrombose périphérique pourra seule donner quelques indications sur leur nature. Si des symptômes de septicémie les accompagnent, tels que frisson initial, fièvre, céphalalgie, délire ataxique, adynamie, ce n'est pas non plus, selon moi, un signe absolu de leur origine embolique, puisque, sans enlever aux lésions métastatiques l'éventualité d'une semblable genèse, je n'ai pas voulu inféoder à la théorie de Virchow le privilége de leur production.

Mais lorsque le caillot migrateur s'est arrêté dans une branche considérable de l'artère, et que la fonction de l'hématose devient insuffisante à entretenir la vie, les symptômes prennent dès-lors une physionomie accusée, dont Cohn et Klinger ont donné les premiers le signalement précis.

Au milieu de la santé renaissante, et alors que rien ne pouvait faire craindre au malade ni prévoir au médecin une terminaison semblable, le sujet est subitement envahi par des accidents que l'on reconnaît tout de suite pour mortels. De vagues sensations, une sorte d'angoisse épigastrique, peuvent précéder comme un éclair cette apparition foudroyante. « Le malade, dit Cohn, a quelquefois »conscience de l'obstacle qui vient s'opposer au cours du »sang; il en indique lui-même le siége, et l'autopsie a tou»jours confirmé ce singulier diagnostic [1]. » On pourra voir entre autres, dans mes observations [2], quelques exemples de la précocité de ce vague symptôme. Benjamin Ball [3], dans sa thèse inaugurale, indique l'existence d'un frisson initial: je n'ai retrouvé nulle part ce prodrome, que le même auteur n'avait pas d'ailleurs indiqué dans son travail antérieur [4].

Quoi qu'il en soit de ces sensations fugitives, c'est la dyspnée qui ouvre la scène morbide. Elle s'accentue par la durée de la vie et acquiert bientôt une effrayante intensité. Tous les muscles qui, de près ou de loin, peuvent intervenir dans la dilatation thoracique, entrent, non pas en jeu, mais en convulsion. Les respirations quelquefois

[1] B. Cohn; *Klinik der embolischen Gefässkrankheiten*. Berlin, 1860, pag. 281.

[2] Chap. VI, observ. 29, 64, 65, 117.

[3] B. Ball; *Des emb. pulm.*; in Thèses de Paris, 1862, nº 1.

[4] Charcot et B. Ball; *Sur la mort subite et la mort rapide*; in *Gaz. hebd.*, 1858, pag. 755.

précipitées, le plus souvent ralenties, sont en revanche indéfiniment accrues dans leur profondeur. L'air cependant circule dans les voies aériennes, et les inspirations augmentées dans leur étendue fournissent en abondance un oxygène que le poumon ne peut plus absorber.

La percussion et l'auscultation ne révèlent, selon les auteurs, aucun trouble dans le fonctionnement vésiculaire, car l'air continue à circuler dans les poumons normaux. Mais la rapidité des accidents et la gravité même des désordres ont évidemment empêché d'apprécier sainement la situation stéthoscopique et plessimétrique. D'une part l'entrée de l'air est accrue et précipitée dans les voies aériennes, et Klinger[1] a pu noter, en effet, dans quelques cas, une très-grande rudesse du murmure vésiculaire, tandis que Lavirotte[2] a signalé l'exagération de la sonorité thoracique. Il ne faut pas oublier, d'autre part, que la partie perméable du poumon est le siége d'une congestion considérable et d'un œdème aigu, qui devra présenter aussi ses signes caractéristiques.

Une agitation générale suivie de prostration accompagne ces désordres, et des spasmes partiels s'associent quelquefois au trouble de la motricité thoracique. Les membres peuvent être agités de mouvements convulsifs ; les muscles de la face, des yeux, tantôt fixes, tantôt tumultueusement agités, rappellent d'autres fois le hideux tableau de l'épilepsie[3]. Klinger a noté la projection des bulbes ocu-

1 Klinger; *Beobachtungen über die Verstopfung der Lungenarterie durch Blutgerinnsel*; in *Arch. f. phys. Heilkunde*, 1855, pag. 376.

2 Lavirotte; *De la sonorité exagérée des poumons comme signe de la présence de concrétions sanguines dans les cavités droites du cœur*; in *Congrès médical de France*. Lyon, 1864, pag. 12.

3 Chap. VI, observ. 52.

laires[1], comme dans les embolies artificielles de Virchow et de Panum.

Les divers phénomènes que je viens de décrire ne continuent pas toujours sans interruption jusqu'à la mort; on remarque quelquefois un ou deux intervalles de calme ou plutôt de rémission. Charcot et Ball[2] les expliquent par le déplacement du caillot. Ce déplacement est possible sans doute, mais je ne vois pas qu'il puisse toujours suspendre les accidents: si l'obstacle ne change pas de branche, rien n'est modifié dans la circulation pulmonaire; et s'il quitte un rameau de premier ordre pour passer dans un du second ou du troisième, la guérison sans rechute, plutôt qu'un simple et passager amendement, devrait être en général la conséquence d'une aussi importante modification. L'intermission des accidents est toute naturelle dans une attaque convulsive, et il n'est pas nécessaire de recourir à Helmholtz[3] ni à son ingénieux instrument, pour établir que la surexcitation de la substance nerveuse épuise momentanément l'excitabilité des centres et le kinésodisme des cordons.

Pendant que les choses se passent ainsi du côté de l'appareil musculaire, la circulation révèle, par des signes plus difficilement perceptibles, le trouble dont elle est elle-même l'objet. L'impulsion du cœur est d'abord violente et tumultueuse; puis elle s'affaiblit plutôt qu'elle ne s'éteint, et tâche de suppléer par le nombre à la stérilité de ses efforts. Ne pouvant donner à l'amplitude de ses

[1] Klinger, *loc. cit.*, pag. 376.

[2] Charcot et B. Ball, *loc. cit.*

[3] Helmholtz; *Uber die Geschwindigkeit einiger Vorgänge in den Muskeln und Nerven*; in *Monatsberichte der Berliner Acad.*, janvier 1854.

mouvements que la faible limite permise par l'interruption plus ou moins incomplète du courant sanguin ou par l'élasticité de l'artère pulmonaire, le ventricule droit ne produit plus qu'une sorte de vibration diastolique, et le gauche, imparfaitement dilaté, ne peut fournir aussi que des systoles précipitées et comme rudimentaires. Le pouls qui en résulte est déprimé, filiforme, et ses ondulations plutôt que ses battements échappent par leur rapidité et leur faiblesse à toute supputation numérique. La face pâle ou cyanosée, le froid des extrémités, la sueur visqueuse des téguments, les vertiges, viennent témoigner encore de la stase sanguine ; mais le plus souvent l'intelligence assiste à ce désastre universel, ainsi que l'observe Cohn[1], et que le garantissent la plupart de mes exemples.

Il faudrait encore indiquer les moyens de distinguer la maladie que je viens de décrire des affections dyspnéïques, telles que asthme, œdème de la glotte, anévrysmes des gros vaisseaux, polypes du cœur, angine de poitrine, etc. Mais les détails précédents renferment les éléments de ce diagnostic différentiel, et je ne veux pas reproduire sous une forme nouvelle des faits qui sont maintenant connus. Je me borne à signaler deux considérations indirectes en vue de cette comparaison dont le lecteur possède les termes. D'abord la thrombose spontanée de l'aorte droite, cette lésion si difficile pendant la vie à différencier de l'embolie pulmonaire, n'est, selon moi, qu'une illusion pathologique et ne doit pas figurer en conséquence parmi les objets de nos hésitations. D'autre part, il faut se sou-

[1] Cohn, *loc. cit.*

venir que la pénétration d'un caillot étranger dans les vaisseaux de l'hématose implique un foyer d'émission; l'existence d'une thrombose périphérique visible, ou de quelqu'une des affections qui permettent de la supposer latente, et parmi elles en première ligne de l'état puerpéral, est donc une garantie aussi bien qu'une nécessité du diagnostic.

§ III.

Phénomènes particuliers à l'embolie encéphalique.

SOMMAIRE. — Ramollissement cérébral embolique. — Sa nature. — Ramollissement rouge, rosé, ou de début; jaune, blanc, ou ancien; blanc d'emblée. — Ses caractères microscopiques. — Corps granuleux. — Extravasation sanguine. — Discussion de son rôle, du mode et de l'instant de sa production. — Congestion et inflammation périphériques. — Symptômes généraux. — Caractères qui distinguent l'apoplexie embolique de l'apoplexie par hémorrhagie cérébrale. — Épilepsie et chorée emboliques. — Bases du diagnostic différentiel.

Le principal phénomène qui accompagne l'occlusion embolique des artères cérébrales, c'est le ramollissement de la substance nerveuse dans la région que cesse de parcourir le liquide nourricier. Ici, comme partout, l'excitation directe par le contact du corps étranger, quand elle existe, se limite à la tunique des vaisseaux, et l'on ne saurait confondre avec elle les altérations, distinctes par leur siége, qui surviennent dans les tissus. On se souvient que j'ai réservé aux obstructions de l'artère pulmonaire et de la veine-porte le pouvoir de déterminer autour d'elles des noyaux inflammatoires, et on va voir maintenant que le ramollissement embolique du cerveau est en effet d'une tout autre nature. Des extravasations sanguines peuvent compliquer ce dernier processus, mais on sait qu'elles dépendent elles-mêmes d'une nécrose des parois vasculaires et qu'elles se confondent par conséquent dans la précédente altération. Enfin, les observations signalent de temps à autre, autour des foyers emboliques, une rougeur dont la responsabilité se partage entre la fluxion collatérale et la réaction des parties saines.

Est-ce donc bien à juste titre que je viens assimiler ce ramollissement spécial à une mortification directe de tissu, pour le rapporter à l'atrophie par inanition de la substance cérébrale ?

Ce terme vague de ramollissement cérébral, expression d'une pathologie elle-même environnée de tant de nuages, exprime des altérations différentes et se rattache à des origines variées; et il est ici plus que jamais nécessaire de préciser les éléments de la question avant de lui donner une réponse.

Il faut établir en premier lieu que la dégénérescence dont il s'agit peut être parfaitement de nature gangréneuse, bien qu'il lui manque un des caractères que l'on est habitué à considérer comme spécifique de la gangrène, je veux parler de son odeur. Cette difficulté fut soulevée à une séance de la société médicale des hôpitaux [1]. Trousseau et Bouchut, s'appuyant sur son origine asphyxique, soutenaient que le ramollissement jaune était une gangrène; Becquerel s'appuyait à son tour sur l'absence de l'odeur caractéristique pour repousser cette théorie ; ce fut Gubler qui détruisit le poids de l'objection. L'odeur qu'on attribue à la mortification des parties, c'est la putréfaction

[1] *Bulletins de la Soc. médic. des hôpitaux*, séance du 9 décembre 1857.

seule qui la donne : or la putréfaction est la conséquence sans doute, mais non pas la conséquence obligée de la nécrose ; il est donc possible de concevoir la gangrène sans odeur, si les conditions de la putréfaction ont manqué, comme c'est le cas dans le cerveau, où l'air n'a pas accès, comme c'est le cas encore, selon l'observation confirmative de Barthez, lorsque par l'emploi de sachets de sable chauds autour des membres gangrenés on supprime, avec l'humidité nécessaire à la décomposition putride, la production de l'odeur gangréneuse.

Mais les ramollissements de la substance encéphalique ne sont pas toujours des mortifications de tissu, et quand ils ont cette physionomie, ils ne proviennent pas toujours d'une atteinte directe à la vitalité de la cellule.

Si les éléments nerveux entraient seuls en ligne, comme leurs altérations se résument dans l'atrophie, qui aboutit à leur infiltration graisseuse et à leur fonte ultérieure, la nécrose serait bien le caractère constant de la dégénérescence que j'envisage, et l'abaissement des propriétés élémentaires en serait aussi le début uniforme. Mais il faut tenir compte ici des composants interstitiels, la névroglie et le réseau vasculaire. Le tissu conjonctif qui constitue la première et qui forme la majeure partie du second, a de son côté des altérations variées à subir, et l'une d'elles, l'inflammation, peut ramollir aussi la substance cérébrale. L'inflammation suppurative de la névroglie produit ce ramollissement dès son début; on ne peut évidemment pas considérer alors la région dissociée par les corpuscules du pus comme frappée de nécrose, bien qu'elle tende vers ce résultat définitif; voilà donc un ramollissement qui n'est pas gangréneux. Quand les éléments nerveux, disjoints et brisés par le produit phlegmasique, auront en même temps que ses leucocytes subi la fonte graisseuse, l'abcès qui en dérive sera bien alors à la fois un ramollissement et une nécrose, mais cette nécrose aura pour origine une irritation nutritive et non pas un anéantissement direct de la vie cellulaire. Il en sera de même lorsque l'inflammation des petits vaisseaux, amenant la rupture de leurs parois, aura déterminé des extravasats sanguins, et, par cet intermédiaire, désagrégé et détruit la substance nerveuse.

On voit déjà se dessiner le problème à résoudre. Le ramollissement de la substance cérébrale succède, d'un commun accord, à l'occlusion embolique de ses canaux nourriciers. Cette dégénérescence particulière peut être une nécrose, mais elle peut être également une infiltration purulente. Si elle est une nécrose, elle peut relever aussi bien d'une inflammation du tissu cellulaire et des petits vaisseaux, que d'une mortification primitive des éléments anatomiques.

Enfin, si la nature gangréneuse du ramollissement et le caractère nécrosique de sa genèse étaient démontrés, il resterait encore à établir si c'est la suppression du sang artériel qu'il faut accuser de ce processus spécial.

La couleur du ramollissement ne sera d'aucun secours dans le débat réduit à ces termes. De même que le ramollissement rouge peut n'être pas inflammatoire si la coloration ne tient qu'à la stagnation du sang veineux, le ramollissement blanc à son tour peut être d'origine phlegmasique si l'hyperémie s'est perdue dans les progrès de l'altération. Ce premier caractère nous fournirait à une seule condition un renseignement utile, et cette condition ne se réalise pas. Le ramollissement blanc, quand même il provienne de processus différents, qu'il soit un abcès ou un amas de détritus, ne peut jamais représenter en lui-même qu'une nécrose, et pour dériver d'une inflammation, il a dû être nécessairement précédé par le ramollissement rouge. On va voir bientôt que le ramollissement blanc de l'embolie a, lui aussi, pour un motif différent, des antécédents analogues et qu'il n'y a point en eux la divergence dont on pouvait espérer l'appui. Il faudra donc s'adresser ailleurs.

Dans le procès que je déroule, la participation des inflammations vasculaires doit être tout d'abord écartée; c'est là un point de fait que nous savons depuis longtemps hors de cause. Il n'y a donc que l'inflammation de la névroglie pour empêcher ici le ramollissement d'être une gangrène ou pour réclamer contre son origine nécrosique, et c'est à l'observation micrographique à décider sur son compte.

Ces divers points établis, voyons sous quel aspect se présente le ramollissement embolique.

Le ramollissement cérébral qui correspond à l'embolie n'est pas toujours le ramollissement *jaune* ou *blanc* ; certains auteurs l'ont trouvé *rouge* ou *rosé*. Si l'on fait abstraction de la zone périphérique, que je considère sans difficulté comme inflammatoire, il est cependant facile de s'apercevoir déjà, selon la udicieuse observation de Lancereaux [1], que le ramollissement rouge correspond régulièrement au cas où la mort est survenue dans les huit premiers jours de l'attaque embolique. Quand la vie a résisté un peu plus longtemps aux désordres de l'innervation

[1] Lancereaux ; *De la thrombose et de l'embolie cérébrales*; in Thèses de Paris, 1862, n° 39.

cérébrale, c'est alors le ramollissement jaune que les auteurs signalent, comme aussi dans les cas moins fréquents où la vie se prolonge plusieurs mois, les progrès d'une lésion d'ailleurs constante et identique ont produit avec la diffluence et la décoloration complète du foyer le ramollissement désigné sous le nom de blanc ou de laiteux. Ainsi ces colorations différentes ne correspondent qu'à des périodes diverses de la dégénérescence.

Telle est du moins la règle. Faut-il la considérer comme exclusive ? Prévost et Cottard [1] admettent que dans des cas très-rares le ramollissement par oblitération vasculaire n'est, quoique récent, ni rouge, ni rosé, qu'il peut être par conséquent blanc d'emblée. Bien qu'ils n'aient jamais rencontré cette variété dans leurs expériences, et que leurs preuves cliniques ne soient pas des exemples certains d'embolie, je ne veux pas rejeter absolument l'éventualité d'une pareille exception ; mais je ne puis accueillir du moins l'explication qu'ils en donnent : « nous ne savons pas, » disent-ils, comment nous rendre compte de cette va- » riété ; elle dépend peut-être dans quelques cas de ce » que, l'oblitération étant plus complète et affectant des » branches artérielles plus volumineuses, la fluxion » collatérale n'a pu se produire.» La perfection de l'oblitération, le volume de la branche affectée, ne peuvent qu'accroître au lieu de l'atténuer l'énergie de la fluxion collatérale.

Etudiant ensuite sous le champ du microscope le signalement précis de la lésion dont je discute ici la nature,

[1] Prévost et Cottard; *Études phys. et path. sur le ramoll. cérébral*; in *Gaz. méd. de Paris*, 1866, pag. 250.

Lancereaux l'a définitivement rattachée dans ses diverses phases à une véritable destruction atrophique des éléments nerveux ; au milieu d'une proportion plus ou moins considérable, selon son âge, de cellules et de fibres nerveuses intactes, il a trouvé des éléments rompus et granuleux, en voie de métamorphose régressive et de dislocation, aussi de plus en plus avancées, et arrivant progressivement jusqu'à la dissolution complète, qui constitue le troisième degré. Il y a bien au milieu de ces détritus les éléments globuleux du sang, mais on n'y rencontre à aucune période les faisceaux hypertrophiés et suppurés de la névroglie. Il y a bien aussi les *corps granuleux* ou *corpuscules de Gluge*, autrefois considérés comme des produits inflammatoires et par suite comme des indices de l'encéphalomalacio phlegmasique ; mais depuis que Reichert et Virchow ont démontré que ces corpuscules étaient des éléments normaux en état de régression, et que Furck les a retrouvés dans les cas d'atrophie simple de la substance nerveuse, Hasse [1] les a depuis longtemps déclarés déchus d'une semblable signification.

La façon légèrement différente dont Prévost et Cottard, dans leur étude récente du ramollissement cérébral, expliquent l'apparition de ces corpuscules, ne fait que confirmer les conclusions précédentes. Pour ces habiles observateurs, les corps granuleux ne seraient qu'une accumulation des granules graisseux épars abandonnés par les éléments dégénérés et détruits à la suite de leur nécrose [2].

[1] Hasse ; *Handbuch der speciellen Pathologie und Therapie*. Erlangen, 1855, § 180.

[2] Prévost et Cottard ; *Études physiologiques et pathologiques sur le ramoll. cérébral* ; in *Gaz. méd. de Paris*, pag. 308.

Sans attester aucunement un processus inflammatoire, ils ne sont plus que la preuve d'une certaine ancienneté de la lésion, et c'est dès le troisième jour que les auteurs désignés en ont noté l'apparition dans leurs expériences[1]. Faut-il voir encore, avec Cornil[2], dans leur mode particulier de groupement, une sorte de caractère spécial au ramollissement du cerveau ? C'est, en effet, par une distribution remarquable, tout le long des capillaires et des artérioles que se groupent, dans le foyer cérébral, ces granulations graisseuses et leurs amas. La transformation facile de la myéline en gouttelettes graisseuses ne peut être, aux yeux du distingué micrographe dont je reproduis la pensée, l'unique raison d'un pareil phénomène, puisque le foie, les reins, etc., où la formation de ces gouttelettes est aussi très-abondante, n'offrent rien de semblable ; en revanche, la description de Robin, qui représente les capillaires et les artérioles du cerveau comme séparés du tissu nerveux par une gaîne lymphatique, permet de supposer que les granulations graisseuses viennent s'accumuler dans cet espace relativement libre.

Le ramollissement rouge du début dans l'embolie cérébrale n'a donc de commun avec le ramollissement inflammatoire que sa coloration rosée, brunâtre, etc., et, contre Oppolzer[3], je lui conteste avec Lancereaux toute origine phlegmasique. Le retour et la stagnation du sang dans le district obstrué, l'exosmose accrue selon la re-

[1] Prévost et Cottard, *loc. cit.*, pag. 461.

[2] Cornil ; *Observation faite à la Société de biologie;* in *Gaz. médicale de Paris*, 1866, pag. 124.

[3] Oppolzer ; *Zur Casuistik der Embolien;* in *Wiener med. Wochenschrift*, 1860, n° 50.

marque de Cohn [1] à cause de la diminution de la pression exercée du dehors sur les vaisseaux par les tissus atrophiés, la production d'extravasats partiels, expliquent surabondamment cet aspect de la dégénérescence à sa première période ; et les transformations de l'hématine et des globules laissent concevoir la décoloration graduelle du foyer, quand l'altération progressive du tissu a rendu désormais impossible le reflux de nouvelles ondées sanguines. Les périodes ultérieures de la dégénérescence embolique sont ainsi définitivement reliées à la précédente, et ne peuvent donc que lui être assimilées dans leur nature et leur provenance.

Nous savons maintenant que tout processus embolique du cerveau est, de prime-abord, une véritable nécrose et n'a rien de commun avec les dégénérescences inflammatoires. Cette première acquisition anatomique coïncide déjà parfaitement avec les prévisions de la physiologie. Mais entre l'obstacle opposé à l'arrivée du sang artériel et la mortification qui s'empare directement du tissu, n'y a-t-il pas à placer autre chose que les privations alimentaires de la cellule? C'est la dernière question que j'avais à résoudre.

Une autre cause de désorganisation immédiate et d'anéantissement vital peut s'interposer entre l'occlusion embolique et la gangrène cérébrale : c'est l'hémorrhagie interstitielle. On peut en effet concevoir sous un double aspect la production des désordres péri-emboliques : ou bien l'interception des matériaux nutritifs et respiratoires,

[1] B. Cohn : *Die Embolie und ihre Folgen, nach Experimenten an Thieren. Habilitationsschrift.* Breslau, 1856.

en suspendant le mouvement d'échange, amène l'atrophie et la mort des cellules, qui s'infiltrent de graisse et se désagrégent; ou bien encore l'obstacle vasculaire détermine en premier lieu la rupture des vaisseaux, et l'infiltration du sang sépare, brise et détruit les éléments histologiques. En fait, il n'y a pas de différence essentielle entre ces deux processus. Si l'on accepte la première manière de voir, on est bien forcé d'admettre que les vaisseaux solidairement altérés ajoutent, en se rompant, aux effets de l'inanition l'action mécanique de l'hémorrhagie; et si l'on accorde la préférence à la rupture immédiate, il faut bien penser que l'arrêt de la nutrition contribue à la mort des tissus dilacérés.

Il n'en convient pas moins de préciser l'enchaînement exact des phénomènes. Déjà, au point de vue théorique, j'ai combattu l'opinion qui considère la déchirure des canaux comme un simple effet de l'accroissement survenu dans la tension vasculaire, et j'ai voulu empêcher ainsi l'extravasation sanguine de primer les résultats de l'anémie artérielle. Dans le poumon, où les obstructions de l'artère pulmonaire n'amènent pas l'arrêt de l'alimentation, j'ai pu montrer que l'hémorrhagie n'était pas en effet la conséquence normale des embolies, et il est déjà logique d'en conclure que dans les organes où la rupture vasculaire accompagne la suspension du courant nutritif, cet accident doit être plutôt attribué à l'altération atrophique des parois qu'à la déchirure immédiate des vaisseaux. La réflexion suivante établira, je pense, qu'il existe en faveur de mon interprétation plus que des conclusions théoriques ou des inductions éloignées.

L'atrophie et la destruction des éléments du tissu nerveux ne se produisent pas aussitôt que le sang a été soustrait aux parties ; on sait en effet que la cellule, en cessant de se nourrir, ne voit pas s'altérer à l'instant sa forme organique, ni s'éteindre définitivement sa force nutritive. Lancereaux établit que lorsque la mort survient avant quarante-huit heures, les altérations matérielles font défaut dans la substance cérébrale ; mais le dénoûment fatal survenu malgré l'intégrité de l'organe ne doit pas nous étonner ; l'exercice des fonctions dont le trouble est ici mortel, est aussi fatalement supprimé en effet par l'arrêt absolu de la nutrition que par la destruction complète de l'organe. Si des troubles nutritifs du cerveau se laissent ainsi concevoir sans manifestation physique, et si les altérations matérielles peuvent y succéder, sans inconvénient, aux désordres produits par la suppression fonctionnelle, il n'en est pas de même pour l'hémorrhagie indépendante de toute altération pariétale. Celle-ci ne saurait produire ses effets sans laisser son empreinte, et n'a pas de raison d'apparaître après le deuxième jour, si la tension vasculaire n'a pas suffi à la déterminer dès le premier.

On pourrait observer que cette absence de lésion matérielle aux premiers instants de l'attaque ne se rapporte qu'à un seul groupe d'embolies cérébrales, et qu'en reléguant en effet l'hémorrhagie au second plan dans la production des ramollissements cérébraux par occlusion des artérioles, on laisse du moins la question indécise en ce qui concerne les infarctus de l'obstruction capillaire. Mais si je n'ai guère, il est vrai, pour considérer encore ici la rupture des vaisseaux comme la conséquence et non comme la cause de la mortification, que des raisonnements et des analogies, on ne voit pas, en revanche, sur quelle base plus concrète est appuyée l'opinion différente de Feltz.

Feltz veut bien que la privation de sang soit la cause responsable des infarctus « lorsque ce sont des artères » assez fortes qui s'oblitèrent, dont les parois sont assez » résistantes pour ne pas se rompre sous l'effort que fait, » pendant un certain temps, le sang contre le bouchon » obturateur [1] » ; mais dans les embolies capillaires, en revanche, « on trouvera toujours, comme base du noyau, » un épanchement de sang [2] ».

Comme personne ne conteste la participation de l'hémorrhagie, c'est la seule priorité du phénomène qu'il s'agit ici d'établir. Quand l'altération n'est plus à sa période tout à fait initiale, la coexistence de l'extravasat sanguin et de l'atrophie cellulaire ne permet plus de constater anatomiquement l'ordre chronologique de l'évolution morbide, et, pour décider à cet égard, on a seulement alors les données indirectes qui m'ont fait accorder la prépondérance à l'arrêt de la nutrition. L'autorité de la constatation matérielle ne peut donc exister que lorsque cette dernière s'applique au début même du processus embolique. Puisque j'ai admis que les troubles dus à l'inanition ne se manifestaient pas de suite par des signes physiques, tandis que ceux dont l'hémorrhagie est l'origine ne peuvent exister qu'à la condition d'imprimer nettement leurs traces, la précocité de la rupture serait de la sorte la preuve unique, mais concluante, de son antériorité. Cet

[1] V. Feltz ; *Étude cliniq. et expér. des embolies capill.*, 1868, pag. 133.

[2] Ibid., *loc. cit.*, pag. 132.

ordre de vérification nous est refusé jusqu'ici par la clinique, mais on peut tenter d'y suppléer par l'expérimentation. En ouvrant l'animal peu de temps après l'injection des emboles cérébraux, on peut, par la recherche de l'infarctus hémorrhagique, chercher à prouver que l'hémorrhagie, seule capable de survenir aussitôt, est l'unique pivot des désordres anatomiques.

C'est ainsi que l'expérimentateur de Strasbourg a essayé de résoudre le doute qui nous occupe. Si les infarctus cérébraux, sur les sujets des expériences 2, 3, 4 de la deuxième série[1], morts au plus tard 36 heures après l'opération, ont en effet présenté des ruptures vasculaires, — et cela est au moins douteux pour celui de la deuxième, — il y aurait bien à alléguer, comme je l'ai fait à une autre occasion, que l'impulsion cardiaque n'a peut-être pas une puissance de dilatation aussi considérable que la seringue anatomique, et les emboles naturels des angles aussi rigides que les poussières artificielles. Mais si trois expériences de Feltz accusent ainsi l'hémorrhagie, il y en a cinq en revanche qui, de son propre aveu, la désintéressent entièrement; je veux parler de la série réservée à la mort subite par embolie capillaire du cerveau[2]. Dans ces cinq exemples, les matières injectées ont constamment obstrué les capillaires, et l'hémorrhagie n'a été rencontrée nulle part.

L'auteur de ces expériences si radicalement contradictoires conclut lui-même que la mort est ici «le résultat de l'anémie cérébrale[3]». Je le pense certainement avec lui; mais si des désordres moins considérables avaient amené

[1] V. Feltz, *loc. cit.*, pag. 98 et suiv.
[2] Ibid., *loc. cit.*, pag. 86 et suiv.
[3] Ibid., *loc. cit.*, pag. 89.

une terminaison moins rapidement funeste, j'ai le droit de conclure à mon tour que l'anémie aurait entraîné plus tard l'altération matérielle qui lui correspond, tandis que Feltz a perdu l'occasion de faire précéder cette dernière par la rupture des vaisseaux.

En revanche, les expériences de Prévost et Cottard confirment dans tous ses points l'opinion que je soutiens. En injectant dans le bout périphérique d'une carotide 8 à 10 grammes d'eau tenant en suspension une petite quantité de poudre de lycopode, on produit une obstruction complète du réseau capillaire encéphalique. La mort arrive au bout de quelques minutes au milieu de convulsions, et l'on ne trouve que « *dans quelques cas* des extravasations » sanguines *provenant probablement d'une rupture vascu-* » *laire produite par une trop forte pression de la seringue* [1] ».

Je n'insiste pas sur l'hyperémie concentrique ou fluxion collatérale, dont j'ai ailleurs suffisamment indiqué les causes partout identiques et la commune physionomie, ni sur les inflammations qui surgissent à la périphérie des foyers de nécrose. Il suffit de rappeler ici que la première explique les phénomènes d'injection et de piqueté signalés, au début d'une embolie, dans la substance cérébrale environnante, et que la seconde est plutôt en rapport avec l'irritation de voisinage provoquée par le foyer primitif.

De la lésion locale que je viens d'examiner dans sa figure et sa genèse, un lien tout naturel me conduit à l'appréciation des symptômes qui en relèvent. Les réactions désor-

[1] Prévost et Cottard; *Études physiologiques et pathologiques sur le ramollissement cérébral;* in *Gaz. méd. de Paris*, 1866, pag. 7.

données du système nerveux qui constituent l'attaque d'embolie cérébrale ne réclament pas cependant une description particulière. Qu'il tienne à la destruction rapide de la substance du cerveau par l'interception du liquide nourricier, comme j'ai établi que c'était le cas pour l'embolie, ou à une dislocation immédiate de ses mailles nerveuses par l'extravasation banale de quelques gouttes de sang, l'effet général n'en représente pas moins le tableau connu de l'attaque apoplectique. Mais les circonstances de la lésion morbide n'étant pas exactement les mêmes, il y aura aussi dans les manifestations phénoménales quelques différences qu'il est de mon devoir de signaler.

Bien que la rupture des vaisseaux encéphaliques s'explique plus souvent par la dégénérescence des parois vasculaires que par le simple effet de la tension supportée par elles, il faut bien reconnaître qu'un certain degré d'hyperémie sert pour le moins de prétexte ordinaire à ce redoutable événement morbide. Aussi l'apoplexie sanguine est-elle en général précédée de quelques prodromes qui ne sont autre chose que les symptômes de cette hyperémie antécédente. On conçoit que ces avertissements doivent manquer pour le malade qui va recevoir un caillot obstruant dans les artères cérébrales.

J'ai montré ailleurs la préférence marquée de l'embolie encéphalique pour les régions antérieures du cerveau, pour l'hémisphère gauche, et en particulier pour les parties voisines de la scissure de Sylvius. Sans doute c'est également l'hémiplégie droite qui se montre de beaucoup la plus fréquente, et ce sont les lobes antérieurs du cerveau qui sont le plus souvent affectés, dans l'attaque ordinaire d'apoplexie. Mais les motifs qui pourraient favoriser la rupture des vaisseaux cérébraux à gauche n'ont, il faut en convenir, qu'une influence insignifiante; je crois bien avec de Fleury[1] que la tension un peu plus considérable de la carotide pourra rendre la rupture plus facile de ce côté, mais je ne vois pas avec lui dans la fatigue des vaisseaux une cause de dégénérescence régressive qui existerait plutôt dans le repos des organes; c'est l'altération ou au moins la faiblesse des parois vasculaires qui détermine surtout la localisation de l'apoplexie sanguine, et je ne saurais y trouver de cause sérieuse à des préférences de latéralité. Il est donc permis de penser que les déterminations particulières de l'embolie ont pesé jusqu'ici sur les statistiques, et que si l'on en avait fait abstraction, la répartition des épanchements se fût trouvée plus égale entre les deux hémisphères. Quand un jour la correction de ce travail aura été exécutée, il y aura, j'en suis convaincu, dans le rapport plus intime de l'hémiplégie droite avec l'apoplexie embolique, un sérieux élément de diagnostic et la justification du caractère différentiel indiqué, peut-être un peu prématurément, par le professeur Cohn[2].

Il est un fait qui frappe l'esprit, dans l'analyse des phénomènes produits par l'embolie cérébrale : c'est la rareté ou le peu d'accentuation du symptôme aphasie, malgré l'évidente préférence des caillots migrateurs pour l'artère sylvienne gauche. Le travail de de Fleury que je citais tout à l'heure présente une intéressante réfutation des

[1] De Fleury; *Des tentatives de localisation de la parole d'un seul côté du cerveau*; in *Congrès médical de France*, 3e session. Bordeaux, 1865, pag. 463.

[2] B. Cohn: *Klinik der embolischen Gefässkrankheiten mit besonderer Rücksicht auf die ärztliche Praxis*. Berlin, 1860, pag. 393.

théories relatives à la localisation d'une faculté dont l'existence distincte est déjà bien problématique ; il me semble que l'embolie sylvienne apporte une arme de plus à l'argumentation serrée de son auteur.

Cette grande et obscure question des localisations cérébrales, contre lesquelles Flourens[1] a si longtemps combattu, et qui dans tous les cas ne sauraient jamais être exclusives, a fait un pas à la suite du mouvement marqué de l'histologie et de la physiologie du système nerveux. Il n'est pas inutile, pour la distinction que je poursuis, de jeter un rapide coup d'œil sur certains de ses détails.

Depuis que le siége de toute incitation motrice, volontaire ou involontaire, a été retiré aux centres nerveux et transporté, soit à la périphérie du système, chargé de recueillir les sensations extérieures ou internes par des appareils particuliers, soit à la substance corticale du cerveau, qui s'adapte de son côté par les appareils spéciaux des corpuscules unipolaires aux impressions psychiques, l'automatisme de la substance grise a été remplacé par la théorie généralisée des actions réflexes, et dans la masse encéphalo-rachidienne il n'y a plus à chercher des siéges de motricité, mais des groupes cellulaires de réflexion et de coordination motrices. Il est une conséquence qui ressort encore des travaux modernes sur la structure et les actes du tissu nerveux : c'est qu'il n'y a pas dans le système de siége spécial pour la production d'un mouvement, pas plus qu'il n'y a de cordon spécial pour le transport d'une incitation motrice. Le centre

[1] Flourens ; *Rech. expérim. sur les propr. et les fonctions du système nerveux.* Paris, 1842.

principal des réflexions cardiaques réside évidemment dans le bulbe rachidien, et cependant la circulation est parfaitement possible après l'extraction du bulbe ; le centre de réflexion des mouvements volontaires, ce qu'on appelait dans les théories antérieures le siége des incitations motrices de la volition, est évidemment situé dans l'encéphale, et cependant il n'est aucun mouvement qui ne puisse survivre à la destruction alternative de toutes les parties du cerveau, aucune région de cet organe à l'altération de laquelle soit exclusivement attachée la disparition d'un ordre particulier de mouvement.

Je n'ai pas à me préoccuper de l'aphasie, dont la localisation absolue dans la troisième circonvolution antérieure gauche est encore, comme on l'a vu, énergiquement contestée, et je me borne à relever la contradiction bien évidente qui existe dans l'interprétation ordinaire des phénomènes apoplectiques. On croit généralement qu'une rupture vasculaire a détruit plus ou moins momentanément dans le cerveau les fonctions confiées à l'organe où se trouve la lésion ; mais tout le monde sait cependant que le mouvement volontaire de la jambe et du bras est parfaitement possible sans les couches optiques et sans les corps striés; tout le monde sait que la présence d'une hémiplégie n'indique pas d'une manière précise et toujours identique le niveau ni même le côté de la lésion cérébrale, que l'étendue de la paralysie n'est pas en rapport exact avec l'abondance de l'épanchement, et que le mouvement peut fort bien revenir dans les leviers sans que les éléments nerveux se soient reproduits dans la cicatrice. Il y a donc à se demander ici pourquoi la lésion d'un organe encéphalique, qui n'est pas absolument affecté à la production d'un mouvement, peut amener pourtant la paralysie des muscles qui le produisent. L'explication se trouve contenue dans les expériences de Schiff auxquelles j'ai emprunté déjà d'autres conclusions pour ce travail. La paralysie par lésion cérébrale est moins le résultat de la destruction d'un centre principal de réflexion, que le transport sur ce centre, par la souffrance d'un point éloigné du cerveau, au moyen des fibres commissurales qui unissent entre eux les groupes cellulaires, d'une excitation trop intense qui s'encombre dans les corpuscules. Il arrive alors ce qui se passe dans les expériences de Brown-Séquard[1] où le pincement de la moelle à la région lombaire amène la paralysie du cœur; l'interruption du courant a lieu dans les cordons moteurs par l'excès de la décharge sensitive.

Ainsi, la lésion d'un centre spécial encéphalique importe bien moins au point de vue de l'abolition des actes dont ce centre est le principal intermédiaire, qu'en raison des troubles indirects apportés dans les fonctions des autres centres par l'abondance des transmissions sensitivo-motrices que cette lésion rayonne autour d'elle.

Que ce soit maintenant un épanchement extra-vasculaire ou une privation d'aliments qui réalise dans un point du cerveau, par la destruction des éléments nerveux, la violente impression dont le transport amène l'hémiplégie, rien ne peut être changé par la diversité de la cause dans la constance et la nature du résultat. Mais si la perte des mou-

[1] Brown-Séquard; *Cause of the stopping of the heart's movement, produced by excitation of the medulla oblongata. Experimental Researches applied to Physiology and Pathology*, 1853.

vements, comme je viens de l'expliquer, ne tient pas à la destruction de leur organe producteur, ils pourront revenir sans que l'organe détruit soit reconstitué (ce que Vulpian[1] a démontré possible, sans doute, mais dans des circonstances tout à fait exceptionnelles), et si l'anéantissement de la motricité dépend des excitations trop vives transmises par la région malade, la seule condition de son retour sera la suppression même de ces excitations. Or, les deux ordres de lésions que je compare se montrent inégalement disposées à l'apaisement des excitations responsables, et cette distinction réussit parfaitement à expliquer pourquoi l'embolie cérébrale est presque invariablement mortelle, tandis que l'épanchement vasculaire, sans être moins étendu, pardonne toutefois bien plus souvent qu'elle : on n'a jamais vu le foyer du ramollissement embolique s'entourer d'un kyste isolant, comme cela arrive dans les apoplexies sanguines; le sang lui manque sans doute pour les irritations nutritives nécessaires à ce travail de prolifération; et c'est précisément la présence de cette néo-membrane protectrice qui tarit dans le second cas la source des impressions paralysantes.

Si le caractère différentiel que je viens d'analyser ne fournit que les bases d'un diagnostic stérile, puisqu'il repose sur le dénoûment de la maladie, les amendements qui surviennent au début de l'apoplexie embolique et jusqu'à l'instabilité de ces améliorations, présentent un moyen d'appréciation plus chanceux peut-être, mais du moins plus précoce.

1 Vulpian; *Physiol. génér. et comp. du syst. nerv.*, cours professé au Muséum d'histoire naturelle, 1866.

D'abord, les phénomènes de perte de connaissance et de résolution générale, quand ils existent, disparaissent ou s'atténuent rapidement ; une modification semblable mais moins rapide a lieu dans l'apoplexie sanguine, et voici la raison qu'on peut trouver à ces divergences. L'hyperémie cérébrale qui a occasionné l'épanchement tient sous sa dépendance ces symptômes de compression et ne les laisse disparaître qu'avec elle ; or, il est naturel qu'elle survive plus ou moins à la rupture qui en est l'effet. Par l'occlusion d'une de ses branches artérielles, la substance encéphalique se congestionne aussi tout autour du district anémié ; mais en évaluant l'excès de tension qui se distribue aux collatérales perméables, et l'étendue de ce territoire de dérivation, on peut bien ne pas trouver dans la fluxion périphérique la cause des mêmes résultats. L'invasion subite des irradiations sensitivo-motrices pourrait alors prétendre à expliquer leur apparition et autoriserait à la fois leur prompt évanouissement.

L'amendement des symptômes dans l'embolie du cerveau porte aussi d'une façon manifeste sur les parties définitivement paralysées ; or, tandis que dans l'apoplexie sanguine un pareil résultat est un commencement et une promesse de guérison, il n'est le plus souvent, dans la lésion dont je décris les phases, que l'indice insidieux et passager du progrès morbide. On se rend assez facilement compte de ces significations opposées. Le retour du mouvement dans l'hémorrhagie cérébrale permet de conclure à la formation d'une barrière protectrice autour du foyer des irradiations paralysantes ; il indique seulement, dans la gangrène par anémie, la rentrée momentanée du sang par le rétablissement de la circulation collatérale ; or, nous savons que ce reflux alimentaire, sous l'apparence d'un remède, apporte en réalité de nouvelles menaces. A moins qu'il n'ait lieu de très-bonne heure, et ne soit alors une condition bien exceptionnelle de salut, il ne trouve plus qu'une partie des éléments anatomiques aptes à recommencer leur existence nutritive ; les provocations excito-motrices et la paralysie qu'elles dominent, s'amendent sans doute par l'effet de cette satisfaction passagère ; mais la dégénérescence des vaisseaux et les conditions altérées de tension et de dialyse, permettent au liquide nourricier d'envahir les tissus atrophiés et d'achever par son contact le mal qu'il a commencé par son absence. Le noyau de ramollissement reprendra donc, au milieu de ses réactions physiologiques, sa marche vers la désorganisation et la liquéfaction définitive, et le malade ne sera plus protégé contre la terminaison fatale que par la chance assurément bien faible de supporter assez longtemps les conséquences complexes des désordres nerveux, pour que l'absorption périphérique ait épuisé dans la substance de l'encéphale le foyer d'excitation qui les entretient. C'est ainsi que le caractère transitoire de l'amélioration deviendra un signe particulier de la maladie.

Je poserais une limite arbitraire au retentissement morbide de l'embolie cérébrale, si je ne voyais de conséquence possible à ses désordres immédiats qu'une apoplexie suivie d'une hémiplégie plus ou moins généralisée. On sait que les névroses les plus diverses sont imitées dans leurs apparences extérieures par une altération matérielle des centres sensitivo-moteurs, et il n'est pas jusqu'à l'épilepsie, ce modèle de maladie essentielle et ce type de spécificité, dont les éléments divergents ne puissent être groupés par l'excitabilité symptomatique du bulbe, ou par son excitation réflexe. Toute lésion des centres nerveux, telle que compression par les enveloppes osseuses, inflammation des membranes protectrices, dégénérescence du tissu, suffit à produire de semblables simulations. Parmi elles, l'anémie ou le ramollissement, résultats spéciaux de l'embolie, interviennent pour une bonne part dans ces contrefaçons pathologiques. Aux déductions autorisées par une rigoureuse analogie, il ne manquait encore que l'attestation clinique ; si les deux observations signalées par Prévost et Cottard[1] comme exemples de convulsions épileptiformes dues à l'embolie du cerveau ne présentent malheureusement qu'un diagnostic incertain, un fait publié récemment par un médecin anglais[2] accuse d'une façon plus formelle ses connexions avec la chorée.

Un jeune homme de 17 ans mourut après seize jours de convulsions choréiques, progressivement compliquées de manie. Ce malade n'avait eu antérieurement ni danse de Saint-Guy, ni rhumatisme, et il parut naturel à l'observateur de ce fait, W. H. Tuckwell, de rattacher la manifestation névrosique aux noyaux de ramollissement constatés dans les centres encéphalo-rachidiens, et ces noyaux eux-mêmes à des emboles émanés de la valvule mitrale. Pour rapporter la diagnose nécropsique dans son entière exactitude, il faut expliquer que l'embolie, démon-

[1] Prévost et Cottard ; *Études physiol. et path. sur le ramoll. cérébral* ; in *Gaz. méd. de Paris*, 1866, pag. 459.

[2] H.-M. Tuckwel ; *Some Remarks on Maniacal Chorea and its probable Connection with Embolism. Illustrated by a case* ; in *The British and foreign medico-chirurg. review*, octobre 1867, vol. XL, pag. 506.

trée pour l'un des deux foyers cérébraux, dût être considérée seulement comme très-probable dans l'autre.

L'historien de cette importante observation[1] confirme et développe par des réflexions ingénieuses la connexion que ce fait isolé lui paraît établir entre la chorée et l'embolisme.

Il fait mieux que rappeler la relation admise entre les formes graves de cette névrose et les maladies cardiaques; il précise par une statistique minutieuse les détails significatifs de cette relation. 34 cas de chorée accompagnés d'autopsie sont analysés par lui de la façon suivante. Dans 25 l'endocarde est indiqué malade : dans 20 d'entre eux, on signale spécialement la présence de végétations verruqueuses. Des 9 qui restent, il n'est pas fait mention du cœur dans 5, le cœur est déclaré sain dans 4. Le péricarde a été affecté dans 8 seulement des 34 cas. Le cerveau est noté altéré dans 18 cas : ses membranes congestionnées dans 6, opaques dans 2, sa substance plus ou moins ramollie dans 10. Des 16 qui restent, l'état du cerveau n'est pas mentionné dans 7, et le cerveau est déclaré sain dans 9. La moelle épinière est trouvée altérée dans 16 cas : ses membranes congestionnées dans 5, opaques ou épaissies dans 2, sa substance plus ou moins ramollie dans 9. Des 18 restants, l'état de la moelle n'est pas mentionné dans 12, elle est déclarée saine dans 6.

Comment, sans en perdre de vue les détails, expliquer cette relation ? Bright l'attribue à l'inflammation du péricarde, dont les excitations parvenues à la moelle par les nerfs phréniques rayonneraient violemment sur les nerfs moteurs;

[1] Chap. VI. observ. 149.

mais le péricarde n'est pas en général affecté. Burrows fait intervenir les nerfs pneumogastriques, et profite ainsi les impressions sensitivo-motrices émanées des autres parties du cœur; mais que deviennent les altérations des centres nerveux si fréquemment signalées? Todd, Begbie, Watson, et plus récemment Handfield Jones, proposent de faire dominer par l'affection rhumatismale à la fois les lésions cardiaques et les phénomènes convulsifs; mais si le rapport intime du rhumatisme et de la chorée doit avoir sans doute force de loi, la théorie qui précède n'en justifie pas mieux la nature habituelle des altérations nerveuses les plus fréquemment associées aux précédents désordres, le ramollissement encéphalo-rachidien. L'obstruction embolique des artères cérébrales ou médullaires paraît donc à Tuckwell le seul moyen de relier logiquement les trois termes mis en saillie par son analyse : végétations cardiaques, ramollissement cérébral, exaltation de la motricité.

J'abandonne l'auteur quand il cherche à tansporter aux formes adoucies de la danse de Saint-Vit les conclusions qui lui paraissent acquises à la *chorée fatale*. La gravité de la lésion intermédiaire par laquelle l'embolie peut entraîner les convulsions de la myotyrbie se concilie difficilement, en effet, avec l'idée d'une maladie curable ou simplement chronique.

Les descriptions qui précèdent me dispensent d'entrer dans des considérations particulières sur le diagnostic différentiel de l'embolie cérébrale, et je romps une seconde fois avec l'usage inutile de renouveler, à l'occasion de chaque ressemblance pathologique, le tableau des mêmes symptômes morbides.

Il y a pourtant quelques traits généraux de cette confrontation que je ne puis passer sous silence.

La jeunesse du malade, diminuant les chances d'une déchirure vasculaire, augmentera naturellement celles de l'embolie. B. Cohn[1] attribue la même signification à un phénomène qui a pu précéder l'attaque, aux palpitations provoquées par des influences physiques ou morales. C'est sans doute parce qu'elles sont favorables au détachement d'un embole; mais ne le sont-elles pas également à la rupture d'un vaisseau ?

De même qu'une thrombose périphérique accentue la pénétration d'un caillot dans les ramifications de la veine artérieuse, ainsi la découverte d'un foyer d'émission serait une ressource importante dans le diagnostic des obstructions vasculaires du cerveau. Le cœur, on s'en souvient, est le point de départ principal des bouchons qui vont oblitérer les artères, et c'est sur lui que doit se concentrer par conséquent la recherche de leurs origines. La présence à gauche d'une altération valvulaire ou d'une endocardite fera supposer qu'il s'y produit des concrétions friables, et la nature des bruits anormaux fournira quelquefois peut-être des données plus positives sur la réalité de cette élaboration. Mais si le concours de pareils désordres augmente la vraisemblance d'une embolie cérébrale, l'absence de toute manifestation cardiaque ne doit pas, selon moi, l'infirmer dans les mêmes proportions. On peut, à la rigueur, concevoir dans les cavités auriculo-ventriculaires l'adhérence de souches emboliques qui n'altéreraient ni les bruits, ni les fonctions de l'organe; ou bien encore les troubles que

[1] B. Cohn; *Klinik der embolischen Gefässkrankh.*, 1860, pag. 395.

devait déterminer le séjour de l'embole ont pu cesser précisément en raison de son départ. Par exemple, une végétation ou un dépôt siégeant au bord d'une valvule sigmoïde empêchent l'occlusion de l'orifice aortique, et donnent lieu au souffle du second temps ; il peut arriver que la chute du fragment émigré dans les artères permette le rapprochement des soupapes, et suspende les signes de cette insuffisance apparente.

Dans des occasions plus difficiles sans doute à rencontrer qu'à prévoir, l'intégrité des bruits cardiaques peut prendre ainsi jusqu'au caractère d'une accusation formelle: si, au milieu de symptômes apoplectiques, l'auscultation révélait la disparition d'un bruit antérieurement perçu, et dont il serait possible de rattacher les alternatives au séjour et au départ d'une concrétion vasculaire, ce signe négatif deviendrait, on le comprend, un argument des plus favorables à l'hypothèse de l'obstruction embolique d'une artère cérébrale.

§ IV.

Phénomènes particuliers à l'embole ophthalmique.

SOMMAIRE. — Embolies ophthalmiques démontrées par l'expérimentation et l'autopsie clinique. — Symptômes de l'embolie rétinienne. — Examen ophthalmoscopique. — Les manifestations de cette lésion considérées comme base de diagnostic dans les maladies organiques du cœur.

L'embole projeté par le cœur gauche peut pénétrer par l'artère ophthalmique de Willis, soit que des décharges antérieures aient fermé la voie du côté des branches terminales de la carotide, soit que les hasards de l'impulsion fassent préférer au caillot cette direction moins facile. Virchow a vérifié qu'une injection, dans la carotide commune, d'indigo finement pulvérisé, pénétrait en effet dans le réseau vasculaire qui tapisse les profondeurs de l'œil ; j'aime mieux renvoyer, pour démontrer l'existence pathologique de cet accident spécial, aux deux observations d'amaurose par embolie capillaire spontanée de la rétine [1] empruntées au même auteur.

L'embolie de l'artère centrale de la rétine, observée d'abord par le célèbre ophthalmologiste de Berlin von Græfe [2], a été étudiée ensuite par son élève distingué Liebreich [3], que Paris vient de ravir à l'Allemagne. Ses conclusions sont basées sur huit exemples acquis à la science ; Blessig [4], Schneller [5], l'ont observée chacun une fois, et Liebriech lui-même en a rencontré six cas dans sa pratique. Je transcris sur la foi d'une garantie aussi recommandable les détails particuliers à ce genre de lésion.

Les malades éprouvent subitement un trouble dans la vision d'un côté, comme si un nuage passait devant eux ; l'autre œil se ferme instinctivement, et en peu de minutes le champ de la vue s'est complètement obscurci, la sensation de la lumière s'est anéantie. Alors, ou bien la cécité se maintient complète, ou bien la sensation revient graduellement, mais seulement dans un point excentrique du champ visuel. Quatre fois sur les six de Liebreich les

[1] Chap. VI, observ. 10, 11.

[2] Chap. VI, observ. 69.

[3] R. Liebreich; *Uber Retinitis leucæmica und über Embolie der Art. centr. Retinæ*; in *Deutsche Klinik*, 1861, L.

[4] Blessig; *Embolie der Arteriæ centralis Retinæ*; in *Archiv für Augenheilkunde*, VIII, 1, pag. 246.

[5] Schneller; *Fall von Embolie der Centralarterie der Netzhaut mit Ausgang in Besserung*; in *Archiv für Augenheilkunde*, VIII, 1, pag. 271.

phénomènes se sont présentés exactement ainsi ; dans un cas la vue reparut pour s'éteindre complètement quelques heures plus tard ; dans le sixième, ce fut au réveil du matin qu'on trouva consommée la perte d'un œil encore excellent la veille. Le seul fait de Schneller présente une amélioration assez considérable.

L'examen ophthalmoscopique montre les phénomènes suivants : la circulation s'est arrêtée dans la totalité ou la plus grande partie des artères rétiniennes; ces vaisseaux rétractés sont remplis par intervalles de coagulums épais, sombres. Autour de la tache jaune, les plus petites branches de l'artère centrale de la rétine sont ainsi remplies et apparentes, excepté dans leur bout central, qui au premier aspect semble manquer. Les veines sont très-amincies à leur origine. L'altération des tissus apparaît de très-bonne heure, dès le lendemain dans deux cas ; elle présente toujours le même aspect et la même coloration : légère opacité sur un point de la papille, remontant tout le long des gros vaisseaux et occupant aussi la tache jaune et son voisinage. Son mode de production est caractéristique : la partie centrale de la tache jaune, au lieu de participer à l'opacité du reste, laisse voir à travers, comme une tache rouge relevant la blancheur de l'anneau qui l'environne, le sang récemment épanché dans le nerf optique. D'autres extravasats pointillés ou striés tracent la direction des fibres nerveuses.

La circulation n'est pas toujours influencée dans les veines. Dans trois cas, Liebreich l'a vue supprimée ou simplement ralentie ; on y aperçoit alors le roulement du sang et la contraction vermiculaire des parois. De temps à autre, le torrent est interrompu par de petits grumeaux cylindriques de sang, séparés l'un de l'autre par des intervalles clairs, s'avançant plus ou moins vite, par saccades, mais ne reculant jamais, à ce que l'auteur se dit en mesure d'affirmer. Ainsi l'on peut se convaincre que malgré l'obstruction des artères, du sang peut circuler dans les vaisseaux efférents.

Durant les semaines qui suivent, la circulation se rétablit en partie dans les veines. Les artères restent vides ou se remplissent un peu, tandis que les caillots sombres se rétrécissent et se décolorent. L'opacité de la tache jaune et des parties voisines se transforme en même temps et laisse la place à un semis de points très-fins, brillants, à reflets variés, dessinant des figures caractéristiques et qui peuvent disparaître plus tard à leur tour. Après la production de ces divers phénomènes, le nerf optique prend un aspect atrophique de plus en plus accentué.

Dans presque tous les cas, la coïncidence des affections cardiaques fut constatée ; mais le savant distingué dont je viens de résumer les observations accorde une telle confiance aux caractères ophthalmoscopiques et au tableau symptomatologique de la lésion, qu'il la regarde elle-même comme une base de diagnostic pour conclure à l'existence d'un foyer embolique. Chez un de ces malades, il existait une insuffisance aortique considérable avec hypertrophie et dilatation consécutives si exactement compensatrices qu'on n'avait jamais soupçonné une affection cardiaque. La constatation d'une embolie rétinienne conduisit Liebreich à l'examen du cœur, où furent découverts alors les signes ordinaires de la seconde maladie. Ce même individu fut pris quelque temps après d'hémiplégie, par l'effet d'une embolie cérébrale.

§ V.

Phénomènes particuliers à l'embole des membres.

SOMMAIRE. — Paralysie locale. — Douleur violente et subite. — Gangrène sèche. — Œdème partiel. — Travail de délimitation. — Diagnostic. — Suspension des battements artériels.

Rien n'est changé que la substance des tissus et les dimensions relatives des vaisseaux obstrués, sur le terrain nouveau où la multiplicité des formes emboliques nous entraîne; l'évolution essentielle des causes et de leurs effets reste absolument la même. Au lieu de la cellule nerveuse et des cylindres de l'axe, c'est ici la fibre contractile et l'épanouissement périphérique des nerfs qui vont mourir par inanition ; ce n'est pas l'incitation sensitivo-motrice qui va dominer le tableau des symptômes, c'est la transmission du courant moteur, c'est la contractilité de la fibre striée dont la suspension va dessiner la maladie. La paralysie locale représentera donc le désordre fonctionnel comme la gangrène traduira le vice de nutrition, qui vont s'établir dans les membres après l'oblitération de leurs canaux nourriciers.

La paralysie complète est indiquée comme conséquence immédiate de l'embolie des membres par la plupart des observateurs ; Legroux [1] entre autres la considère comme un des symptômes initiaux. Il est évident qu'on a dû confondre ici avec la perte absolue du mouvement l'engour-

[1] Legroux ; *Des polypes* (concrétions sanguines) *artériels*; in *Gaz. hebd.*, 1857, pag. 836.

dissement ou la contracture réflexe produits par la douleur, car la soustraction du sang, quelque entière qu'on la suppose, ne peut amener aussi vite un semblable résultat. Les ligatures appliquées aux artères beaucoup plus haut que le siége habituel des embolies, celles même qui entraînent, pour un temps au moins, la cessation complète de la distribution sanguine, n'impliquent point une paralysie immédiate, et elles reproduisent cependant avec une rigoureuse exactitude les circonstances spéciales qui pourraient attacher cette conséquence à l'immigration d'un caillot obstruant; la rapidité des phénomènes, la perfection de l'obstacle, le développement des coagulums secondaires, quoi qu'en dise Legroux, se présentent plutôt exagérés qu'amoindris. Mon affirmation ne heurte assurément pas les convictions des physiologistes; Cl. Bernard[1], par exemple, lorsqu'il liait l'artère principale d'un membre pour le mettre à l'abri de l'action paralysante du curare, avait bien l'intention d'arrêter le renouvellement du liquide alimentaire, sans abolir des mouvements dont il voulait démontrer la préservation. Mais comme les auteurs ne s'expliquent pas d'une manière catégorique et directe sur les conséquences de la ligature artérielle, j'ai institué moi-même plusieurs expériences à ce sujet[2]. En les parcourant, on pourra se convaincre, je l'espère, que la suppression de la circulation artérielle par la ligature du tronc principal d'un membre n'abolit pas immédiatement la motricité dans

[1] Cl. Bernard; *Analyse physiologique des propr. des systèmes musculaire et nerveux au moyen du curare*; in *Comptes-rendus hebdomad. des séances de l'Acad. des sciences*, 1856.

[2] Chap. VII, expér. 1, 2, 3, 4.

les régions où l'abord du sang doit être, pour le moment du moins, subitement et complètement interrompu.

J'ai voulu démontrer que la paralysie n'était pas la suite immédiate de l'embolie des membres; elle ne laisse pas que d'en être l'aboutissant. Si la contractilité musculaire pouvait échapper à la prolongation de l'anémie artérielle, elle ne tiendrait pas naturellement contre la mortification des tissus.

Quant à la douleur soudaine et violente qui s'empare des membres privés de sang par la pénétration d'un caillot vasculaire, elle est aussi en relation avec l'anémie simultanée des terminaisons nerveuses sensitives, et rappelle le courant des incitations sensitivo-motrices qui partent des foyers de ramollissement cérébral.

Bien que la gangrène sèche, depuis la réduction considérable du rôle de l'artérite, puisse être considérée désormais comme un symptôme particulier au fait morbide que j'envisage, je n'ai pas l'intention de reproduire ici les divers détails d'une lésion dont l'aspect n'a pas changé par le déplacement de sa cause. Je veux seulement rapprocher, pour une comparaison rapide, la gangrène embolique des membres des phénomènes observés précédemment dans le ramollissement embolique du cerveau.

Et d'abord, les éléments moins délicats du nouveau territoire pathologique rendent ce dernier moins sensible à l'action des petits emboles. Feltz[1] a réussi, par une habile expérimentation et en évitant la ligature de leurs propres canaux artériels, à provoquer des infarctus par embolie capillaire dans les muscles, la peau et les

[1] V. Feltz, *loc. cit.*, pag. 119 et suiv.

articulations des membres. Les petites obstructions entraînent donc sans doute des nécroses proportionnelles à leur volume; seulement on conçoit qu'un étroit foyer de ramollissement soit mortel dans le cerveau, et qu'un mince noyau de gangrène, perdu dans l'épaisseur d'un muscle, sur les parois d'une articulation ou à travers les mailles adipeuses de la peau, se comporte d'une autre façon. Ce dernier pourra se fondre et être résorbé sans entraîner des réactions aussi vives, ni des désordres aussi sérieux; sans donner par conséquent toujours des signes aussi précis de son existence et sans converger en général vers la même solution. Quand donc une artériole seulement se trouve oblitérée par un caillot, comme cela doit arriver souvent d'après la grosseur ordinaire des fragments cardiaques, le peu d'étendue de la lésion qui en résulte est cause qu'elle passe sans être aperçue, ou pour le moins, tout moyen d'appréciation exacte faisant ici défaut, sans être rapportée à sa véritable origine. Il est probable qu'il faut attribuer principalement à des raisons de cet ordre l'infériorité, dans les nécropsies, du chiffre de l'embolie des membres sur celui de l'embolie cérébrale.

Si l'embole est plus volumineux et s'enclave dans une artère de gros ou de moyen volume, les accidents se déclarent alors avec une intensité relative à l'étendue de la région privée de sa distribution alimentaire. Le membre se refroidit par la suppression du courant artériel et l'arrêt des oxydations désassimilatrices ; la pulsation des artères disparaît au-dessous du point obstrué ; la peau se couvre d'une sueur visqueuse par suite de la stase sanguine ; la force musculaire s'anéantit graduellement tandis que la sensibilité nerveuse acquiert son plus haut degré d'expression, et les tissus mortifiés par le défaut de sang se putréfient par le contact de l'air.

Ce n'est pas à l'arrêt de la circulation dans les veines qu'il faut rapporter avec Legroux [1] les infiltrations œdémateuses qui modifient par places irrégulières l'aspect de la gangrène sèche ; si telle était leur genèse réelle, c'est sur toute la région privée de sang artériel qu'elles devraient apparaître, et au lieu de l'eschare dure et du tissu parcheminé, c'est l'empâtement caractéristique des oblitérations veineuses que nous devrions avoir sous les yeux. De même qu'on a vu des extravasations sanguines et des exsudations exagérées se produire à travers les capillaires cérébraux par suite de la dégénérescence des parois et du ramollissement des tissus, dans le cas actuel les conditions également changées de résistance et de pression vont favoriser aussi la production d'ecchymoses et d'infiltrations séreuses. La tension accrue dans les collatérales perméables, soit par les anastomoses péri-articulaires, soit par la continuité du réseau terminal, travaille en effet comme partout ailleurs au rétablissement de la circulation, du reste aussi rarement efficace dans cette circonstance morbide que dans les précédentes, et le résultat de ce reflux sera d'ajouter comme ailleurs le dommage des épanchements à la nécrose inaugurée par l'anémie. La marche variable de la mortification que domine l'inégale vitalité des diverses parties, nous laisse maintenant concevoir pourquoi les infiltrations de cette nature ne sont ici qu'isolées et partielles.

Enfin, un travail imparfait de délimitation inflamma-

[1] Legroux, *loc. cit.*

toire circonscrit, comme au cerveau, la région frappée par l'embolie, et l'on peut supposer, dans ces deux situations analogues, qu'une propagation des coagulations secondaires à de nouveaux vaisseaux est la cause de cette irrégularité. On ne s'explique guère en effet comment la nécrose embolique ne s'entourerait pas aussi bien que toute autre d'une ligne continue de démarcation inflammatoire. Sans doute le contact immédiat des détritus putrides doit tendre à la progression du mal par contiguïté de tissus; mais c'est justement ce mode d'extension que combattent les réactions périphériques, et on ne voit pas pourquoi, dans le cas qui nous occupe, de semblables barrières ne seraient pas aussi complètes et aussi efficaces que dans les autres. Il est assez naturel de concevoir au contraire que la prolongation centripète des coagulums consécutifs réussisse à oblitérer de nouvelles collatérales artérielles, et que l'obstruction d'un nouveau district vasculaire vienne ainsi frapper partiellement de mort les frontières de la lésion initiale, avant qu'elles aient eu le temps de s'enflammer.

Il sera utile au praticien de déterminer autant que possible le siége précis de l'obstruction embolique; il pourra juger approximativement en effet, d'après la distribution anatomique du système obstrué, des parties destinées à la mortification. J'emprunte, à ce sujet, une considération judicieuse à Legroux[1] : « Les tissus sous-» jacents à la peau sont toujours nécrosés, dit-il, plus haut » que cette membrane »; sans doute parce que les canaux

[1] Legroux, *loc. cit.*

détachés au même niveau du tronc principal descendent plus bas dans les téguments que dans les muscles.

Si dans un membre où manquent les signes d'une artérite, d'ailleurs assez rare, et d'une dégénérescence athéromateuse ou calcaire des vaisseaux, presque exclusive à la vieillesse, un engourdissement et une douleur violente viennent à apparaître subitement, et si en même temps les artères cessent de battre, on peut déjà sûrement admettre une embolie artérielle et prévoir l'apparition prochaine d'une gangrène sèche.

Dans une observation de Duval [1], où l'électrisation parut guérir une simple menace de gangrène, j'ai admis l'embolie comme très-probable, malgré que l'état des artères n'eût pas été signalé, parce que le refroidissement de la partie paraissait témoigner en faveur d'un arrêt de la circulation. Mais en dehors des réserves que je viens de faire, la suspension locale des pulsations artérielles me paraît apporter au diagnostic une certitude absolue.

Qu'est-ce qui pourrait suspendre, en effet, d'une manière complète et soudaine, en l'absence d'une compression extérieure toujours facile à constater, ou d'une extension forcée, et par conséquent manifeste de l'avant-bras, selon l'observation de Verneuil [2], les battements passifs d'une région artérielle isolée? On ne saurait comprendre comment Roth [3] a pu attribuer l'arrêt des battements dans la radiale à une paralysie des nerfs vaso-moteurs;

[1] Chap. VI, observ. 68.

[2] Verneuil; *Journal de la physiologie*, tom. I, pag. 506.

[3] Roth; *Paralysen vasomotorischen Nerven*; in *Casp. Wochenschr.*, 1850, nos 19, 20.

sans doute les vaisseaux sont doués d'une contractilité propre qui intervient surtout dans la circulation des capillaires, mais l'exagération ou la perte de cette contractilité ne peuvent anéantir les oscillations mécaniques par lesquelles l'élasticité de leurs membranes répond invariablement aux impulsions du cœur quand elles leur parviennent. D'autre part, quand ces dernières se suspendent ou s'altèrent, ce n'est pas exclusivement l'artère radiale ou la pédieuse, c'est le système artériel tout entier que doivent influencer leurs modifications.

Je n'insiste pas sur le surcroît d'énergie qui vient s'ajouter à la certitude acquise par la coïncidence d'une lésion cardiaque.

L'apparition des symptômes de la gangrène sèche, teinte violacée, ecchymoses, momification, eschares, odeur caractéristique, etc., viendra trop souvent, par ces conséquences définitives, donner une sanction plutôt qu'une garantie au jugement établi sur ces premiers indices.

§ VI.

Phénomènes particuliers à l'embole viscéral.

SOMMAIRE. — Des infarctus viscéraux en général. — Couleur, forme, consistance, caractères microscopiques, marche de ces processus. — Leurs conséquences dans les divers organes : embolies cardiaque, stomacale, mésentérique, splénique, hépatique, rénale. — Albuminurie embolique.

La coïncidence fréquente que Rokitansky [1] a signalée le premier entre les infarctus viscéraux du foie, de la rate, des reins et les lésions cardiaques, ne trouve une

[1] Rokitansky; *Specielle path. Anat.*, 1844.

explication logique et satisfaisante que dans la théorie de Virchow. Si mes observations signalent aussi rarement les embolies des viscères, c'est qu'on n'en meurt pas en général quand elles sont isolées, et que l'attention des auteurs ayant été détournée le plus souvent par la lésion du cerveau, on a omis de rechercher les caillots migrateurs dans les ramifications hépatiques, spléniques et rénales. Mais il est des cas où l'obstruction embolique de ces petites artères a été mise hors de doute, et la réalité du phénomène morbide autorise complètement à l'accepter pour base d'une relation inexplicable sans lui.

Lancereaux [1] a étudié après Charcot les caractères particuliers de ces infarctus des viscères ; il y a peu de chose encore à ajouter à l'excellente description qu'il en donne.

Le processus péri-embolique dans les organes profonds, comme le ramollissement cérébral, laisse parfaitement rattacher ses différentes formes aux progrès d'une seule et même lésion, d'une mortification des éléments anatomiques.

Pendant les quelques jours qui suivent l'obstruction, la partie correspondante du parenchyme est un peu tuméfiée, colorée en rouge violacé, pénétrée quelquefois de véritables extravasations sanguines. Le mode de production de ces premiers phénomènes d'engouement et d'hémorrhagie est maintenant trop connu pour que j'aie à y revenir ; il suffit d'indiquer que la forme même de ces altérations occupant naturellement tout le petit territoire de l'artériole bouchée ne peut varier qu'avec le

[1] E. Lancereaux ; *De la thrombose et de l'embolie cérébrales* ; in Thèses de Paris, 1862, n° 39.

mode particulier de la distribution vasculaire. A la surface des organes, là où les vaisseaux s'étendent en lignes droites ou en nappes, elles ont l'aspect de fines vergetures, de petites plaques ecchymotiques, tandis que dans l'intérieur du parenchyme c'est sous forme de noyaux que ces lésions se présentent. Dans la rate, en particulier, où les vaisseaux nourriciers pénètrent, on le sait, par le hile et se ramifient en pinceaux vers la périphérie, les infarctus emboliques représentent en général de petits cônes transversaux à base tournée vers le pourtour de la glande; il en est à peu près de même dans le foie et les reins. Déjà les éléments anatomiques commencent à se pénétrer de granulations et à s'altérer dans leur figure.

Sans perdre leur forme caractéristique, ces lésions particulières varient ensuite d'aspect par le progrès seul de l'altération. Les globules rouges qui ont envahi les tissus, l'hématine que le sang corrompu des vaisseaux a laissé filtrer à travers leurs parois, se décolorent peu à peu et donnent à l'infarctus l'aspect plus ou moins jaunâtre de sa seconde période. Lancereaux a trouvé alors les éléments de la région et ceux du sang dans un état d'altération beaucoup plus avancé, granuleux, déformés et brisés, avec un mélange abondant de granulations moléculaires, débris de cellules disparues. Les éléments du tissu connectif qui forment la trame des parenchymes résistent, dit-il, beaucoup plus que leurs éléments spécifiques. Or, comme cette névroglie des parenchymes, si l'on me permet de transporter ici l'expression que Virchow a consacrée au lacis conjonctif des centres nerveux, comme cette charpente de fibres lamineuses et élastiques donne par sa richesse à la substance des viscères sa consistance normale, le ramollissement anticipé des cellules fondamentales doit augmenter sensiblement la proportion de cette consistance ; de là, l'induration fibrineuse qui caractérise encore cette seconde phase de l'altération.

Au troisième degré, le tissu entièrement ramolli de l'organe forme de petits amas d'un liquide laiteux ou verdâtre, à tort confondu avec de petits abcès. Jamais Lancereaux n'a vu ces cavités tapissées d'un produit de nouvelle formation; cependant l'absorption peut s'effectuer par les régions voisines, surtout si les dimensions de l'infarctus ne sont pas considérables; et, au lieu d'une cavité pleine de liquide, c'est alors une espèce de cicatrice que l'on rencontre, produisant des dépressions correspondantes à la surface du viscère, et une déformation particulière de ce dernier.

Les conséquences de cette lésion varient naturellement avec la nature et les fonctions de l'organe qui en est le siége. Au cœur, on peut craindre qu'elles ne produisent une rupture de ses parois, un trouble grave de ses contractions ; à l'estomac, à l'intestin, qu'elles ne favorisent une perforation mortelle ou des hémorrhagies plus ou moins inquiétantes.

L'hémorrhagie intestinale est, selon Gerhardt[1], le seul symptôme auquel en présence d'une source d'embolie dans le cœur, l'aorte ou les veines pulmonaires, et en l'absence d'une lésion idiopathique des tuniques intestinales, ainsi

[1] Gerhardt; *Embolie der Arteriæ mesentericæ;* in *Würzb. med. Zeitschrift*, 1863, IV, 3.

que d'un obstacle à la circulation portale, on puisse diagnostiquer une embolie des artères mésentériques. A ce signalement clinique de cette dernière lésion, Kussmaul[1], dans une étude plus récente, ajoute ces considérations nouvelles: abaissement notable et brusque de la température, douleurs abdominales qui peuvent simuler des coliques et être très-violentes, tension du ventre et tympanite, selles abondantes et épanchement intra-péritonéal, odeur gangréneuse des évacuations. L'état du sang expulsé, surtout quand il s'écoule d'une manière continue, fournit le principal indice pour reconnaître quelle est l'artère mésentérique affectée : s'il est décomposé, l'embole doit siéger dans la mésentérique supérieure ; s'il est frais, au contraire, c'est l'inférieure qui est par là désignée. Le siége de la douleur pourra concourir à la même solution : ainsi, dans un cas d'embolie mésentérique rapporté par Hochard, le malade se plaignait de démangeaison et de brûlure à l'anus, tandis que dans l'obstruction de la mésentérique supérieure la douleur se rapproche plutôt de l'ombilic.

Si la rate est en effet chargée, simple ganglion lymphatique, de créer des globules blancs, ainsi que Donné[2] l'a pensé le premier, et que Bennett[3] et Schönfeld[4] l'ont

[1] Kussmaul ; *Zur Diagnose der Embolie der Arteria mesenterica*; in *Würzb. med. Zeitschrift*. 1865. tom. V.

[2] A. Donné ; *Cours de microscopie complémentaire des études médicales*, 1844.

[3] Hughes Bennett ; *On the function of the spleen and other lymph. glands as secretors of the blood*; in *Monthly Journal of medical sciences*, mars 1852.

[4] Schönfeld ; *Dissertatio physiologica de functione lienis*. Grœningen, 1854.

soutenu contre l'opinion de Béclard [1], il y aurait à placer dans les infarctus emboliques de cet organe une des causes de l'anémie provoquée par les lésions cardiaques.

Il est encore plus difficile, malgré le rôle mieux connu de la glande hépatique, d'apprécier les conséquences de ses embolies artérielles. Les tubercules qu'on a dû voir plus d'une fois dans des infarctus emboliques de cet organe « ne se révèlent, selon Frerichs, par aucun symptôme pendant la vie [2] ». J'hésite à croire, malgré toute l'autorité de ce témoignage, que des parties considérables d'un appareil aussi complexe puissent manquer à la fonction de l'hémopoïèse sans qu'il en résulte un trouble réel, peut-être plutôt inaperçu qu'absent.

Au milieu des obscurités que je parcours, les réactions des reins présentent une clarté relative. On sait que toute albuminurie converge vers la dégénérescence granulée [3], et que toute lésion rénale produit l'albuminurie [4]. L'infarctus embolique des reins rattache ainsi par un double lien l'affection brightique aux maladies du cœur, expliquant un rapport dont la fréquence est connue depuis le siècle dernier. Tandis que les provocations du noyau gangréneux peuvent appeler à la longue, dans le voisinage, la néphrite parenchymateuse, interstitielle, et surtout la dégénérescence amyloïde, ces trois formes que

[1] Béclard; *Recherches expérimentales sur les fonctions de la rate et de la veine-porte;* in *Arch. génér. de médec.*, 1848.

[2] Fr.-Th. Frerichs; *Traité pratique des maladies du foie*, trad. de l'allemand, 1862, pag. 501.

[3] *Nouveau Dict. de médec. et de chir. prat.*, 1864, art. ALBUMINURIE de Jaccoud, tom. I, pag. 583.

[4] *Loc. cit.*, pag. 562

Virchow a substituées à la description confuse de l'anatomo-pathologiste anglais, l'obstruction embolique d'une artère rénale entraîne quelquefois immédiatement l'albuminurie en augmentant la tension sanguine dans les régions environnantes. Les expériences de Robinson [1] ont appris qu'après la ligature de la veine rénale les urines deviennent albumineuses; et Hermann [2] est arrivé au même résultat par un moyen qui se rapproche encore plus de l'accident que j'analyse, en liant une partie des branches de l'artère correspondante. Je ne crois pas, comme Leudet [3], que le développement de la circulation entre les reins et les capsules doive efficacement protéger les premiers contre la congestion consécutive à leur obstruction embolique. Du reste, Panum [4] a obtenu de l'albumine en oblitérant par des embolies quelques vaisseaux afférents du filtre urinaire. Prévost et Cottard [5] ont également signalé la présence dans la vessie d'urine assez fortement albumineuse, sur un chien chez lequel ils avaient produit des infarctus rénaux par l'injection de graines de tabac dans l'artère axillaire gauche.

[1] Robinson; *An inquiry into the nature and pathology of granular disease of the Kidney*, etc, London, 1842.

[2] Hermann; *Uber den Einfluss des Blutdruckes auf die Secretion des Harns.*; in *Zeitschr. für ration. Medicin*, XVII; 1863.

[3] E. Leudet; *Recherches sur l'oblitération complète de la veine rénale et le mode de rétablissement de la circulation collatérale*; in *Gaz. médic. de Paris*, 1862, pag. 797.

[4] Panum; *Neue Beobachtungen über die eiweissartigen Körper*; in *Arch. für path. Anat. und Phys. und für klinische Medicin*, 1852.

[5] Prévost et Cottard; *Études physiologiques et pathol. sur le ramoll. cérébral*; in *Gaz. médic. de Paris*, 1866, pag. 53.

CHAPITRE V

TRAITEMENT.

SOMMAIRE. — Pauvreté et embarras de la thérapeutique. — Prophylaxie. — Alcalins et mercuriaux. — Extraction de l'embole. — Faradisation, massage, frictions. — Vomitifs. — Médication analytique. — Saignées générales et locales, révulsifs. — Applications froides. — Respiration artificielle.

Hippocrate a dit le premier que la connaissance du mal équivalait à la guérison ; on a beaucoup répété, depuis le médecin de Cos, cet aphorisme d'une véracité douteuse. Sans doute, en pénétrant de plus en plus les secrets de la physiologie pathologique, en arrivant à une appréciation de plus en plus exacte du désordre apporté dans les fonctions normales, la science précise mieux tous les jours ce qu'il faut faire pour rétablir l'ordre et ramener la santé ; mais lorsqu'elle a pu parvenir à poser ainsi des indications thérapeutiques, avons-nous toujours le moyen de les remplir, et en pareil cas la nature ou la rapidité du mal nous laisse-t-elle constamment le temps d'y satisfaire ? Certes, les troubles anatomiques et physiologiques de cette maladie bizarre que Duchenne, de Boulogne, a le premier étudiée en France, sont aujourd'hui connus dans leurs plus intimes détails ; et cependant, malgré les promesses du nitrate d'argent, l'ataxie locomotrice attend encore son spécifique. Ici le médicament fait défaut, ailleurs il est impossible de l'utiliser. Devant cette redoutable épidémie, par exemple, qui décimait l'Europe il y a trois ans, n'est-il pas vrai que l'espoir de la guérison s'affaiblit à chaque progrès accompli dans l'appréciation du mal? Il y aurait bien sous la chaude végétation des tropiques quelque énergique excitant de l'innervation vaso-motrice, ou parmi les métaux un principe en rapport avec la constitution altérée du liquide nourricier, ou encore sur la liste des désinfectants un agent qui puisse épargner le malade, en tuant le parasite ; mais qu'importe à la cure du choléra si la circulation stagnante refuse absolument et partout d'absorber et de transporter le remède.

L'indication est plus évidente et plus simple dans la maladie que je viens d'étudier sous ses phases multiples : toute la lésion, tout le tumulte morbide dépendent d'une cause unique et précise, l'obstacle qui siége dans le calibre d'une artère ; « mais l'arsenal thérapeutique ne » contient aucun remède efficace pour remplir cette in- » dication [1]. » Peut-être trouverait-on quelque ressource à lui opposer, et les dissolvants pourraient-ils donner au sang le moyen de détruire la barrière qui l'empêche d'arriver aux organes, comme ils paraissent réussir à déblayer les voies qui le retiennent dans les tissus ; mais il faut des loisirs pour que les remèdes pénètrent dans le sang, il en faut pour qu'ils y réalisent leur effet médicateur, et l'anémie, pendant ce temps, frappe

[1] Ch. Schützenberger ; *De l'oblitération subite des artères par des corps solides ou des concrétions fibrineuses détachées du cœur ou des gros vaisseaux à sang rouge.* Strasbourg, 1857, pag. 75.

d'un arrêt irrévocable la substance cérébrale ou la chair des membres, et l'asphyxie parcourt en toute liberté ses phases rapidement mortelles.

Aussi, je le dis en commençant, la meilleure ressource contre l'embolie, c'est d'empêcher qu'elle ne se produise; et je n'ai pas l'idée de donner en ces termes une banale recommandation de prudence incompatible avec les réalités de la pratique. Je suis de ceux qui pensent, avec le professeur Fonssagrives [1], qu'il vaut encore mieux prévenir les dommages que les réparer, et le médecin doit étudier, selon moi, les déviations de l'activité physiologique pour rétablir sans doute les harmonies de la santé, mais surtout pour en détourner les perturbations morbides. Avertis des nouveaux dangers que Virchow nous a fait connaître, et redoutant, en des occasions définies, le dépôt et le transport des concrétions sanguines, nous aurons à éloigner autant que possible l'éventualité d'une rupture; à combattre, s'il en est temps, les causes de coagulation, l'inopexie par-dessus toutes; à méditer les convenances de certaines médications qui la favorisent, des hyposthénisants de la circulation, de la digitale par exemple. Je ne puis parcourir ici les détails que ces conseils généraux impliquent, mais je puis insister sur les précautions plus directes que la présence ou le soupçon d'une thrombose rendent désormais nécessaires pour éviter le détachement des caillots.

Virchow a le premier recommandé la plus grande prudence dans l'examen des malades affectés de thromboses

1. J.-B. Fonssagrives; *Le rôle des mères dans les maladies des enfants*, 1868, pag. 19.

vasculaires ; la main du médecin peut détacher elle-même le fragment et déterminer les accidents emboliques. Fergusson [1] proposait, en 1858, un traitement des anévrismes consistant à projeter la fibrine qui tapisse l'intérieur du sac vers l'origine du canal artériel, afin d'en oblitérer la lumière. Je laisse aux chirurgiens le soin de juger l'efficacité d'une pratique qui rentre essentiellement dans leurs attributions, et je borne ma compétence à leur signaler les risques d'une semblable manœuvre. Que l'exemple d'Esmarch [2] soit présent à l'esprit de celui que séduirait une pareille entreprise, et qu'il compare le danger réel d'une embolie avec les chances et les avantages d'une oblitération que toute l'histoire de la thrombose rend assez problématique. Un pareil fait n'est pas unique dans la science, et peut-être compterait-il de nombreuses analogies s'il était toujours facile de rapporter les accidents morbides à leur véritable auteur. J'engage les praticiens portés à considérer comme futiles des ménagements que la sensibilité de leur malade rendrait seule opportuns, à méditer encore ce récit de Trousseau : « Une *phlegmatia* » *alba dolens* avait apparu à gauche chez une jeune femme » atteinte d'un phlegmon péri-utérin. La douleur ayant » cessé, on constate la présence du cordon veineux à la » face interne et supérieure de la cuisse. La pression fut » un peu forte, quelque chose sembla céder sous le doigt » de M. Demarquay. Peu de minutes après, palpitation » épouvantable, tumulte cardiaque, pâleur extrême, et

[1] Fergusson; *Sur le traitement des anévrismes par le massage ;* in *Union médicale*, 1858, pag. 30.

[2] Chap. VI, observ. 54.

» les assistants crurent que la malade allait mourir. Au » bout de quelques heures l'oppression cessa, et tout fut » fini. Un caillot faiblement pédiculé avait dû se déta» cher et remonter dans le cœur ou l'artère pulmonaire [1]. »

Les moyens les plus sédatifs, le repos le plus absolu, sont conseillés par Legroux pour modérer l'activité du cœur où des polypes viennent de se former; il faut, dit-il, laisser à la concrétion le temps de se condenser et de s'organiser sur place. A moins que cette dernière ne disparaisse, je ne crois pas que le temps diminue, en général, le danger d'une rupture funeste, et la durée des véritables excroissances rendra souvent difficile à appliquer les préceptes de Legroux; c'est affaire au praticien de mesurer dans chaque cas particulier l'imminence de la rupture aux inconvénients du repos prolongé. Lorsque des coagulations beaucoup moins disposées à la chronicité existent ou peuvent être soupçonnées dans les veines; chez les malades atteints de ce qu'on appelle à tort encore *phlegmatia alba dolens*; chez les nouvelles accouchées surtout, où des thromboses latentes doivent longtemps être redoutées en l'absence même de tout symptôme accusateur, la prescription du repos devra prendre les proportions d'une règle absolue. Les observations que j'ai recueillies sont remplies, à cet égard, de douloureux enseignements. Que de vies auraient pu être conservées avec quelques ménagements de plus, avec une hygiène plus longtemps sévère! En songeant à ces conséquences terribles que peuvent entraîner chez certains malades un simple déplacement des membres, une légère contraction

[1] Trousseau; *Clinique de l'Hôtel-Dieu*; in *Gaz. des hôp.*, 1860, pag. 577.

des muscles, une secousse insignifiante de la circulation, ne doit-on pas déplorer les changements que l'usage et la mode, bien plus que les suggestions raisonnées de la science, ont introduits de nos jours dans le régime des femmes en couches ; la précipitation avec laquelle on rend la jeune mère à l'activité de ses occupations habituelles me paraît blâmable en présence des dangers multiples qui la menacent longtemps, et dont l'embolie pulmonaire n'est à mes yeux, ni le moins fréquent, ni le moins redoutable. Aussi j'applaudis aux sages préceptes d'un écrivain qui, sans accorder à l'embolie, dans la production des morts subites puerpérales, le rôle considérable que je lui attribue, a remarqué cependant l'influence fatale des émotions, des efforts, des mouvements précoces sur le départ des fragments erratiques. « Défendre aux nouvelles » accouchées de se lever trop tôt après leurs couches, dit » Dubreuilh [1], les empêcher de se livrer, avant un laps » de temps qui varie suivant les circonstances, à des soins » de toilette ou au travail de leur ménage, c'est encore » le meilleur moyen d'empêcher la migration d'un caillot » embolique. »

Le meilleur moyen, dit Dubreuilh, c'est déclarer qu'il compte peu, lui aussi, sur une ressource qu'un de ses compatriotes bannit, sagement peut-être, de la thérapeutique préventive des embolies. Les fluidifiants, les alcalins en particulier, ont été recommandés par quelques auteurs [2] contre les thromboses, qui tout le temps de

[1] Ch. Dubreuilh ; *Quelques considérations pour servir à l'histoire des morts subites dans l'état puerpéral;* in *Congrès médical de France*, 3e session. Bordeaux, 1865, pag. 451.

[2] Chap. VI, observ. 120.

leur existence tiennent les malades sous le coup d'une fragmentation éventuelle. Azam [1] blâme énergiquement leur administration, et voit leur réussite aboutir à la rupture dont on veut justement prévenir les conséquences. Il veut au contraire qu'on favorise, par une hygiène et une médication réparatrices, la formation d'adhérences salutaires entre le caillot et les parois veineuses. J'approuve le conseil, mais j'hésite à ratifier la réserve. C'est bien le plus souvent par désagrégation et rupture ménagée que disparaissent, avec le thrombus, les menaces de l'embolie ; y a-t-il avantage à presser ou à retarder cette crise redoutable? J'avoue, pour mon compte, à cet égard, ma complète ignorance.

C'est à peine si la plupart des auteurs dont j'ai rapporté, dans le courant de ce travail, les actives et fécondes recherches, donnent de temps en temps quelques vagues indications thérapeutiques, et semblent se douter qu'un pareil but puisse être imposé à leurs efforts. Je ferai autrement qu'eux à cet égard ; je n'ai certes pas la prétention de mieux faire. J'avoue par avance que j'aborde ce dernier élément de mon étude l'esprit navré par notre impuissance actuelle, mais stimulé plutôt que rebuté par le sentiment de cette impuissance. Incapable de formuler ici des préceptes bien assurés, je veux cependant faire part aux praticiens des espérances que mes réflexions me suggèrent, et poser sinon les bases, du moins les cadres de l'intervention médicatrice.

[1] Azam; *De la mort subite par embolie pulm. dans les traumat.*; in *Congrès médical de France*, 3e session. Bordeaux, 1865, pag. 435.

Il y a deux indications manifestes qui dominent le traitement général de l'embolie : supprimer aussi promptement que possible l'obstacle vasculaire ; retarder, si cela se peut, jusqu'au moment d'un semblable succès, l'évolution funeste des événements morbides.

Supprimer l'obstacle vasculaire ! Legroux [1] a recommandé les boissons alcalines pour dissoudre la thrombose veineuse ; il y a là un fluidifiant d'une efficacité qui paraît réelle, et dont l'opportunité vient d'être discutée tout à l'heure, comme remède préventif contre la fragmentation des caillots ; Ball [2], dans sa thèse, conseille le même moyen pour dissoudre l'embole engagé dans les vaisseaux ; il s'appuie sur le rôle attribué aux sels alcalins, de favoriser dans le sang l'oxydation des corps gras, la fibrine, on le sait, se transformant en graisse dans sa métamorphose régressive. Schützenberger est également d'avis d'essayer les préparations alcalines, le bicarbonate de soude, le nitrate de potasse, les mercuriaux [3]. Je souscris à de semblables tentatives, qui ne paraissent rien compromettre, sans laisser guère espérer des résultats assez prompts pour se montrer utiles.

Dans une observation de Jacquemier [4], qui représente, selon mes convictions, une véritable attaque d'embolie pulmonaire, des boissons alcalines parurent contribuer à la guérison de la malade ; mais il n'y a de ce fait aucun

1 Legroux ; *Polypes veineux, ou de la coagulation du sang dans les veines et des oblitérations spontanées de ces vaisseaux* ; in *Gaz. hebdom.*, 1859, pag. 806.

2 B. Ball ; *Des embolies pulmonaires* ; in Thèses de Paris, 1862, n° 1.

3 Ch. Schützenberger, *loc. cit.*, pag. 75.

4 Chap. VI, observ. 65.

enseignement à retirer sur la rapidité des réactions dissolvantes, car, à l'époque de leur administration, l'imminence du danger avait déjà disparu. Un autre cas [1] d'embolie pulmonaire paraîtrait avoir cédé à l'administration des alcalins ; mais l'intervention thérapeutique fut ici compliquée d'une application de quarante sangsues et de frictions mercurielles ; en outre, le diagnostic est plus incertain, et le nom de l'observateur inconnu. « J'ai em-
» ployé, dit Schützenberger, le bicarbonate de soude
» chez un de mes malades, il n'a pas empêché la produc-
» tion d'obturations successives multiples ; mais il est à
» remarquer que la circulation collatérale s'est développée
» partout avec une extrême facilité. Était-ce en raison de
» l'état généralement sain des parois artérielles, ou en
» raison de la fluidité plus grande du sang, qui aurait em-
» pêché la formation de coagulations secondaires trop
» étendues? Je ne sais. Mais il est de fait qu'à l'autopsie
» le sang contenu dans les vaisseaux et dans le cœur
» était diffluent et ne présentait pas de traces de la coagu-
» lation cadavérique ordinaire [2]. » Triste bilan d'un remède, quand on compte ainsi les guérisons, et quand le succès se discute sur un cadavre !

Il faut trouver mieux que cela ; il faut ici un moyen rapide, immédiat, de désobstruer les vaisseaux. Ce n'est sans doute que dans un cerveau anglais que pouvait éclore l'étrange fantaisie d'enlever directement par une incision l'embole enclavé dans l'artère ; j'ai hâte de le dire, il ne s'agissait ni de l'artère sylvienne gauche, ni même de

[1] *Embolie dissipée* ; in *Union médicale*, 1864, nº 47.

[2] Ch. Schützenberger, *loc. cit.*, pag. 75.

l'aorte pulmonaire ; c'est au-dessous du ligament de Poupart que Williams, de Swansea [1], conseillait chez un malade de disséquer la fémorale, de l'ouvrir en long avec des ciseaux, puis de la recoudre, après avoir rétabli le cours du sang par l'extraction du caillot. Le malade guérit sans avoir eu recours à cette excentricité, et cela valut mieux pour lui : on est en effet en droit de douter que la suture métallique destinée à réunir les lèvres de la plaie artérielle eût suffi à sa tâche, et qu'il n'eût pas fallu, par une ligature, reproduire, en plus de l'opération, toutes les chances fâcheuses de l'embolie. Mais si le moyen était mal choisi, le but était logique, et c'est lui qu'il faut poursuivre.

Duval [2] a rapporté un exemple de guérison, par l'électrisation localisée, d'une prétendue gangrène spontanée des doigts. Évidemment la gangrène n'existait pas, car la mort ne saurait être curable ; mais il y avait des menaces évidentes de mortification. Selon toute apparence, c'est à une obstruction artérielle que l'auteur avait affaire, et devant l'importance du succès il est extrêmement regrettable que des éléments considérables du diagnostic, tels que l'appréciation des battements artériels, aient été négligés. L'auteur a cru avoir ranimé directement, par la faradisation, la vie défaillante des tissus ; je tiens, quant à moi, un semblable espoir pour illusoire. Mais s'il s'agissait réellement d'un obstacle vasculaire, je vois intervenir ici la contraction brusque et saccadée des muscles,

1 Th. Williams de Swansea; *Proposed operation for the removal of embolon in accessibles arteries*; in *The Lancet*, june 1862.

2 Chap. VI, observ. 68.

les secousses vives du membre et jusqu'à la contractilité de la tunique moyenne de l'artère, et je comprends que le caillot enclavé se soit brisé sous leur choc, ait cheminé sous leur pression. Il faut quelquefois bien peu de force pour rompre un caillot déjà friable; un léger déplacement peut suffire pour découvrir une collatérale importante, et la contractilité mise en jeu par les courants d'induction peut être portée à un degré considérable de puissance. Malheureusement il ne sera pas toujours possible de se procurer à temps l'appareil nécessaire pour une semblable tentative; ne pourrait-on espérer alors quelque chose d'analogue du massage, de frictions sur le trajet et dans le sens des vaisseaux obstrués? Les frictions stimulantes, aromatiques, ressource banale contre la gangrène soi-disant spontanée des membres, doivent peut-être les quelques succès sur lesquels on a basé leur antique réputation à un mode d'action semblable à celui que je signale !

Les emboles cérébraux, inaccessibles à des pressions manuelles, ne peuvent guère être influencés non plus, par les ébranlements électriques, dans les vaisseaux profonds où ils siégent à l'abri des contractions musculaires; arrivés d'ailleurs à peu près au terme du trajet possible, il n'y pas grand'chose à espérer d'un déplacement difficile, et le danger de l'excitation nerveuse surpasserait de beaucoup assurément les chances favorables d'une semblable perturbation.

Mais l'action mécanique qui me paraît inapplicable et nuisible dans l'apoplexie embolique, n'aurait-elle pas une efficacité plus bienfaisante quand l'obstruction de l'artère pulmonaire vient entraver la fonction de l'hématose? Je ne me dissimule pas toute la répugnance que va soulever au premier aspect la proposition d'ajouter aux convulsions de l'asphyxie et aux angoisses respiratoires la stimulation violente de l'économie sous des secousses brutales ; et je sens toute la nécessité de justifier le moyen bizarre que je propose à l'attention médicale.

Je précise d'abord, afin de pouvoir en apprécier les dangers, les moyens qu'il faudrait préférer pour secouer vivement tout l'organisme, pour atteindre par contre-coup, par pression directe, par le choc de l'ondée cardiaque, la barrière fibrineuse qui est le pivot de tous les désordres. L'application de l'électricité sur les principales masses musculaires et sur le trajet de l'aorte droite remplirait trop faiblement le but que je me propose, en supposant même qu'on eût sous la main en temps utile l'appareil indispensable à cette médication, pour ne pas y joindre les commotions violentes du vomissement. Associer par le spasme de l'estomac les efforts généraux, l'excitation du cœur, la compression alternative du thorax, le choc du diaphragme, me paraît une ressource utile et qu'il ne faut pas négliger dans notre dénûment. Peut-être ferait-on bien d'y joindre encore les applications froides sur la région précordiale, qui selon Ball [1] ont paru quelquefois modérer les accidents. L'impression réflexe du froid peut avoir déterminé dans l'artère pulmonaire quelques contractions favorables à la marche du caillot.

Avant de rechercher les risques d'une intervention qu'on peut trouver imprudente, apprécions encore ses avantages. Sans doute il est difficile de concentrer sur le seul

[1] B. Ball: *Des embolies pulm.*; in Thèses de Paris, 1862, nº 1.

point où elle se montrerait utile l'agitation, quelque vive qu'elle soit, que nous imposerons de la sorte à l'ensemble du système. Mais on peut logiquement espérer de réussir quelquefois à briser ou à faire avancer la concrétion, et il faut si peu de chose pour changer l'asphyxie mortelle en une dyspnée compatible avec la vie : que l'obstacle situé par exemple à la bifurcation de la première branche artérielle, d'où il intercepte la fonction d'un poumon tout entier, avance de quelques lignes seulement, et un ou deux lobes pulmonaires pourront être restitués, par ce déplacement insensible, à l'aire de l'hématose, et le trouble mortel se transformera peut-être en une pneumonie presque toujours insignifiante. Ainsi, en résumé, l'intervention que je propose n'atteindra que trop rarement son but; mais si ce but est atteint, le salut du malade peut être sérieusement espéré.

Mettons maintenant en regard les inconvénients de l'échec. Si le diagnostic a acquis l'exactitude approximative qu'il est susceptible d'atteindre, il n'y a presque aucun espoir de guérison naturelle; je sais bien qu'une situation semblable n'autorisera jamais le médecin à assumer la responsabilité de la mort, mais elle peut atténuer au moins ses scrupules sur les périls d'une intervention dont il attend une crise favorable. Nous voici en présence d'un malade dont l'hématose est rendue impossible par une obstruction de l'artère pulmonaire; il va presque infailliblement périr suffoqué, si l'artère n'est pas désobstruée à l'instant; la perturbation qui vient d'être décrite nous offre quelque lointaine éventualité de succès ; qu'avons-nous donc à redouter des troubles artificiels ajoutés par elle aux désordres morbides ? Le malade est agité par des spasmes respiratoires et des contractions musculaires que vont augmenter la faradisation et le tartre stibié, mais ces convulsions n'expriment que le retentissement de la lésion mortelle, et si elles aggravent le douloureux tableau de la souffrance, elles n'augmentent guère les chances funestes de la maladie. Craindrons-nous la syncope, qui viendrait arrêter tout à fait la faible colonne de liquide en circulation? la congestion pulmonaire, qui pourrait engouer davantage les voies restées perméables au sang? Mais les effets de la médication ne pourront-ils pas tout aussi bien empêcher que produire des résultats aussi aléatoires? Il faut songer encore à la stase veineuse des centres nerveux et craindre de favoriser ces ruptures vasculaires, auxquelles j'ai attribué l'apparition de quelques paralysies. C'est là, sans doute un inconvénient sérieux et réel, dont il ne faudrait pas toutefois s'exagérer la portée. Les moyens que je discute n'auront pas ici, sur la congestion cérébrale, le degré habituel d'influence qui dans certains cas en fait appréhender l'emploi. Quand le courant vasculaire accomplit en liberté ses diverses révolutions, la contraction du ventricule gauche condense intégralement vers les régions accessibles la masse de sang restée disponible par la fermeture instantanée d'une partie du champ circulatoire; le liquide refusé par les muscles contractés s'emploie ainsi tout entier à congestionner le reste des organes, d'autant mieux que l'exaltation cardiaque s'associe aux convulsions périphériques. En outre, l'abondance du sang qui revient des muscles vers l'oreillette droite, ralentit sa marche dans les autres veines, la compression thoracique retarde l'écoulement à l'entrée des veines-caves, et le dégorgement de certaines régions est ainsi contrarié. Le mécanisme de la circulation est complètement interverti, nous le savons, dans l'embolie pulmonaire, et les phénomènes qui précèdent doivent l'influencer autrement. Nous n'avons plus à nous préoccuper de la répartition de l'ondée artérielle que le ventricule gauche a cessé d'émettre ; et comme le sang est absolument arrêté dans les tissus par l'impuissance du ventricule droit, les obstacles opposés à son retour ne peuvent guère devenir plus complets. Les contractions thoraciques et musculaires ne viendront par conséquent augmenter la réplétion de certains organes que par un reflux veineux, le sang chassé des muscles et repoussé du thorax rentrant à contre-courant dans les veines cérébrales, et sans nier ce résultat, que j'ai admis ailleurs, je dois dans son isolement le trouver moins efficace; l'impulsion en effet s'applique avec moins de profit, la résistance est augmentée par des valvules, et la dilatabilité des canaux absorbe en partie ce qui survit de la force motrice. Du reste, je n'indique pas au praticien une recette garantie; je soumets un plan de campagne au contrôle du thérapeutiste.

Pendant qu'on s'efforcera de remplir cette première indication de supprimer en toute hâte l'obstacle au cours du sang, il ne faudra pas négliger la seconde, qui consiste à ralentir la marche fatale des désordres provoqués par cet obstacle. Cette considération, que le développement naturel des phénomènes peut arriver avec le temps à déblayer l'artère, donnerait même aux moyens palliatifs une véritable importance curative, si nous pouvions réussir à prolonger assez longtemps la protection des tissus et la sauvegarde de l'organisme. Je ne saurais entrer ici dans les détails intimes que comporte ce traitement complexe. Faire vivre l'hémiplégique par les ressources savantes d'une médication analytique jusqu'à l'absorption complète du ramollissement cérébral; soutenir par des toniques convenablement administrés les forces défaillantes du malade affecté de sphacèle des membres; favoriser quand c'est possible la résorption et la disparition de la lésion cause primitive de tous les désordres, même en faisant s'il y a lieu la part du feu, voilà bien des sources d'indications thérapeutiques que je dois ici me contenter de signaler, pour concentrer mes réflexions sur les exigences plus spéciales de l'obstruction embolique.

Je ne suis pas en mesure, je l'avoue, de me prononcer sur l'utilité des saignées locales ou générales opposées à l'hyperémie périphérique du cerveau, à la congestion du poumon perméable.

Faut-il, pour combattre dans l'embolie cérébrale les phénomènes congestifs et l'imminence d'une rupture vasculaire, exposer le malade, par ces hémorrhagies, à l'extension des coagulums consécutifs autour du caillot hétérochthone? Y a-t-il avantage à détourner, par ces moyens ou par une simple révulsion sans perte sanguine, une fluxion qui peut être utile, et que Traube conseillait même de provoquer par des excitants énergiques [1]? Je n'approuve pas

[1] « Au lieu des antiphlogistiques quelquefois très-énergiques usités en pareil cas (contre l'embolie des grosses artères cérébrales), il faudrait céder la place à une méthode tonique et stimulante; la possibilité de la guérison repose, en effet, sur la production rapide d'une circulation collatérale; et celle-ci se réalisera d'autant plus facilement que la pression sera plus élevée dans le système artériel. » (Traube; *Ueber die durch Verstopfung der Hirnarterien bedingte Hirnerweichung*; in *Deutsche Klinik*, 1853, nº 44.)

plus que B. Cohn le conseil de Traube, et je pense que cette circulation collatérale, à laquelle il faut, d'après le premier auteur, « non des heures, mais des jours et des » mois[1], » ne peut guère être provoquée en temps utile ; mais s'il ne nous sied point d'exercer une influence trop lente pour ne pas être habituellement nuisible, du moins faut-il peut-être ne pas contrarier les tendances naturelles, en luttant contre des chances qui pourraient se trouver exceptionnellement favorables.

La question se présente sous un autre aspect dans le cas de l'embolie pulmonaire.

Supposons d'abord une interception complète du petit cercle circulatoire. Diminuer ici par des saignées la masse générale du sang, ou détourner par des révulsifs la quantité de celui qui afflue vers le cœur droit, c'est une entreprise qui ne peut plus intéresser directement l'appareil central de l'hématose, et dont l'utilité, toute secondaire, concerne les phénomènes de la périphérie. C'est aux conséquences de la stase sanguine, et principalement aux ruptures des vaisseaux, qu'on a par ces moyens l'intention de s'opposer, et il y a déjà lieu de se demander, à ce point de vue, si les bénéfices d'une semblable protection compensent l'inconvénient d'enlever aux tissus, en l'absence du tribut artériel, le peu de matière nutritive qui subsiste encore dans le sang veineux. La contestation que je soulève s'effacerait devant un débat plus important à coup sûr, s'il était possible de trancher la nouvelle difficulté qu'il représente. L'objet qu'il faut le moins perdre de vue, au milieu de nos perplexités thérapeutiques, c'est incontestablement

[1] B. Cohn ; *Klinik der embolischen Gefässkrankh.*, 1860, pag. 397.

la progression ou la dispersion de l'embole ; et s'il est malheureusement trop vrai que c'est là un résultat malaisé à obtenir, au moins faut-il s'imposer de ne rien faire qui l'empêche. Or, la médication dont il s'agit va exercer à cet égard deux actions absolument inverses. Elle modifie en effet de deux manières l'impulsion du cœur droit, qui, après avoir introduit la barrière circulatoire, se présente à peu près comme son unique assaillant : enlever une partie du sang qui se rend à ce côté du cœur, ou la retenir dans les capillaires généraux, c'est s'opposer, dans une mesure il est vrai bien chétive, à l'engorgement de sa cavité ventriculaire ; agissant sur une proportion moindre de sang, la contractilité du ventricule s'applique d'une manière moins utile, et la pression transmise au caillot embolique décroît en proportion ; mais, d'autre part, l'amplitude de la systole est mieux conservée, la saccade de l'ondée sanguine est ainsi plus sensible, et son choc se maintient plus intense. Entre cette pression plus élevée, mais plus uniforme, et cette impulsion affaiblie, mais brusque et renouvelée, en faveur de quel effet s'établira la résultante ? C'est une question de dynamique médicale que je ne crois personne encore en état de résoudre.

En supposant l'oblitération complète, la soustraction ou le détournement du sang n'empêcheront pas longtemps le cœur droit de se remplir, et le différend n'agitait donc que des ressources bien misérables en présence d'un mal qui réclame une rapide et énergique intervention. Mais si l'occlusion n'est que partielle, l'écoulement du cœur droit pouvant être alors en partie maintenu, il doit se remplir moins vite ; les effets de la saignée ou de la révulsion en seront plus accentués ; et nous voyons s'accroître ainsi l'importance d'une solution que j'ai dû laisser en suspens. En revanche, l'indication est ici influencée par une considération d'un autre ordre et qui me paraît dominer les hésitations précédentes. Si l'embole n'oblitère qu'en partie les dépendances de la veine artérieuse, il peut arriver, nous le savons, que les autres branches se laissent envahir par des coagulations secondaires, et alors nous rentrons dans le cas que j'abandonne ; mais si ces mêmes branches se maintiennent plus ou moins longtemps perméables, nous avons encore vu qu'il convenait de rapporter à l'engouement pulmonaire le complément du désordre qui cause la mort. La déplétion des cavités droites se présente comme un moyen de prévenir cette grave complication, bien qu'il y ait encore à se demander si le danger de favoriser la coagulation secondaire ne compense pas le précédent avantage. Je regrette de ne mettre ainsi sous les yeux du lecteur qu'une suite d'indécisions et de craintes, mais il me répugnerait encore plus de le rassurer par une sécurité sans fondements. Quoi qu'il en soit, si l'on adoptait l'indication, il y aurait à tenir compte des remarques suivantes. Les révulsifs simples, tels que sinapismes aux pieds, ventouses sèches sur les parois pectorales, me paraîtraient devoir plutôt gêner que favoriser les coagulations consécutives ; mais dégageront-ils le poumon en proportion du temps qu'ils consomment ? Si l'on passe, au contraire, sur le danger de ces coagulations, c'est à l'ouverture de la veine qu'on devrait alors, selon moi, donner la préférence, ses effets seuls ayant l'indispensable caractère de l'instantanéité.

Ne peut-on pas songer à opposer une résistance directe à la mortification des tissus, à l'asphyxie plus ou moins localisée, qui est la suite des entraves circulatoires? S'il existe quelque moyen de retarder ainsi la gangrène des organes ou la mort de l'ensemble, n'oublions pas que différer le dénoûment, dans les circonstances actuelles, ce n'est pas simplement remettre une solution funeste, c'est donner le temps de se produire à une délivrance qui est dans la nature des choses.

Lancereaux[1] prétend, en passant, à propos de l'embolie cérébrale, que les affusions froides ont paru donner quelques résultats; Oppolzer[2] a conseillé l'application du froid pour calmer les douleurs dans la gangrène des extrémités; Schützenberger[3], à son tour, voit dans les applications de cette espèce un palliatif qui soulage, et dans les affusions répétées, un moyen de réveiller et d'activer peut-être la contraction tonique des petits vaisseaux. Je crois qu'on peut trouver dans la ressource bien utilisée du froid autre chose, et plus qu'on ne lui a demandé.

On savait depuis longtemps que les animaux à sang froid consommaient peu de nourriture, et que la rénovation moléculaire devait être chez eux très-ralentie, quand les appareils de Regnault et Reiset, pour mesurer l'exhalation de l'acide carbonique, permirent de vérifier par la balance une prévision suggérée par des apparences significatives. De même que les oxydations plus faibles accomplies dans les tissus d'un batracien diminuent la proportion de la chaleur qu'il émet, de même, quand on refroidit ar-

[1] E. Lancereaux; *De la thrombose et de l'embolie cérébrales;* in Thèses de Paris, 1862, nº 39.

[2] Oppolzer; *Zur Casuistik der Embolien;* in *Wiener med. Wochenschrift,* 1860, nº 50.

[3] Ch. Schützenberger, *loc. cit.*, pag. 76.

tificiellement le corps d'un animal à sang chaud, on affaiblit ses réactions désassimilatrices, et on ralentit l'échange de matière dans ses éléments histologiques.

L'influence des climats septentrionaux et des températures hivernales semble, au premier aspect, démentir cette propriété du froid. Chacun sait en effet que ces circonstances excitent la production de la chaleur vitale, augmentent les combustions respiratoires et les absorptions alimentaires, et relèvent par conséquent, au lieu de l'abaisser, l'activité des fonctions nutritives. Mais on se fait une idée bien insuffisante de nos rouages organiques, quand on se représente comme causes prochaines de leurs réactions les conditions qui en constituent l'utilité; ce n'est pas précisément pour compenser les pertes occasionnées par le froid du dehors que notre corps produit plus de chaleur; et ce déterminisme moral appellerait vainement les combinaisons oxydantes si les affinités qui les dominent n'étaient influencées par des moyens plus naturels. Le froid, qui déprime bien par lui-même l'énergie de ces affinités chimiques, exerce en même temps sur l'organisme des provocations d'un autre genre, dont la conséquence détournée est d'exciter et de favoriser énergiquement les combustions élémentaires; il provoque en effet la contractilité des muscles et augmente l'excitabilité nerveuse; les contractions qui en résultent dans le système musculaire de la vie animale accroissent le travail de l'oxydation, tandis que l'activité correspondante de celui de la vie organique fournit par l'endosmose pulmonaire et intestinale les matériaux nécessaires à cet excès de dépenses. Ainsi les températures ambiantes luttent elles-mêmes indirectement contre leurs propres effets, et les êtres à sang chaud doivent à ces résistances compensatrices de ne pas se laisser réduire, par l'hiver, au mode de vitalité des reptiles ; mais il suffit, pour que pareille chose arrive, qu'en conservant son action dépressive sur les affinités de l'oxygène, le froid perde son pouvoir de susciter les contractions musculaires. Les animaux hivernants nous présentent la réalisation d'une pareille coïncidence ; l'état de léthargie qui s'empare d'eux suspend le travail des muscles et endort toutes les fonctions qui en découlent, ne laissant au froid, de ses deux interventions opposées, que son influence défavorable à la rénovation moléculaire ; aussi, comme c'est connu de tout le monde, ces animaux vivent des mois entiers presque sans manger, et ne dégagent, pendant cette période, qu'une très-faible quantité de chaleur.

En ralentissant les combustions respiratoires et les échanges alimentaires, le froid modère en quelque sorte la consommation des cellules et il fait durer la vie avec peu de nourriture, parce qu'il affaiblit indéfiniment les exigences de la nutrition ; tels sont, sur sa propriété d'immortalisation, les termes plus modestes auxquels il faut réduire les espérances exagérées de J. Hunter [1]. Ce que l'hiver produit comme un épisode normal dans l'existence de la marmotte ou du hérisson, le physiologiste sait aujourd'hui l'utiliser pour prolonger la vie chez les animaux dont une vivisection doit entraver l'hématose. Pourquoi ne pas demander à l'action du froid le même genre de concours pour retarder la mort locale dans les tissus privés de leur sang artériel ? Assimiler par la glace

[1] J. Hunter ; *Œuvres complètes*, trad. Richelot, 1839-1842, tom. IV.

cette partie de notre organisme à celui d'un animal à sang froid, c'est la mettre en état de respirer plus longtemps avec la même dose d'oxygène, de faire durer sa provision suprême de carbone et d'azote dans les dernières gouttes de son plasma, et d'arriver vivante peut-être au moment du retour du liquide nourricier.

Je crois donc que pour sauver le membre de la gangrène imminente, le cerveau du ramollissement qui le menace, il pourra être utile d'environner l'une et l'autre région d'applications réfrigérantes. J'ajoute que le froid paraît retarder la coagulation de la fibrine ; il y a donc encore, dans le moyen que je propose, un obstacle à l'extension du mal par le dépôt des concrétions autochthones.

C'est le poumon, maintenant, qui se trouve envahi et qui réclame une sollicitude non moins active. Ici l'anémie frappe d'un coup tout le système, et le froid ne peut rien contre une dissolution générale consommée si promptement. Mais l'anémie n'est sans doute que rarement absolue; et ce n'est pas l'anéantissement, c'est l'insuffisance de la circulation qui doit le plus souvent déterminer la mort. Ne peut-on, dans le peu de sang qui parvient encore aux tissus, chercher à presser les matériaux de leur alimentation ; et puisque l'épuisement de l'oxygène est sans contredit le plus rapide, pourquoi ne songerions-nous pas à soutenir les derniers efforts de l'hématose? La respiration par les téguments est trop rudimentaire dans notre espèce pour introduire le gaz en défaut par cette voie détournée ; c'est à la surface des vésicules aériennes qu'il nous faut agir. Si la circulation n'est pas entièrement abolie, que le peu de liquide nourricier revenant des poumons au cœur gauche y rapporte tout le fluide vital qu'il est susceptible d'absorber, et si le contact revivifiant de l'atmosphère ne s'opère plus que dans un espace trop étroit, tâchons au moins d'y faire pénétrer tout le volume d'air que cet espace est capable de contenir !

Pour activer ainsi l'absorption de l'oxygène, ma pensée se porte tout d'abord sur le bain d'air comprimé, dont mon oncle Eugène Bertin[1] vient, dans un livre récent, de démontrer les effets curatifs, pendant que mon excellent ami le professeur de Vivenot[2] analysait en Autriche ses conséquences physiologiques. Mais ce moyen spécial exige une installation qui le rend inapplicable aux cas dont il s'agit, et je ne vois ici de ressource que dans l'établissement d'une respiration artificielle. Condensons directement de l'air sur le sang qui se tasse dans les derniers vaisseaux perméables du poumon ; la tension du gaz favorisera son endosmose et sa dissolution, et deviendra, de plus, un auxiliaire utile de la circulation en détresse.

Le cœur droit réussit avec peine à faire cheminer le sang dans les capillaires accessibles du réseau pulmonaire ; la pression, accumulée dans les vésicules, chassera le liquide qui engoue les poumons, et devant la résistance des valvules droites, c'est le chemin des veines pulmonaires que ce dernier sera forcé de prendre. Le ventricule gauche recevra de la sorte un peu plus d'un liquide un peu mieux oxygéné ; peut-être y aura-t-il dans cette addition

[1] Eugène Bertin ; *Étude clinique de l'emploi et des effets du bain d'air comprimé*, 1868.

[2] R. Von Vivenot ; *Zur Kentniss der physiologischen Wirkungen und der therapeutischen Anwendung der verdichteten Luft.* Erlangen, 1868.

de subsistance la quantité que réclamait la vie pour se maintenir jusqu'à l'heure de l'affranchissement.

Je n'ai pas prétendu rédiger un code de thérapeutique ; j'ai voulu, dans le sincère désir d'être utile, indiquer une voie qui me paraissait offrir quelque faible espoir de salut. Si la critique de mes confrères ou la sanction définitive de l'expérience refusent leurs faveurs à mes hypothèses médicatrices, je n'en aurai pas moins rendu peut-être un modeste service à la science spéculative et à la médecine d'application : devant les résistances inébranlables de la maladie, comme devant les obscurités infinies de l'organisation vivante, je n'approuve, pour limite à notre persévérance, que le couronnement de nos efforts : j'aurai donné l'exemple de la lutte ; que d'autres, plus heureux, donnent celui du succès.

CHAPITRE VI

OBSERVATIONS.

SOMMAIRE. — Explications relatives à ce recueil. — Observations de Bright. — Baron. — Cruveilhier. — Hasse. — J. Paget. — R. Virchow. — J.-Y. Simpson. — Hoogeweg. — S. Kirkes. — Sibley. — Bierk. — Rühle. — J. Tuffnel. — Lévy. — C. Hecker. — Klinger. — Von Düben. — Ch. Schützenberger. — O. Beckmann. — Fritz. — Markham. — Esmarch. — Simonin. — Van der Byl. — Spring. — Dumont-Pallier. — Salomonsen et F. Trier. — Pioche. — Budd. — Charcot et B. Ball. — Wunderlich. — Wallmann. — Duval. — Von Græfe. — Morel. — Klob. — Paulsen. — Thüngel. — Rauchfuss. — B. Cohn. — Oppolzer. — Vidal. — Broca. — Lancereaux. — B. Ball. — Lombroso. — Velpeau. — Hewett. — Briquet. — F.-A. Zenker. — Lemarchand. — Thomas. — Ch. Fernet. — Gerhardt. — Griffi. — Anonyme. — Seidel. — Azam. — Courty. — Bouillaud. — Kussmaul. — Gallard. — Labbé et Cahours. — Neuschler. — H. Bourdon. — E. Hamelin. — Heidenreich. — Monard. — H.-M. Tuckwell. — V. Feltz. — Boursier. — Aronsohn. — H. Gintrac. — L'auteur.

Dans le recueil qui suit, j'ai eu le projet d'embrasser, pour les généralisations du précédent travail, l'ensemble des observations d'embolie publiées jusqu'à ce jour.

Ce programme ne pouvait être réalisé, naturellement, que dans une mesure approximative ; mais il faut au moins expliquer pourquoi l'approximation n'a pas été plus complète.

Excepté quelques exemples aux détails par trop significatifs sous une dénomination étrangère, je n'ai dû et voulu accueillir que les cas garantis, dans leur diagnostic, par l'assentiment de leurs observateurs. Les nombreuses relations morbides privées de leur véritable titre par les anciens non prévenus, ou les contemporains sceptiques, manquent donc forcément à la présente collection. J'ai repoussé, d'autre part, ou je n'ai admis du moins qu'avec la plus extrême réserve, les histoires d'embolies suivies de guérison ou sans accompagnement d'autopsie, bien que dans ces dernières années les notions maintenant acquises sur leurs symptômes aient permis assez souvent d'en prévoir les lésions avec une suffisante certitude. Quand le contrôle nécropsique ne faisait pas défaut, il ne m'a point suffi probable, et je l'ai exigé décisif, rejetant tout diagnostic d'embolie basé simplement sur l'identité d'âge ou de conformation des caillots. Ai-je besoin, enfin, de signaler une cause de défectuosité que tout le monde comprend et que tous les travailleurs connaissent : les bibliothèques publiques ont des lacunes, nombreuses surtout sur les rayons de la littérature étrangère, et il n'est pas toujours facile aux bibliothèques privées de les compenser en temps utile.

On ne pouvait rapporter en détail toutes les unités de ce recueil, et il fallait cependant les rendre chacune facilement accessibles à l'esprit désireux d'y vérifier mes conclusions. Voici le plan adopté à cet égard.

Pour éviter toute confusion et se défendre de double emploi, chaque observation a été désignée par le nom de l'auteur qui l'a le premier publiée, par la citation de l'ouvrage où elle a paru tout d'abord, par le signalement du malade qui en a fourni le sujet.

Quand l'observation est d'un écrivain français, pour en

connaître les circonstances plus précises, il faudra recourir à la source indiquée; si elle a été publiée dans une langue étrangère et puis traduite, à ma connaissance, dans la nôtre, une nouvelle citation me dispense encore de la reproduire; en tout autre cas, je donne ici la traduction du fait résumé dans ses détails essentiels à mon étude.

J'espère avoir concilié de la sorte les engagements contractés envers le lecteur et les dimensions réservées à cette partie de mon ouvrage.

Observation 1. — De Bright. — Dans *Reports of medical cases*, 1826, tom. I, pag. 19. — Sur M. R., femme d'un âge moyen, entrée à l'hôpital en nov. 1826. — Traduction française, dans de Buman; Thèses de Paris, 1858, n° 54, pag. 86.

Observation 2. — De Baron, recueillie par Lediberder. — Dans *Archives générales de médecine*, 1838, tom. III. — Sur Jeune fille de 17 ans, ni grosse ni récemment accouchée.

Observation 3. — De Cruveilhier. — Dans *Atlas d'anat. pathologique*, 1830-42, tom. I, liv. II, pl. 2 et 3, pag. 18. — Sur Femme de 29 ans, primipare.

Observation 4. — De Hasse. — Dans *Zeitschrift für ration. Medicin*, 1844, Bd III. — Sur E. S., femme de 40 ans, entrée à l'hôpital le 9 août 1844. — Traduction française, dans Bierck; Thèses de Strasbourg, 1853, n° 281, pag. 17.

Observation 5. — De J. Paget. — Dans *London medico-chir. transact.*, 1844 et 45, Observ. 1re. — Sur Femme de 45 ans. — Traduction française par Ball, dans Des embolies pulm.; Thèses de Paris, 1862, n° 1, pag. 75.

Observation 6. — De J. Paget. — Dans *London medico-chir. transact.*, 1844 et 45. — Sur Une dame qui depuis onze ans avait un cancer au sein. — Traduction française par Ball, dans Des embolies pulm.; Thèses de Paris, 1862, n° 1, pag. 76.

Observation 7. — De R. Virchow. — Dans *Traube's Beiträge zur experimentellen Pathol. und Phys.*, 1846, II Heft, § 1. — Sur Johann Baumbach, 60 ans, entré à la Charité de Berlin le 4 novembre 1845. — Traduction française par Pétard, dans Union méd., 1859, tom. IV, pag. 154.

Observation 8. — De Virchow. — Dans *Traube's Beiträge zur expe-*

rimentellen Path. und Phys., 1846, II Heft, ꝁ 1.—Sur Wilhelmine Döling, 20 ans, entrée à la Charité de Berlin le 15 juin 1846.— Traduction française par Pétard, dans Union médicale, 1859, tom. IV, pag. 315.

Observation 9. — De Virchow. — Dans *Traube's Beiträge zur experimentellen Pathol. und Phys.*, 1846, II Heft, ꝁ 1.—Sur Augusta Fitzler, 45 ans, rentrée à la Charité de Berlin le 4 avril 1846. — Traduction française par Pétard, dans Union médicale, 1859, tom. IV, pag. 317.

Observation 10. — De Virchow. — Dans *Archiv für pathol. Anat. und Phys.*, 1856, Bd IX, S. 307. —Sur Femme de 55 ans.—Traduction française, dans Gaz. méd. de Paris, 1857, pag. 591.

Observation 11. — De Virchow, recueillie par Ernst Schmidt. — Dans *Archiv für pathol. Anat. und Phys.*, 1856, Bd IX, S. 307. — Sur Anna-Maria Müller, femme de 27 ans.—Traduction française, dans Gaz. méd. de Paris, 1857, pag. 592.

Observation 12. — De Virchow. — Dans *Archiv für pathol. Anat. und Phys.*, 1856, Bd X, S. 225. — Sur Journalière de 28 ans, ayant eu deux enfants. — Traduction française, dans Union méd., 1856, pag. 60.

Observation 13.— De Virchow. — Dans *Gesammelte Abhandlungen*, 1862, pag. 273.— Sur Ley, née Bederkus, 65 ans, veuve d'un menuisier, entrée à la Charité le 2 mai 1845.

Femme très-faible et décrépite; prétend avoir été jusqu'ici toujours bien portante. Cancer du sein droit : début à l'âge de 44 ans; ulcération quelques années plus tard. Cordon de noyaux douloureux et durs, gagnant les ganglions axillaires. Maigreur considérable, faiblesse, insomnie, manque d'appétit. Dans les premiers jours d'août parut subitement une forte diarrhée avec violentes coliques, bientôt calmées par l'ipéca et l'opium. Les progrès de l'ulcère continuent, les douleurs ne s'amendent un peu que par l'emploi d'applications froides; des hémorrhagies profuses s'y joignent enfin, et les forces de la malade baissent de plus en plus. Une légère diarrhée avec vive sensibilité du ventre est sans doute promptement suspendue; mais bientôt après succède un état comateux qui conduit à la mort, le 25 avril à neuf heures du soir.

Autopsie le 27, vers deux heures après midi. — Ulcération cancéreuse du sein droit avec traînée de ganglions lymphatiques dégénérés jusqu'aux ganglions axillaires parfaitement sains. Glande thyroïde normale, trachée-artère également; larynx ossifié. La plèvre costale à droite, au niveau des terminaisons vertébrales des côtes inférieures, sur une étendue grande comme la main, transformée en un tissu blanc-jaunâtre, brillant, rigide, moitié cartilagineux, revêtu à sa surface libre de nodosités stalactiformes, et à sa surface adhérente complètement crétacé, résidu probable d'un cancer pleural. La plèvre pulmonaire à droite couverte d'une quantité de crêtes saillantes, blanches, le plus souvent opaques, atteignant jusqu'à 1 millimètre de largeur, qui tantôt se ramifiaient, tantôt cheminaient parallèlement ou se continuaient sous des angles divers; elles étaient souvent juste dans les interstices des lobules ; quelques-unes enfin montraient à la coupe dans un tissu épais, ferme, de fines lumières d'où se laissait parfois exprimer une gouttelette de sang. Poumons fortement pigmentés ; à la pointe, cicatrices pleurales aplaties, au-dessous desquelles se trouvait une mince couche d'un tissu noir-grisâtre, sec, granuleux (pneumonie chronique) ; parenchyme d'ailleurs normal ; muqueuse bronchique modérément injectée, légèrement recouverte de mucus. — Dans les artères pulmonaires, bouchons de tous les âges ; l'artère elle-même légèrement athéromateuse ; la paroi de la veine pulmonaire gauche engagée dans une glande mélanique dont le tissu se voyait par transparence. Au lieu de division du tronc gauche de l'artère un vieux bouchon du volume d'un noyau de datte, un peu plus épais, avec une surface blanc-jaunâtre, légèrement arrondie, diversement creusée et déchiquetée ; ce bouchon était fortement uni aux parois vasculaires, compacte, stratifié, plus ou moins blanc, et à la base seulement encore rouge-sombre. Des bouchons plus récents existaient à droite et à gauche aux secondes bifurcations dans les lobes inférieurs ; ils étaient rouge-bruns, couleur de rouille, adhérents, friables, et n'obstruant pas entièrement la lumière du vaisseau. Derrière et tout près venaient, à la troisième bifurcation, de fins dépôts couleur de minium ; plus loin de minces filaments couleur de minium, fixés par leurs deux extrémités, libres au milieu, tendus obliquement à travers le canal sanguin ; enfin, des masses également couleur de minium, aréolaires ou irrégulièrement réticulées, s'étendaient devant les embouchures des vaisseaux. Aux mêmes points se trouvaient aussi des formations élastiques et fermes, parfaitement blanches, analogues à la tunique interne, tantôt semblables à un tissu solide et aréolaire, tantôt jetées comme un pont, tantôt tendues comme de longues solives, parallèlement ou en travers. Le parenchyme pulmonaire partout sans altération, si ce n'est un peu d'œdème en arrière. — Péricarde normal. Cœur petit avec de grosses taches tendineuses et entouré d'une couche de graisse molle et tomenteuse ; valvules normales ; endocarde également, mais très-épaissi aux orifices. Sang peu abondant, bien coagulé, couenneux. Artères très-athéromateuses, le plus souvent dilatées, à parois très-épaissies, avec beaucoup de plaques calcaires ; par suite très-sinueuses dans le bassin. — Dans la veine crurale gauche, un thrombus sortant de la fémorale profonde, derrière lequel, dans les plus fins rameaux, s'était partout développée une circulation collatérale. Ce thrombus n'occupait toutefois dans la crurale que le point de jonction et offrait en haut une extrémité arrondie, un peu aplatie d'un côté, un peu rugueuse, qui par ses autres caractères ressemblait beaucoup au gros bouchon de l'artère pulmonaire, mais dont le centre était réduit en une pulpe purulente blanc-rougeâtre. A droite il y avait de gros coagulums qui s'étendaient longuement dans les crurale, saphène, honteuse externe et fémorale profonde ; en bas ces coagulums remplissaient complètement le vaisseau, ils étaient rouge-bruns, fermes, adhérents, rejetant par la pression un liquide rouge-brun ; au-dessus on les trouvait décolorés, couleur de rouille ou blanc-rougeâtres, plus distinctement stratifiés, un peu friables ; vers en haut leur centre présentait de petites portions ramollies sans être encore tout à fait purulentes, la stratification y était très-marquée. Ce thrombus s'arrêtait à un quart de centimètre au-dessous du ligament de Poupart, par une surface déchirée, oblique ; dans la partie la plus profonde de l'iliaque externe, correspondant à l'embouchure de l'hypogastrique, existait un fragment long de trois quarts de centimètre, déchiré, s'adaptant à l'extrémité du thrombus, montrant en haut une pointe arrondie, en bas une surface coupée obliquement, à nervures et à terrasses, et ne se continuant qu'en haut avec un coagulum sanguin récent. Ce fragment n'avait donc été manifestement détaché qu'après la mort. — Foie et rate diversement altérés ; reins et vessie à l'état normal. Corps fibroïde à la surface postérieure de l'utérus. Altérations variées des ovaires, de la matrice, de l'estomac, de l'intestin grêle. Duodénum, gros intestin et ganglions mésentériques normaux.

Observation 14. — De Virchow. — Dans *Gesammelte Abhandlungen*, 1862, pag. 341.— Sur Eger, fille de 23 ans. — Traduction française par Charcot et Ball, dans Gaz. hebd., 1858, pag. 786.

Observation 15. — De Virchow, recueillie par Friedreich. — Dans *Gesammelte Abhandl.*, 1862, pag. 346.—Sur Löhner George, garçon de 24 ans. — Traduction française par Charcot et Ball, dans Gaz. hebd., 1858, pag. 786.

Observation 16. — De Virchow. — Dans *Gesammelte Abhandlungen*, 1862, pag. 350.— Sur Rekatsch, née Heffner, femme de 56 ans. — Traduction française par Charcot et Ball, dans Gaz. hebd., 1858, pag. 786.

Observation 17. — De Virchow, recueillie en 1850 par Rinecker à la polyclinique ambulante de Würzbourg.— Dans *Gesammelte Abhandlungen*, 1862, pag. 356. — Sur Michaël Mayer, 76 ans, menuisier.

Homme grand, à large poitrine, ayant souvent souffert auparavant de dysurie et de gastricité; fut pris, en février 1850, à la suite d'un refroidissement, d'un catarrhe bronchique assez intense. Pendant son cours se produisirent plusieurs manifestations asthmatiques avec intermittence du pouls, grande faiblesse, et abaissement de la température ; le malade, en ces moments, croyait véritablement qu'il allait mourir. Peu à peu les symptômes du catarrhe se modérèrent, les attaques d'apnée devinrent plus rares, le malade se rétablit et reprit ses occupations; prétend cependant avoir conservé depuis lors une légère difficulté de respirer. — Il y a trois semaines, violente attaque d'asthme, de nouveau liée avec un catarrhe ; choc du cœur à peine sensible, pouls intermittent, refroidissement des extrémités, grande faiblesse musculaire, besoin d'air avec sentiment d'angoisse. Rien de particulier à l'auscultation et à la percussion; quelques râles muqueux en bas, sonorité partout, pas d'hypertrophie au cœur, choc très-faible, bruits intacts mais pas bien nets dans leur rhythme irrégulier. — Amélioration par les analeptiques et les expectorants, mais retour fréquent des suffocations. Enfin, le 6 juin, au réveil du matin, une violente attaque à la suite de laquelle une agonie de douze heures amène à 7 heures du soir la terminaison mortelle.

Autopsie. — L'ouverture du corps montra dans les deux artères pulmonaires des bouchons fibrineux d'un âge manifestement différent, récents et anciens; pénétrant les uns à côté des autres dans la profondeur des plus fins rameaux ; les uns plus secs, décolorés, en bien des endroits adhérents à la paroi, un peu ramollis au centre ; les autres plus lisses, rouge-sombres, humides et sans adhérence. A ces deux espèces correspondaient, dans l'oreillette droite, des caillots semblables, opposés les uns aux autres de la même manière ; tout le cœur droit était très-dilaté et hypertrophié. — Dans les poumons, sauf une bronchite chronique et quelques bronchectasies isolées, rien de particulier. — Catarrhe gastrique chronique ; foie gras. — Un ancien sac herniaire vide sur la ligne médiane et deux hernies inguinales.

Observation 18. — De Virchow, recueillie en 1850 par Rinecker à la polyclinique ambulante de Würzburg. — Dans *Gesammelte Abhandl.*, 1862, pag. 356. — Sur Joséphine Heidl, 59 ans,

Mère de dix enfants; depuis longtemps affectée de catarrhe chronique; est saisie, le 6 novembre 1850, de violent frisson avec forte dyspnée, léger crachement de sang, et obscurité du bruit respiratoire en bas et en arrière des deux côtés. Légère diminution de la résonnance thoracique. Mort au milieu d'un rapide collapsus des forces, avec refroidissement des extrémités, abaissement de la circulation, le 9 novembre 1850.

Autopsie. — Tubercules crétacés au sommet des deux poumons. Parenchyme hyperémié et œdémateux dans les deux lobes supérieurs et inférieurs. — Obturation de l'artère pulmonaire des deux côtés, principalement des branches destinées aux lobes inférieurs; caillot dans le ventricule droit continu avec ce qui précède ; ce caillot est assez ferme, mais récent, tandis que le coagulum situé dans les ramifications de l'artère pulmonaire est en partie décoloré et en certains points adhérent à la paroi ; sur d'autres il commence à se ramollir. La paroi de l'artère pulmonaire est en plusieurs endroits athéromateuse. Dans l'oreillette droite se trouve aussi un caillot considérable.

Observation 19. — De Virchow. — Dans *Gesammelte Abhandl.*, 1862, pag. 358. — Sur Katharina Hölzlein, femme de 47 ans. — Traduction française par Lasègue, dans Arch. génér. de méd., 1857, vol. II, pag 428.

Observation 20. — De Virchow. — Dans *Gesammelte Abhandl.*, 1862, pag. 367. — Sur Kuhbier, née Schöner, 75 ans, entrée à la Charité de Berlin le 1er août 1845.

A eu depuis trois semaines rapports acides et vomissements après ses repas, perte d'appétit, selles rares, mauvais sommeil, affaiblissement et amaigrissement. A sa réception on lui trouve un peu de fièvre ; pourtant pas de douleur ni de gonflement à la région épigastrique. Une évacuation arrête le vomissement; en revanche, quelques jours après parut subitement, pendant la nuit, une chaleur intense qui s'étendait de l'estomac jusqu'au pharynx, mais qui cédait déjà dans le courant du lendemain. Les symptômes alternèrent de cette façon pendant quelque temps; en attendant, les forces diminuaient de plus en plus, la fièvre se maintenait, et cette douleur brûlante et subite se reproduisit avec une nouvelle violence dans la nuit du 15 et du 22. La première fois, les vomissements amenèrent des matières couleur de chocolat; la seconde, il survint une péritonite, et la mort arriva promptement le 23 août.

Autopsie. — Deux larges ulcères cancéreux à l'estomac, l'un à la grande courbure, l'autre au pylore; ce dernier avait amené une perforation, fermée toutefois par des restes de fruits. Dans l'estomac, quantité de noyaux de prunes et de cerises. Petite tache cancéreuse au péritoine et à la plèvre gauche; à la face postérieure du cœur gauche une masse blanche, molle, large de 2 millimètres, située dans une légère dépression, contenant à l'examen microscopique beaucoup de graisse et de grosses cellules semblables aux cellules cancéreuses. En outre, dégénérescence granuleuse et cystoïde des reins, induration de la rate, hyperthrophie et catarrhe chronique de l'utérus, oblitération partielle de l'appendice vermiculaire. — Dans le cœur, la valvule mitrale épaissie, insuffisante, recouverte d'un caillot ferme. L'aorte et ses branches épaissies et athéromateuses et aussi dans l'aorte thoracique descendante, tout près du diaphragme, un caillot pariétal long d'un centimètre et demi. — Dans la cavité pleurale droite, épanchement abondant de sérosité. Le lobe moyen du poumon droit fixé par d'anciennes adhérences, tout à fait imperméable, terne, gris, revenu sur lui-même : l'artère afférente sur certains points complètement oblitérée, sur d'autres très-rétrécie par des caillots anciens déjà en voie rétrograde. Le lobe inférieur fortement hyperémié, au bord inférieur un coin d'hépatisation environ d'un pouce de longueur; les branches de ce lobe, particulièrement au voisinage de la portion hépatisée, remplies de caillots récents. — Au sommet du poumon gauche, de petites nodosités calcaires. En outre, un peu de catarrhe bronchique. — L'extrémité inférieure gauche était œdémateuse. Dans les veines iliaque gauche, hypogastrique, crurale et fémorale profonde, des thrombus étendus anciens et récents.

Observation 21. — De Virchow. — Dans *Gesammelte Abhandlüngen*, 1862; pag. 374. — Sur Rauer, jeune homme vigoureux, entré à la Charité de Berlin le 28 novembre 1844. — Traduction française par Charcot et Ball, dans Gaz. hebd., 1858, pag. 786.

Observation 22. — De Virchow, recueillie par Friedreich en 1852. — Dans *Gesammelte Abhandlungen*, 1862, pag, 451. — Sur Kilian Mehler, de Duttenbrunn, maître tisserand, âgé de 40 ans, entré à l'hôpital Julius le 21 novembre 1852.

Inflammation de poitrine en 1841; atteinte d'asthme en 1848; depuis lors oppressé. A son entrée: nutrition bonne, constitution forte, ictère léger avec cyanose. Choc intense du cœur, matité étendue vers la gauche et voussure. Double bruit de souffle. Pouls faible, serré. Forte dyspnée, 40 respirations. Foie volumineux. Pieds œdémateux et extrémités froides. Le 9 décembre, à six heures du matin, *douleur subite et très-violente à la jambe droite, particulièrement aux orteils;* l'œdème remonte au-dessus du genou; *point de pulsations à la poplitée droite ainsi qu'à la gauche.* Au bout de quelques heures, la jambe droite beaucoup plus refroidie que la gauche; le pied droit, beaucoup plus œdémateux, présente quelques taches *rouge-brunes*. Hémoptysie. Mort calme à sept heures du soir.

Autopsie. — Épanchement dans la plèvre droite et le péricarde. Altérations pulmonaires diverses. Cœur très-augmenté de volume, moins au ventricule gauche; hypertrophié. Valvule tricuspide recouverte de nombreuses végétations fines et verruqueuses. Tumeur assez solide, aplatie, bleuâtre, de 4 à 5 millimètres de diamètre, à la paroi antérieure de l'oreillette droite. L'oreillette gauche renferme quelques vieux caillots globuleux, comme des noisettes, dont l'un plus gros et plus aplati, à surface rayée, rouge-pâle, contient une bouillie rougeâtre et puriforme. La mitrale transformée en une fente raide qui permet tout juste l'introduction du doigt; ses lobes raccourcis, calleux, soudés ensemble, et sur sa marge intérieure une série de fins dépôts mamelonnés. Valvules aortiques déformées et couvertes de petites végétations. — Dans la cavité abdominale, liquide rouge-brun assez abondant; dans le petit bassin, un caillot considérable; flocons fibrineux à la partie inférieure de l'intestin grêle. Tout le mésentère couvert de fines taches pourprées; ganglions mésentériques tuméfiés; vaisseaux de l'iléon injectés, vides à l'estomac, au jéjunum et au colon. Foie très-gros, très-ratatiné sur les bords, sa surface traversée de fissures cicatricielles; aspect muscadé à la coupe. — Diverses particularités à la rate, aux reins, à la vessie. — L'artère mésentérique supérieure, à 2 centimètres et demi de son origine, complètement bouchée sur 1 centimètre trois quarts, par un thrombus rouge-sombre, assez sec et fort adhérent. En avant du bouchon, le vaisseau est dilaté, ses parois un peu épaisses, mais pas sensiblement altérées. Quant au thrombus, il débute à deux tiers de centimètre d'une bifurcation, et se continue d'un pouce dans les deux branches qui en émanent. En arrière, les vaisseaux parfaitement perméables et sans caillots. Juste au pourtour et en arrière de cet endroit se trouve l'hyperémie indiquée de l'intestin grêle, les ecchymoses et les couches d'exsudat au péritoine. Toute la partie correspondante de la muqueuse intestinale rouge-sombre, et couverte d'une sécrétion pulpeuse et sanguinolente. — Caillot de 2 centimètres et demi au-dessus de la division de l'artère poplitée et s'engageant de plusieurs pouces dans ses branches; la partie supérieure du segment obturé est extraordinairement rétrécie, le caillot y est petit et clair; tandis qu'au-dessus l'artère se montre élargie, le caillot plus large et plus sombre.

Observation 23. — De Virchow. — Dans *Gesammelte Abhandl.*

1862, pag. 470. — Sur Wenzel, ouvrière de 26 ans, entrée le 11 octobre 1844 à la Charité.

Avait été traitée, en juin 1843, pour des flueurs blanches et des excoriations vaginales à la division des syphilitiques. Elle était dès-lors un peu chlorotique et hystérique. Elle a été toujours peu menstruée; prétend s'être refroidie il y a trois semaines au moment de ses époques, de violentes douleurs se seraient produites dans le bas-ventre, et la menstruation suivante aurait pris les proportions d'une métrorrhagie. Elle niait un avortement, bien que le vagin présentât une petite déchirure récente. A sa réception, l'hémorrhagie continuait encore avec de grandes douleurs aux régions lombaire et pubienne, augmentées par la pression. Aspect anémique, lèvres pâles, langue chargée, pas d'appétit, soif ardente, pouls 110, petit, faiblesse considérable; poitrine normale; 3 où 4 selles claires dans la journée avec ténesme. — Il y avait une amélioration générale, quand le 3 novembre survinrent des crampes hystériques avec cris, rires et larmes. Dévoiement. Puis, en apparence, une affection rhumatismale du cerveau : douleur de tête, de dents, douleurs profondes et dureté de l'ouïe, d'abord à l'oreille droite, plus tard à la gauche. Après leur disparition, gonflement tympanique du ventre, vive sensibilité de l'hypochondre gauche, sensation de pression et de brûlure à l'estomac, remontant à l'œsophage; vomissements fréquents après le repas. Puis la poitrine se mit en ligne, oppression, dyspnée, crachats visqueux; l'aspect de la malade devint en même temps plus mauvais, et il s'ajouta des selles liquides avec mélange d'aliments non digérés. — Au commencement de décembre, retour des douleurs de reins avec continuation de la diarrhée; insuccès de toutes les médications. Le ventre gonflait tellement qu'on pensait à une tumeur, peut-être de l'ovaire; il y avait jusqu'à neuf selles par jour; vomissements fréquents, langue sèche, voix éteinte, surdité croissante; des douleurs au cou et la toux tourmentaient la malade. Les pieds s'enflèrent, et on trouva de l'albumine dans les urines. Peu à peu s'accrurent les manifestations hydropiques, bien qu'il n'y eût pas d'albuminurie proprement dite. Le 4 janvier, il n'y avait point d'albumine dans les urines. — La diarrhée devint colliquative, les vomissements presque constants ; insomnie, douleurs violentes au moindre contact. Le 19 janvier, ponction des jambes sans soulagement ; l'urine reste abondante, sans albumine. A partir du 24, la malade ressent un froid intense, quoique chaudement couverte ; extrême hyperesthésie, selles involontaires, fréquence croissante du pouls. Mort le 28.

Autopsie le 29. — Léger hydrothorax ; quelques anciennes adhérences de la plèvre. Les deux poumons aérés, un peu œdémateux; l'un des lobes inférieurs splénisé, à la coupe couleur lie de vin : dans le liquide qui s'en écoule, beaucoup de cellules granuleuses et quelques corpuscules purulents. Les veines pulmonaires libres ; en revanche les artères, dont les parois du reste étaient parfaitement normales, remplies des deux côtés, dans les lobes inférieurs, de bouchons épais et fermes. Les derniers étaient blanc-jaunâtres, assez compactes, creux au centre et renfermant un liquide épais, blanc-jaunâtre, analogue à du vrai pus; mais il ne contenait que des cellules pâles sans noyaux, et de nombreuses granulations. — Le cœur de grandeur normale, un peu flasque, chargé de graisse du côté du ventricule droit, contenant une petite quantité d'un sang fortement noir-bleuâtre, peu couenneux. Les valvules aortiques un peu épaissies à leur base; dans l'oreillette gauche, à la terminaison des veines pulmonaires, et dans l'aorte, des plaques isolées de dégénérescence graisseuse. Dans la veine-cave inférieure, sang liquide et clair; en revanche, dans la veine iliaque commune droite, un bouchon long de 1 centimètre et demi, qui sortait de l'hypogastrique, entièrement obstruée, et remontait contre la paroi interne et postérieure de l'iliaque commune, sur une largeur de presque un demi-centimètre. Le bouchon était jaunâtre et rouge-blanc, avec des taches isolées plus rouges, et composé de plusieurs couches superposées et plus ou moins cohérentes. Il était intimement appliqué contre la tunique interne, se laissait même en certains points à peine séparer d'elle; en ces points la tunique interne était un peu dépolie, un peu rude, tandis qu'ailleurs elle était à peine rougie et ramollie. — A gauche, existait également un caillot ancien. Il commençait à l'union de l'iliaque externe et de l'hypogastrique, dans la première de ces deux veines, et non-seulement se continuait par la crurale jusqu'au genou, mais pénétrait dans toutes les collatérales. A l'extérieur, la veine paraissait plus rouge par suite de la réplétion des vaisseaux de la tunique adventice; elle était dure, solide, comme un cordon, et présentait régulièrement au niveau des valvules des renflements bleu-noirâtres. La tunique interne était d'un rouge vif dans les parties inférieures, où le bouchon, lui aussi, avait une couleur plus uniforme et rouge-sombre, remplissait complètement le vaisseau et adhérait assez fortement à la paroi; vers en haut, cette tunique interne était plus couleur lie de vin, violet-blanchâtre, en même temps un peu dépolie. Ici se trouva, tout près de la paroi, une couche de coagulum mince, mais assez consistante et en même temps très-adhérente, d'une couleur rouge-blanc sale; elle contenait une cavité remplie d'un liquide épais, rouge-blanc, parsemé de flocons grumeleux. En regard de cette cavité, il y avait plus vers la profondeur du caillot sombre, çà et là, un peu de liquide couleur lie de vin. — Les veines rénales étaient aussi, tout comme les artères pulmonaires, remplies de bouchons blanchâtres. — Altérations variées au foie, à la rate, aux reins, à l'utérus, aux ovaires.

Observation 24. — De James Y. Simpson. — Dans *Proceedings of the Edinburg obstetr. society*, 15 june 1847. — Sur Une dame.

Un an environ avant de devenir enceinte, elle avait eu une atteinte très-grave d'endocardite rhumatismale. Pendant les derniers mois de la grossesse, elle souffrit beaucoup d'attaques de dyspnée, allant quelquefois jusqu'à l'orthopnée. Vers le huitième mois, une hémorrhagie survint subitement, et je découvris qu'en sus des autres complications, le bord du placenta faisait saillie sur la lèvre postérieure de l'utérus. Après que la dilatation fut à peu près terminée, les membranes ayant été rompues quelques heures avant sans supprimer entièrement l'hémorrhagie très-grave et très-épuisante, je fis l'extraction, avec le long forceps, d'un enfant qui vit encore. La mère parut alors se rétablir de la manière la plus satisfaisante. Quelques symptômes d'irritation survinrent toutefois; et pendant la seconde semaine de ses couches, je trouvai un matin qu'on ne sentait plus le pouls au bras droit au-dessous du coude, tandis qu'il était distinct et fort au-dessus de ce point. Cet avant-bras était devenu, depuis quelques heures, froid, raide et engourdi. Dans le cours de peu de jours, la pulsation de l'artère radiale droite revint graduellement, mais faiblement; en revanche la circulation, d'abord dans l'une, puis dans l'autre jambe, parut semblablement affectée. Enfin des symptômes indubitables de phlébite erratique commencèrent à se montrer, et, cinq semaines après la délivrance, se terminèrent par une attaque fatale de phlegmasie douloureuse dans le bras gauche et le côté gauche de la face.

Autopsie. — La veine innominée du côté gauche et ses branches affluentes furent trouvées entièrement obstruées par de la lymphe coagulable. L'artère humérale, au pli du bras, était fermée par une masse obstruante ou coagulum; mais la tunique interne du vaisseau n'offrait aucune espèce de trace d'altération. Les valvules du cœur gauche étaient abondamment recouvertes de petites excroissances verruqueuses. Les membres inférieurs ne furent pas examinés.

Obervation 25. — De James Y. Simpson.— Dans *The obstetrical memoirs and contributions*, 1855, tom. II, pag. 36.— Sur Une primipare.

Pas de rhumatisme antérieur. Bientôt après ses couches, douleurs névralgiques à la jambe droite, puis à la gauche. Sept semaines après la délivrance, douleur soudaine et empâtement à l'aine gauche; fort murmure systolique au cœur. Quelques jours après, pouls subitement supprimé au bras droit; le lendemain absent à l'artère fémorale gauche et ses branches, très-faible aux fémorale et iliaque droites; un ou deux jours plus tard, entièrement supprimé sur ce dernier point. Peu de jours avant la mort, les pulsations reparurent légèrement au poignet droit; six semaines environ après l'accouchement, gangrène des orteils; affaiblissement progressif, et bientôt la mort.

Autopsie. — Excroissance valvulaire bloquant l'orifice aortique du cœur; en forme de chou-fleur, presque aussi grande que le calibre de l'artère, divisée en trois parties attachées chacune à l'une des valvules sygmoïdes, paraissait assez récente, étant très-friable et granuleuse. Sur la marge de l'orifice auriculo-ventriculaire gauche, quantité de petites excroissances, comme des grains de sagou, de même nature que les précédentes. — L'aorte au niveau de la quatrième vertèbre lombaire, et les vaisseaux iliaques, fortement unis par un exsudat aux parties voisines; fermée à son extrémité inférieure par une grosse masse irrégulière, composée de petites portions décolorées, analogues dans leur consistance et leur apparence générale, et dans leurs caractères microscopiques, aux végétations aortiques. Cette masse s'étendait dans les deux artères iliaques, elle était libre de toute adhérence, recouverte d'une couche de sang foncé. Les artères iliaques externes des deux côtés, occupées par de la matière sanguino-purulente, et çà et là mêlées avec cette matière purulente, petites concrétions granuleuses, semblables à celles de la masse ci-dessus. Toutes les tuniques des vaisseaux obstrués étaient épaissies, et la membrane interne, en contact avec l'obstacle, était écarlate foncé. La veine fémorale gauche était occupée par une concrétion fibrineuse. La partie inférieure de l'artère humérale droite présentait aussi un aspect inflammatoire ; à sa bifurcation en radiale et cubitale, une masse pulpeuse adhérait à la tunique interne du vaisseau et paraissait émaner de l'excroissance valvulaire. L'artère humérale au-dessus et ses branches radiale et cubitale, totalement oblitérées, ressemblaient à de petites cordes solidement unies aux tissus voisins.

Observation 26. — De James Y. Simpson, recueillie par Mac Farlane (de Glasgow).—Dans *The obstetrical mémoirs and contributions*, 1855, tom. II, pag. 40. — Sur Une dame.

Dix jours après avoir accouché naturellement et sans peine de son cinquième enfant, fut prise d'obstruction artérielle. En ce moment elle commença à se plaindre d'une douleur aiguë et d'engourdissement dans le bras droit, avec de légères intermissions dues aux opiacés, etc.; ces douleurs continuèrent jusqu'à sa mort. Celle-ci eut lieu après trois semaines. Aucune pulsation à partir du premier jour, et pendant les suivants, ne put être perçue au-dessus du milieu de l'artère brachiale. Une semaine après cette occlusion artérielle de l'extrémité supérieure, un désordre semblable se produisit dans la cuisse droite et s'accompagna d'une douleur aiguë. Cette dernière cessa en grande partie quatre ou cinq jours après, au moment où se montraient des signes indubitables de gangrène s'étendant des orteils jusqu'au genou.

Autopsie. — Les valvules aortiques furent trouvées par le docteur Mac Farlane couvertes de nombreuses végétations, dont aucune n'excédait une graine de lin. L'aorte était dilatée et garnie de dépôts athéromateux. Au siége des obstructions, c'est-à-dire vers le milieu de la brachiale et au commencement du tiers inférieur de l'artère fémorale, furent trouvées des concrétions fibrineuses qui obturaient complètement ces vaisseaux. Le bout supérieur ou cardiaque de ces concrétions contenait un petit corps dur, auquel il était fermement attaché, et qui à un examen plus attentif fut reconnu identique en volume, apparence et structure, aux excroissances aortiques.

Observation 27. — De James Y. Simpson, recueillie par Lever (de Londres.) — Dans *The obstetrical memoirs and contrib.*, 1855, tom. II, pag. 41. — Sur Une dame.

A éprouvé une attaque de rhumatisme aigu pendant la grossesse ; morte après sa délivrance, à la suite d'une maladie de peu de jours. Pendant la durée de cette maladie qui suivit les couches, le Dr Lever découvrit qu'il n'y avait pas de pulsation dans les artères du bras gauche; la même absence de pouls fut observée ensuite dans l'extrémité inférieure gauche. La douleur aux deux extrémités était excessive; la main et le pied avaient l'un et l'autre une coloration livide, et des symptômes de gangrène s'y manifestaient.

Autopsie. — Des végétations semblables à des champignons furent trouvées sur les valvules du cœur; dans les artères des deux extrémités affectées, des végétations obstruaient le canal, et dans les veines de l'une et de l'autre il y avait des phlébolithes.

Observation 28. — De James Y. Simpson, recueillie par Burrows. — Dans *The obstetr. memoirs and contributions*, 1855, tom. II, pag. 42. — Sur La veuve d'un accoucheur anglais.

La veuve d'un accoucheur anglais très-estimé fut soignée par Burrows environ six semaines après la délivrance. Elle était alors dans cet état de semi-hecticité qui résulte d'une lactation excessive. Elle avait, en outre, des douleurs obscures dans les membres, ressemblant à du rhumatisme, et plus particulièrement une douleur à un mollet, ainsi que d'autres symptômes qui firent conjecturer la formation d'abcès. Tous ces symptômes cédèrent graduellement sous l'influence de la cessation de la lactation, d'un grand repos, de toniques, et du changement d'air. Toutefois, quand elle fut à la campagne, après un exercice un peu plus fort que de coutume, elle devint subitement hémiplégique du côté droit, mais sans accompagnement de congestion cérébrale. Le Dr Burrows la vit le jour suivant, et soupçonna immédiatement un cas de la classe de ceux décrits par Dr Kirkes. L'auscultation confirma ces soupçons, car il y avait un fort murmure systolique râpeux sur les valvules. L'hémiplégie et l'altération des facultés de la parole et de la mémoire subsistèrent jusqu'à la mort.

Autopsie. — Des végétations abondantes furent trouvées sur les valvules mitrale et aortiques, elles-mêmes ramollies et ulcérées de part en part. Le corps strié gauche était réduit à l'état de pulpe diffluente, et la branche de l'artère cérébrale moyenne gauche qui se rendait à cette partie du cerveau, était oblitérée par une petite masse de fibrine, grosse comme un grain de blé, enclavée dans le vaisseau au point où il se détachait de l'artère cérébrale moyenne. Au-delà de l'obstruction, l'artère ressemblait à un fin cordon, pâle, entièrement imperméable. Les artères des membres où la malade, au début de sa maladie, avait éprouvé tant de douleur, ne furent pas examinées.

Observation 29. — De Hoogeweg (de Berlin). — Dans *Preuss. Vereins-Zeitung*, 1851, nº 52. — Sur Une primipare, âgée de 21 ans. — Traduction française par Charcot et Ball, dans Gaz. hebd., 1858, p. 785.

Observation 30. — De S. Kirkes. — Dans *Med. chir. transact.*,

1852, tom. XXXV, pag. 281. — Sur Louisa Richards, femme de 24 ans, entrée à l'hôpital Saint-Barthélemy en novembre 1851.

Maigre et pâle ; il y a cinq jours a été prise subitement, au milieu de son dîner, d'hémiplégie à droite. La perte du mouvement est complète, celle de la sensibilité partielle. Intelligence assez nette, articulation et souvenir des mots diminués. Murmure systolique fort au sommet du cœur ; les bruits purs à la base. D'abord amendement des symptômes ; une quinzaine de jours après, retour de mal de tête, de vertige, d'embarras plus grand dans la parole ; l'amaigrissement, la faiblesse, la perte de l'intelligence s'accrurent, et elle mourut dans le coma, trois mois après son admission. Quelques jours avant la mort, il était apparu des pétéchies sur le corps, en même temps qu'une enflure du pied et de la main droite.

Autopsie trente-deux heures après la mort. — Nombreuses pétéchies sur le cou, la poitrine et les extrémités, et plusieurs taches rouge-sombres aux chevilles. Pie-mère partout tachée par une forte congestion, dégénérant sur certains points en ecchymoses. Au milieu de quelques-unes de ces taches, bandes de matière jaunâtre, comme si le tissu voisin était infiltré de pus ; au microscope, cette substance se trouve constituée par une multitude de petits grains brillants, comme des parcelles de graisse ; rien de semblable aux corpuscules du pus. Les surfaces de l'arachnoïde souillées par une couche de matière molle, grumeleuse, comme un léger mucilage. Beaucoup de sérosité dans la cavité de l'arachnoïde et le tissu de la pie-mère. La substance cérébrale en général molle et humide, vascularisée à peu près comme à l'ordinaire. Le corps strié gauche et la substance cérébrale immédiatement environnante réduits en pulpe molle, comme hachée, presque diffluente, gris-pâle ou blanc-sale. Le liquide des ventricules latéraux pâle, ou plutôt trouble. L'artère cérébrale moyenne gauche, immédiatement après son origine, complètement bouchée par une masse ferme, blanchâtre, ovale, ressemblant, pour la grosseur et la forme, à un grain de blé, fortement enclavée, peu adhérente. Les branches postérieures à l'obstruction réduites à l'état de cordons fermes, étroits, jaunâtres ou couleur de rouille, oblitérées, s'engagent dans le foyer de ramollissement. Bouchon fibrineux semblable, quoique plus petit et incomplètement obstruant, dans l'artère cérébrale moyenne droite. Le système artériel n'est nulle part athéromateux. Point de caillots anciens dans les sinus cérébraux. — Quelques drachmes de liquide clair dans le péricarde ; plusieurs plaques blanches d'ancien exsudat à la surface du cœur et quelques taches pétéchiales. Le cœur très-large ; cavités et valvules droites saines ; ventricule gauche très-hypertrophié. Sur la valvule mitrale, nombreuses productions étendues, fongueuses, consistant en masses de fibrine pâles, assez fermes, amoncelées en excroissances verruqueuses tout le long du bord auriculaire de la valvule et s'étendant sur une partie de la paroi postérieure de l'oreillette. Les diverses masses de fibrine sont de forme et de longueur variables, quelques-unes de près d'un demi-pouce, assez solidement fixées à la surface épaissie et rugueuse de la valvule; des portions peuvent cependant s'en détacher avec facilité, et, pressées, s'émiettent sous le doigt. Plusieurs de ces masses s'étendent entre les cordages tendineux, épaissis eux-mêmes et unis en faisceaux; un des cordages épaissis est transversalement ulcéré, et des portions de fibrine adhèrent assez solidement à chacune des extrémités disjointes. — L'artère iliaque externe droite, immédiatement au-dessus du ligament de Poupart, est bouchée par un coagulum pâle, ferme, stratifié, libre et remplissant complètement le canal du vaisseau; celui-ci, lisse à l'intérieur, a ses parois d'épaisseur normale. Le coagulum a environ un pouce de longueur; il commence et finit brusquement; il est tout à fait décoloré à l'extérieur, tandis que quelques-unes des couches intérieures sont couleur de sang; en deux ou trois endroits, une petite cavité centrale renferme un liquide pulpeux, clair, brun-rougeâtre. Toute la veine fémorale droite, d'ailleurs nulle part enflammée, renferme un coagulum à peu près semblable. — Lésions variées à la plèvre, les poumons, la rate, les reins, le péritoine.

Observation 31. — De S. Kirkes. — Dans *Edinb. med. and surg. Journal*, 1er juillet 1853.—Sur Marguerite Shaw, 34 ans, entrée à l'hôpital Saint-Barthélemy d'Édimbourg en juillet 1850. — Traduction française par E. Fritz, dans Gaz. hebd., 1856, pag. 346.

Observation 32. — De Sibley. — Dans *Medical Times and Gaz.*, octobre 1852.— Sans signalement.— Traduction française, dans Ch. Schützenberger ; De l'oblitération subite des artères, Strasbourg, 1857, p. 55.

Observation 33. — De Sibley. — Dans *Medical Times and Gaz.*, octobre 1852.—Sans signalement.—Traduction française, dans Ch. Schützenberger; De l'oblitération subite des artères, Strasbourg, 1857, pag. 55.

Observation 34. — De Bierk, recueillie par Strohl (de Strasbourg).— Dans Thèses de Strasbourg, 1853, nº 281, pag. 20.—Sur C. D., femme de 29 ans, servante, entrée à l'hôpital de Strasbourg le 27 octobre 1852.

Observation 35. — De Rühle.— Dans *Archiv für path. Anat. und Phys*, 1853, Bd V, S. 189. — Sur A. T., couturière, 34 ans, entrée à l'hôpital le 9 janvier 1851. — Traduction française, dans Bierk; Thèses de Strasbourg, 1853, nº 281, pag. 11.

Observation 36. — De Rühle. —Dans *Archiv für path. Anat. und Phys.*, 1853, Bd V, S. 189.— Sur F. S., 26 ans, entrée à l'hôpital le 18 décembre 1851.—Traduction française, dans Bierk; Thèses de Strasbourg, 1853, nº 281, pag. 13.

Observation 37. — De Rühle. — Dans *Archiv für pathol. Anat. und Phys.*, 1853, Bd V, S. 189. — Sur E. S., commis négociant, 19 ans, entré à l'hôpital le 11 août 1851. — Traduction française, dans Bierk; Thèses de Strasbourg, 1853, nº 281, pag 8.

Observation 38. — De J. Tuffnel. — Dans *The Dublin Quarterly*

Journal of med. science, may 1853, pag. 371. — Sur Jeune homme, 25 ans.

Constitution délicate et petite stature. En août 1846, rhumatisme articulaire aigu ; en septembre, arthrite dans le cours d'une blennorrhagie. En septembre 1852, syphilis et traitement mercuriel. En novembre de la même année il n'y avait aucun signe de lésion cardiaque. Le 8 décembre, rhumatisme aigu. Le 16, pour la première fois, sensation de gêne à la région cardiaque, puis douleurs vives à l'hypochondre gauche; bientôt après, bruit de soufflet distinctement perçu à la base du cœur, plus tard propagé aux grands vaisseaux. Le 7 janvier 1853, les symptômes étaient devenus fort graves et le diagnostic porté fut : dilatation et hypertrophie du cœur, insuffisance des valvules aortiques, avec anémie excessive, suite de nutrition défectueuse. Il se remettait par l'influence du traitement quand, le 10, on le trouva paralysé de la jambe droite. Elle était froide, livide et jaunâtre, légèrement œdémateuse ; au creux du jarret une tumeur pulsative grosse comme un œuf de poule ; point de pulsation à l'artère tibiale postérieure au niveau de la cheville. Le 11 et le 12, il allait de mieux en mieux. Le 13, à 11 heures du soir, étant depuis une heure au lit, douleur subite et violente au jarret, comme si on lui arrachait les chairs avec un tire-bouchon ; à la suite, crampes dans la jambe de plus en plus douloureuses, brûlantes, lui arrachant des cris de détresse, sans qu'il voulût y laisser toucher. Il fut soulagé par l'opium à l'intérieur et à l'extérieur. Le lendemain, sur le condyle interne du fémur, on voyait battre parfaitement une grosse artère qui établissait une circulation collatérale. Le 22, la disparition complète de la douleur permit d'examiner plus soigneusement le mollet; il n'y avait plus aucun vestige de la tumeur ; le vaisseau collatéral continuait de battre avec force. Des pulsations très-faibles avaient reparu à la tibiale postérieure derrière la cheville interne. Décroissance des forces, œdème de la face, point d'albumine dans les urines. Le 16, accès de dyspnée et de toux, qui céda quelque temps après. Du 16 au 20, le malade s'affaiblit de plus en plus, intelligence obscurcie le jour, délire la nuit ; mort tranquillement et sans douleur le 20 au matin.

Autopsie 30 heures après la mort. — Aux poumons, signes de congestion et de bronchite. Six onces environ de sérosité dans le péricarde. Le cœur à peu près doublé de volume, obtus à son sommet ; l'oreillette droite et le ventricule gauche très-distendus par du sang. L'oreillette droite dilatée et amincie sans autre altération ; le ventricule droit moins, mais un peu élargi ; valvule tricuspide saine ; point de traces d'endocardite dans ces cavités ; les valvules aortiques normales. Oreillette gauche dilatée et épaissie ; ventricule gauche très-élargi et ses parois hypertrophiées ; valvule mitrale saine, à l'exception de son segment antérieur où se trouvaient quelques végétations fibreuses. Chaque division semi-lunaire de la valvule aortique avait son diamètre doublé, était roulée sur elle-même et renversée, partout encroûtée de masses de fibrine grise et grenue ; ces masses, les unes en forme de tubercules, les autres en touffes pendantes, formaient des excroissances verruqueuses avec de fins pédicules ou des végétations en chou-fleur. Au-dessus, dans le sinus de l'aorte, une grande ulcération sanieuse; plus loin, l'aorte était un peu dilatée, athéromateuse. — L'artère poplitée normale jusqu'à la naissance des vaisseaux articulaires; au-dessous de ce point elle se déployait en un corps ovale, aplati, ressemblant quelque peu à la queue de cheval de la corde spinale. Elle se rétrécissait légèrement avant de se diviser en artères tibiales, toutes deux perméables; leurs veines satellites oblitérées, pleines de grumeaux de sang; ceux-ci foncés, logés dans des nodosités ovales. Au toucher, l'artère paraissait saine au-dessus, mais dense et ferme; elle était blanchâtre au niveau décrit. A l'intérieur nullement altérée dans sa portion supérieure, mais en bas convertie un un cordon fibreux jaune-grisâtre et comme cartilagineux. A ce niveau existait une concrétion fibrineuse, intimement adhérente à la paroi en bas, moins au milieu et simplement appliquée contre elle en haut, d'où elle remontait sous forme de pédicule jusqu'à la prochaine collatérale; sa couleur, également variable, était grise à la partie inférieure, jaune au centre, et rouge-sang au sommet; sa densité décroissait aussi comme les qualités organiques du bouchon.

Observation 39. — De Levy. — Dans *Hosp. Meddelscr.*, 1853, Bd VI. — Sur Primipare. —Traduction française par Charcot et Ball, dans Gaz. heb., 1858, pag. 785.

Observation 40. — De C. Hecker.— Dans *Deutsche Klinik*, septembre 1855, n° 36. — Sur Femme âgée de 30 ans.— Traduction française par Charcot et Ball, dans Gaz. hebd., 1858, pag. 785.

Observation 41. — De Klinger. — Dans *Archiv. für phys. Heilkunde*, 1855, pag. 377. — Sur Homme vigoureux, âgé de 30 ans. — Traduction française par Charcot et Ball, dans Gaz. hebd., 1858, pag. 786.

Observation 42. — De Von Düben. — Dans *Hygiea*, septembre 1855, pag. 621.— Sur Un enfant de 6 ans, entré à l'hôpital le 24 juillet 1855. — Traduction francaise, dans Lancereaux; Thèses de Paris, 1862, n° 39, pag. 68.

Observation 43. — De Von Düben. — Dans *Hygiea.*, 1855, Bd XVI. S. 650. — Sur Fille de 17 ans, entrée le 17 avril 1854 à l'hôpital.

A été depuis son enfance, au dire de sa mère, délicate, pâle et faible. Quatre semaines environ avant son entrée, elle a été prise tout à coup de mal à la tête, avec fièvre, sans discontinuer pour cela ses occupations. Elle fut pendant quelques jours d'une humeur très-variable, riait et pleurait, remuait convulsivement les bras et les jambes. La fièvre persistant, elle dut garder le lit, fut subitement atteinte de paralysie à la jambe droite, plus tard à la gauche aussi; mais ces derniers symptômes disparurent, ne laissant qu'une légère faiblesse de la jambe droite. — A sa réception elle présentait l'état suivant : extrémité droite plus faible que la gauche, mouvement conservé toutefois. Bruit dans les vaisseaux du cou ainsi que dans l'aorte. Grande faiblesse, agitation fébrile. Aspect pâle et délicat. Tous les symptômes d'une fièvre gastrique lente nerveuse. — Après quelques jours, la fièvre cesse et la malade se sent mieux. Dans la nuit du 22 au 23 avril cependant, elle jette subitement des cris de détresse, et vers le matin on la trouve sans connaissance et sans parole, agitant le bras et la jambe gauches. Le bruit signalé aux vaisseaux du cou et à l'aorte subsiste sans changement. Les phénomènes de compression cérébrale et de paralysie s'accrurent, et la mort arriva le 27.

Autopsie. — Comme on l'avait prévu pendant la vie, un embole s'était enclavé dans un vaisseau du cerveau. La carotide cérébrale gauche était obstruée par un bouchon fibrineux, très-dur et solide; long de 3 millimètres, il commençait au-dessus de l'artère ophthalmique, s'étendait en dedans et oblitérait complètement l'artère du corps calleux, de la fosse de Sylvius et la communiquante du côté gauche. Ce bouchon était formé de fines fibres de fibrine, de cellules granuleuses et de gros noyaux. Dans les fines ramifications artérielles, malgré la plus minutieuse recherche, on ne put découvrir aucune espèce de bouchon. Au milieu de la face externe de l'hémisphère gauche, on trouve une place ramollie, de la largeur d'une noix, qui pénétrait dans la substance; le reste du cerveau parut sain. — A la valvule mitrale, comme aussi à l'aorte, petites excroissances pâles, solides, granulées, complètement organisées, formées de tissu cellulaire partie en voie de formation, partie entièrement développé. Sur l'une des valvules aortiques, coagulum solidement adhérent, qui s'étendait environ de 3 centimètres dans l'aorte et les autres vaisseaux ; sa partie extérieure était molle, mais celle qui tenait fortement à la valvule était blanc-jaune, compacte, dure, et si solidement adhérente qu'on ne pouvait, sans la déchirer, la détacher de son lieu d'implantation; il n'était pas nettement organisé, mais se composait de fibres de fibrine fines, rugueuses, avec des cellules granuleuses et de gros noyaux.

Observation 44. — De Ch. Schützenberger. — Dans Gaz. hebd, 1856, pag, 342. — Sur Philippe Siegwald, 29 ans, entré à la clinique chirurg. de Strasbourg le 9 janvier 1856.

Oservation 45. — De Ch. Schützenberger. — Dans Gaz. hebd., 1856, pag, 345. — Sur Catherine Meyer, 67 ans, entrée à la clinique de Strasbourg le 28 novembre 1855.

Observation 46. — De Ch. Schützenberger. — Dans De l'oblit. sub. des art. par des corps solides, etc., 1857. pag. 25. — Sur Joseph Heffet, 22 ans, journalier, entré à la clinique de Strasbourg le 26 octobre 1855.

Observation 47. — De Ch. Schützenberger. — Dans De l'oblitération des artères par des corps solides, etc., 1857, pag. 41. — Sur Fichter, âgé de 21 ans, clinique de la Faculté de Strasbourg.

Observation 48. — De O. Beckmann. — Dans *Arch. für path. Anat. und Phys.*, 1857, Bd XII, S. 59. — Sur Homme de 20 ans.

Antérieurement en pleine santé; tombe malade avec phénomènes de léger rhumatisme articulaire, fièvre modérée; bientôt se produisent de violents délires, une fièvre vive, pouls dicrote, très-fréquent, pétéchies, tuméfaction de la rate, etc., donnant à la maladie beaucoup d'analogie avec le typhus. Ces symptômes augmentent d'intensité et amènent la mort dès le troisième jour après l'apparition du délire.

Autopsie. — Sur une valvule cardiaque existe une ulcération produite par une altération particulière, comme diphthéritique du tissu ; la masse finement granuleuse qui s'en est détachée a donné lieu, en différentes parties du corps, à des occlusions prodigieusement nombreuses de petites artères et de capillaires. Les plus importantes étaient celles de la chair du cœur, des reins et aussi du cerveau. Il s'en était suivi, dans les premiers de ces organes, depuis une série de gros foyers métastatiques, jusqu'à de très-petites ecchymoses et de simples obstructions capillaires ; dans le cerveau, une hémorrhagie pointillée, disséminée, à côté de plus grandes extravasations sanguines. L'embole avait fait éclater directement les vaisseaux capillaires.

Observation 49.—De O. Beckmann.—Dans *Archiv für pathol. Anat. und. Phys.*, 1858, Bd XIII, S. 501.—Sur Pensionnaire de 80 ans.

Autopsie. — Corps amaigri. — Cœur assez gros, quelques taches tendineuses, modérément hypertrophié ; le ventricule gauche proportionnellement plus dilaté que le droit. La valvule mitrale a ses bords légèrement racornis et épaissis ; les muscles papillaires, à gauche, courts et épais, leurs pointes fortement tendineuses, en partie crétacées ; l'endocarde opaque par places et épaissi. Dans le cœur droit, rien à noter. La chair du cœur ferme, rouge-brune ; à gauche, quelques traînées tendineuses. Les valvules de l'aorte un peu épaissies et raides. L'aorte ascendante très-large, se rétrécissant assez subitement au moment de devenir aorte descendante. Tout le système artériel, y compris les plus fins rameaux, en état d'endartérite chronique ; immédiatement en avant de l'endroit rétréci, dans la tunique interne de la crosse aortique, existe une plaque de chaux plus grande qu'un *groschen*, un peu détachée du côté du cœur, et qui proémine presque perpendiculairement dans la lumière du vaisseau. — Poumons atrophiés, denses au sommet, fortement pigmentés ; à la face antérieure du lobe inférieur gauche, deux infarctus hémorrhagiques récents. — L'estomac large, sa muqueuse épaissie, couverte d'un mucus visqueux, gris-rougeâtre La muqueuse du duodénum et de la plus grande partie du jéjunum hyperémiée, imbibée de sucs et tuméfiée ; la fin du jéjunum contient du sang liquide sombre. La muqueuse de tout le reste de l'intestin grêle, jusque près de la valvule de Bauhin, enduite de masses visqueuses, sanguinolentes, également colorée en rouge-bleuâtre foncé, sans autre altération. Le gros intestin est rempli de fèces teintes par la bile et sans le moindre mélange de sang ; sa muqueuse un peu épaissie ; dans la muqueuse du colon transverse, deux petites ecchymoses.— L'artère mésentérique supérieure, juste au point où elle émet l'artère iléo-cœcale, renferme, à cheval sur la bifurcation, un thrombus remplissant toute la lumière du vaisseau ; ce bouchon, long environ de trois quarts de pouce, est ferme, un peu décoloré partiellement, tient très-légèrement à la paroi vasculaire, se continue d'un demi-pouce à peu près dans les deux rameaux émergents, et s'y termine en boule. Ce thrombus satisfait à toutes les conditions d'un caillot embolique. — Au mésentère, rien de particulier. — Dans la veine fémorale gauche, de petits thrombus suspendus dans les valvules; d'autres coagulations dans quelques veines musculaires de la même cuisse.

Observation 50. — De E. Fritz. — Dans Union médicale, 5 mai 1857, pag. 222. — Sur femme de 52 ans, morte à l'hôpital de Strasbourg.

Observation 51. — De E. Fritz. — Dans Bulletins de la Soc. anat. de Paris, 1860, pag. 127. — Sur Homme.

Observation 52. — De E. Fritz. — Dans Gaz. hebd., 1860, pag. 264. — Sur Hippolyte-Henri Angibaud, 11 ans, entré à l'hôpital des Enfants le 19 janvier 1858.

Observation 53. — De Markham. — Dans *British. med, Journ.*, 1857, nº 10. — Sur Femme de 50 ans.

A la suite d'une violente affection de poitrine a longtemps souffert de dyspnée et de palpitations, auxquelles s'ajoutèrent, dans les derniers temps, des accès de faiblesse et de vertige. A son entrée à l'hôpital on constata une forte dyspnée; visage livide; point de pouls au poignet droit. Peu de temps après sa réception apparurent l'anesthésie et la paralysie de la moitié droite du corps; et l'œdème pulmonaire, soixante heures après, détermina la mort.

Autopsie. — Adhérences au péricarde; légère dilatation et hypertrophie du cœur; insuffisance des valvules aortiques; dilatation et inflammation chronique des parois de l'aorte. Dans le sinus de l'aorte s'ouvrent trois petits anévrysmes, l'un situé à gauche, les deux autres à droite, dont le plus grand rétrécit considérablement la veine-cave supérieure. Le tronc innominé, à la fin de son trajet, est bouché par un coagulum ferme, blanc-rougeâtre, qui se continue dans toute la longueur de la carotide commune droite. L'ouverture de la carotide gauche, à la crosse de l'aorte, est très-rétrécie. Dans la carotide cérébrale gauche se trouve un coagulum obturant, rouge, ferme; il est situé au point où l'artère entre dans le crâne, et se continue dans l'artère de la fosse sylvienne. Les parois artérielles sont partout saines. Les caillots emboliques provenaient des anévrysmes aortiques, puisque rien de particulier n'existait aux valvules du cœur. Ramollissement de la portion du cerveau desservie par l'artère cérébrale moyenne gauche.

Observation 54. — D'Esmarch (de Kiel). — Dans *Archiv für path. Anat, und. Phys.*, 1857, tom. XI, pag. 410. — Sur Capitaine de vaisseau de 37 ans. — Traduction française, dans Union médicale, 1858, pag. 406.

Observation 55. — De Simonin. — Dans Comptes-rendus des travaux de la Soc. de méd. de Nancy, 1857. — Sur Demoiselle âgée de 54 ans.

Observation 56. — De Van der Byl. — Dans *Med. Times and Gaz.*, jan. 1858. — Sur Femme de 44 ans.

Trois mois avant sa mort, au milieu d'un bien-être parfait, fut saisie de vertige et tomba comme foudroyée ; elle resta dix minutes sans connaissance, le côté gauche paralysé, et il se manifesta une abondante métrorrhagie ; visage tiré à droite, émission involontaire des selles et des urines ; vomissements violents. Au bout de quelque temps la perte de sang s'arrêta, le mouvement revint dans l'extrémité inférieure, et les garde-robes furent un peu tolérées. Une semaine après, l'état s'aggrava : stertor, coma, mort.

Autopsie. — Dans l'artère basilaire, dans les artères du corps calleux, de la fosse de Sylvius et profonde cérébrale du côté droit, et dans l'artère de la fosse de Sylvius gauche, on trouva des bouchons de fibrine ; dans l'artère basilaire, le bouchon siégeait au niveau de sa division ; dans les autres vaisseaux, aux points où de forts rameaux se détachaient. A chaque embole tenait un coagulum, pâle et moins ferme que le premier.— Cœur gras ; valvules aortiques et mitrale recouvertes de végétations en forme de papilles, très-friables, faciles à détacher, et présentant au microscope la même composition que les bouchons artériels. — Dans la substance cérébrale, des foyers de ramollissement rouge, gros comme une noix. Dans les reins et la rate, d'abondants dépôts fibrineux. L'utérus, augmenté de volume, paraissait comme après un avortement.

Observation 57. — De Spring. — Dans Le Scalpel, Liège, 1858, nº 16. — Sur Fille de 27 ans.

Observation 58. — De Dumont-Pallier. — Dans Comptes-rendus de la Soc. de biologie, 1858, pag. 178.—Sur Une jeune femme, Sc., entrée à l'Hôtel-Dieu de Paris dès les premiers jours de novembre 1858.

Observation 59. — De Dumont-Pallier. — Dans Bulletins de la Soc. anat. de Paris, 1860, pag. 405.— Sur Femme de 38 ans, entrée à l'Hôtel-Dieu.

Observation 60. — De Dumont-Pallier. — Dans Bulletins de la Soc. anat. de Paris, 1860, pag. 432.— Sur Femme de 50 ans, entrée à l'Hôtel-Dieu de Paris le 27 novembre 1860.

Observation 61. — De Salomonson und F. Trier. — Dans *Ugeskrift for Läger*, 1858, Bd 27, S. 353. — Sur Homme de 43 ans.

Production de phénomènes apoplectiques ; perte de connaissance complète avec paralysie totale du côté droit du corps ; le bras gauche était à moitié fléchi et les doigts repliés vers la paume de la main ; on rencontra un peu de résistance en les étendant. Le même état de rétraction se présentait à un degré plus intense à la jambe gauche, et l'on y voyait en même temps des convulsions faibles, involontaires, cloniques, dans les muscles extenseurs de la jambe et du pied.

Autopsie. — Gros foyer sanguin dans l'hémisphère cérébral gauche, qui s'étendait d'avant en arrière sur une longueur de 4 centimètres environ, s'approchait en dedans des couches optiques et du corps strié, et arrivait en dehors jusqu'à la surface du cerveau. — Les branches principales de l'artère cérébrale profonde gauche étaient bouchées par des emboles. — Hypertrophie considérable du ventricule gauche avec endocardite chronique des valvules aortiques et mitrale. — Coins de fibrine métastatiques dans le rein gauche.

Observation 62. — De Pioche. — Dans Gaz. méd. de Lyon, 1858, pag. 455. — Sur Femme J. Jeace, 32 ans.

Observation 63. — De Budd. — Dans *Medical Times*, 17 juillet 1858. — Sur Sarah Sheppard, âgée de 23 ans, entrée à l'hôpital le 23 décembre 1857. — Traduction française, dans Gaz. hebd., 1859, pag. 364.

Observation 64. — De Charcot et Ball. — Dans Gaz. hebd., 1858, pag. 755. — Sur Caroline Beret, 23 ans, marchande des quatre saisons, entrée, le 13 juillet 1858, à la Pitié.

Observation 65. — De Charcot et Ball, recueillie par Jacquemier. — Dans Charcot et Ball, Gaz. heb., 1858, pag. 841. — Sur Mme C., 3, place Favart, 20 ans.

Observation 66. — De Wunderlich. — Dans *Archiv. für phys. Heilkunde*, neue Folge, 1858, Bd II, S. 283. — Sur C. N., âgé de 22 ans, entré à l'hôpital le 30 juin 1857. — Traduction française, dans Gaz. hebd., 1859, pag. 364.

Observation 67. — De Wallmann. — Dans *Archiv. für path. Anat. und Phys.*, 1858, Bd XIII, S. 550. — Sur Femme de 40 ans.

Cette malade, affectée d'un cancer de l'estomac, mourut après vingt heures de *sopor*.

Autopsie. — Squirrhe en ceinture rétrécissant l'ouverture du pylore, avec ramollissement purulent partiel et dilatation consécutive de l'estomac. — Légère hypertrophie cardiaque, végétations irrégulières sur la valvule mitrale. — L'artère de la fosse de Sylvius gauche, dans le voisinage de l'artère choroïde et sur une étendue d'environ un pouce et demi, est bouchée par un coagulum brun-rouge, fermement adhérent aux parois, qui se continue dans plusieurs branches latérales. L'artère sylvienne, en avant et en arrière du segment obstrué, est libre ; ses parois, sauf quelques taches sombres à la tunique interne, sont saines. — Le lobe cérébral moyen gauche, dans le voisinage de ce thrombus, contient quatre à cinq foyers, gros comme une noisette, blanc-jaunâtres, ramollis et pulpeux, en partie confluents. Le reste de la substance cérébrale non altéré; les ventricules latéraux légèrement élargis.

Observation 68. — De Duval. — Dans Écho médical Suisse, septembre 1858, et Gaz. heb., 1859, pag. 63. — Sur Jeune fille de 17 ans.

Observation 69. — De Von Græfe. — Dans *Archiv für Ophthalmologie*, 1859, Bd V, S. 136. — Sur Cocher, en 1857. — Traduction française, dans Arch. gén. de méd. 1860, vol. I, pag. 91.

Observation 70. — De Morel (de Strasbourg). — Dans Gaz. hebd.,

1859, pag. 216.—Sur La femme D., âgée de 34 ans, morte le 1er décembre 1857 à l'hôpital de Strasbourg.

Observation 71. — De Klob.—Dans *Zeitschrift der k. k. Gesellchaft der Ærzte zu Wien.*, 1859, nr 1.— Sur Jeune fille de 8 ans.

Autopsie. — Le conduit de Botall chez cet enfant présentait un passage de trois lignes de largeur, égal partout. Depuis son ouverture dans l'artère pulmonaire, ce canal était obstrué par un bouchon assez large, rouge-sombre au début, plus loin jaune-pâle et rougeâtre, assez ferme, adhérent intimement aux parois ; vers l'ouverture aortique, ce bouchon se terminait subitement par une véritable surface de rupture, de sorte qu'on pouvait par l'aorte plonger son regard dans une petite cavité de trois lignes de largeur, de même profondeur, dont le fond était formé par le bouchon décrit. L'orifice aortique n'offrait aucune trace de contraction. — Dans le mésentère de l'intestin grêle, on remarquait des extravasations de sang en forme de stries, qui suivaient les ramifications des artères, arrivaient jusques à l'insertion du mésentère sur l'intestin, et bordaient les vaisseaux dans la largeur d'une ligne. En poursuivant les recherches, on constata que l'artère mésentérique, dans ses plus fins rameaux, était bouchée par de petites parcelles de fibrine coagulée ; que de ces points partait un thrombus remontant vers le tronc ; qu'à leur niveau, les artères de trente à quarante-cinq centièmes de lignes viennoises de diamètre avaient leurs tuniques interne et moyenne déchirées ; que leur gaîne cellulaire, comme dans les anévrysmes disséquants, était détachée vers en haut et vers en bas. Dans la muqueuse intestinale des régions correspondantes existaient de petits extravasats en plaques.— Le morceau de thrombus, manifestement arraché du conduit de Botall, avait dû se briser dans la mésaraïque, et une masse de petits emboles avait ainsi envahi ses divisions.

Observation 72. — De Paulsen. — Dans *Hospitals Tidende,* 1859, no 40. — Sur Femme de 34 ans.

Auparavant bien portante a donné le jour à sept enfants sans le secours de l'art ; vers la fin de sa dernière grossesse s'est trouvée très-indisposée, et les fausses douleurs l'ont beaucoup tourmentée. Elle est délivrée depuis quatre semaines ; l'accouchement a été assez difficile et long, mais s'est pourtant terminé par les seuls efforts de la nature ; à l'expulsion du placenta, la malade a perdu beaucoup de sang. — Au moment de sa réception à l'hôpital, flux lochial encore assez abondant, un peu mélangé de sang, pas fétide ; douleur existant depuis trois jours dans le flanc droit, laquelle se continue dans la jambe droite ; cette dernière est enflée. Température de la peau normale ; pouls 90 ; point de douleur à la tête. Appétit supprimé, déplétions alvines retardées, émission des urines naturelle. Le ventre, particulièrement à la région ombilicale, très-proéminent, partout mou et indolent. La jambe droite est du pied jusqu'au ventre enflée, tendue ; mais la pression n'y occasionne de la douleur qu'au niveau du pli inguinal et jusqu'à 4 centimètres au-dessous, le long des vaisseaux fémoraux. On ne sent pas de cordons durs; la peau a sa couleur et sa température ordinaires. Les seins sont mous et flasques; à l'exploration physique, rien d'anormal dans les poumons et le cœur. — Dans l'espace de dix jours, la fièvre disparaît sous l'influence du traitement; l'appétit revient; l'enflure et la sensibilité du membre inférieur se dissipent. En essayant d'aller à la selle, la malade cependant est prise tout d'un coup d'une sensation de pression à l'hypochondre, elle a de la difficulté à respirer, en même temps que ses lèvres deviennent un peu bleuâtres, et elle meurt en quelques minutes.

Autopsie. — Au larynx, à la trachée, rien d'anormal. — Le cœur distendu, mais flasque et paralysé dans la diastole; il contenait surtout à gauche peu de sang, celui-ci liquide, ténu; valvules saines. — Dans la branche principale gauche de l'artère pulmonaire, un peu en avant du point où elle fournit les branches des deux lobes du poumon gauche, existait un coagulum sanguin de la grosseur du petit doigt, remplissant entièrement la lumière du rameau qui descend dans le lobe inférieur. Ce coagulum était constitué par une partie centrale blanc-jaunâtre, entourée d'une masse sanguine molle, sombre, coagulée; il envoyait des prolongements vers le poumon, mais se terminait assez subitement du côté tourné vers le cœur. A la première bifurcation du rameau artériel du lobe inférieur se trouvait un coagulum blanc-jaunâtre, fibrineux, qui, avec les prolongements partant du gros coagulum, bouchait complètement les deux petites ramifications naissant en ce lieu. Du côté droit, on voyait, juste au point où l'artère pulmonaire émet les branches destinées aux trois lobes, un coagulum blanc-jaunâtre, entouré d'une masse plus sombre, qui bouchait entièrement les branches des lobes inférieur et moyen. Les lobes supérieurs des deux poumons étaient assez fortement infiltrés de sérosité, sans être remplis de sang; les lobes inférieurs étaient modérément œdémateux. — La veine crurale droite était remplie par un caillot sanguin, dont une portion décolorée dans toute son épaisseur, dont l'autre, au centre seulement, blanc-jaunâtre, fibrineux, plus ou moins friable; cette dernière portion était entourée d'une couche plus ou moins épaisse de sang caillé sombre. Les parois du vaisseau, à leur face interne, avaient un aspect parfaitement sain. Le caillot au centre fibrineux se laissait facilement diviser et débarrasser de la couche sombre qui l'entourait. Il obstruait complètement la lumière du vaisseau, de façon que celui-ci, particulièrement sous l'arcade crurale, formait un cordon dur, fibreux; mais ce même caillot ne présentait nulle part de ramollissement ou de suppuration centrale. Il remontait dans la veine-cave inférieure dans une longueur d'environ un centimètre, mais seulement contre le côté de la paroi correspondant à la veine iliaque commune obstruée; il se terminait par une extrémité un peu dentelée et rompue. Sur cette extrémité, on voyait une arête rouge-jaune, peu saillante, fibrineuse, adossée contre la paroi de la veine-cave, implantée sur la terminaison dentelée du coagulum et s'effilant vers en haut ; elle indiquait avec le reste le contour d'un morceau arraché. La veine iliaque gauche ne contenait pas de coagulum.

OBSERVATION 73. — De Thüngel. — Dans *Archiv für pathol. Anat. und Phys.*, 1859, Bd XVI, S. 356. — Sur Un homme de 28 ans.

Robuste ; il y a trois jours a été pris de violent mal à la tête et de vomissements, et a perdu connaissance. Il est dans un coma complet; les pupilles sont dilatées et réagissent lentement; pouls lent mais assez fort, respiration lente; pas de paralysie. Mort le jour même de son entrée.

Autopsie.— Hyperémie du cerveau et de ses membranes ; beaucoup de sérosité dans les ventricules latéraux. Dans l'artère basilaire, au point où se détache l'artère cérébelleuse inférieure et postérieure, existe un bouchon fibrineux, long de quelques lignes, remplissant la lumière du vaisseau, adhérent à ses parois, décoloré. A l'intérieur des deux hémisphères cérébelleux, particulièrement à droite, la substance est réduite en une pulpe molle, mélangée de sang, ramollissement rouge.—Dans les deux poumons, infarctus hémorrhagiques. —Le cœur de grandeur normale, les valvules saines, l'endocarde du ventricule gauche opaque. A la face intérieure de l'aorte quelques plaques rugueuses, de forme irrégulière, recouvertes d'une couche molle de fibrine coagulée. — Les organes abdominaux hyperémiés, d'ailleurs normaux.

OBSERVATION 74. — De Thüngel. — Dans *Archiv für pathol. Anat. und Phys.*, 1859, Bd XVI, S. 356.— Sur Une femme de 51 ans, entrée à l'hôpital le 13 avril 1858.

Avait eu six ans auparavant une attaque d'hémiplégie à droite, trois ans auparavant une à gauche, qui toutefois disparurent l'une et l'autre sans laisser de traces. Quatre mois avant sa réception elle eut une nouvelle attaque d'hémiplégie à gauche, qui porta aussi sur la langue ; cette fois la paralysie fut persistante et résista à tous les moyens. Environ quatre semaines après sa réception, la malade eut plusieurs accès rapprochés d'anxiété précordiale et de vertige, avec contracture douloureuse des muscles à gauche ; pouls extrêmement petit et fréquent, mouvements tumultueux du cœur. Ces phénomènes cessèrent à peu près le jour suivant, mais se reproduisirent deux jours après avec une nouvelle violence. En même temps le bras gauche devint froid et bleuâtre, le visage pâle et affaissé ; la peau se couvrit de sueur froide. Le pouls manquait aux artères du bras gauche ; l'artère brachiale donnait la sensation manifeste d'un cordon dur. Le bras gauche resta froid, l'avant-bras et la main d'un rouge-bleu foncé et insensibles. Plus tard les doigts se détachèrent, et à l'avant-bras se produisit une eschare étendue avec suppuration des parties molles. Enfin survint la mort, par épuisement.

Autopsie.—Grand foyer de ramollissement gris-jaune dans l'hémisphère cérébral droit et dans la moitié gauche du cervelet. L'artère vertébrale gauche depuis l'origine de la basilaire, à l'intérieur du crâne et dans les arcades vertébrales supérieures, remplie par un bouchon rouge-sang, moitié solide, moitié mou.— Sténose mitrale considérable; dans l'oreillette gauche coagulum fibrineux rouge-brun, assez ferme, adhérent à l'endocarde. — Dans l'artère axillaire gauche un bouchon entièrement obturant, étroitement uni à la paroi vasculaire, descendant par la brachiale jusques au pli du coude. — Dans la rate trois coins jaunes, métastatiques.

Observation 75. — De Rauchfuss. — Dans *Archiv für pathol. Anat. und Phys.*, 1859, Bd XVII, S. 376.— Sur Une fille qui venait de naître.

Mourut d'un catarrhe intestinal cholériforme, avec dyspnée et cyanose.

Autopsie.—On trouva une ectasie du conduit de Botall avec thrombose de ce canal; thrombose obstruante prolongée dans l'artère pulmonaire droite, d'autre part dans l'artère rénale droite. Infarctus hémorrhagiques secondaires du poumon droit avec rupture et hémopneumothorax; hémorrhagies dans le rein droit. La thrombose du conduit artériel avait été ici le point de départ d'occlusions vasculaires emboliques étendues au loin.

Observation 76. — De Rauchfuss. — Dans *Archiv für pathol. Anat. und Phys.*, 1859, Bd XVII, S. 376. — Sur Un nouveau-né.

Mourut dans le cours d'un érysipèle.

Autopsie. — Une thrombose du conduit de Botall avait occasionné des embolies dans l'artère pulmonaire gauche avec infarctus hémorrhagiques secondaires du poumon.

Observation 77. — De B. Cohn. — Dans *Klinik der embol. Gefässk.*, 1860, S. 259. — Sur Femme de 39 ans.

Très-anémique; affectée de cancer de l'utérus et des ganglions rétro-péritonéaux; œdème léger à un seul pied; jamais de dyspnée, de cyanose, de frissons, de douleurs pectorales.

Autopsie.— Thrombose de la veine crurale gauche, par suite d'un cancer perforant. — Dans l'artère pulmonaire droite à deux centimètres de son origine plusieurs caillots anciens blancs, les uns creux, les autres pourvus d'un canal central rempli de coagulations récentes. Le parenchyme sans altération.

Observation 78. — De B. Cohn. — Dans *Klinik der embol. Gefässk.*, 1860, S. 259. — Sur Homme de 28 ans.

Était affecté d'une tuberculose générale rapide des ganglions et des poumons; le foie, la rate et le péritoine n'étaient pas restés épargnés. Sa maladie commença par de l'œdème très-douloureux à une cuisse; de nombreux frissons amenèrent, il n'y aurait eu que quatre semaines, la toux, la dyspnée, qui se sont jusqu'à maintenant souvent reproduits. Enfin, symptômes hectiques.

Autopsie. — Thrombose des veines de toute l'extrémité inférieure droite, produite graduellement et de bas en haut par la pression de paquets de ganglions tuberculeux sur la veine-cave. — Dans les deux lobes pulmonaires inférieurs d'innombrables obstructions artérielles de toutes dimensions, par des caillots anciens, décolorés, la plupart tout nouvellement arrivés, peu adhérents encore à la paroi. Parenchyme rouge-brun à la coupe; contenant de nombreux tubercules miliaires, en partie groupés; d'ailleurs partout aéré. Les sommets renferment de grandes cavernes à parois crevassées; plus bas des infiltrations, les unes simplement pneumoniques, les autres tuberculeuses.

Observation 79. — De B. Cohn. — Dans *Klinik der embol. Gefässk.*, 1860, S. 259. — Sur Femme de 43 ans.

Tousse depuis longtemps, atteintes nombreuses de diarrhée, s'est souvent alitée, n'a cependant jamais eu d'œdème à une extrémité. Attaques fréquentes de dyspnée, avec respiration râlante, pendant lesquelles les extrémités et le visage devenaient froids et pâles. Quinze minutes avant la mort, sommeil tranquille; en se réveillant, sans s'être aucunement agitée, elle est prise subitement de l'apnée la plus violente, avec pâleur du visage et de la surface du corps, pouls petit, presque imperceptible; toutefois conservation parfaite de la connaissance. Les analeptiques n'empêchent pas la terminaison fatale d'arriver au bout seulement de dix minutes. Elle se tourne sur le côté droit, et meurt.

Autopsie. — Thrombose des veines musculaires à la partie supérieure de la cuisse. — Les lobes pulmonaires moyen et inférieurs renferment des bouchons de date ancienne, qui n'atteignent pas tout à fait à la périphérie et adhèrent lâchement à la paroi correspondante: parenchyme aéré, rempli de sang, emphysémateux sur les bords. L'orifice pulmonaire du cœur obstrué par un thrombus blanc, complètement obturant, facile à déplacer, qui retombe dans la cavité cardiaque lorsqu'on incise le canal. Au sommet du poumon droit, une caverne grosse comme le poing, gélatineuse vers en bas, infiltration récente. Le cœur en diastole; les veines de l'épicarde regorgeant de sang; oreillette et auricule droites libres de coagulations anciennes. Appareil valvulaire normal. Moitié droite du cœur remplie de sang liquide, abondant. En revanche, la gauche tout à fait vide; le ventricule n'en est pas contracté; ses parois ne sont que lâchement adossées l'une à l'autre.

Observation 80. — De B. Cohn. — Dans *Klinik der embol. Gefässk.*, 1860, S. 259. — Sur Femme de 57 ans.

Souffrait d'un emphysème pulmonaire avec catarrhe chronique, auxquels s'étaient plus tard ajoutés une tuberculisation modérée du côté gauche, et un marasme général. Côté droit du thorax absolument immobile, sonore à la percussion; à gauche, léger épanchement pleurétique. Frémissement pectoral augmenté des deux côtés. Pouls 136; respiration 32-36. Plaintes continuelles sur la brièveté de sa respiration; anémie considérable sans cyanose. Pas de bruits anormaux dans les poumons; forte toux. Matité cardiaque un peu exagérée en largeur, second bruit pulmonaire accentué, premier bruit troublé, par moments souffle systolique. Crachats indifférents, rares. Urine abondante, jaune-brune, le plus souvent sans urates et albumine. Le jour de la mort, la dyspnée s'était tout d'un coup accrue; l'extrême anémie, l'accumulation rapide de l'épanchement dans la cavité gauche, faisaient craindre l'existence d'un hémothorax ou d'une forte exsudation fibrineuse et purulente. Pas d'hémoptysie, crachats toujours indifférents. Connaissance avec cela conservée, jamais de mal à la tête; les jugulaires ne sont pas gonflées, pas même ondulantes. Pied droit plus fortement œdémateux que le gauche. On n'observa pas de frissons. Par contre, sécrétion urinaire très-amoindrie ce jour-là; l'urine très-noire, déposant d'abondants urates brun-sombres, libre d'albumine. Elle perdit peu à peu conscience, et mourut au milieu des symptômes d'un œdème cérébral aigu.

Autopsie.—Thrombose des sinus cérébraux et de la veine iliaque droite. — La partie supérieure du poumon gauche aérée, très-emphysémateuse, anémie générale, forte pigmentation. L'artère pulmonaire de ce côté, dans presque tous ses rameaux, remplie de caillots anciens, le plus souvent à cheval sur les bifurcations, envoyant leurs prolongements jusqu'à la périphérie, adhérents sur divers points à la tunique interne. Certains d'entre eux, gros et petits, sont aplatis en forme de membranes, prouvant ainsi clairement qu'ils émanent des sinus cérébraux; d'autres sont friables, rouge-pâles, grumeleux, entourés de coagulations récentes, noires, contemporaines de l'agonie. L'artère pulmonaire gauche est dans le même état; ici également la plupart des bouchons sont à cheval sur les éperons, et envoient leurs prolongements tout le long de la paroi des vaisseaux subordonnés; seulement le lobe inférieur montre la première grosse branche collatérale, à peu près au niveau du hile, entièrement bouchée par un thrombus gros comme une noisette, compacte, blanc-rougeâtre; ses pointes coniques se dirigent de là vers toutes les ramifications, sans jamais atteindre la périphérie; le parenchyme correspondant un peu anémié, emphysémateux, libre d'œdème. Dans la cavité pleurale gauche, un épanchement considérable de sérosité, non de sang, avec léger mélange de flocons fibrineux. La plèvre pulmonaire recouverte d'une mince couche d'un exsudat purulent et fibrineux, quelques petits tubercules de fraîche date au-dessous. La plèvre correspondante du côté droit sans manifestations analogues.—Au péricarde, léger épanchement séreux. Épicarde très-graisseux. Cœur de grosseur normale. Ventricule droit considérablement dilaté, valvules saines. La moitié gauche du cœur vide, la valvule bicuspide épaissie et ratatinée.

Observation 81. —De B. Cohn. — Dans *Klinik der embol. Gefässk.*, 1860, S. 260. — Sur Homme de 28 ans.

A depuis quatorze semaines toux et dyspnée, surtout après qu'il s'est agité. Second bruit pulmonaire très-accentué, matité cardiaque très-étendue. Fréquemment, des frissons intenses suivis de chaleur et sueur. Expectoration très-abondante de crachats sales et sanglants. La position assise amène seule une diminution de la dyspnée. Point d'albumine dans les urines. Le dernier jour encore un frisson. En outre, aux poumons signes d'œdème aigu, ronchus sonores sans matité.

Autopsie. — Le lobe inférieur gauche fortement adhérent au thorax, l'adhérence infiltrée dans 3 centimètres d'épaisseur; à gauche en haut un infarctus hémorrhagique du volume d'un œuf de poule; d'autres plus petits disséminés dans le reste du parenchyme; ce dernier en général induré, brun; de forts bouchons de dimensions diverses sont par cinq ou six dans divers rameaux; ils ne sont pas toujours intimement unis, ne correspondent pas constamment aux infarctus hémorrhagiques, conduisent souvent à des parties parfaitement aérées.—Dans le péricarde, quantité modérée d'un sérum fortement ictérique. Moitié droite du cœur dilatée, le sang mollement caillé, les valvules ratatinées, amplement recouvertes d'excroissances verruqueuses. Au bord supérieur du foramen ovale se trouvent trois petites masses, situées sous l'endocarde, en forme de noyaux, composées d'exsudat et de coagulum, se désagrégeant aisément. Les auricules et veines libres. L'orifice veineux présente les signes d'une endocardite récente; les poches des valvules sont épaissies, abondamment recouvertes de concrétions. La circonférence du ventricule gauche très-étroite.

Observation 82. — De B. Cohn. — Dans *Klinik der embol. Gefässk.*, 1860, S. 261. — Sans signalement.

Brièveté considérable de la respiration dans les dernières semaines, forte toux, jamais d'hémoptysie, retour fréquent de frissons sans ictère. Extrême anémie et abaissement général de la température. Inappétence chronique; parfois du dévoiement.

Autopsie. — Thrombose de la veine hypogastrique et iliaque par suite d'un psoïtis et d'une carie de l'ilium. — Parenchyme pulmonaire œdémateux à un haut degré et très-hyperémié, partout perméable à l'air. Les branches artérielles contiennent de nombreuses embolies, petites et grandes, plus ou moins anciennes; la paroi vasculaire est intacte. — Peu de sang dans le cœur, sa moitié droite légèrement dilatée.

Observation 83. — De B. Cohn. — Dans *Klinik der embol. Gefässk.*. 1860, S. 262. — Sur Femme de 66 ans.

Forte dyspnée, qui avait toutefois en partie sa raison d'être dans la complication de péricardite aiguë; en même temps cyanose, refroidissement des extrémités, petitesse du pouls radial, imputables de préférence à cette inflammation. La malade eut jusqu'à la fin sa pleine connaissance. La mort arriva subitement; elle venait d'aller à la selle et d'être rapportée au lit, quand elle tomba tout d'un coup en arrière, et mourut.

Autopsie. — Thrombose d'une veine ovarique chez une femme morte de péricardite. — Parenchyme pulmonaire gorgé de sang, les deux lobes inférieurs splénisés. Des deux côtés, hydrothorax. Le tronc de l'artère pulmonaire contient un caillot ancien, incomplètement oblitérant, qui ferme complètement vers la périphérie les branches de division. — Appareil valvulaire du cœur normal. Le ventricule droit considérablement hypertrophié.

OBSERVATION 84. — De B. Cohn. — Dans *Klinik der embol. Gefässk.*, 1860, S. 263. — Sur Homme.

Dans les derniers trois mois, dilatation et obstruction considérable et visible des veines sous-cutanées de la cuisse, sans qu'on observât en même temps de l'œdème. Frissons fréquents avec extrême difficulté de respirer, plus tard dévoiement et toux avec expectoration modérée. Le malade se promène dans le jardin, jusqu'à ce que des frissons répétés l'obligent à garder le lit. Les derniers jours, brièveté considérable de la respiration, pouls très-petit, légère cyanose, grande anémie. Les frissons se renouvellent jusqu'au dernier moment.

Autopsie. — Thrombose de la veine iliaque par suite de psoïtis et de spondylarthrocace des vertèbres lombaires. — Au poumon droit, çà et là, des tubercules, le reste du parenchyme aéré, le lobe moyen et inférieur simplement œdémateux. A gauche en haut, une petite bronchectasie à parois lisses, partiellement environnée de tissu induré et imperméable. Toutes les branches de l'artère pulmonaire droite remplies d'emboles, en général très-durs, quelques-uns pourtant à l'état de pus. La plupart des bouchons sont à cheval et envoient vers la périphérie souvent de cinq à six prolongements, selon les ramifications artérielles. La paroi vasculaire est partout intacte, même dans les endroits où adhèrent les thrombus purulents dont il a été question. La thrombose embolique ne fait défaut que vers le sommet des deux lobes supérieurs. Les veines correspondantes toutes libres à leurs origines périphériques. — Péricarde soudé avec le cœur ; le cœur lui-même très-réduit en dimension ; du reste, les valvules normales.

OBSERVATION 85. — De B. Cohn. — Dans *Klinik der embol. Gefässk.*. 1860, S. 263. — Sur Journalier de 79 ans.

Affecté de tuberculisation pulmonaire depuis plusieurs mois. Très-forte toux, brièveté considérable de la respiration, en désaccord avec la très-légère obscurité aux sommets et l'absence de bruits morbides. Les crachats sont toujours finement spumeux, de temps à autre un peu sanglants; beaucoup de soif et chute rapide des forces. Toutefois, on n'observe pas de frissons. Pouls de 84 à 92 ; ni élévation, ni abaissement excessif de la chaleur. Le malade conserva jusqu'au dernier moment ce pouls modéré ; il s'affaiblit de jour en jour, sans que nous ayons pu constater au sommet des poumons aucun progrès des infiltrations. La percussion restait partout normale. Les contractions du cœur très-faibles. Pas de cyanose au visage, jamais perte de connaissance. Urine constamment très-rare, dans les derniers jours très-trouble, pourtant sans albumine ni pigment biliaire. Il n'y avait pas d'hydrothorax. On n'observa jamais de frissons, ni d'attaques de dyspnée subite. La respiration devint de plus en plus courte, et la mort arriva par épuisement.

Autopsie. — Thrombose de la veine jugulaire comprimée par des ganglions mélanotiques, ainsi que des deux veines crurales, sans œdème, des pieds. — Au sommet des deux poumons, rétractions cicatricielles. Sur la surface de section, nombreux nodules tuberculeux. Au sommet gauche une grosse caverne au milieu d'un parenchyme vide d'air. Les deux plèvres présentent aussi des nodules tuberculeux blancs en abondance. Dans les diverses ramifications de l'artère du poumon gauche existent beaucoup d'emboles gros et petits, derrière lesquels le calibre des vaisseaux est vide; la plupart sont pâles, quelques-uns rouge-bruns et friables, lâchement unis à la paroi sous-jacente, d'ailleurs saine. Du côté droit, le tronc principal lui-même contient un thrombus gros sans contredit comme un œuf de poule, blanc, ferme, friable et désagrégé au centre, intimement soudé à la paroi, dont les prolongements pénètrent environ à 2 centimètres dans le parenchyme, mais qui laisse intacte la périphérie vasculaire. Les veines correspondantes libres de coagulums. — Le péricarde libre, le cœur très-petit, sa charpente musculaire flasque et mince.

Observation 86. — De B. Cohn. — Dans *Klinik der embol. Gefässk.*, 1860, S. 204. — Sur Homme de 71 ans.

Depuis longtemps grande brièveté de la respiration, sans toux, sans expectoration; urines rares, très-foncées, quelquefois très-fortement albumineuses. Le plus souvent bruits du cœur normaux; souvent, en particulier dans des accès de plus forte dyspnée, murmure systolique clair et le second bruit accentué. Jamais de pulsation veineuse. Soulèvement considérable et immobilité du diaphragme pendant l'inspiration. Le plus souvent pouls très-irrégulier, souvent on peut à peine le compter. Les mouvements respiratoires s'interrompent quelquefois pendant 25 secondes entières. Avec le temps voici les symptômes que l'on observe : non-seulement le diaphragme paraît singulièrement inactif, mais les espaces intercostaux correspondant à l'embolie du lobe supérieur droit s'enfoncent aussi très-profondément à chaque inspiration; on n'entend en ce point presque aucun bruit respiratoire, tandis que la percussion y est parfaitement sonore. Peu à peu se dessine également une pulsation veineuse ; le sujet devient somnolent, et tandis que la radiale est très-faible, à peine sensible. que les extrémités deviennent extrêmement froides et que les bruits cardiaques ne sont que très-sourdement perçus, le choc du cœur se montre assez fort et correspond manifestement à l'action nécessairement accrue du ventricule droit. La toux et l'expectoration restent toujours insignifiantes; en revanche il n'y a sécrétion que de deux livres d'urine environ dans les vingt-quatre heures. La densité de ce liquide est de 1,010. Les pieds deviennent graduellement très-œdémateux, froids, enfin les orteils se gangrènent. L'urine à la fin n'est plus excrétée qu'en raison d'une demi-livre, avec un poids spécifique de 1,005; elle dépose abondamment, ne contient plus en dernier lieu d'albumine.

Autopsie. — Les veines des muscles du mollet remplies de vieux coagulums, mous, lâchement unis à la paroi. — Dans la cavité pleurale gauche, léger épanchement séro-fibrineux. Lobe pulmonaire supérieur droit plein de sang, libre d'œdème. Artère pulmonaire remplie de caillots anciens; ses parois saines. Le lobe moyen anémique, sa circulation libre. L'inférieur également sans bouchons. A la pointe du lobe inférieur gauche, qui paraît de dehors carnifié par l'épanchement, un infarctus gros comme une noix, hors duquel une thrombose se laisse suivre jusqu'à la bifurcation principale. Les veines sont libres, ici, comme dans tous les autres lobes. — L'oreillette et le ventricule droits extrêmement dilatés. La surface de l'endocarde un peu opaque. L'ouverture de l'artère pulmonaire plus large aussi qu'à l'état normal. Les parois en certains points ont subi la dégénérescence athéromateuse.

Observation 87. — De B. Cohn. — Dans *Klinik der embol. Gefässk.*, 1860, S. 264. — Sur Homme de 64 ans.

Mêmes symptômes essentiels que dans le cas précédent. Encore la même dyspnée, même forme du mouvement respiratoire, mêmes phénomènes du côté de l'excrétion des urines. Ici, particulièrement pendant les dernières quatre semaines, on observa plusieurs fois des frissons le matin, sans succession de chaleur ou de sueur, réfractaires à la quinine. Dans ce cas également la cyanose se manifesta moins au visage qu'aux extrémités.

Autopsie. — Thrombose des veines crurales jusqu'à la plante des pieds, chez un sujet dont le péricarde est soudé avec le cœur, toutes les cavités cardiaques dilatées, et qui présente finalement une tuberculisation miliaire aiguë des poumons, plèvres, rate, foie et péritoine. — Dans les deux cavités pleurales épanchement séreux considérable, les poumons sans adhérences; tous les lobes parsemés de petits nodules miliaires; dans le lobe moyen droit une cavité du volume d'une noix, émanée d'un infarctus, dont les résidus y sont encore renfermés. L'artère pulmonaire dans tous ses rameaux remplie d'anciens caillots, durs et décolorés; dégénérescence graisseuse de la paroi artérielle. Les bouchons eux-mêmes le plus souvent à cheval, les uns entièrement obturants. — L'orifice de l'artère pulmonaire a le double de sa largeur. L'oreillette et notamment le tronc de la veine-cave supérieure ont plus que le double de la leur. Valvules gauches normales.

Observation 88. — De B. Cohn. — Dans *Klinik der embol. Gefässk.*, 1860, S. 265. — Sur Femme de 42 ans.

Avait eu trois semaines avant le terme de sa grossesse, par suite d'insertion vicieuse du placenta, de fortes hémorrhagies, avec arrêt des mouvements du fœtus. Il fallut appliquer le forceps. Pendant cette opération un premier frisson se produisit; on termina l'accouchement, et après la sortie du placenta il s'écoula un liquide extrêmement fétide. La fièvre devient ensuite très-violente, la malade s'affaiblit beaucoup, prend un peu d'ictère, l'utérus revient peu sur lui-même, est cependant médiocrement douloureux; à côté de cela, ni toux, ni douleurs thoraciques, brièveté considérable de la respiration et soif ardente; les frissons se renouvellent plusieurs fois le jour, il s'y joint du dévoiement et du délire; bientôt après la mort arrive.

Autopsie. — Métrophlébite puerpérale. Thrombose de la veine épigastrique gauche. — Les poumons à l'extérieur ont l'aspect parfaitement sain, très-anémiques; dans les deux lobes inférieurs un peu plus de sang, œdème. Les branches de l'artère pulmonaire, particulièrement dans le lobe inférieur, remplies de coagulations anciennes et dures, n'atteignant pas jusqu'à la périphérie ; les cavités pleurales sans épanchement, ainsi que le péricarde. — Le cœur lui-même, dans sa charpente contractile et son appareil valvulaire, normal.

Observation 89. — De B. Cohn. — Dans *Klinik der embol. Gefässk.*, 1860, S. 266. — Sans signalement,

Depuis quatorze jours fièvre quotidienne, depuis quelques jours diarrhée et diminution des urines. Gonflement prononcé de la rate. Le jour de l'accès : 114 pulsations, 40-44 respirations (reniflantes), murmure systolique avec accentuation du second bruit pulmonaire, le ventre extrêmement sensible au contact. Connaissance un peu troublée. Température générale élevée. Langue et lèvres sèches, sans cyanose. Mort graduelle par l'insuffisance croissante du mouvement respiratoire, qui devient peu à peu tout à fait superficiel et finit par se suspendre entièrement. L'agitation de l'agonie manqua.

Autopsie. — Pigment au foie et à la rate. — Pas d'épanchement dans les deux cavités thoraciques. Les sommets des poumons un peu ratatinés par du tissu cicatriciel ; le reste du parenchyme très-emphysémateux ; très-fortement coloré en noir, à la coupe, par du pigment. L'artère pulmonaire libre dans ses rameaux visibles à l'œil nu ; ses fines ramifications microscopiques, appartenant presque au réseau capillaire, renferment en abondance des amas et de fines granulations pigmentaires. Le sang de l'artère pulmonaire n'est pas caillé, çà et là nagent des masses grumeleuses, en petites sphères, contenant beaucoup de pigment, qu'on retrouve dans la masse générale du sang.

Observation 90. — De B. Cohn. — Dans *Klinik der embol. Gefässk.*. 1860, S. 264. — Sur Homme de 66 ans.

Le malade, il y a six mois, avait été subitement frappé d'hémiplégie. Cette affection se dissipa complètement, et jusqu'au jour de sa maladie actuelle il était resté agile et en pleine possession de ses facultés intellectuelles et physiques ; tout au plus avait-il éprouvé une certaine raideur du bras droit. Absence complète de déviation de la bouche, de bégaiement ou de strabisme, de tournement de tête. Il se plaignait quelquefois de froid aux pieds ; n'avait jamais de défaillances; appétit bon jusqu'à la fin. Le jour où commença sa maladie actuelle il s'était levé fort content, avait aussitôt déjeuné et se préparait à sortir, quand tout à coup, au milieu d'une conversation tout à fait calme et sensée, il s'affaisse et tombe à terre sans connaissance et paralysé de la moitié du corps. On le met au lit et l'on observe déjà que sa jambe traîne ; il vomit beaucoup. Comme il ne reprend pas ses sens, on le porte à l'hôpital le même jour. Ici l'on constate : paralysie complète du côté droit, au visage et aux membres; perte absolue de connaissance; 112 pulsations, 44 respirations, point stertoreuses; agitation continuelle et sans but apparent du bras gauche; chaleur du corps très-élevée; fréquents vomissements, beaucoup de hoquet. Évacuation involontaire des selles et des urines. Visage pâle et froid. Pupilles également dilatées. Bruits du cœur purs. Deux jours après, coïncidant avec l'administration de drastiques, diminution de la paralysie, pas de contracture; 100 pulsations, point de vomissement, respiration superficielle. Deux autres jours après, nouvelle paralysie complète sans secousses ni contractures; pas de réaction aux excitations extérieures même fortes. Visage et membres pâles et froids, pouls petit. Pas de vomissement, respiration mêlée de râle trachéal; mort dans la soirée. Durée de la maladie cinq jours.

Autopsie. — Endocardite avec dégénérescence calleuse de la chair musculaire. Ventricule gauche dilaté, musculature sans hypertrophie, endocarde opaque et blanc, surtout aux trabécules, dans lesquelles des prolongements de tissu cellulaire calleux pénètrent si profondément qu'ils rétrécissent la musculature. Bicuspide normale. Valvules aortiques à bord libre, à poche mobile, sans dépôt ni places dépolies qui eussent pu en fournir l'occasion. L'arc aortique libre aussi, légèrement athéromateux. Dans l'auricule gauche point de coagulum. — Le cerveau et ses vaisseaux vingt heures après la mort : Sinus longitudinal vide de sang. Pie-mère très-finement injectée; pas d'épanchement sous la dure-mère. La carotide gauche complètement obturée par un coagulum solide, qui se continue, à travers le canal carotidien, vers la carotide cérébrale et envoie vers en bas, à contre-courant, un filament fibrineux de 2 millimètres d'épaisseur. Il est composé de masses stratifiées, et a des sinuosités dentelées, qui sont un peu minces et molles au centre; il adhère à la paroi sous-jacente, lâchement en certains points, solidement sur d'autres; dans ce dernier cas, on ne peut l'en séparer sans perte de substance; la paroi d'ailleurs n'est pas athéromateuse. Vers la périphérie le coagulum s'étend en partie dans l'artère de la fosse de Sylvius. La pie-mère unit le lobe antérieur avec le moyen, de telle façon qu'il n'y a plus de sillon antérieur. Sur le cerveau encore intact je fis une injection par l'artère basilaire, après avoir lié la carotide droite restée libre. Voici la manière intéressante dont les choses se passèrent : les vaisseaux de la pie-mère du côté malade sont trois fois plus larges que leurs vis-à-vis; ils se remplissent en partie par la communiquante antérieure, en partie par la moyenne, présentent un réseau très-finement injecté, qui se rend dans les parties profondes par la portion réfléchie de la pie-mère. La lumière de cette même artère communiquante est aussi très-dilatée et aucune n'est athéromateuse. Sur la surface de section la substance corticale du lobe antérieur et du moyen hyperémiée, rosée et en même temps gorgée de sucs, avec beaucoup de petites apoplexies capillaires. Le microscope découvre ici des vaisseaux en spirale élargis et gorgés de globules du sang agglomérés, des capillaires remplis en partie d'un détritus amorphe et graisseux. Les fibres et cellules nerveuses de structure normale; globules de graisse agglomérée, clair-semés dans la préparation. A cette couche rouge, assez atrophique par suite de l'âge avancé du malade, touche dans la profondeur de l'organe une substance médullaire très-ramollie, en partie blanche, en partie pourtant marquetée de points rouges ; ces derniers, à un examen plus approfondi, se présentent comme la section de vaisseaux dont les uns sont déjà visibles à l'œil nu. La continuation de la recherche microscopique montre beaucoup de capillaires extrêmement dilatés par de la graisse, la plupart entièrement privés de leur épithélium. Çà et là des agglomérats de globules du sang. —Des foyers isolés ont en outre un reflet jaunâtre et se distinguent par leur consistance liquide, gélatineuse. Ici les corpuscules de Gluge se montrent en nombre extraordinaire, les fibres sont brisées en nombreux morceaux, ont perdu leur double contour. On voit en outre à l'intérieur des vaisseaux les boules de graisse agglomérée dont il a été question, et on peut y constater ce fait intéressant, que ces corps proviennent manifestement en partie des globules blancs du sang. Ces derniers présentent en effet, sur bien des points, des boulettes de graisse tout d'abord isolées, auprès desquelles on voit encore le contenu gris et granuleux ordinaire. Par l'addition de ce contenu la boule de graisse agglomérée acquiert peu à peu son entier développement. Au milieu de ce foyer de ramollissement on découvre deux artères plus volumineuses, qui remplies de bouchons emboliques récents se divisent vers la périphérie en rameaux vides, sans présenter aucune altération de leurs parois. Quant aux bouchons, ils sont durs et blancs, et ne contiennent, à plus ample examen, que de la fibrine. — A la partie postérieure de ce côté, à l'hémisphère droit et aux autres régions de l'encéphale, tout est dans l'état normal. Rate petite, sans infarctus. Les reins, en revanche, présentent les restes d'une production antérieure d'infarctus, point d'infiltration.

Observation 91. — De B. Cohn. — Dans *Klinik der embol. Gefässk,*, 1860, S. 377. — Sur Mendiante de 71 ans.

A eu à plusieurs reprises des évanouissements, sans paralysie; trois jours avant la mort parésie subite d'un côté, visage et membres; abolition de la connaissance; évacuation inconsciente des excréments; pas de vomissements; 100 pulsations; peau froide; respiration superficielle; pupilles de largeur normale, immobiles; pas de convulsions; pas de contractures; température du corps abaissée. Le lendemain de sa réception elle semble avoir un peu repris connaissance, la réaction aux excitants extérieurs est meilleure, la peau reste froide et pâle. Dans la soirée aggravation sans cause externe; paralysie complète, respiration trachéale, point de contracture, pas de secousses. Durée de la maladie, trois jours.

Autopsie. — Dure-mère fortement tendue, épanchement abondant au-dessous; circonvolutions cérébrales aplaties; dans la carotide cérébrale gauche un caillot oblitérant, sec, cassant, qui vers le cœur se transforme en un coagulum récent et se continue du côté du cerveau jusque dans l'artère de la fosse de Sylvius. Comme conséquence de cet état de choses la plus grande partie de l'hémisphère gauche est à sa base réduite en bouillie. La substance grise est encore reconnaissable, elle renferme de nombreux extravasats sanguins; la substance blanche au voisinage teinte en jaune pâle. En haut le foyer se termine au plancher du ventricule latéral, sans le perforer. — Avant et après le détachement de la carotide, rugosités dans la crosse aortique et coagulums fibrineux fixés contre sa paroi. L'un de ces coagulums avait une surface de rupture toute fraîche et se trouvait précisément vis-à-vis de l'origine de la carotide. — La rate et les reins contenaient d'anciens infarctus.

Observation 92. — De B. Cohn. — Dans *Klinik der embol. Gefässk.*, 1860, S. 377. — Sur Femme de 45 ans.

Reçue dans l'établissement pour une épihépatite avec coloration ictérique du visage neuf jours avant l'attaque. Elle se remit, se promenait déjà plusieurs heures dans la chambre, et allait être bientôt congédiée. Un matin, après avoir dormi sans aucun trouble, elle se leva pour se laver; dès ce moment, elle présenta un trouble des idées; la main droite pendait déjà un peu; il fallut la remettre au lit; elle ne répondait à aucune question, et sa respiration devint bientôt suspirieuse. Examinée une heure après l'attaque, on la trouve paralysée aussi du nerf facial et de l'extrémité inférieure droite; les mouvement réflexes toutefois ne sont pas abolis. La malade a assez de connaissance pour tirer la langue à droite à la demande; pupilles rétrécies des deux côtés; visage froid et sans cyanose; elle se plaint, quoique avec des mots inintelligibles, particulièrement de douleurs à la tête et au front; pas de vomissements, ni strabisme, ni trismus. Bruits du cœur purs, gonflement quelque peu douloureux de la rate, urine albumineuse, pouls à 100, respiration à 44. — Deux jours après, état suivant: tête tirée à gauche; les angles de la bouche sont de même rabattus à gauche et en bas; connaissance meilleure, mouvements de la main droite plus forts aussi; grande dyspnée, forte toux; partout des ronchus; pupilles également étroites des deux côtés, point de strabisme. Évacuations involontaires; urine albumineuse; pouls 88, respiration 44. — Deux jours plus tard : paralysie plus intense, respiration cependant plus libre; se plaint de douleurs plus fortes à l'occiput; pas de vertige, pas de délire; selles liquides provoquées pas un purgatif; pouls à 76; dans l'urine, petits flocons d'albumine. — Le jour suivant: délire, cependant elle montre encore la langue quand on le lui demande; la parole est plus inintelligible; pupilles également dilatées; pouls à 84. — Le dernier jour, tout d'abord meilleur état, pouls faible, il est vrai, petit, à 84, mais connaissance nette; parole plus compréhensible; prend avec appétit les aliments qu'on lui offre; la moitié du corps paralysée est œdémateuse; urine faiblement albumineuse. Au cœur, sauf l'arythmie, point de bruits anormaux. Dans la soirée, râle subit, perte de connaissance, la mort dans douze heures.

Autopsie. — Sténose de l'orifice auriculo-ventriculaire. — Dure-mère trouble sur beaucoup de points, épaissie et soudée à l'arachnoïde. Carotide cérébrale gauche remplie par un thrombus rouge-brun, sans adhérence avec les parois, qui se prolongeait dans l'artère de la fosse de Sylvius et s'arrêtait à cheval sur la première bifurcation; il était constitué seulement par de la fibrine et des globules blancs emprisonnés par elle; je ne pus y trouver d'éléments épithéliaux de l'endocarde. Dans le corps strié correspondant, on trouve à la coupe un foyer ramolli, qui s'étend profondément vers en bas et touche presque à la pie-mère de la base, sans comprendre pourtant en avant la couche optique. Les vaisseaux de ce foyer sont la plupart remplis de graisse, sans qu'on puisse dire que leurs parois aient sensiblement subi la dégénérescence graisseuse. Dans quelques gros vaisseaux, comme dans un cas précédent, des corpuscules de Gluge, provenant sans doute de la métamorphose graisseuse des globules blancs. Du reste, ces produits existent abondamment disséminés, sur le champ du microscope, à côté de fibres cérébrales brisées. — Infarctus des poumons, de la rate et des reins.

Observation 93. — De B. Cohn. — Dans *Klinik der embol. Gefässk.*, 1860, S. 378. — Sur Ernst Scholz, 52 ans, du 30 juin au 5 juillet.

Depuis plusieurs mois, douleurs à la région de l'estomac, sans vomissement; anémie considérable, parfois œdème aux pieds. Depuis quatre semaines, confusion dans les idées, affaiblissement de la mémoire, sans paralysie, sans tremblement des extrémités. Huit jours avant sa réception blépharoptose à gauche, et le soir, pendant qu'il buvait du thé, spasme dans les muscles des yeux et du visage, ainsi que paralysie du côté droit. Pas de vomissement; impossibilité de parler et d'avaler; défécation involontaire. Amélioration graduelle aussi bien du mouvement que de la connaissance. — État à sa réception, six jours après cette attaque: paralysie de toute la moitié droite du corps et du visage; pupilles des deux côtés de grandeur normale, réagissant lentement. Il s'agite et se jette de côté et d'autre dans son lit; contraction de la nuque à gauche, blépharoptose à droite, pouls 84, pas de dyspnée, évacuation involontaire des excréments; point de vomissements, insomnie. Le même état persiste les jours suivants. Le malade est le plus souvent immobile, pâle du visage, froid de toutes les extrémités; quelquefois retour d'un peu de connaissance. Le dernier jour, il s'affaisse assez soudainement avec les symptômes d'une paralysie du nerf vague, pouls 144, respiration tout à fait superficielle, le derrière de la tête enfoncé solidement dans l'oreiller, la nuque raide; les extrémités complètement paralysées, sans contracture.

Autopsie. — Sténose de l'orifice aortique, dépôts verruqueux dans deux poches valvulaires, leur surface libre sur certains points fraîchement déchirée. — Sinus longitudinal contenant quelques coagulations clair-semées; dure-mère très-mince, transparente; ses vaisseaux, comme ceux de la pie-mère, sans injection. A la base, quelques drachmes d'un sérum clair. L'artère de la fosse de Sylvius du côté gauche libre dans son tronc principal; en revanche, elle se divise en trois collatérales, et celle qui se dirige vers le lobe postérieur est bouchée sur une étendue de 1/2 centimètre et transformée en un cordon long et dur ; à travers ses parois, on distingue un corps blanc. La partie du vaisseau qui fait suite au segment obstrué est libre jusqu'à la périphérie, mais quelques-uns de ses rameaux subordonnés sont fermés par de petits bouchons. Les autres grosses collatérales, destinées aux lobes antérieur et moyen, sont vides, ainsi que les artères de l'autre côté et les deux carotides. Cette thrombose est à l'extérieur un peu brunâtre, solidement unie à la paroi, au centre plus blanche et à l'état de pulpe. La paroi vasculaire parfaitement saine, sans athérome. Le lobe postérieur, jusqu'à la base du ventricule latéral et de la corne postérieure, est blanc, à l'état de bouillie ; les vaisseaux du voisinage ne sont pas hyperémiés ; la substance corticale correspondante pâle et mince ; le ventricule latéral gorgé de sérum, sans altération de son épendyme. Les vaisseaux microscopiques de la substance grise blancs et transparents, vides ; dans quelques-uns seulement des grumeaux jaunes et des globules du sang agglomérés ; la paroi vasculaire n'a pas subi la dégénérescence graisseuse. Le reste de la substance cérébrale saine ; la corticale en général un peu ratatinée. — Cancer de l'estomac et du petit épiploon. Infarctus spléniques et rénaux, embolie de l'artère pulmonaire à la suite de thrombose des veines rénales.

Observation 94. — De B. Cohn. — Dans *Klinik der embol. Gefässk.*, 1860, S. 379. — Sur Homme de 20 ans, cordonnier.

Un peu faible de constitution ; se trouvait le jour de sa réception dans une salle de concert, où il fut pris subitement de vertige, s'évanouit, se trouva paralysé d'un côté avec perte de la parole. — État actuel : perte complète de connaissance, paralysie totale de la moitié droite du corps, moins le facial. Au cœur, les symptômes de l'endocardite, choc du cœur considérable. Visage et corps en général froids ; pouls à 100 ; respiration point stertoreuse. — Les jours suivants, retour graduel de la connaissance, des excrétions volontaires ; la sensibilité de la moitié du corps complètement paralysée est entièrement conservée, la motricité réflexe également, aucune convulsion ; les pupilles restent de grandeur normale. — Neuf jours après l'attaque : parole un peu plus intelligible, tremblement de la langue pour la produire ; pouls à 84, température très-basse, connaissance presque complètement rétablie. — Après dix-neuf jours : parole toujours très-difficile ; activité intellectuelle revenue ; bouche plus distinctement que jamais tirée à droite ; la langue également déviée à droite ; pupilles d'égale largeur ; évacuations volontaires, paralysie complète des extrémités ; pouls à 84 ; mobilité du thorax à droite et à gauche. — Après vingt-deux jours : dyspnée et cyanose du visage subites ; 118 pulsations, 48 respirations ; symptômes d'œdème pulmonaire ; expectoration rare. — Cet état persiste jusqu'à sa mort. La respiration monte à 64. A la paroi thoracique antérieure gauche se développe un œdème considérable. Dans les troubles fonctionnels du système nerveux, pas de changement particulier ; de temps en temps, émission involontaire d'une urine légèrement albumineuse.

Réactions intellectuelles parfaites jusqu'à la dernière heure. Durée de la maladie, vingt-huit jours.

Autopsie. — Insuffisance de la bicuspide. Endocarde opaque et fort épaissi; entre les trabécules, coagulations anciennes et dures, morceaux isolés de substance calcaire. Derrière la valve postérieure et s'étendant en haut jusqu'aux valvules aortiques, en bas vers la pointe du cœur, une couche jaune-grisâtre, dure, solide, aplatie, qui se laisse détacher de la paroi cardiaque, est teinte par du sang rouge, et manifestement de date ancienne. L'aorte normale.— Dans le sinus longitudinal, sang solidement caillé. Dure-mère saine. Vaisseaux de la pie-mère légèrement injectés. A la base du crâne, 1/2 once de sérosité limpide. La substance cérébrale présente dans l'hémisphère droit un foyer ramolli, à l'état de bouillie, de 1 centimètre et demi de largeur, blanc, avec un pourtour faiblement injecté. Son plus grand diamètre s'étend du centre semi-ovale jusqu'au corps strié; sur cette limite sa couleur est jaunâtre. Le ventricule latéral ne contient pas de sérosité. La carotide cérébrale du côté gauche complètement obturée à la base; le coagulum dur et ferme, solidement uni à la paroi vasculaire; ce dernier s'étend de 1 centimètre dans l'intérieur de la fosse de Sylvius, et s'y termine subitement; il renferme des substances dures, friables, donnant les réactions des composés calcaires.— Infarctus pulmonaire hémorrhagique, induration grise des reins. Albuminurie.

Observation 95. —De B. Cohn. — Dans *Klinik der embol. Gefässk.*, 1860, S. 380. — Sur Une couturière de 23 ans.

Depuis des années, elle a la respiration courte et des papitations; elle est au sixième mois de sa grossesse, et depuis cet état, l'ensemble de ses souffrances est devenu plus intense. En particulier, souvent de l'hémoptysie. Il y a trois mois, elle fut prise subitement au milieu de la rue de vertiges; il s'y ajouta une forte hémoptysie. Portée au lit, elle se sentit paralysée du bras droit et de la moitié droite du visage, sans avoir perdu pour cela connaissance. On fit une saignée, et son état s'améliora au point qu'au bout de deux mois elle peut déjà se servir de ses membres, sans pourtant être capable encore de coudre. — État actuel : grande dyspnée; crachats spumeux sans mélange de sang. Au cœur, murmure diastolique; parésie légère des extrémités droites. Parole intacte, mémoire conservée. La commissure buccale droite obliquement déprimée vers en bas. Pouls à 88. Fonctions digestives complètement troublées. Urines diminuées, pourtant sans albumine. Ce principe y apparaît plus tard, ainsi que de l'œdème aux deux membres inférieurs, au visage rien qu'à droite, et de même au bras droit seulement. Après un séjour de cinq semaines dans l'établissement, accouchement facile à huit mois d'un enfant viable; la dyspnée est notablement allégée; mais dans les jours suivants ses attaques se renouvellent avec la plus extrême violence, et amènent, dès le treizième jour des couches, la terminaison fatale. Aucun changement essentiel ne s'était produit dans les phénomènes paralytiques. Durée de la maladie, quatre-vingt-quatorze jours.

Autopsie. — Sténose de l'orifice veineux gauche. Sur l'anneau boursouflé, fibrine récemment coagulée. Ventricule gauche étroit ; muscles à texture normale. Aorte saine.—Sous l'arachnoïde, des deux côtés, un peu d'œdème. L'artère de la fosse de Sylvius gauche, sur une longueur de 3 millimètres, est dure et blanche ; en ce point, un bouchon fibrineux est fortement soudé avec ses parois. En avant et en arrière, la lumière du vaisseau est libre. A la périphérie du lobe moyen gauche existe un endroit jaunâtre, ramolli, de la grandeur d'une noisette. La substance corticale y paraît entièrement atrophiée. La substance blanche sur la limite, un peu plus tendre, mais pas tout à fait ramollie. Plus en arrière, dans le lobe postérieur, second foyer de ramollissement rouge ; ici l'on ne put démontrer les vaisseaux obturés. Dans le ramollissement jaune, énorme quantité de corpuscules de Gluge, presque point de fibres-nerveuses, beaucoup d'hématine libre, çà et là, mais rarement, cristallisée. Dans la pulpe ramollie en rouge, de nombreux vaisseaux gorgés de sang, sans dégénérescence graisseuse des éléments. — Infarctus et induration brune du poumon.

Observation 96. — De B. Cohn. — Dans *Klinik der embol. Gefässk.*, 1860, S. 380. — Sur Femme de 21 ans.

Peu développée, jamais menstruée, depuis des années dyspnée et palpitations ; a du s'aliter deux jours avant sa réception, après avoir eu déjà la veille un affaiblissement des extrémités, une sourde céphalalgie, et du vertige. Elle tomba dès-lors dans un profond coma, qui dura trente-six heures, et auquel on ne prit pas garde. Au bout de ce temps on essaya de la réveiller. Elle ne reprit que très-légèrement ses sens. Toute la moitié droite du corps était paralysée. — État actuel : connaissance partielle; se plaint de douleurs de tête ; paralysie du facial droit et des extrémités sans anesthésie. Pupilles de grandeur normale, réagissant fortement. Parole inintelligible ; déglutition difficile, impossibilité d'avaler des aliments solides. Rhythme de la respiration normal. Immobilité complète du thorax à droite. Battements du cœur très-surexcités. Par la teinture de coloquinte forte diarrhée et diminution de la paralysie de haut en bas. Troubles intellectuels très-légers ; jamais de convulsions. Peu à peu, par une hygiène appropriée, elle s'était depuis plusieurs semaines assez bien rétablie. Tout d'un coup, à la suite d'une émotion, forte palpitation et oppression, qui amènent la mort dans deux heures. Durée de la maladie trois mois et demi.

Autopsie.—Endocardite, et dans le cône artériel gauche sous l'endocarde opaque deux exsudats durs, calcaires, gros comme une lentille, friables, qui portés sous le microscope se trouvèrent constitués principalement par du carbonate de chaux. L'orifice auriculo-ventriculaire gauche rétréci par du tissu cellulaire formant des cicatrices. — Dure-mère modérément injectée, pie-mère et arachnoïde également normales. L'artère de la fosse de Sylvius transformée en un cordon blanc ; des branches qui en émanent les unes très-affaissées, les autres remplies de fibrine coagulée blanche. Les parois nulle part athéromateuses. De la fosse de Sylvius jusqu'à la fosse cérébrale postérieure, ramollissement blanc-grisâtre, atteignant à 2 millimètres de profondeur ; le parenchyme avoisinant simplement anémié, d'ailleurs normal, n'est séparé du foyer par aucune membrane organisée de nouvelle formation. Des branches de la basilaire envoient des rameaux de communication vers la région malade. Le ramollissement qui atteint au plancher du ventricule latéral, mine le corps strié et la couche optique. Le ventricule latéral de dimension normale ne contient pas de sérosité. — Pas de complications.

Observation 97. — De B. Cohn. — Dans *Klinik der embol. Gefässk.*, 1860, S. 381. — Sur Femme de service de 59 ans.

Souffrait depuis longtemps de maux de tête. Trois semaines avant sa réception, étant au travail, était devenue tout d'un coup aphone, sans paralysie des extrémités. Elle ne perdit pas connaissance, revint chez elle, et quelques heures après reproduisait déjà quelques sons inintelligibles. Dans trois semaines elle avait repris pleine possession de la parole et pouvait remplir son service. Vingt jours plus tard, elle a de nouveau une attaque d'apoplexie, et meurt en trois jours.

Autopsie.— Embolie de l'artère de la fosse de Sylvius, de la rate et des reins. A l'hémisphère antérieur gauche, ramollissement qui pénètre profondément dans le corps strié. L'artère basilaire complètement obstruée par un bouchon blanc, lâchement uni à la paroi saine. En avant et en arrière de ce bouchon la lumière du vaisseau est libre. Les parties correspondantes du cervelet sans altérations; il n'y avait pas non plus d'épanchement sous les méninges.

Obervation 98. — De B. Cohn. — Dans *Klinik der embol. Gefässk.*, 1860, S. 382. — Sur Un homme de 45 ans, sonneur.

Est à l'hôpital depuis quatorze semaines ; prétend avoir eu souvent des vertiges et des attaques d'hémiplégie, qui disparaissaient chaque fois, de sorte qu'il n'avait pas besoin d'interrompre ses occupations. Il buvait beaucoup. Sa réception actuelle à l'hôpital avait été aussi motivée par une hémiplégie avec perte de connaissance. Il y eut déjà une amélioration après deux jours, il reprit ses sens, se plaignit d'une douleur violente en arrière de la tête qui lui faisait enfoncer cette partie dans l'oreiller ; peu à peu la paralysie s'amenda au point qu'il pouvait marcher et porter les aliments à la bouche. La langue sortait droite, il ne bégayait pas, l'émission des urines était involontaire. Les selles d'abord diarrhéiques, plus tard diminuées. Toutefois les fonctions intellectuelles restaient très-endommagées, elles ne réagissaient normalement que par intervalles. Le plus souvent apathique, somnolent, il fallait l'éveiller pour manger. Il perdit plus tard l'appétit, en devint très-anémique, s'affaiblit assez vite, et mourut au milieu des symptômes d'une paralysie cérébrale complète.

Autopsie.—Sous la dure-mère, fortement soudée à la calotte crânienne, un fort épanchement de sérosité. En ouvrant on voit des lacunes à la surface cérébrale, représentant des vésicules remplies d'eau et grosses comme des haricots ou des noix. En général assez d'œdème entre la pie-mère et l'arachnoïde. L'hémisphère droit en avant et par côté couvert d'une couche d'hématine ayant à peine 1/2 millimètre d'épaisseur, reste d'un épanchement antérieur dans les méninges, sans qu'en ce point la substance corticale paraisse notablement déprimée ou atrophiée. En arrière à gauche on aperçoit à la surface un endroit fluctuant, qu'on reconnaît à la coupe pour un ramollissement en partie blanc, en partie jaune. L'artère cérébrale postérieure qui conduit à cette région complètement obstruée par un caillot d'un demi-centimètre, tout à fait blanc, assez adhérent ; les parois en sont saines et la lumière en est vide en arrière de l'obstacle. Les artères carotides et sylviennes sans emboles. Le foyer de ramollissement contient les éléments habituels de ce processus ; il s'étend en avant jusqu'à la base du ventricule latéral, mine la couche optique, sans la traverser. Les deux ventricules latéraux sont très-distendus par du liquide. — Aux sommets des poumons, tubercules crétacés disséminés. Au lobe inférieur, un abcès pneumonique.—A l'endocarde gauche, frais dépôts inflammatoires de gouttelettes fibrineuses en forme de framboise dans l'une des poches de la bicuspide. Aorte fortement athéromateuse. Ventricule point hypertrophié. — Dans les organes abdominaux pas d'obstructions analogues des artères.

Observation 99. — De B. Cohn. — Dans *Klinik der embol. Gefässk.*, 1860, S. 457. — Sur Johanna Liebenthal, 37 ans, femme d'un garçon charpentier, entrée le 20 juillet 1859.

Enceinte de quatre mois, d'ailleurs antérieurement bien portante, sauf une enflure œdémateuse de la jambe gauche, sans ulcère, et indolore. Parfois du frisson qui se renouvelait de quatre en quatre semaines et qui avait cette fois servi de prodrome à sa maladie. Elle se plaignait surtout de douleurs de reins, palpitations, oppression ; elle aurait déliré pendant quelques jours. On prescrivit un vomitif, à la suite duquel elle se sentit beaucoup plus mal. Elle n'avait jamais eu de rhumatisme, jamais toussé, jamais craché de sang, toujours dormi d'un sommeil agité. De l'ictère n'avait aussi jamais été constaté. Les frissons s'étaient produits deux fois dans la journée, pas de gonflement à la rate. Urine abondante, sans albumine. On la porta dans cet état à l'établissement ; on l'y trouva sans connaissance, évacuations involontaires, pourtant pas de vomissements, point d'ictère, point de cyanose, point de convulsions ; en revanche dyspnée intense, pas d'hémoptysie. Morte dans trente-six heures le 22 juillet. Les pulsations étaient extrêmement fréquentes, très-petites, les bruits du cœur très-sourds avaient conservé leur rhythme. Jusqu'à la fin point de cyanose.

Autopsie.—Substance cérébrale assez œdémateuse.—Les lobes supérieurs des poumons œdémateux, les inférieurs splénisés, point d'infarctus dans leur parenchyme, artères pulmonaires sans coagulums.—Dans le péricarde environ dix onces d'un liquide trouble, brun, sentant mauvais. Valvules normales à droite ; opacité légère ancienne de l'endocarde. Dans cette moitié du cœur point d'altérations à la charpente musculaire. Ventricule gauche de volume normal. Immédiatement sous l'aorte abcès compris dans la couche des muscles, et qui a détruit en partie deux des poches valvulaires. Cet abcès contient à son intérieur les restes de la substance musculaire, infiltrée de pus et pâle. Au microscope on trouve des corpuscules du pus en abondance à côté de fibrilles musculaires pâles, méconnaissables. La perforation de l'abcès à travers les poches valvulaires avait eu pour suite le dépôt d'une fibrine encore récente, rouge-pâle, et facile à désagréger. Les limites du foyer s'étendent jusqu'au péricarde et atteignent d'autre part l'endocarde du ventricule droit, sous lequel on l'aperçoit distinctement comme une tache blanche, et qui ne paraît pas lui-même malade. Cette tache blanche est formée par de la substance musculaire décolorée, qui au microscope a conservé ses stries et sur des points rares seulement est rendue méconnaissable par le mélange d'une masse amorphe. Elle représente le premier stade d'un infarctus, sans former encore abcès. Un processus distinct et semblable s'est établi immédiatement au-dessous de la bicuspide. L'examen des vaisseaux coronaires fait constater la perméabilité de leurs grosses branches. Dans le gros foyer lui-même on réussit pourtant à trouver, en toute évidence, le bouchon vasculaire, et derrière lui les vaisseaux périphériques se montrent de nouveau vides. Ce bouchon adhère assez lâchement à la paroi, il se compose sous le microscope de fibrine, de corpuscules du pus et de fibrilles musculaires bien distinctes. La bicuspide offre des caillots récents, finement granuleux, assez lâchement adhérents. La hauteur du ventricule n'est pas augmentée. La musculature en général très-pâle.—Dans la rate plusieurs infarctus, de même dans les deux reins. L'utérus au quatrième mois de la grossesse.

Observation 100. — De B. Cohn.—Dans *Klinik der embol. Gefässk.*, 1860, S. 451. — Sur Henriette Ellgut, femme d'un maçon, 32 ans, entrée le 6 août 1859.

Jusque-là assez bien portante, prétend n'avoir éprouvé une assez forte oppression et de violentes palpitations qu'à la suite de travaux fatigants ou en montant les escaliers. Jamais d'hémoptysie, ni de toux intense. Normalement accouchée il y a trois ans. Se trouve actuellement au troisième mois de la grossesse et malade depuis quatre semaines. Elle s'est plainte jusqu'à maintenant de douleurs de tête, grande faiblesse dans les membres, brièveté de la respiration, et frissons fréquents, se renouvelant souvent trois fois par jour et remplacés par une sensation persistante de chaleur. En même temps que ces paroxysmes, la dyspnée s'accroissait de jour en jour. La cause de sa maladie actuelle lui est inconnue.—A sa réception à l'hôpital état suivant : Connaissance libre, fortes douleurs de tête, conjonctive légèrement ictérique, visage un peu cyanosé, pouls 138, respiration 66, grande dyspnée, toux sèche, point d'expectoration. Dans les poumons point d'infiltration ; çà et là un peu de bourdonnement sourd. A la pointe du cœur murmure présystolique et frémissement correspondant ; l'impulsion cardiaque notablement renforcée. Région splénique très-sensible à la pression, ainsi que la région lombaire. Ventre tympanisé. Urine sans albumine. Pas de nausées ; pas de vomissements. Langue humide, enduit grisâtre. Selles retardées depuis trois jours. Peau brûlante; beaucoup d'altération. — Persistance des accidents pendant les jours qui suivent, avec rémission et retour alternatifs des divers symptômes, ainsi qu'addition des suivants : Le 8 août, crachats rares un peu teints de sang. Le 10, à la malléole interne droite et à la face dorsale du pied gauche on voit une tache circonscrite, rouge, douloureuse. Le 20, le pouls est monté à 150, la respiration à 60; il y a eu dans la nuit subitement une très-forte dyspnée sans frisson. Forte toux avec un peu de sang dans les crachats; en arrière à gauche et en bas, frottement pleurétique distinct. Le 21, la dyspnée continue; en arrière à gauche matité, râle crépitant clair, expiration bronchique concentrée; aussi à droite en bas et en arrière un peu de matité et d'obscurité respiratoire. Région splénique très-douloureuse. Urine fortement albumineuse. Le 22, nouvelles douleurs, dilatation de l'orifice utérin. Dans la soirée subitement œdème pulmonaire et perte de connaissance. Morte à dix heures. — Aussitôt après, section césarienne.

Autopsie. — Substance cérébrale œdémateuse, anémique. Vaisseaux de la base point athéromateux. Dans les deux cavités pleurales épanchement de liquide jaune clair. Quelques onces dans le péricarde. Ganglions bronchiques fortement pigmentés. Aorte très-rétrécie, sans athérome. Sommet du poumon droit emphysémateux sur ses bords; plèvre lisse. La surface de section vers la partie antérieure très-œdémateuse; en arrière dans le lobe inférieur droit infiltration gélatineuse, gris-rougeâtre, très-œdémateuse. A gauche en arrière et en bas pleurésie et infiltration lobulaire analogue. — A la surface antérieure du ventricule droit une tache tendineuse récente qui se détache facilement. Sang des ventricules bien coagulé. Moitié droite du cœur très-dilatée et hypertrophiée. Appareil valvulaire à droite normal. Orifice auriculo-ventriculaire gauche rétréci par un thrombus dur, rouge-brun, gros comme une prune, en forme de mûre à la surface, placé en travers de l'ouverture, solidement adhérent aux deux valves de la bicuspide, laissant à peine un passage grand comme un tuyau de plume. L'oreillette elle-même rien que modérément dilatée. L'endocarde de cette dernière opaque; celui du ventricule sain en revanche; sa circonférence très-dilatée; ses couches musculaires lâches et friables. Valvules aortiques parfaitement normales. La lumière de l'aorte ascendante rétrécie, sans que ses parois paraissent malades. — L'origine aortique de la cœliaque est complètement obturée; un bouchon formé d'une masse gris-rougeâtre et purulente remplit totalement la lumière. L'artère coronaire de l'estomac n'est fermée qu'à sa naissance par un caillot rouge-pâle entièrement obturant. En revanche les artères liénale et hépatique sont remplies jusqu'à près de leurs terminaisons de caillots compactes, anciens, adhérents aux parois, laissant les vaisseaux vides derrière eux. La paroi vasculaire du trépied a son épithélium parfaitement normal. La tunique interne est tout à fait saine; à son voisinage il n'y a également aucune altération inflammatoire ou autre. Le foie présente une surface lisse. Le réseau subjacent se compose de lobules rouge-pâles et blancs. Ses bords tranchants comme à l'état normal. Son épaisseur et sa largeur notablement réduites ; sa consistance diminuée. Sur la coupe on voit des tractus blancs entourés de réseaux blancs-jaunâtres. Les veines centrales des divers lobules se présentent comme des points noirs, d'où s'écoule du sang liquide. Les deux lobes sont également affectés. Nulle part de conduits biliaires dilatés. Le microscope montre que les cellules n'ont pas subi la dégénérescence graisseuse, qu'elles sont au contraire très-pâles et renferment avec un très-gros noyau une substance peu abondante, amorphe, granuleuse, sans pigment. La veine-porte vide. La paroi de la vésicule biliaire pas hyperémiée à l'extérieur. La muqueuse teinte en vert, ses éléments épithéliaux parfaitement sains. La bile très-épaisse, sans albumine; le microscope n'y découvre aucun globule du sang. La veine hépatique sans thrombose. Pancréas pâle; ses veines contiennent peu de sang, ses cellules sur bien des points fortement graisseuses, sur d'autres pourtant très-pâles. Estomac de grandeur normale; les veines n'en sont pas dilatées; sa muqueuse pâle. Aux environs du pylore cette muqueuse est injectée en rose et présente de petites ecchymoses capillaires. La rate adhérente au diaphragme par des brides lâches, rejetée tout à fait en arrière, augmentée de moitié. Dans sa moitié inférieure, une portion noire, enfoncée, qui correspond à un infarctus dur, comprenant toute la largeur et toute l'épaisseur de l'organe; la surface de section en est rouge-pâle, lisse, en partie tout à fait décolorée, et montrant au microscope en outre des éléments habituels beaucoup d'amas d'hématine amorphe. La moitié supérieure de la rate uniformément rouge-brune, sans infarctus; sa consistance assez ferme. Les artères ainsi que les veines remplies de thrombus anciens en partie adhérents ; les artères n'en sont obstruées qu'à l'intérieur des infarctus. L'artère qui se rend vers en haut ainsi qu'une portion du tronc artériel sont vides; leur membrane est un peu ridée. La capsule est épaissie, très-rétrécie par des cicatrices. Pas d'hémorrhagie à l'épiploon. La muqueuse du duodénum et du jéjunum recouverte de mucus tout à fait blanc, d'ailleurs intacte.

Observation 101.— De B. Cohn.— Dans *Klinik der embol. Gefässk.*, 1860, S. 548. — Sur Dorothea Winkler, femme d'un cordonnier, 71 ans, entrée le 17 février 1857.

Depuis trois mois, forte enflure du ventre et plus tard œdème des pieds. Tousse depuis longtemps, jamais d'hémoptysie. A cela près, n'aurait jamais été malade. — État actuel : légère dyspnée, cyanose des lèvres, pouls faible, petit, à 108, extrémités froides. Scoliose de la région dorsale inférieure. Sonorité tympanique à la percussion en avant aux deux sommets; en arrière des deux côtés signes d'épanchement. Murmure systolique au cœur, second bruit affaibli. Choc du cœur confusément sensible à la ligne axillaire. Foie petit. Gonflement très-léger de la rate. Urine abondante, sans albumine; un peu de dévoiement. — Marche: affaiblissement graduel. Ventre douloureux, surtout à gauche. Forte ascite, œdème intense des mains. Pouls petit, faible. Connaissance libre. Fonction du cœur très-irrégulière. Urine toujours sans albumine. Le jour d'avant sa mort, perte subite de connaissance sans convulsions, sans vomissements, qui dura deux heures. Le dernier jour, la connaissance revint; pouls cependant incalculable, langue très-sèche, anémie accrue. L'appétit avait tout à fait disparu, l'urine était encore sans albumine. Morte le 1er mars.

Autopsie. — Altérations cérébrales et pulmonaires. — Péricarde soudé en arrière avec le cœur. Cœur très-large; ventricule droit très-hypertrophié. Valvules pulmonaires normales. Bicuspide épaissie. Les cordages tendineux soudés ensemble. Valvules aortiques intactes. — Suffusion sanguine à la muqueuse gastrique. Dans le mésentère, hyperémie semblable avec petits extravasats partiels, comme des taches de purpura. Au voisinage de l'iléum, une grosse tumeur bleuâtre, qu'on reconnaît en l'ouvrant pour une hémorrhagie formée entre les feuillets du mésentère. Ganglions mésentériques très-tuméfiés, simplement hyperémiés; pas infiltrés de sang. La muqueuse intestinale correspondant à ces lésions hyperémiée, sans ulcérations. L'hyperémie existe surtout à l'intestin grêle, tandis que la muqueuse du gros intestin présente un état assez normal. Dans l'artère mésentérique supérieure existe, à 2 centimètres et demi environ de son origine, un bouchon oblitérant, ayant la forme d'un cordon, légèrement adhérent aux parois, derrière lequel les vaisseaux sont perméables et les coagulums entièrement libres. La paroi vasculaire autour du bouchon est un peu épaissie, sans être d'ailleurs en aucune façon graisseuse ni athéromateuse.

Observation 102. — De B. Cohn. — Dans *Klinik der embol. Gefässk.*, 1860, S. 549. — Sur Thérèse Lindner, veuve d'un menuisier, 45 ans, entrée le 2 mai 1858.

Reçue à l'hôpital pour une pneumonie grave, présentant en outre les signes d'une insuffisance de la bicuspide. La pneumonie se résorba très-lentement; peu à peu se développa en bas et à gauche un assez fort épanchement pleurétique, qui repoussait le cœur vers l'épigastre. Elle toussait continuellement, ne crachait pourtant pas beaucoup, maigrissait quelque peu; l'appétit ne revenait pas. Dès sa réception, on avait constaté un amas de noyaux durs, assez douloureux, situé transversalement le long du colon, répondant à peu près à la configuration du pancréas, mobile et sans pulsations. La malade eut du dévoiement; les noyaux ne furent pas modifiés d'abord, ils diminuèrent ensuite graduellement et devinrent moins douloureux, on finit par ne plus les sentir. Elle se rétablit peu à peu, et il ne lui restait guère plus qu'une grande anémie et une assez forte dyspnée; elle sortit alors une seule fois au jardin, y prit froid, et mourut huit jours après, 27 mai, emportée par une bronchite aiguë.

Autopsie. — Altérations cérébrales et pulmonaires. — Ventricule droit un peu hyperémié. L'orifice gauche élargi. La bicuspide très-épaissie, sans dépôts de coagulations récentes. Valvules aortiques saines. A la pointe du ventricule gauche, deux polypes fibrineux considérables, fortement fixés, qui font saillie dans la cavité sans être prolongés par des coagulations. — Dans la cavité abdominale, petite quantité de liquide mélangée de flocons fibrineux. La muqueuse gastrique couverte d'une sécrétion épaisse, visqueuse. A la petite courbure, une cicatrice ancienne. Au mésocolon transverse, coloration gris-ardoisée et restes jaunes d'ocre abondants d'une hémorrhagie antérieure. Veines fortement dilatées. Artères assez notablement contractées, mais en général remplies de sang. La muqueuse de la région correspondante noir-grise ; la surface opposée où s'insère le ligament gastrocolique, au contraire, tout à fait pâle. En ce point du mésocolon, certains ganglions sont assez tuméfiés et très-gorgés de sang ; le mésocolon lui-même est épaissi et tendineux. Les fèces ne sont pas plus ramassées en ce point. En suivant les vaisseaux depuis le tronc de l'artère mésentérique, on réussit à démontrer dans les branches correspondantes une embolie très-distincte produite par des masses blanc-grisâtres et friables, complètement obstruantes, laissant le canal libre en arrière et les parois intactes.

Observation 103. — De B. Cohn. — Dans *Klinik der embol. Gefässk.*, 1860, S. 551. — Sur Christiane Schneider, célibataire, 28 ans, entrée, le 1er juillet 1856.

A été traitée pendant longtemps pour une syphilis ; plus tard s'ajoutèrent hydrémie, ascite, albuminurie et dévoiement intense. Morte le 6 août.

Autopsie. — Cœur petit ; peu de sang. Valvules normales, aorte lisse ; seulement, derrière l'origine de la branche ascendante, une place de la grandeur d'une pièce de six kreutzers couverte par des couches récentes de fibrine coagulée, au-dessous desquelles existe un petit ulcère. Au-delà, pas d'altération profonde de l'artère. — Œsophage pâle. Muqueuse gastrique légèrement rougie, sécrétion visqueuse. Une circonvolution de l'intestin grêle, d'un pied de long et voisine du cœcum, rouge-bleu foncé. La séreuse en ce point très-épaissie ; la muqueuse recouverte d'un exsudat diphthéritique, en partie ulcérée, de mauvaise couleur. Le reste de l'intestin entièrement normal. Au gros intestin, tuméfaction catarrhale récente de la muqueuse, rien de plus. Dans la cavité abdominale, sérosité abondante et trouble. Les veines de la région intestinale en question très-gonflées, remplies cependant de sang liquide et ténu. Une artère dans une étendue de plusieurs pouces remplie de coagulums fibrineux durs, derrière lesquels la lumière du vaisseau est vide jusqu'à la périphérie.

Observation 104. — De B. Cohn. — Dans *Klinik der embol. Gefässk.*, 1860, S. 575. — Sur Veronika Grieger, femme d'ouvrier, 75 ans, entrée le 21 mai 1858.

Point de symptômes. Urines sans albumine. Morte le 25 mai.

Autopsie. — L'aorte abdominale extrêmement athéromateuse ; des bosses et des pointes faisaient librement saillie dans sa lumière ; çà et là des coagulations récentes et lâches, ou anciennes et adhérentes, y étaient suspendues. Juste à la naissance de l'artère rénale gauche se trouvait une masse analogue, en forme de crête de coq, dont la paroi interne flottait en liberté et s'était débarrassée de son substratum calcaire. Point de coagulum en ce point. L'artère rénale libre à côté ; ce n'est que sur la limite de deux pyramides adjacentes qu'on trouve un bouchon très-distinct, blanc, dur, qui remplit la lumière. Ici la paroi artérielle n'est pas seule-très-épaissie, elle est traversée par un infarctus sec, tuberculiforme, qui, dans une étendue de 3 centimètres, a envahi exactement les tissus qui l'entourent; les éléments microscopiques de cet infarctus sont des canalicules urinaires remplis d'une substance amorphe, et dont l'épithélium est presque partout méconnaissable. Le segment correspondant de la substance corticale est hyperémié à un haut degré, sans infarctus ; la séreuse n'est pas épaissie; au-dessous de cette dernière, la surface rénale très-vascularisée. Le reste du parenchyme rénal à gauche, comme celui de droite, simplement en état d'atrophie sénile, comme tous les autres organes.

Observation 105. — De B. Cohn. — Dans *Klinik der embol. Gefässk.*, 1860, S. 578. — Sur Ernst Neumeister, boulanger, 72 ans, entré le 19 décembre 1857.

Excrétion abondante d'urine, sans douleur, le plus souvent involontaire les derniers quatorze jours ; l'urine recueillie à la sonde fortement albumineuse, renfermant au microscope quelques rares cylindres, la plupart teints en jaune et recouverts d'épithéliums graisseux. Pas de sang libre, ni au microscope de globules du sang dans le sédiment. Morte le 1er janvier 1858.

Autopsie. — Aorte abdominale modérément athéromateuse; immédiatement au-dessus de l'origine des deux artères rénales dépôts compactes de fibrine rouge-pâle, en partie flottants. A la surface du rein gauche, quelques coins hémorrhagiques noirs pénétrant dans la profondeur de l'organe ; à la surface de section on découvre une formation plus abondante d'infarctus, parvenue le plus souvent au stade d'atrophie blanche. Les capsules sont ici en majeure partie ratatinées, les réseaux vasculaires complètement méconnaissables, çà et là des amas d'hématine, sur quelques préparations pigment bleu, amorphe. Certaines capsules ressemblent à des vésicules blanc-grisâtres, presque hyalines. Les canaux urinaires abondamment remplis par des agglomérats plus ou moins gros de granulations graisseuses ; ils sont un peu dilatés. Un gros foyer existe aussi dans une pyramide ; il est divisé en trois parties, la moyenne représentant un coin blanc, allongé, presque cylindrique, les deux autres un infarctus rouge-brun. Tronc artériel vide, mais à cheval sur la première division, un caillot blanc, se prolongeant en filaments rouges, qui ne ferment pas complètement la lumière des vaisseaux. Dans de petites branches également des fragments de thrombus, arrachés de l'embole principal, complètement obstruants. Dans les infarctus hémorrhagiques eux-mêmes, les artères et les veines ont été par le reflux périphérique remplis de coagulums secondaires. L'autre rein sans formations du même ordre. En général la substance corticale des deux côtés est très-atrophiée, la surface grossièrement granuleuse, la capsule adhérente, rétractée sous de nombreuses cicatrices. — L'urine dans la vessie légèrement albumineuse, abondante.

Observation 106. — De B. Cohn.— Dans *Klinik der embol. Gefässk.*, 1860, S. 645. — Sur Clémentine Reichardt, 30 ans, modiste, entrée le 13 juillet 1857.

Atteinte de rhumatisme à l'âge de quinze ans, de palpitations depuis celui de vingt-deux. Depuis huit semaines elle est accouchée à terme ; il y en a trois qu'elle remarqua en marchant un refroidissement du pied gauche remontant jusqu'à l'articulation du genou ; elle ressentit une douleur violente à la plante du pied qui l'obligea de s'arrêter. Portée pour ce motif à l'hôpital, on trouve quelques heures après sur le membre très-refroidi des taches bleues de diverses grandeurs ; sensibilité et mouvements complètement éteints ; pas d'œdème. — Le jour suivant retour, très-léger, de la température. Quelques plaques livides se soulèvent en forme de phlyctènes ; leur membrane se crève, se détache, et leur base laisse voir des granulations d'un rouge-vif. Au cœur les signes physiques d'un rétrécissement auriculo-ventriculaire. Digestion assez bonne, sécrétion urinaire abondante aussi et claire, sans albumine. Parfois attaques de dyspnée. Les douleurs du pied disparaissaient souvent pour plusieurs jours, revenaient ensuite plus intenses, on sentait les pulsations à la poplitée fémorale. Peu à peu se développèrent à la jambe de six à sept ulcérations profondes, à bords déchiquetés et creusés en dessous, le fond constitué par du tissu cellulaire nécrosé. Les pieds se refroidissent de plus en plus avec les progrès de l'affaiblissement, vers la fin seulement ils deviennent légèrement œdémateux. Les granulations des plaies pâlissent. Température à l'articulation du genou gauche 34, 4 ; droite 33, 4. L'urine est dans l'intervalle devenue albumineuse ; elle contient des cylindres. Pas d'hydropisie générale pourtant. La malade continue de s'affaiblir, devient somnolente, et meurt de paralysie générale de l'innervation sans symptômes de pyémie, le 26 juillet.

Autopsie. — Le cœur très-augmenté en largeur présente à l'orifice auriculo-ventriculaire gauche des dépôts solides qui en réduisent le canal à la grandeur d'une boutonnière ; à la surface de l'oreillette se sont déposées des coagulations anciennes et dures, dans l'auricule gauche au contraire des formations plus récentes, et de ces coagulums s'écoule à la pression un liquide trouble, purulent, composé de détritus graisseux.— L'aorte abdominale renferme à un centimètre et demi au-dessous du trépied un caillot brun-rouge, solidement fixé, remplissant la lumière ; à droite le caillot pénètre dans l'iliaque commune jusqu'à sa division ; à gauche usqu'au-dessous du ligament de Poupart; dans les fémorale, tibiales antérieure et postérieure, point de coagulums. Dans l'iliaque interne gauche ne s'est formé qu'un thrombus prolongé filiforme. — Les veines des deux xtrémités contiennent du sang liquide et ténu, sont visiblement rétractées (surtout celles qui sont complètement vides). Les plaques gangréneuses pénètrent le plus souvent dans la profondeur des muscles ; ces derniers sont en divers points friables, infiltrés de sang ; en général irrégulièrement foncés, œdémateux et même augmentés de consistance ; çà et là au contraire pâles et faciles à déchirer. Il n'existe de l'œdème qu'à l'extrémité inférieure gauche jusqu'au genou.

Observation 107. — De B. Cohn. — Dans *Klinik der embol. Gefässk.*, 1860, S. 647. — Sur Gustav Henke, fils d'un menuisier, 13 ans, entré le 16 mars 1858.

On lui a marché sur le ventre il y a dix jours. Il s'est développé les symptômes d'une péritonite du petit bassin avec violent ténesme vésical. A sa réception : Pouls 132, respiration 40. Somnolence, fièvre intense, pupilles rétrécies, grande dyspnée, pas d'ictère, pas d'albuminurie, constipation. Plus tard s'ajoutent convulsions, trismus, persistance de la dyspnée, forte toux; raideur à la nuque, rotation des yeux, grincement des dents ; bruits du cœur purs. La veille de la mort : Refroidissement subit de la jambe droite jusqu'au genou, taches bleues sous-cutanées, déjà quelques heures après œdème du dos du pied ; pas de pouls à la crurale. Le jour d'après : Hémorrhagies noueuses sous-cutanées à la partie supérieure de la jambe ; dans la peau également petits infiltrats rouge-bleuâtres, persistant à la pression, d'ailleurs indolores ; l'abaissement de la température est remonté jusqu'à l'articulation de la hanche. Dans la soirée le pied gauche se refroidit et se cyanose à son tour, sans hémorrhagies. Mort la nuit suivante, 21 mars.

Autopsie. — Sur la bicuspide caillot solidement adhérent, qui s'étend en arrière dans la veine pulmonaire, et a le volume d'une moitié de noix. — A la division de l'artère iliaque commune droite, caillot ancien, dur, se terminant brusquement, laissant une portion de l'iliaque externe perméable; pourtant dans la crurale, sous le ligament de Poupart, s'en trouve un autre semblable : les deux obstruaient complètement la lumière ; les parois adjacentes en partie infiltrées de pus, en partie normales. — L'iliaque gauche libre. La veine efférente du côté droit, l'artère poplitée droite vides. — L'extrémité œdémateuse, hémorrhagies considérables sous la peau, et infiltration partielle des muscles, d'ailleurs un peu anémiés. Le gros embole supérieur s'adapte aisément à une surface de brisure de la thrombose encore présente sur la bicuspide.

Observation 108. — De B. Cohn. — Dans *Klinik der embol. Gefässk.*, 1860, S. 649. — Sur Homme de 30 ans.

Un homme affecté de rétrécissement et insuffisance de l'aorte, pendant qu'il faisait honneur à la bouteille, est subitement paralysé de la main droite, s'évanouit et tombe à terre. — Il est porté dans un établissement, où son évanouissement ne tarde pas à disparaître ; le pied droit n'est pas atteint, ni le facial du même côté; sa connaissance est complète, il ne se plaint que de froid à la main droite jusqu'au coude, cette partie devient promptement œdémateuse et bleue. Point de pouls radial de ce côté. Le malade se rétablit bientôt, et son extrémité supérieure, quoique sans pouls radial, redevint chaude et mobile. Il mourut six mois après par suite de sa maladie du cœur.

Autopsie.— Thrombus dans l'artère profonde du bras, fortement soudé à sa paroi et obstruant complètement sa lumière. Les vaisseaux situés au-dessous étaient tous restés libres.

Observation 109. — De B. Cohn. — Dans *Klinik der embol. Gefässk.*, 1860, S. 686. — Sur Reinhold Grieger, maître tonnelier, 25 ans, du 24 novembre au 13 décembre 1859. — Traduction française par Lebert, dans Gaz. méd. de Paris, 1860, pag. 84.

Observation 110. — De Oppolzer. — Dans *Wiener med. Wochenschr.*, 1860, nr 50. — Sur Un bijoutier de 55 ans.

Eut il y a quatre ans un chancre au méat urinaire et à sa suite un rétrécissement considérable. Deux jours avant sa réception à la clinique il fut saisi, en pleine santé, de nausées et de vives douleurs à l'estomac; le lendemain, vers le soir, les douleurs décrurent et le malade s'endormit; à minuit l'attention des parents fut attirée par l'agitation du malade ; ils le trouvèrent étendu à l'envers, sans connaissance, et les extrémités gauches paralysées. A la visite état suivant : Corps vigoureux, bien nourri, la température de la peau un peu élevée, celle de la tête beaucoup. Paralysie de tout le côté gauche ; percussion du thorax normale, respiration forte, fréquente ; choc du cœur à sa place convenable, pas renforcé, bruits au ventricule gauche normaux, mais faibles; pouls fort, plein, à 112. Urines peu abondantes, émission involontaire ; fonctions intellectuelles troublées; douleurs de tête en apparence légères; grande agitation, gémissements. Le lendemain de la réception intelligence moins troublée, ictère, hoquet, abdomen sensible, pouls de 120 à 138, sommeil très-agité. Le troisième jour connaissance considérablement troublée, l'ictère intense, hoquet, pouls à 124, insomnie, grande agitation. Au quatrième jour état soporeux, ictère très-prononcé, pupilles resserrées, inertes, déglutition difficile, respiration stertoreuse, irrégulière, difficile ; mort après une courte agonie.

Autopsie. — Méninges injectées. Hémisphère droit très-tuméfié, la substance du cerveau hyperémiée, sa consistance pâteuse, molle. Dans la substance médullaire du lobe moyen droit, en dehors de la couche optique, foyer grand comme un œuf de poule, dont la substance est réduite en bouillie, jaune-pâle et rougeâtre, parsemée de taches grosses comme un grain de chanvre. Artère de la fosse de Sylvius droite obstruée par un bouchon jaune-pâle, rougeâtre, assez adhérent.— Les deux poumons affaissés, gaufrés, infiltrés d'un sérum jaune. — Cœur revenu sur lui-même, à chair pâle, rouge-brune, assez ferme. Sous le rebord extérieur des valvules aortiques deux petites ouvertures arrondies, fendillées, conduisaient dans une cavité plus grande qu'un haricot, située dans la chair même du cœur, juste sous le sinus de Valsalva et au côté externe. Les parois de cette cavité étaient réduites en une masse rouge-brune, elle contenait un peu de sang liquide et des débris de la paroi désagrégée, qui ont occasionné l'embolie; par les ouvertures indiquées les poches valvulaires communiquaient en même temps avec la cavité. En outre, les valvules aortiques étaient revêtues d'une pseudo-membrane molle, jaune; les autres valvules normales.

Observation 111. — De Oppolzer. — Dans *Allgemeine Wiener med. Zeitschrift*, 1862, 9-12. — Sur Homme de 50 ans. — Traduction française, dans Gaz. hebd., 1862, pag. 637.

Observation 112. — De Vidal. — Dans Comptes-rendus de la Soc. de biologie, 1861. — Sur Geneviève D., cuisinière, 62 ans, entrée à Lariboisière le 26 février 1861.

Observation 113. — De Broca, recueillie par Piedvache. — Dans Gaz. des hôp., 1861, pag. 366. — Sur Louis C., 61 ans, porté à l'infirmerie de Bicêtre le 20 juin 1861.

Observation 114. — De Lancereaux. — Dans Thèses de Paris, 1862, nº 39, pag. 87. — Sur J.-C. D., 35 ans, journalière, entrée le 18 janvier 1859 à l'Hôtel-Dieu de Paris.

Observation 115. — De Lancereaux. — Dans Thèses de Paris, 1862, nº 39, pag. 93. — Sur A., femme C., 43 ans, entrée le 17 octobre 1861 à la Pitié,

Observation 116. — De Lancereaux. — Dans Thèses de Paris, 1862, nº 39, pag. 100. — Sur T., 54 ans, lingère, entrée à la Pitié le 14 décembre 1861.

Observation 117. — De B. Ball. — Dans Thèses de Paris, 1862, nº 1, pag. 95. — Sur P. Antoinette, 23 ans, cuisinière, entrée le 27 novembre 1859 à la Charité de Paris.

Observation 118. — De B. Ball. — Dans Thèses de Paris, 1862, nº 1, pag. 98. — Sur P. Rose, 22 ans, domestique, entrée le 29 septembre 1859 à la Charité de Paris.

Observation 119. — De B. Ball, recueillie par Potain. — Dans Thèses de Paris, 1862, nº 1, pag. 101. — Sur X., femme de 64 ans, entrée dans le commencement de la deuxième quinzaine d'août à l'hôpital Necker.

Observation 120. — De B. Ball, recueillie par Vidal. — Dans Thèses de Paris, 1862, nº 1, pag. 111. — Sur M. X., âgé de 48 ans.

Observation 121. — De B. Ball. — Dans Comptes-rendus des Mémoires et séances de la Société de biologie, mars 1862. — Sur Marie Ozibon, 38 ans, sans profession, entrée le 1er février 1862 dans le service de Velpeau.

Observation 122. — De Lombroso. — Dans *Gaz. med. Venete*, 1862 nº 14. — Sur Femme de 25 ans, de Torriglia, entrée fin juillet 1861 à la clinique de Botto à Genève. — Traduction française, dans l'Union médicale, 1862, tom. II, pag. 319.

OBSERVATION 123. — De Velpeau, recueillie par Gouraud. — Dans Comptes-rendus de l'Académie des sciences, séance du 14 avril 1862. — Sur Femme de 46 ans, entrée à la Charité de Paris le 9 mars 1862.

OBSERVATION 124. — De Hewett. — Dans *British med. Journ.*, 5 avril 1862. — Sur Homme de 56 ans. — Traduction française, dans l'Union médicale, 1862, tom. II, pag. 320.

OBSERVATION 125. — De Briquet. — Dans Gaz. hebd., 1862, pag. 72. — Sur Joséphine Baudouin, 27 ans, demoiselle de comptoir, entrée à la Charité le 19 novembre.

OBSERVATION 126. — De F.-A. Zenker. — Dans *Fettembolie der Lungencapillaren*, 1862, S. 31. — Sur Un ouvrier des chemins de fer.

Tombé entre les waggons est mort quelque temps après des blessures considérables occasionnées à l'intérieur du corps par cet accident.

Autopsie. — Les poumons, d'ailleurs sains, présentaient des traînées et des dessins en forme de réseau, formés par des gouttelettes de graisse contenues dans les vaisseaux et allongées par la pression. Le microscope leva tous les doutes sur la nature de cette constatation, et il fut reconnu, d'autre part, que le reste des capillaires était complètement injecté de sang, de façon que les gouttes de graisse semblaient enclavées dans les colonnes sanguines. — En outre des déchirures énormes éprouvées par les muscles de la jambe gauche et de plusieurs fractures de côtes à droite, le lobe droit du foie dans toute son épaisseur et toute sa hauteur était partagé en deux moitiés reliées en haut seulement par un peu de substance hépatique. La partie de son parenchyme voisine de la déchirure était brisée et réduite en une masse de grumeaux, n'adhérant que par de grêles cordons formés par les vaisseaux et pénétrés de sang coagulé. De nombreuses ouvertures de veines déchirées en travers se présentaient béantes à la surface de rupture. A côté on voyait plusieurs autres longues déchirures superficielles. Le foie, dans son ensemble, était gros, épais, très-pâle, gris-rougeâtre, friable, assez fortement graisseux. L'estomac était circulairement déchiré au pylore, les lèvres déchiquetées de cette plaie assez éloignées l'une de l'autre. La muqueuse gastrique était recouverte de quelques résidus alimentaires. Par suite de la rupture violente qui s'est produite, un peu du contenu de l'estomac a dû être projeté dans les ouvertures largement béantes des veines hépatiques, ou bien y est tombé au moment de la chute du blessé, et a été transporté au cœur droit par le courant sanguin de la veine-cave inférieure intacte. Les contractions maintenues du cœur, rares et faibles, n'étaient plus en état que de pousser jusque dans les capillaires du poumon les masses graisseuses plus pesantes, et ces dernières se sont arrêtées par suite de l'arrêt de la circulation.

OBSERVATION 127. — De Lemarchand. — Dans Archives gén. de méd., 1863, vol. I, pag. 354. — Sur A. Catherine, âgée de 56 ans, entrée à l'infirmerie le 1er avril 1861.

Observation 128. — De Thomas. — Dans Gaz. méd. de Paris, 1863, pag. 165. — Sur Adélaïde Bonenfant, 61 ans, entrée dans le service de Follin, le 16 novembre 1862.

Observation 129. — De Ch. Fernet. — Dans Gaz. méd. de Paris, 1863, pag. 511. — Sur Élisabeth Delaporte, 46 ans, blanchisseuse, entrée à l'hôpital Saint-Antoine le 15 février 1863.

Observation 130 — De Gerhardt. — Dans *Würzburg. med. Zeitschrift*, 1863, IV, pag. 3. — Sur Homme de 43 ans. — Traduction française dans Gazette hebdomadaire, 1864, pag. 231.

Observation 131. — De Griffi. — Dans *Ann. univ. di Med.*, Milano, agosto 1863 — Sur Femme de 29 ans.

Arrivée au septième mois de la grossesse, mourut d'une embolie émanée de la veine saphène et qui vint boucher l'artère pulmonaire.

Autopsie. — Un peu de sérosité dans les cavités pleurales; poumons sains, perméables à l'air; bronches, trachée et glotte libres. Dans le péricarde un peu de sérum, cœur de grandeur normale, contenant beaucoup de sang liquide. Au-delà des valvules de l'artère pulmonaire existait un coagulum cylindrique, rougeâtre, compacte, long de 8 centimètres et large de 6 millimètres, tordu en zig-zags ; plus en avant, second coagulum, plus gros et plus fort, roulé en spirale, et remplissant totalement la lumière de l'artère jusqu'à la bifurcation, de telle sorte que les deux branches étaient bouchées comme par un coin. Paroi interne de l'artère normale.—Aorte abdominale vide de sang; la veine cave ascendante, les deux veines iliaques, la crurale et la saphène droites normales et contenant du sang sombre, liquide. La veine crurale gauche sans altération jusqu'au point d'origine de la saphène interne, où se trouvait un coagulum compacte, partiellement adhérent, qui se continuait vers en haut dans la crurale, vers en bas jusqu'au milieu de la jambe, où il oblitérait entièrement la lumière de la veine ainsi que de ses affluents. La paroi veineuse était épaissie, rouge et adhérait au coagulum. Les caillots contenus dans l'artère pulmonaire et dans la saphène concordaient dans leurs caractères grossiers et micrographiques.

Observation 132. — D'anonyme. — Dans Union méd., 1864, nº 47. — Sur Soldat convalescent de varioloïde.

Observation 133. — De Seidel. — Dans *Jen. Ztschr.*, 1864, 4 Heft.— Sur Femme de 25 ans.

A eu pendant la grossesse une thrombose des veines de l'extrémité inférieure droite ; cette affection disparut sans autre dommage pour la malade que l'oblitération de la veine et l'établissement d'une circulation collatérale. Plus tard, peut-être rien qu'après l'accouchement, se formèrent au-dessus de la veine oblitérée de nouveaux thrombus ; il s'en détacha tout d'un coup, par l'effet d'un mouvement, une grosse portion qui vint obstruer la lumière de l'artère pulmonaire. Les symptômes principaux furent les suivants : affaissement et chute subite, convulsions de peu de durée à la face et aux extrémités supérieures; quelques minutes après, paralysie complète de tous les muscles de la volonté, perte de connaissance, respiration irrégulière, improductive; pouls irrégulier, fréquent, petit; conservation des bruits du cœur, pâleur et abaissement de température à la peau. Le tableau de la maladie produisait l'effet d'une lésion cérébrale grave et subite.

Autopsie. — On trouva un embole volumineux dans l'artère pulmonaire laissant au liquide sanguin, dans la branche principale droite seulement, un passage excessivement étroit.

Observation 134. — D'Azam (de Bordeaux). — Dans Gaz. hebd., 9 septembre 1864. — Sur Femme de 36 ans, entrée le 22 janvier 1864.

Observation 135. — De Azam, recueillie par Lanelongue. — Dans Congrès méd. de France, 3e session, tenue à Bordeaux, 1865, pag. 437. — Sur Homme de 35 ans, entré en mai à l'hôpital Saint-André de Bordeaux.

Observation 136. — De Courty, recueillie par Caisso (de Montpellier). — Dans Congrès médical de France, 2e session, tenue à Lyon, 1864, pag. 48. — Sur L., âgée de 18 ans, infirmière.

Observation 137. — De Bouillaud. — Dans Bulletin de l'Acad. de méd., 1864-65, tom. XXX, pag. 965. — Sur Femme de 64 ans.

Observation 138. — De Kussmaul. — Dans *Wurzb. med. Zeitschr.*, 1865, tom. V. — Sur Jeune homme.

Chez un jeune homme vigoureusement constitué apparut, sans cause connue, le 9 mars 1864, une pleurésie avec suppuration du côté gauche, à laquelle s'ajouta, le 15, une pneumonie du même côté. Probablement s'établit aussi vers cette dernière époque une péricardite, qui ne put toutefois être distinctement diagnostiquée que le 17. Le 19 mars on conçut des soupçons sur une myo- et endocardite concomitante, sans recueillir sur son compte des signes indubitables. Le 20 mars parut du dévoiement, qui devait être considéré comme le premier symptôme de la pénétration de bouchons fibrineux dans l'artère intestinale. Ce dévoiement continua pendant les jours suivants et devint, le 23 mars, sanguinolent, teint en brun-rouge, d'odeur cadavéreuse et très-abondant, caractère qu'il conserva le 24. En même temps que l'hémorrhagie intestinale se produisit un abaissement significatif de la température du corps le 23 et le 24 mars, et cet abaissement atteignit au matin de ce jour son expression la plus prononcée (35°,9). A cela s'ajouta, le 24 mars, une douleur excessivement vive dans le ventre, particulièrement dans la région ombilicale et dans la partie contiguë de l'hypogastre, douleur qui ne diminua pas après l'évacuation de la vessie. Le ventre était tendu, très-sensible au toucher, et se tympanisa le 25. Ce jour on put constater aussi un épanchement dans la cavité péritonéale, et le malade mourut après avoir conservé jusque-là ses selles sanguinolentes et la grande sensibilité de son abdomen; mais la température était remontée à 38°,6. Le diagnostic fut une embolie de l'artère mésentérique supérieure, parce qu'on ne pouvait s'expliquer d'abord, dans les circonstances données, les abondantes selles sanguinolentes avec les vives douleurs abdominales que par une embolie de l'artère mésentérique; tandis que la composition des selles, en particulier leur couleur brun-rouge produite par un mélange intime du sang décomposé avec le liquide diarrhéique, et enfin le siége principal de la douleur dans la région de l'ombilic et de l'hypogastre contigu, désignaient ensuite la mésentérique supérieure.

Autopsie. — Péricardite, myo- et endocardite avec masses fibrineuses ramollies à l'orifice auriculo-ventriculaire gauche, empyème et pleurésie interlobaire et interlobulaire suppurée du côté gauche. — Foie gras. Maladie de Bright aiguë et infarctus hémorrhagiques des deux reins. Tuméfaction aiguë de la rate avec infarctus hémorrhagiques. — Nombreux emboles dans les divisions de l'artère mésentérique supérieure. Énorme stase avec extravasations capillaires dans le mésentère et dans les parois de la plus grande partie de l'intestin grêle et du gros intestin. Entérite. Péritonite avec exsudat hémorrhagique.

Observation 139. — De Gallard. — Dans Gaz. des hôpitaux, 1865, pag. 317. — Sur Cyrille Guy, 30 ans, employé, entré le 18 mai 1865 dans un hôpital de Paris.

Observation 140. — De Labbé et Cahours. — Dans Bulletins de la Soc. de chirurgie de Paris, 1865. — Sur Dame de 66 ans.

Observation 141. — De Neuschler. — Dans *Wurtemb. med. Correspondenzbl.*, 1866, nr 3. — Sans signalement. —

Anasarque, hydrothorax, ascite, décubitus dorsal, gangrène par embolie de la jambe droite. Mort deux mois après la production des embolies.

Autopsie. — On constate des emboles dans plusieurs branches de la fémorale droite et dans les deux artères tibiales postérieure et antérieure. Il y a des signes manifestes d'un rétablissement de la circulation à la cuisse. Insuffisance avec rétrécissement de la valvule auriculo-ventriculaire gauche.

Observation 142. — De Hip. Bourdon, recueillie par Meuriot. — Dans *Oblitération simultanée des artères iliaques par des caillots emboliques*, etc.. Paris 1867, pag. 4. — Sur X., âgée de 22 ans, modiste, entrée le 7 novembre 1866 à la Maison municipale de santé.

Observation 143. — De E. Hamelin. — Dans Thèses de Montpellier, 1867, nº 31, pag. 42. — Sur N. Marc, 51 ans, rentré à l'hôpital le 4 avril 1866.

Observation 144. — De Heidenreich. — Dans *Uber einige Quellen von Embolie der Lungenarterie. Dissert.*, 1867, Jena, nr 8. — Sans signalement. — La traduction française manque parce que je n'ai pu me procurer cette publication.

Observation 145. — De Monard.— Dans Thèses de Montpellier, 1867, n° 57, pag. 32. — Sur Victor Meunier, soldat de la marine, 23 ans.

Observation 146. — De Monard. — Dans Thèses de Montpellier, 1867, n° 57, pag. 33. — Sur Joseph Bouchez, soldat de la marine, 29 ans.

Observation 147. — De Monard. — Dans Thèses de Montpellier, 1867, n° 57, pag. 34. — Sur Frédéric Radet, sapeur du génie, 24 ans.

Observation 148. — De Monard. — Dans Thèses de Montpellier, 1867; n° 57, pag. 36. — Sur Émile Pech, soldat de la marine, 25 ans.

Observation 149. — De H.-M. Tuckwell. — Dans *The British and Foreing medical Review*, 1867, vol. XL, pag. 506. — Sur W. E., âgé de 17 ans, entré à l'hôpital Radcliffe le 24 avril 1867. — Traduction française, dans Gaz. hebd., 1867, pag. 765.

Observation 150. — De V. Feltz. — Dans *Étude clinique et exp. des embol. cap.*, 1868, pag. 1. — Sur M. R., entrée à la clinique de Strasbourg vers le milieu de juillet 1865.

Observation 151. — De V. Feltz. — Dans *Étude clinique et exp. des embol, capill.*, 1868, pag. 27. — Sur R. W., âgée de 21 ans, entrée à l'hôpital civil de Strasbourg le 23 janvier 1867.

Observation 152. — De V. Feltz. — Dans *Étude clinique et exp. des emb. capill.*, 1868. pag. 151. — Sur A. V., journalier, 53 ans, entré à la clinique de Strasbourg le 22 mars 1867.

Observation 153. — De Boursier. — Dans Mémoires et Bulletins de la Société médico-chirurg. des hôpitaux et hospices de Bordeaux, 1868, tom. III, pag. 260. — Sur Homme, 27 ans, entré à l'hôpital Saint-André le 9 janvier 1868.

Observation 154. — De Aronsohn, recueillie par Lelorrain. — Dans Gaz. des hôpitaux, 1868, pag. 406. — Sur François L., 45 ans, entré à la clinique de Strasbourg le 24 avril 1868.

Observation 155. — De Henri Gintrac, recueillie par Pujo. — Dans Mémoires et Bulletins de la Société médico-chirurg. des hôpitaux et hospices de Bordeaux, 1868, tom. III, pag. 268. — Sur S., homme de 75 ans.

Observation 156. — De l'auteur, recueillie par E. Hamelin. — Sur Casimir Meyner, coiffeur, 36 ans, entré à l'hôpital Saint-Éloi de Montpellier le 10 mars 1868.

A été rachitique dans son enfance. A eu plus tard des douleurs rhumatoïdes, une sciatique à droite. Chagrins profonds ; perte de fortune, misère. — Début apparent de sa maladie actuelle en février 1868. A deux reprises, à huit jours d'intervalle, perte momentanée de connaissance, considérée comme évanouissement, laissant à sa suite un peu de faiblesse dans les membres inférieurs, surtout à droite, mais pas de véritable paralysie. Cette faiblesse elle-même disparut d'ailleurs assez rapidement. Il ne resta que des fourmillements dans les membres inférieurs; tuméfaction des deux chevilles. — Une huitaine avant son entrée à l'hôpital, deux jours de suite, à dix heures du matin, violent accès de fièvre avec frissons intenses pendant deux heures, vomissements bilieux, crampes dans les mollets (on donna du bicarbonate de soude); il y eut expulsion de graviers. Pas d'autre accès de fièvre; mais bientôt après léger mouvement fébrile, toux sèche; on constate un épanchement à droite (vésicatoire). Le malade entre à l'hôpital. — État le 11 mars : Amaigrissement; un peu d'oppression; impulsion cardiaque assez forte; premier bruit sourd, parfois bruit de scie, appréciable seulement vers la pointe, près du mamelon. A droite respiration légèrement bruyante au sommet, avec expiration prolongée; matité dans le tiers inférieur; affaiblissement des vibrations; frottements pleuraux humides à ce niveau; quelques râles sous-crépitants disséminés, abondants vers le tiers moyen et à la base. Toux assez fréquente; expectoration muqueuse, rare. Sueurs nocturnes. Douleurs rhumatoïdes aux chevilles. Urine limpide. (Huile de foie de morue, frictions laudanisées.) — 19 mars. A six heures du soir perte subite de connaissance, affaiblissement notable, puis résolution complète du côté droit; à gauche, le pouls radial a disparu; chaleur conservée néanmoins dans ce bras, qui présente de temps à autre des mouvements involontaires, saccadés, peu étendus d'ailleurs. Pouls de 80 à 90. (Sinapismes; potion stimulante.) — 20. La connaissance ne revient pas; commencement de stertor; un peu de contracture à droite, pas permanente. 100 à 110 pulsations. (Jalap, calomel, sinapismes.) — Mort le 21 à dix heures du matin, par aggravation des phénomènes thoraciques.

Autopsie le 22, vingt-quatre heures après la mort. — Cadavre bien conservé, maigreur très-prononcée; légère incurvation des tibias. — A l'ouverture du crâne écoulement d'une certaine quantité de sérosité; épanchement séreux sous-arachnoïdien, avec granulations comme des grains de semoule sur quelques points, au niveau desquels l'arachnoïde est plus opaque; cette dernière membrane épaissie, œdémateuse, se détache d'ailleurs très-facilement de la substance cérébrale, sauf au niveau du lobe moyen gauche, principalement en dehors, où l'enlèvement des méninges entraîne une petite portion de cette substance. La consistance du cerveau paraît diminuée dans toute son étendue, ce qu'on attribue à la macération, car il n'y a d'autre altération appréciable que dans le corps strié et la corne d'Ammon à gauche. Le corps strié gauche est injecté, ramolli, s'affaissant sous son propre poids, surtout dans sa partie extraventriculaire, celle qui correspond au lobule de l'insula, où le ramollissement est plus marqué dans une couche superficielle de 1 à 2 millimètres. La corne d'Ammon, qui ne présente aucun changement de couleur, s'en va en bouillie. Les vaisseaux de la base du crâne, surtout ceux de la scissure de Sylvius droite, sont athéromateux; on ne trouve aucun corps étranger dans leur cavité, peut-être faute de recherches suffisantes. — Au niveau de la bifurcation de l'humérale gauche en radiale et cubitale, bifurcation qui a lieu au tiers supérieur du bras, et à l'intérieur de la radiale très-près de son origine, 1 1/2 centimètres environ, existent deux petits caillots rougeâtres, fibrineux, assez résistants, commençant à adhérer à la paroi artérielle; celle-ci est légèrement injectée et ramollie à ce niveau; le tissu cellulaire environnant, également injecté dans une étendue d'environ 2 centimètres. — Altérations pulmonaires et pleurales. — Environ 300 grammes de sérosité citrine dans le péricarde. Surcharge graisseuse du cœur, plus prononcée à droite. Artères coronaires athéromateuses. Parois du ventricule droit un peu hypertrophiées, 4 millimètres environ; sa cavité renferme des caillots noirâtres prolongés dans l'artère pulmonaire. Sur la face supérieure de la valve aortique, masse polypeuse, en forme de mûre, déchiquetée, se séparant en fragments élastiques, recouverte de caillots sanguins récents, noirâtres; la face inférieure de cette valve présente à sa partie moyenne un pertuis comme une tête d'épingle. — Sérosité limpide dans la cavité abdominale. Foie sain. Rate tuméfiée. Ganglions mésentériques également, et un peu ramollis. Rein gauche violacé au sommet, volumineux, surchargé de graisse, contenant de petits calculs isolés; gros calcul dans le bassinet, ce dernier tapissé d'une néomembrane. Au rein droit deux infarctus jaunes ocre; l'un d'eux par sa base forme en arrière à la superficie de l'organe une tache de 3 à 4 centimètres; il en a 2 de profondeur et s'avance en pointe entre les pyramides de Ferrein; le second se voit à la partie supérieure de la surface, un peu moins large que le précédent, mais atteignant presque jusqu'au bassinet. Injection de l'uretère; points d'injection noirâtres au bas-fond de la vessie rétractée; celle-ci ne contient pas de calculs.

CHAPITRE VII

EXPÉRIENCES.

SOMMAIRE. — Paralysie par suppression du sang artériel. — Rigidité cadavérique précoce et partielle par la ligature d'une iliaque commune. — Répartition de la pression sanguine après la fermeture d'une branche d'écoulement. — Influence du mouvement sur la coagulation du sang. — Les microzymas des cellules animales peuvent passer directement d'un viscère à un autre.

Expérience 1. 18 avril 1867.— Jeune rat noir (*mus rattus*), très-agile et vigoureux, 14 centimètres de longueur depuis la racine de la queue jusqu'au bout du museau.

Le petit animal est d'abord fixé le ventre contre la planchette. Je circonscris alors à la région dorsale de la racine de la queue un lambeau de peau rectangulaire qui se laisse facilement séparer du *fascia superficialis*. A travers cette fenêtre, au-dessous du fascia et de chaque côté de la ligne médiane, j'aperçois très-distinctement le tendon commun des muscles transversaires supérieurs et long-dorsaux. Avec la pointe effilée d'un bistouri je coupe ces deux tendons de dedans en dehors, pour être bien sûr de les diviser en totalité; puis entre les bouts écartés de chacun d'eux, j'incise soigneusement jusqu'à l'os les fibres charnues des faisceaux musculaires profonds, et je m'assure enfin que tout agent de contraction a été parfaitement interrompu dans ce sens. L'animal est ensuite retourné sur le dos, et au même niveau de la queue je pratique la même section sur les tendons de la région ventrale, transversaire inférieur et psoas caudal. Dès-lors, la queue a naturellement perdu une portion de ses mouvements ; tous ceux qui lui étaient transmis par les muscles puissants du dos et de la cavité abdominale sont supprimés, et il ne reste que les mouvements intrinsèques, dépendant exclusivement des faisceaux intervertébraux profonds. — Après avoir apprécié la somme de mouvement qui survit à cette mutilation, par une incision médiane faite un peu en arrière de la section tendineuse, je découvre la gouttière spinale inférieure où court en droite ligne l'artère sacrée moyenne. Celle-ci, dont le volume est en proportion du long appendice qu'elle est destinée à pourvoir, ne donne que des rameaux invisibles à l'œil, vu le peu d'épaisseur des segments que ces rameaux alimentent; en séparant l'artère des tissus, on n'obtient pas d'écoulement visible de sang. J'isole ce vaisseau sur une étendue d'un centimètre, et je place une ligature au milieu de cet espace. En raison de la distance des rameaux secondaires, si fins eux-mêmes, les anastomoses par lesquelles pourrait s'établir une circulation collatérale doivent être considérées comme trop ténues, pour pouvoir avant longtemps fournir un contingent nutritif appréciable. Cependant la mobilité de la queue reste exactement la même ; l'animal observé pendant une demi-heure n'y montre aucun abaissement de la dose de motricité qu'il possédait avant la ligature. — Au bout de ce temps, il fut réintégré dans la cage commune où il vivait depuis quelque temps en bonne harmonie avec cinq ou six de ses pareils ; son état actuel de faiblesse le rendit victime d'agressions contre lesquelles il avait pu jusque-là se défendre, et on ne retrouva de lui le lendemain, comme cela était arrivé dans de pareilles circonstances à Magendie (voy. P. Gervais, *Histoire naturelle des mammifères*. Paris, 1854, pag. 407), que la peau parfaitement nettoyée, la queue et le squelette à nu.

Expérience 2. 8 mai 1867. — Rat noir adulte. Environ 20 centimètres de longueur, sans compter la queue.

L'animal étant attaché le dos contre la planchette, je mets à nu l'artère crurale droite ; la proéminence du ventre et les mouvements violents de l'animal m'empêchent d'arriver au-dessus de l'origine de la fémorale profonde, et je ne puis placer la ligature qu'à 3 millimètres au-dessous. Il m'est également impossible de séparer l'artère des veines satellites, et je ne puis qu'isoler le cordon vasculaire du nerf crural. Après la ligature, le tronçon inférieur de la veine se gonfle de sang, et le supérieur se vide en partie; les pulsations, sensibles au-dessus, sont complètement absentes au-dessous de la ligature. — Le membre opéré est alors délié ; les mouvements intrinsèques du pied y sont abolis, mais le même phénomène existe aussi aux trois membres non opérés, et il est produit dans tous par le lien d'attache que l'agilité et la vivacité de ces animaux obligent à serrer fortement. Mais les mouvements du pied sur la jambe persistent, bien que la circulation collatérale du genou ne puisse sensiblement alimenter les muscles dont ils dépendent. L'animal marche d'une manière régulière après que je lui ai détaché les deux pattes de derrière, celles de devant restant fixées à la planchette; il ne traîne qu'un peu la patte postérieure droite, ce qu'expliquent d'ailleurs suffisamment la douleur produite par l'opération et l'engorgement amené par la ligature des veines. Toute idée de paralysie est d'ailleurs écartée par ce fait que l'animal exécute, à l'aide de ses deux pattes de derrière, des bonds de 25 centimètres de hauteur, malgré le poids de la planchette et la privation de ses deux membres thoraciques ; à quoi il faut ajouter qu'il retombe directement et sans la moindre inclinaison sur ses deux membres postérieurs, ce qui n'aurait certainement pas lieu si la jambe droite était paralysée entièrement ou même en partie. — L'animal est remis dans la cage commune; je compte sur sa grosseur et sa force pour le protéger contre toute attaque. — Trois heures après, il se sert encore parfaitement de sa patte, et les doigts se fléchissent normalement. — 9 mai : le rat se sert très-bien de sa patte et grimpe aisément sur les barreaux de sa cage. La peau recouvre en partie déjà la plaie qui était hier béante. — 22 mai : la plaie est à peu près complètement cicatrisée et l'animal tout à fait bien portant.

Expérience 3. 15 mai 1867. — Rat noir jeune, mais déjà fort et très agile. Environ 16 centimètres sans compter la queue.

Il est attaché sur le ventre contre la planchette. J'incise la peau tout le long de la région lombaire gauche, puis les muscles de la même région. Le feuillet pariétal du péritoine ne peut être préservé, vu son extrême délicatesse, et les viscères abdominaux, intestin, rate, foie, sortent de plus en plus par l'ouverture. Le doigt plongé dans la cavité abdominale sent distinctement les pulsations de l'aorte contre la colonne vertébrale, mais l'œil ne peut arriver à la voir, et ce n'est qu'en tâtonnant que l'aiguille de Cooper peut aller à sa recherche; aussi ne puis-je ainsi réussir à assujétir l'artère. Je coupe alors l'intestin pour dégager un peu plus la cavité abdominale, mais je ne suis pas plus heureux. La section des vaisseaux coliques donne une assez forte hémorrhagie. Cette première recherche, fort longue, a déjà pris une demi-heure. Désespérant d'arriver de la sorte, je fais une autre incision semblable à la première à la région lombaire droite, et je sens également, en introduisant le doigt par cette voie, les battements de l'aorte. La cavité abdominale vidée par la double plaie est maintenant plus accessible, et la colonne lombaire, isolée des deux côtés, plus mobile ; je puis donc explorer plus efficacement la face inférieure de cette dernière. Mais obligé d'employer les deux ouvertures à la recherche manuelle de l'artère, l'une pour signaler le vaisseau avec l'indicateur gauche, l'autre pour le charger sur l'aiguille, j'agis encore entièrement à l'aveugle; j'arrive enfin avec beaucoup de difficulté à comprendre l'aorte dans une ligature en masse. Malheureusement, en posant celle-ci, je sens la région abdominale se refroidir sous mes doigts ; l'animal commençait à succomber aux énormes lésions et aux hémorrhagies multiples auxquelles il survit déjà depuis plus d'une heure. — Je dénoue rapidement les pattes de derrière, qui sont paralysées; mais elles doivent cette paralysie à d'autres causes que celles dont je cherche à isoler l'action, car les pattes de devant détachées aussitôt sont également paralysées. L'animal respire encore, mais respire uniquement; les mouvements respiratoires sont les seuls conservés avec des convulsions cloniques aux muscles du cou, qui s'étendent à plusieurs reprises tout le long du dos. Ces dernières sont bient bientôt remplacées par des convulsions toniques produisant l'opistothonos et s'accompagnant d'un cri dû à l'expulsion spasmodique de l'air contenu dans les poumons; aussitôt après, l'animal expire. — Pendant cette dernière période, le pincement des pattes postérieures produit des contractions réflexes manifestes dans tous les muscles du membre excité. J'y vois un argument favorable à la théorie que j'ai soutenue dans ce travail : si la contraction du sang artériel ôtait subitement leur motricité à la fibre musculaire et aux terminaisons périphériques des nerfs centrifuges, ce ne sont pas seulement, en effet, les mouvements volontaires, mais aussi les mouvements réfléchis qui devraient être ici abolis et impossibles dans le train postérieur, puisqu'il manquerait un de ses anneaux à la chaîne excito-motrice. Ici donc la propriété du mouvement était encore intacte dans le train postérieur malgré la suppression du sang artériel, puisque le courant nerveux a pu passer sans obstacle et sous l'influence d'une stimulation relativement peu considérable, à travers tous les rouages indispensables à l'action réflexe.

Expérience 4. 22 mai 1867. — Jeune rat noir, environ 17 centimètres sans compter la queue.

L'expérience actuelle n'a pas réalisé le but spécial que je m'étais proposé, mais elle n'en est pas moins concluante. — Le rat ayant été fixé le dos contre la planchette, j'incise la peau du ventre sur la ligne médiane, les muscles abdominaux dans la même direction et dans une étendue de 3 centimètres ; puis j'ouvre la cavité péritonéale ; je sors ensuite les viscères sans les détacher, et je mets à nu la paroi inférieure de la colonne. Je vois distinctement battre une artère en ce point un peu sur la gauche de l'animal et suivant l'axe du corps, je la saisis avec l'aiguille à ligature et la lie, croyant tenir l'aorte. — Les pattes postérieures de l'animal sont aussitôt détachées : le mouvement persiste très-manifeste, mais affaibli dans les deux membres ; il persiste aussi dans la queue ; à la patte droite, les mouvements volontaires sont tous conservés, même ceux des doigts, mais ils sont moins intenses et moins fréquents qu'à la gauche. Les deux membres sont froids. — Je rentre les viscères et j'applique un point de suture qui suffit à maintenir la masse intestinale dans l'abdomen. — Après cela, et quinze minutes environ après la ligature, les mouvements persistent, mais encore amoindris, dans la patte postérieure droite; il n'y en a plus aux doigts de cette patte ; du reste l'animal ne se soutient que sur le train antérieur. Demi-heure après, tout son corps est envahi par les crampes de l'agonie, qui durent à peu près deux minutes. Des convulsions cloniques et toniques violentes agitent la mâchoire, la queue et tous les membres, sauf la patte droite qui reste absolument immobile et raide ; et lorsque la respiration a complètement disparu et qu'il ne subsiste plus comme signe de vitalité ultime qu'un tremblement convulsif de la patte antérieure droite, la patte postérieure du même côté est déjà rigide, tandis que les trois autres sont souples. — Il se trouve, à l'autopsie, que j'ai lié l'artère iliaque commune droite à un demi-centimètre de la bifurcation. Comme cette bifurcation se fait à angle très-aigu et que les branches suivent presque le prolongement du tronc, j'ai pris l'une d'elles pour l'aorte elle-même. — On n'en voit pas moins que la ligature artérielle, tout en affaiblissant progressivement le mouvement musculaire, ne l'abolit pas d'une manière subite. Quant à la rigidité précoce de la patte postérieure droite, elle confirme les faits observés déjà dans la ligature de l'aorte par Brown-Séquard et par Stannius. (Brown-Séquard, *Comptes rendus de l'Académie des sciences*, 1851, vol. XXXII, pag. 855 ; et *Journal de la physiologie*, 1858, tom. I, pag. 116. Stannius, *Archiv für physiol. Heilkunde.* Heft I, pag. 1-23.)

Expérience 5. 24 juin 1867.— Pour déterminer d'une manière expérimentale et précise certains détails du mécanisme de la circulation incomplètement décrits et surtout démontrés jusqu'ici, j'ai institué l'expérience suivante. Un appareil très-simple a été construit, destiné à répartir en quatre petits jets égaux en dimension et en portée, la colonne liquide introduite par un gros tronc unique. Ce système représente, y compris son élasticité, une grosse artère deux fois bifurquée, l'aorte descendante, par exemple, divisée en deux branches de premier ordre, les deux iliaques communes et celles-ci en deux autres du second, les quatre iliaques externes ou internes. Les tubes sont en caoutchouc, les divisions qui les unissent sont seules en métal. Convenons, pour nous entendre, d'une figure représentant un premier conduit AB, divisé en B en deux conduits secondaires BC et BF ; BC se divise à son tour en CD et CE, comme de son côté BF donne naissance à FG et FH ; d'où une ouverture d'entrée en A et quatre de sortie en D, E, G, H. L'ouverture d'entrée A est assujétie fortement au robinet qui sous une pression d'environ 15 mètres fournit l'eau à mon laboratoire ; l'écoulement se produit donc sous une impulsion identique et uniforme par les quatre dernières divisions égales, symétriquement disposées et à même direction, D, E, G, H. Les quatre jets portent naturellement à égale distance. — Si maintenant en comprimant le conduit BC on ferme les deux orifices D et E, l'écoulement, on le conçoit, est beaucoup plus actif et la portée du jet plus étendue par les orifices G et H. Mais si en comprimant le conduit terminal CD on ferme l'un seulement des orifices, D, voici comment se comporte l'excédant de force à répartir entre les trois autres, E, G, H, effet qu'il s'agissait de déterminer avec exactitude. Les trois jets des trois orifices restés ouverts gagnent sensiblement chacun en longueur à la fermeture de l'orifice D ; mais l'orifice collatéral E y gagne beaucoup plus que les autres. Pour donner par des chiffres l'idée de cette inégalité, voici les différences approximatives qui sont en réalité observées : quand on ferme l'orifice D, la colonne sortie de E gagne aussitôt seule 50 centimètres, tandis que les colonnes sorties de G et de H ne s'allongent chacune que de 12.—Je tiens seulement à induire de ces faits que lorsqu'une branche artérielle est oblitérée dans le corps vivant, un excédant de pression se répand sur tout le reste du système vasculaire dépendant de la même division cardiaque, et va y augmenter la vitesse du liquide sanguin ; mais les branches issues du même tronc, et surtout les rameaux issus de la même branche, sont de plus en plus favorisés dans ce partage sur l'ensemble de la circulation ; les régions voisines du vaisseau oblitéré reçoivent donc une plus forte proportion du sang en excès que le reste de l'organisme et se congestionnent visiblement, tandis que l'hyperémie des autres reste souvent inaperçue.

Expérience 6. 9 juillet 1867. — J'ai reçu directement dans une éprouvette en verre le sang d'un poulet, le premier écoulé à l'ouverture des vaisseaux cervicaux. La température assez fraîche, en retardant la coagulation, rendait plus nets les effets des circonstances à comparer. L'éprouvette a été laissée ouverte; le sang, maintenu en repos et légèrement agité par intervalles seulement pour déterminer le moment de sa solidification complète, a mis trois minutes et demie à se coaguler. Aussitôt après, un autre poulet a été saigné, et la même quantité de sang, également la première écoulée, a été reçue dans une éprouvette de même dimension. Celle-ci a été aussitôt bouchée et très-vivement, ainsi que constamment, agitée; le sang s'est coagulé dans deux minutes et demie seulement. En retournant alors sens dessus dessous l'éprouvette débouchée, aucune goutte de sang ne se répand au dehors. — La première éprouvette avait été laissée débouchée pour compenser autant que possible, par le libre accès de l'air, le mélange plus intime qui devait se faire, par l'agitation, entre le sang et l'air renfermés dans la seconde.

Expérience 7. 22 mai 1868. — Lapin d'un mois environ.

Sur une portée de neuf, il était, seul, resté petit et malingre; on le trouva mort dans sa lapinière le matin, et il fut autopsié le jour même. Sur l'estomac, au point où repose la vésicule biliaire, existe une tache jaune qui ne traverse pas à l'intérieur. Une lamelle coupée à la superficie de cette tache est étendue sur le porte-objet, dilacérée avec les aiguilles, aplatie avec le couvre-objet, et portée en cet état sous le champ du microscope (Obj. n° VII à immersion de Nachet). J'y trouve des corps parfaitement analogues à de grosses bactéries, quelques-unes très-grosses; elles sont très-réfringentes, immobiles, assemblées deux à deux mais alors pas bout-à-bout, ou bien isolées. La vésicule du fiel, dans sa surface correspondant à la paroi gastrique, ne renferme aucun élément semblable; il n'y en avait pas non plus sur une parcelle de tissu enlevée au niveau de la tache biliaire à la surface interne de l'estomac. Un fragment de parenchyme hépatique étendu sur le porte-objet m'a présenté de nombreux microzymas très-réfringents, les uns entraînés dans un courant avec des cellules hépatiques, les autres animés d'un mouvement propre. — Les microzymas des cellules animales, comme l'ont montré Béchamp et Estor, sont des embryons de bactéries et peuvent atteindre ce développement, non-seulement après la mort des animaux dont ils habitent les tissus, mais dans des conditions anormales, pendant le cours même de leur existence. Dans le fait que je signale, on voit des microzymas développés en bactéries, selon toute apparence pendant la vie de l'animal, et il reste à se demander quelle est la cause anormale qui a ici motivé cette métamorphose. Pour la trouver dans un état particulier de la membrane gastrique ou de la bile, il faudrait que les autres parties examinées concurremment eussent aussi contenu des granulations transformées ; à défaut, c'est du côté des germes eux-mêmes qu'il faut chercher la cause en question, et on ne peut alors en reconnaître de plus naturelle que le fait même de leur transplantation. Des microzymas transsudés avec la bile qui a produit la tache gastrique, ont dû passer du tissu hépatique, leur terrain approprié, dans les éléments anatomiques de la paroi stomachale ; ils ont trouvé là des conditions changées de fermentations nutritives, auxquelles correspondent sans doute d'autres variétés de ces mêmes organismes, et avec la modification de leur activité les provocations nécessaires à leur changement de forme ! Je ne prétends certes pas, sur un fait unique et aussi obscur, équilibrer une conséquence aussi considérable ; mais je vois une garantie pour ma supposition dans sa concordance avec les opinions des expérimentateurs qui ont découvert l'existence et qui sont en train d'enregistrer les mœurs de ces germes vivants des fermentations vitales.

CHAPITRE VIII

BIBLIOGRAPHIE DE L'EMBOLIE.

SOMMAIRE. — But et contenu de ce chapitre. — Liste par ordre alphabétique des auteurs, cités dans cet ouvrage, qui ont traité de l'embolie dans son ensemble ou ses détails, avec l'indication correspondante de leurs travaux.

Parmi les auteurs cités dans le courant de ce livre, les uns s'étaient occupés spécialement ou accidentellement, dans son ensemble ou ses détails, de la question qui en fait le sujet; les autres fournissaient à ses discusions des arguments constitués avec une finalité différente. Il ne pouvait y avoir aucun intérêt à reproduire, relativement à ces derniers, des citations éparses dans le courant de l'ouvrage; en revanche, la réunion des noms d'auteurs et des titres de travaux concernant l'embolie formait un complément naturel de son histoire, un auxiliaire utile à son étude ultérieure. Telle est la pensée qui a motivé ce dernier chapitre.

ADAMS (A. Leith). — Embolus of the Femoral Artery, followed by Sphacelus of the Leg and Foot; Amputation and Recovery; in *Edinburgh medical Journal*, december 1861, vol. VII, pag. 538.

ADDISON and REES. — Embolon in the left carotid and cerebral arteries, and also in those of the Spleen and Kidneys. Fatal result; in *The Lancet*. London, 12 may 1860.

ALIBERT. — Recherches sur une occlusion peu connue des vaisseaux artériels. Paris, 1828.

ANDRAL (G.). — Précis d'anatomie pathologique. Paris, 1829.

ANONYME. — Embolie dissipée; in *L'Union médicale*, 1864, tom. II, pag. 143.

ARONSOHN. — Embolie de l'artère mésentérique supérieure et de l'artère sylvienne gauche ; in *Gazette des Hôpitaux*, 1868, pag. 406.

AZAM (E.). — De la mort subite par embolie pulmonaire dans les traumatismes; in *Congrès médical de France*, 3e session. Bordeaux, 1865, pag. 435.

BALL (Benjamin). — De la coïncidence des gangrènes viscérales et des affections gangréneuses extérieures ; in *L'Union médicale*, 1860, tom. V, pag. 162.

LE MÊME. — Des embolies pulmonaires; in *Thèses de Paris*, 1862, nº 1.

LE MÊME. — Mort subite par embolie pulmonaire ; in *Comptes-rendus des séances et Mémoires de la Société de biologie*, mars 1862, tom. IV, pag. 32.

BALOGH (Coloman). — Ein Phlebolith ; in *Archiv für pathologische Anatomie und Physiologie und für klinische Medicin*. Berlin, 1861, Band XXII, Seite 187.

BARON. — Mémoire sur les morts subites ; in *Archives générales de médecine*, 1838, 3e série, tom. II, pag. 5.

BARNES (Robert). — On the thrombosis and embolia of lying-in women; in *Transactions of the obstetrical Society of London*, 1863, vol. IV, pag. 30.

BECKMANN (Otto). — Ein fall von capillärer Embolie ; in *Archiv für pathologische Anatomie und Physiologie und für klinische Medicin*. Berlin, 1857, Band XII, Seite 59.

LE MÊME. — Embolie der Arteria mesenterica superior; in *Archiv für pathologische Anatomie und Physiologie und für klinische Medicin*. Berlin, 1858, Band XIII, Seite 501.

BÉHIER. — Discussion sur l'embolie; in *Bulletins de la Société médicale des hôpitaux de Paris*, août 1857, 3e série, nos 7 et 8.

LE MÊME. — Lettre au rédacteur...; in *Gazette hebdomadaire de médecine et de chirurgie*, 1857, pag. 614.

BENNETT (James-Risdon). — Puerperal arterial obstruction ; in *Association medical Journal*. London, february 1854, nr 59, pag. 143.

BIERCK. — Sur le ramollissement cérébral consécutif à la formation des embolies; in *Thèses de Strasbourg*, 1853, nº 281.

BIERMONT (De). — De l'embolie à propos du rapport sur les Mémoires envoyés au concours de 1867, à la Société de médecine de Bordeaux; in *L'Union médicale de la Gironde*, avril 1868, pag. 230.

BIGACCI. — Antilogia. Firenze, 1828.

BLAUD (P.). — Sur les concrétions fibrineuses polypiformes dans les cavités du cœur ; in *Revue médicale*, 1833, tom. IV, pag. 175.

BLESSIG. — Embolie der Arterie centralis Retinæ; in *Archiv für Ophthalmologie*. Berlin, 1861, Band VIII, Heft 1, Seite 246.

BLONDET (E.). — Des concrétions fibrineuses du cœur; in *L'Union médicale*, 1857, pag. 463, 471, 485, 497, 504, 516, 529.

BONET. — Sepulcretum, seu anatomia practica. Genevæ, 1679.

BONIMOND (Jean). — Dissertation sur la syncope; in *Thèses de Paris*, 1827, nº 20.

BOUCHARD (Charles-Jacques). — Étude sur quelques points de la pathogénie des hémorrhagies cérébrales; in *Thèses de Paris*, 1866, nº 328.

BOUCHUT (E.). — Mémoire sur la coagulation du sang veineux dans les cachexies et dans les maladies chroniques; in *Gazette médicale de Paris*, 1845, pag. 241, 257.

BOUILLAUD. — Présentation de pièces; in *Bulletin de l'Académie de médecine*, 1864-65, tom. XXX, pag. 965.

BOURDON (Hippolyte). — Oblitération simultanée des artères iliaques par des caillots emboliques. Observation suivie de considérations générales sur le diagnostic de cette affection. Paris, 1867.

BOURSIER. — Endocardite ulcéreuse; embolie cérébrale, aphasie; in *Mémoires et Bulletins de la Société medico-chirurgicale des hôpitaux et hospices de Bordeaux*, 1868, tom. III, pag. 260.

BRAMWELL (J.-P.). — Some Remarks on a Certain unusual Form of Arterial Obstruction; in *Edinburgh medical Journal*, may 1860, vol. V, pag. 1032.

BRIGHT (Richard). — Reports of medical cases illustrating the symptoms and cure of diseases by a reference to morbid anatomy. London, 1827-31.

BRIQUET. — Cas de mort brusque par embolie; in *Gazette hebdomadaire de médecine et de chirurgie*, 1862, pag. 72.

BROCA. — Gangrène du pied, consécutive à une oblitération de l'aorte abdominale par embolie, chez un paralytique. Ramollissement de la moelle. Réflexions sur la gangrène par oblitération artérielle; in *Gazette des hôpitaux*, 1861, pag. 366.

BRÜCKE (E.). — Ueber die Ursache der Blutgerinnung; in *Archiv für pathologische Anatomie und Physiologie und für klinische Medicin*. Berlin, 1857, Band XII, Seite 81, 172.

BRÜNNICKE. — A contribution to the theory of Emboli; in *Hospitals Meddelelser Anden Raekke*. Kjöbenhavn, 1856, förste Bind; et *The Dublin Hospital Gazette*, 1856, nr 16, 17.

BUDD. — Cardiac hydatids; in *Medical Times and Gazette*. London, 17 july 1858.

BUSCH (F.). — Fettembolie; in *Archiv für pathologische Anatomie und*

Physiologie und für klinische Medicin. Berlin, 1866, Band XXXV, Seite 321.

BYL (Van der). — Obstruction of the cerebral arteries by fibrinous plugs, in connexion with vegetations on the aortic and mitral valves; in *The Medical Times and Gazette*. London, january 1858.

CALDERINI. — Osservatione di trombosi ven. uterin. con embolismo consecutivo del polmone; in *Osservatore Gazetta delle Cliniche*, 1868, tom. IV, nº 10.

CHARCOT. — Gangrène du pied et de la jambe gauches ; in *Comptes-rendus des séances et Mémoires de la Société de biologie*, 1855, tom. II, pag. 213.

CHARCOT et Benjamin BALL. — Sur la mort subite et la mort rapide à la suite de l'obturation de l'artère pulmonaire par des caillots sanguins dans les cas de phlegmatia alba dolens et de phlébite oblitérante en général ; in *Gazette hebdomadaire de médecine et de chirurgie*; 1858, pag. 755.

CHARCOT et VULPIAN. — Note sur l'endocardite ulcéreuse aiguë à forme typhoïde ; in *Comptes-rendus des séances et Mémoires de la Société de biologie*, 1861, tom. III, pag. 205.

CHESTON. — Med. and inq., 1784.

CLESS. — Die spontane Gazbildung im Blute. Stuttgard, 1854.

COHN (B.). — Hirnerweichung nach Obturation der Arteria Fossæ Sylvii: in *Zeitschrift für klinische Medicin*. Günsburg, 1854, Band V, Seite 202.

LE MÊME. — Die Embolie und ihre Folgen, nach Experimenten an Thieren, Habilitationsschrift. Breslau, 1856.

LE MÊME. — Klinik der embolischen Gefässkrankheiten mit besonderer Rücksicht auf die ärztliche Praxis. Berlin, 1860.

CORVISART. — Essai sur les maladies et les lésions organiques du cœur. Paris, 1806.

COURTY. — Embolie de l'artère pulmonaire droite, observation pour servir à l'histoire de la formation des concrétions sanguines dans le cœur et les vaisseaux et à l'histoire des accidents mortels de la fièvre typhoïde; in *Congrès médical de France*, 2e session. Lyon, 1864, pag. 48.

CRUVEILHIER (J.). — Atlas d'anatomie pathologique. Paris, 1830-42.

LE MÊME. — Traité d'anatomie pathologique générale. Paris, 1849-64.

CUSCO. — Oblitération immédiate de l'artère humérale produite par une contusion violente ; in *Gazette des hôpitaux*, 1864, pag. 362.

DAVY (John). — Observations on the Blood after Death; in *Edinburgh medical and surgical Journal*, april 1839, vol. 51, pag. 368.

DECHAMBRE (A.). — Revue ; in *Gazette hebdomadaire de médecine et de chirurgie*, 1856, pag. 289.

Le même. — Revue; in *Gazette hebdomadaire de médecine et de chirurgie*, 1856, pag. 337.

Le même. — Concrétions sanguines dans les veines et les artères, doctrine de l'embolie; in *Gazette hebdomadaire de médecine et de chirurgie*, 1858, pag. 1.

Denis (de Commercy, P.-S.). — Mémoire sur le sang considéré quand il est fluide, pendant qu'il se coagule et lorsqu'il est coagulé, etc. Paris, 1859.

Dienstl. — Bronchiectasie, Thrombose der Vena cava ascendens, Embolie beider Lungenarterien, Pneumonie des linken unteren Lappens und Lungengangrän; in *Œsterreichische Zeitschrift für praktische Heilkunde*, 1859, Nr 5.

Düben (Von) — Case of disease of the heart with embolia in the crural artery, gangrene of the great toë, terminating with recovery; in *Hygiea, Medicinsk och Pharmaceutisk Manads-Skrift*. Stockholm, september 1855, Bd. XVI, S. 621.

Le même.—Fall von Embolus in der Carotis cerebralis sinistra; in *Hygiea, Medicinsk och Pharmaceutisk Manads-Skrift*. Stockholm, 1855, Bd XVI, S. 650; et *Schmidt's Jahrbuch*, Bd 91, Seite 319.

Le même.—Weshalb bei endocarditischen Gerinnseln die fortgeschwemmten Körper bald nach dem einen, bald nach dem andern Organe sich dirigiren; in *Hygiea, Medicinsk och Pharmaceutisk Manads-Skrift*. Stockholm 1856, Bd XVIII.

Dubreuilh (Charles). — Des morts subites dans l'état puerpéral; in *L'Union médicale de la Gironde*, janvier 1857.

Le même. — Quelques considérations pour servir à l'histoire des morts subites dans l'état puerpéral; in *Congrès médical de France*, 3e session. Bordeaux, 1865, pag. 451.

Dumont-Pallier. — Observation d'embolie veineuse pulmonaire ayant déterminé la gangrène d'un lobe du poumon; in *Comptes-rendus des séances et Mémoires de la Société de biologie*, 1858, tom. V, pag. 178.

Le même. — Présentation de pièces; in *Bulletins de la Société anatomique de Paris*, 1860, tom. V, pag. 405.

Le même. — Présentation de pièces; in *Bulletins de la Société anatomique de Paris*, 1860, tom. V, pag. 432.

Duncan (James F.).—Case of obstructive disease of the heart probably resulting from chronic pneumoniæ and inducing apoplexy; in *The Dublin quarterly Journal of medical science*, may 1862.

Duval. — Observation de gangrène spontanée des doigts guérie par l'électrisation localisée; in *l'Écho médical*. Neufchâtel, septembre 1858, tom. II, pag. 503.

Eisenmann. — Verstopfung der Hirnarterien; in *Canstatt's Jahresbericht über die Fortschritte der Gesammten Medicin in allen Ländern.* Würzburg, 1853, Bd III, Seite 60.

Esmarch (de Kiel, F.). — Embolie der Carotis ; in *Archiv für pathologische Anatomie und Physiologie und für klinische Medicin,* Berlin, 1857, Bd XI, Seite 410.

Farre. — Embolon in the cerebral arteries ; in *The Lancet.* London, 12 may 1860.

Feltz (V.). — Étude clinique et expérimentale des embolies capillaires. Paris-Strasbourg, 1868.

Fernet (Ch.). — Thrombose de l'artère cérébrale moyenne ; ramollissement cérébral. Embolie de l'artère iliaque ; gangrène spontanée ; in *Gazette médicale de Paris,* 1863, pag. 511.

Forget (C.). — Précis historique et pratique des maladies du cœur, des vaisseaux et du sang. Strasbourg, 1851.

Le même. — Lettre sur les concrétions sanguines des artères ; in *Gazette hebdomadaire de médecine et de chirurgie,* 1857, tom. IV, pag. 819.

François (de Mons, Victor). — Essai sur les gangrènes spontanées. Paris, 1832.

Frankenhaüser. — Ueber Ohnmacht und plötzlicher Tod während der Entbindung, 1867.

Frerichs (Fr.-Théod.). — Die Melanämie und ihr Einfluss auf die Leber und auf andere Organe ; in *Zeitschrift für klinische Medizin.* Günsburg, 1855, Bd VI, Heft 5, S. 321.

Le même. — Traité pratique des maladies du foie, traduit de l'allemand par Duménil et Pellagot. Paris, 1862.

Friedreich (N.). — Embolie ; in *Canstatt's Jahresbericht über die Fortschritte der Gesammten Medicin in allen Ländern.* Würzburg, 1854, Bd III, Seite 178.

Le même. — Beiträge zur Lehre von der Embolie ; in *Canstatt's Jahresbericht über die Fortschritte der Gesammten Medicin in allen Ländern.* Würzburg, 1858, Bd III, Seite 237.

Fritz (E.). — Remarques sur deux observations d'embolie cérébrale de Schützenberger ; in *Gazette hebdomadaire de médecine et de chirurgie,* 1856, pag. 342.

Le même. — Obturation métastatique des artères pulmonaires ; in *L'Union médicale,* 5 mai 1857, pag. 222.

Le même. — Embolies multiples de l'artère pulmonaire ; in *Bulletins de la Société anatomique de Paris,* 1860, pag. 127.

Le même. — Note sur deux cas de coagulation du sang dans les sinus cérébraux ; in *Gazette hebdomadaire de médecine et de chirurgie,* 1860, pag. 264.

FRITZ (E.) et LUTON. —Note sur deux cas de coagulation du sang dans les sinus cérébraux, et rapport sur ces observations ; in *Bulletins de la Société anatomique de Paris,* 1860, pag. 70 et 79.

GALLARD.— Embolie pulmonaire; in *Gazette des hôpitaux,* 1865, pag. 317.

GAYET. — Des caillots qui se forment dans les artères où l'on a arrêté le cours du sang ; in *Congrès médical de France,* 2e session. Lyon, 1864, pag. 31.

GERHARDT. — Ueber Blutgerinnung im linken Herzohr ; in *Würzburger medicinische Zeitschrift,* 1863, IV, 3.

LE MÊME. — Embolie der Arteriæ mesentericæ ; in *Würzburger medicinische Zeitschrift,* 1863, IV, 3.

GINTRAC (Henri).— De l'oblitération de la veine-porte et de quelques-uns des états morbides qui lui sont liés ; in *Journal de médecine de Bordeaux,* janvier, février, mars 1856.

LE MÊME.— Concrétions sanguines dans le ventricule gauche du cœur ; oblitération successive des deux artères iliaques externes par des caillots emboliques ; gangrène des membres inférieurs; in *Mémoires et Bulletins de la Société médico-chirurgicale des hôpitaux et hospices de Bordeaux,* 1868, tom. III, pag. 268.

GOULD (William).—A polypus in the heart; in *Philosophical transactions.* London, 1684, n° 157, pag. 537.

GOURAUD. — Embolie de l'infundibulum du ventricule droit et de l'artère pulmonaire ; in *Bulletins de la Société anatomique de Paris,* 1862, pag. 279.

GRÆFE (Von). — Ueber Embolie der Art. centralis Retinæ als Ursache plötzlicher Erblindung ; in *Archiv für Ophthalmologie.* Berlin, 1859, Bd V, Seite 136.

GRIESINGER (W.).—Traité des maladies infectieuses, trad. de l'allemand par Lemattre. Paris, 1868.

GRITTI (R.).—Caso di morte instantanea per embolismo dell'arteria polmonale ; in *Annali universali di medicina.* Milano, agosto 1863, tom. III, pag. 128.

GROHE. — Embolie der Lungencapillaren ; in *Canstatt's Jahresbericht über die Fortschritte der Gesammten Medicin in allen Ländern.* Würzburg, 1862, Bd II, Seite 64.

GULLIVER (George).— On the softening of coagulated fibrine ; in *Medico-chirurgical Transactions.* London, 1839, pag. 136.

HAMELIN (Elphège-Constant). — Observations de clinique médicale ; in *Thèses de Montpellier,* 1867, n° 31.

HASSE. — Tod durch Endopericarditis ; in *Zeitschrift für rationnelle Medicin.* Heidelberg und Leipzig, 1844, Bd III.

HECHT. — Des causes et des symptômes de la coagulation du sang dans les veines et les artères. Strasbourg, 1857.

Le même. — Observation d'embolie ; in *Mémoires de la Société de médecine de Strasbourg*, séance du 21 février 1867.

Le même. — Observation d'embolie ; in *Mémoires de la Société de médecine de Strasbourg*, séance du 16 mai 1867.

Hecker (C.). — Bemerkungen über plötzliche Todesfälle im Wochenbette, bedingt durch Verstopfung der Lungenarterie; in *Deutsche Klinik*, september 1855, Nr 36.

Heidenreich. — Ueber einige Quellen von Embolie der Lungenarterie. Dissertatio, Jena, 1867, Nr 8.

Henle (J.). — Handbuch der rationellen Pathologie. Braunschweig, 1847.

Hermann (Michel-Édmond). — Des lésions viscérales, suites d'embolie ; in *Thèses de Strasbourg*, 1864, n° 749.

Hewett (Prescott). — Clinical lecture ; in *British medical Journal*. London, 5 april 1862, tom. I, pag. 354.

Hewitt (Graily). — On coagula formed in the veins during the puerperal state and their occasional transportation into the pulmonary artery ; in *The medical Times and Gazette*. London, 1857, n° 389.

Le même. — Practical illustrations of some of the diseases of infancy and childhood; in *The Lancet*. London, 19 décember 1857, Nr 2 et 25.

Hoffmann (Frédéric). — De judicio sanguinis ; in *Opera omnia*. Genève, 1740, pag. 394.

Hoogeweg (N., de Berlin). — Todesfald durch Verstopfung der Lungenarterie; in *Preussische Medicinal-Vereins-Zeitung*. Berlin, 1851, Nr 52, S. 247.

Humphrey. — On the coagulation of the blood in the veinous system during life. Cambridge, 1860.

Jaccoud (Sigismond). — De l'humorisme ancien comparé à l'humorisme moderne. Paris, 1863.

Jacquemet. — Sur le mécanisme de la mort dans les cas d'embolie pulmonaire ; in *Congrès médical de France*. 2e session. Lyon, 1864, pag. 46.

Keyser. — Fall von Pleuritis und Embolie der Lungenarterie ; in *Hygiea, Medicinsk och Pharmaceutisk Manads-Skrift*. Stockholm, Bd XIII, S. 603.

Kirkes (Senhouse). — On some of the principal effects resulting from the detachment of fibrinous deposits from the interior or the heart and their mixture with the circulating blood ; in *Medico-chirurgical Transactions*. London, 1852, vol. XXXV, pag. 281 ; et *Edinburgh medical and surgical Journal*, 1 july 1853, pag. 119.

Klinger. — Beobachtungen über die Verstopfung der Lungenarterie durch Blutgerinnsel ; in *Archiv für physiologische Heilkunde, herausgegeben von Vierordt*, 1855, Heft 4, Seite 376.

KLOB. — Thrombosis des ductus Botalli ; in *Zeitschrift der kaiserlichen königlichen Gesellschaft der Ærzte in Wien*. 1859, Nr 1.

KRANZ (G.). — Zur Casuistik der Thrombose ; in *Zeitschrift der kaiserlichen königlichen Gesellschaft der Ærzte in Wien*, 1860, Nr 10.

KUSSMAUL. — Zur Diagnose der Embolie der Arteria mesenterica ; in *Würzburger medicinische Zeitschrift*, 1865, Bd V.

LABBÉ et CAHOURS. — Observation d'embolie ; in *Bulletin de la Société de chirurgie de Paris*, 1865, tom. V, pag. 502.

LABOULBÈNE (A.). — Recherches cliniques et anatomiques sur les affections pseudo-membraneuses. Paris, 1861.

LAENNEC (B.-T.-H.). — De l'auscultation médiate, ou traité du diagnostic des maladies des poumons et du cœur. Paris, 1819.

LANCEREAUX (E.). — De la thrombose et de l'embolie cérébrales considérées principalement dans leurs rapports avec le ramollissement du cerveau ; in *Thèses de Paris*, 1862, n° 39.

LE MÊME. — Sur le mode de résorption des coagulums sanguins à l'intérieur de l'artère pulmonaire et des veines ; in *Comptes-rendus des séances et Mémoires de la Société de biologie*, avril 1862, tom. IV, pag. 42 ; et *Gazette médicale de Paris*, 1862. pag. 684.

LANE. — On the introduction of air in the veins ; in *London medical Gazette*, may 1850, pag. 926.

LASÈGUE. — Thrombose et embolie, exposé des théories du professeur Virchow ; in *Archives générales de médecine*, 1857, 5e série, tom. X, pag. 412.

LAUTH (G.). — Analyse d'un travail de Frankenhaüser sur les syncopes et la mort subite pendant le travail ; in *Gazette médicale de Strasbourg*, 1867, n° 13.

LAVIROTTE. — De la sonorité exagérée des poumons comme signe de la présence des concrétions sanguines dans les cavités droites du cœur ; in *Congrès médical de France*. 2e session. Lyon, 1864, pag. 12.

LEBLANC et TROUSSEAU. — Recherches expérimentales sur la coagulation du sang. Paris, 1832.

LEGROUX (C.). — Recherches sur les concrétions sanguines, dites polypiformes, développées pendant la vie ; in *Thèses de Paris*, 1827, n° 215.

LE MÊME. — Oblitérations vasculaires par des caillots détachés du cœur, lettre au rédacteur en chef de la Gazette hebdomadaire ; in *Gazette hebdomadaire de médecine et de chirurgie*, 1856, pag. 349.

LE MÊME. — Des polypes (concrétions polypiformes) du cœur ; in *Gazette hebdomadaire de médecine et de chirurgie*, 1856, pag. 716.

LE MÊME. — Des polypes (concrétions sanguines) artériels ; in *Gazette hebdomadaire de médecine et de chirurgie*, 1857, pag. 788.

Le même. — Polypes veineux ou de la coagulation du sang dans les veines et des oblitérations spontanées de ces vaisseaux : in *Gazette hebdomadaire de médecine et de chirurgie,* 1859, pag. 806.

Lemarchand (Albert) — Étude sur quelques points de l'histoire des oblitérations vasculaires ; in *Thèses de Paris,* 1862, n° 112.

Le même. — Embolie de l'artère axillaire ; in *Archives générales de médecine,* 1863, 6e série, vol. I, pag. 354.

Leudet (E.). — De l'aortite terminée par suppuration, de son influence sur la production de l'infection purulente ; in *Archives générales de médecine,* 1861, 5e série, tom. XVIII, pag. 575.

Levy. — Ueber psychische Einflüsse und Albuminurie als Ursachen der Eclampsie bei Kreissenden ; in *Hospitals Meddelelser.* Kjöbenhavn, 1853, Bd VI, Heft 4.

Liebreich (R.). — Ueber Retinitis leucæmica und über Embolie der Arteria centralis Retinæ ; in *Deutsche Klinik,* 1861, Nr L.

Lister (Joseph). — On the cause of coagulation of the blood in diseases of the blood vessels ; in *Edinburgh medical Journal,* 1858, tom. III, pag. 893.

Lombroso. — Caso di embolismo ; in *Gaz. med. delle prov. Venete,* 1862, n° 14.

Mackinder. — Sudden death from occlusion of the pulmonary arteries seventeen days after parturition ; in *Medical Times and Gazette.* London, 23 july 1859.

Markham. — Case of disease of the aorta : anevrisms at the aortic sinuses ; clots in the arteria innominata and left middle cerebral artery ; in *British medical Journal.* London, 1857, nr 10.

Mayr (F.). — Fall von Obturation der beiden gemeinschaftlichen Hüft-Puls- und Blutadern ; in *OEsterreichischen Zeitschrift für praktische Heilkunde,* 1860, Nr 7.

Meckel. — Schwarze Färbung der Organe durch Pigmentsanhaüfung im Blute ; in *Allgemeine Zeitschrift für Psychiatrie, von Damerow.* Berlin, 1847.

Meissner (H.). — Zur Lehre von der Thrombose und Embolie, besonders in den Hirngefässe ; in *Schmidt's Jarhbuch,* 1861, Bd 109, Seite 89.

Michel. — Discours d'ouverture du cours de médecine opératoire, sur les congélations ; in *Gazette médicale de Strasbourg,* 1867.

Monard (Charles). — Considérations générales sur les concrétions sanguines qui se forment pendant la vie dans le cœur et les gros vaisseaux ; in *Thèses de Montpellier,* 1867, n° 57.

Mongeal (Joseph). — De la syncope considérée dans ses rapports avec la physiologie, la séméiologie et la thérapeutique ; in *Thèses de Paris,* 1836, n° 89.

MORDRET (A.-E.). — De la mort subite dans l'état puerpéral. Paris, 1858.

MOREL (de Strasbourg). — Thrombose et embolie ; in *Gazette hebdomadaire de médecine et de chirurgie*, 1859, pag. 216.

MORGAGNI. — Epistolæ anatomicæ. Lugduni Batavorum, 1728.

NEUSCHLER. — Embolie mit Gangrän bei einer Herzkranken ; in *Wurtemberger medicinisches Correspondenzblatt*, 1866, Nr 3.

NIEMEYER. — Éléments de pathologie interne et de thérapeutique, trad. de l'allemand par Culmann et Sengel. Paris, 1865-66.

OPPOLZER. — Zur Casuistik der Embolien ; in *Wiener medicinische Wochenschrift*, 1860, Nr 50 und folgende.

LE MÊME. — Embolie der Arteriæ mesentericæ ; in *Allgemeine Wiener medicinische Zeitung*, 1862, Nr 9-12.

PAGET (James). — On obstruction of the branches of the pulmonary artery ; in *Medico-chirurgical Transactions*. London, 1844, vol. XXVII, pag. 162.

LE MÊME. — Additional observations on obstructions of the pulmonary arteries ; in *Medico-chirurgical Transactions*. London, 1845, vol. XXVIII, pag. 353.

PANISSET (L.). — Des morts subites et des embolies ; in *Thèses de Montpellier*, 1862, n° 45.

PANUM (P.-L.). — Neue Beobachtungen über die eiweissartigen Körper ; in *Archiv für pathologische Anatomie und Physiologie und für klinische Medicin*. Berlin, 1852, Bd IV, Seite 419.

LE MÊME. — Untersuchungen über die Folgen der putriden oder septischen Intoxication ; in *Bibliothek for Læger*. Kjöbenhavn, april 1856, S. 253-285.

LE MÊME. — Ueber den Tod durch Embolie ; in *Günsburg's Zeitschrift für klinische Medizin*. 1856, Heft 6.

LE MÊME. — Experimentelle Untersuchungen zur Physiologie und Pathologie der Embolie, Transfusion und Blutmenge ; in *Archiv für pathologische Anatomie und Physiologie und für klinische Medicin*. Berlin, 1863-1864, Bd XXVII, S. 240, 433 et Bd XXIX, S. 241, 481.

LE MÊME. — Experimentelle Beiträge zur Lehre von der Embolie ; in *Schmidt's Jahrbuch*, 1863, Nr 2.

PARCHAPPE (Max). — Études sur le sang dans l'état physiologique et l'état pathologique ; in *Gazette médicale de Paris*, 1857, pag. 360, et 1858, pag. 258.

PARKES. — Embolon in the cerebral arteries ; in *The Lancet*. London, 12 may 1860.

PAULSEN. — Puerpéral Thrombose, plötzlicher Tod, Embolie der Lungenarterie ; in *Hospitals Tidende*, 1859, Nr 40 ; et *Schmidt's Jahrbuch*, 1860, Bd 108, Seite 328.

PERRIN (Th.). — De l'étiologie de la coagulation du sang dans les gros vaisseaux pendant la vie ; in *Congrès médical de France*, 2e session. Lyon, 1864, pag. 5.

PERROUD. — Note sur les concrétions sanguines du cœur ; in *Congrès médical de France*, 2e session. Lyon, 1864, pag. 16.

PIGEAUX (J.). — Traité pratique des maladies du cœur et des maladies des vaisseaux. Paris, 1839-43.

PIOCHE. — Sur la gangrène du pied attribuée à des caillots détachés du cœur, dans les cas d'hypertrophie de cet organe ; in *Gazette médicale de Lyon*, 1858, tom. X, pag. 455.

PITMAN. — Obstruction of the pulmonary artery by coagula causing sudden death ; in *The Lancet*. London, 30 january 1864.

PLANER. — Epidemie von intermittenten Fiebern mit Pigmente im Blute ; in *Zeitschrift der kaiserlichen königlichen Gesellschaft der Ærzte in Wien*, 1850.

POLLI. — Ricerche ed esperienze intorno alla formazione della cotuma nel sangue. Milano, 1843.

PÔNE (Gustave-Albert). — Des causes de la mort subite ; in *Thèses de Paris*, 1866, n° 48.

PRÉVOST (J.-L.) et COTTARD (J.). — Études physiologiques et pathologiques sur le ramollissement cérébral ; in *Gazette médicale de Paris*. 1866, pag. 5 et suiv.

PROUST. — Des différentes formes de ramollissement du cerveau. Paris, 1866.

RAUCHFUSS. — Ueber Thrombosis des Ductus arteriosus Botalli ; in *Archiv fur pathologische Anatomie und Physiologie und für klinische Médicin*. Berlin 1859, Bd XVII, S. 376.

RAYNAUD (A.-G.-Maurice). — De l'asphyxie locale et de la gangrène symétrique des extrémités ; in *Thèses de Paris*, 1862, n° 36.

RICHARDSON (Benjamin-Ward). — The cause of the coagulation of the blood ; Astley Cooper Prize essay. London, 1858.

RICHERT (Edmond). — Des thromboses veineuses et de l'embolie de l'artère pulmonaire ; in *Thèses de Strasbourg*, 1862, n° 611.

RITTER (B.). — Thrombose im Sinus longitudinalis superior ; in *Wurtemberger medicinisches Correspondenzblatt*, 1861, Nr 34.

RUAULT DE LALANDE (Émile). — De l'embolie ; in *Thèses de Paris*, 1861, n° 166.

RÜHLE. — Drei Fälle halbseitiger Lähmung ; in *Archiv für pathologische Anatomie und Physiologie und für klinische Medicin*. Berlin, 1853, Bd V, Seite 189.

SALOMONSEN et F. TRIER. — Lähmung in Folge von Embolie ; in *Ugeskrift for Læger*. Kjöbenhavn, 1858, Bd 27, S. 353.

SAVIOTTI. — Studio del embolismo; in *Osservatore Gazetta delle cliniche*, 1868, tom. IV, n° 10.

SCHNELLER. — Fall von Embolie der Centralarterie der Netzhaut mit Ausgang in Besserung; in *Archiv für Ophthalmologie*. Berlin, 1861, Bd VIII, Heft 1, Seite 271.

SCHÜPPEL (O.). — Zur älteren Litteratur der Embolie; in *Zeitschrift der Heilkunde*, 1864, Heft 1.

SCHÜTZENBERGER (Ch.). — Embolie artérielle; in *Gazette médicale de Strasbourg*, 20 avril 1856.

LE MÊME. — Observations de ramollissement cérébral consécutif à l'oblitération des artères par des concrétions fibrineuses détachées du cœur; in *Gazette hebdomadaire de médecine et de chirurgie*, 1856, pag. 342.

LE MÊME. — De l'oblitération subite des artères par des corps solides ou des concrétions fibrineuses détachées du cœur ou des gros vaisseaux à sang rouge. Strasbourg. 1857.

SÉE (Marc). — Revue; in *Gazette hebdomadaire de médecine et de chirurgie*, 1857, pag. 601.

SEIDEL. — Embolie der Pulmonalarterie; in *Jen. Zeitschrift*, 1864, Heft 4.

SIBLEY. — Embolon in the cerebral arteries; in *Medical Times and Gazette*, october 1852.

SIMONIN. — Embolie artérielle; in *Comptes-rendus des travaux de la Société de médecine de Nancy*, 1857.

SIMPSON (James Y.). — Arterial Obstruction from Separated Cardiac Vegetations Blocking up the Arteries; in *Proceedings of the Edinburg Obstetric Society*, 15 june 1847; et *Monthly Journal of medical Science*, 1847, pag. 211.

LE MÊME. — On puerperal arterial inflammation and obstruction; in *Association medical Journal*. London, january 1854, pag. 41; february 1854, pag. 135.

LE MÊME. — The obstetric Memoirs and contributions. Edinburg, 1855-56.

SPRING. — Cas d'embolie cérébrale; in *Le Scalpel*. Liége, 1858, n° 16.

SWIETEN (Van). — Commentaria in Hermani Boerhaave Aphorismos de cognoscendis et curandis morbis. Parisiis, 1746-1754.

THOMAS. — Sur un cas d'embolie pulmonaire; in *Gazette médicale de Paris*, 1863, pag. 165.

THÜNGEL. — Mittheilungen aus dem allgemeinen Krankenhause in Hamburg; in *Archiv für pathologische Anatomie und Physiologie und für klinische Medicin*. Berlin, 1859, Bd XVI, Seite 356.

LE MÊME. — Einige Fälle von Embolie und Thrombose der Pfortader, klinische Mittheilungen aus dem Hamburger Krankenhaus, 1862-63. Hamburg, 1864.

TRAUBE. — Ueber die durch Verstopfung der Hirnarterien bedingte Hirnerweichung; in *Deutsche Klinik*, 1853, Nr 44.

TROUSSEAU. — Clinique de l'Hôtel-Dieu; in *Gazette des hôpitaux*, 1860, pag. 577.

TUCKWELL (H.-M.). — Some Remarks on Maniacal Chorea and its probable Connection with Embolism. Illustrated by a Case; in *The british and foreign medico-chirurgical Review*. London, 1867, vol. XL, pag. 506.

TUFFNEL (J.). — On the Influence of vegetations on the valves of the Heart, in the Production of secondary arterial Disease; in *The Dublin quarterly Journal of medical Science*, may 1853, pag. 371.

VELPEAU. — Morts subites par embolie de l'artère pulmonaire; iu *Comptes-rendus de l'Académie des sciences*, séances du 7 et du 14 avril 1862, tom. LIV, pag. 749 et 773.

VERGELY (P.). — Rapport sur les mémoires envoyés au concours de 1867 de la Société de médecine de Bordeaux, au nom d'une commission composée de MM. Boursier, président, Dubreuilh père, Soulé fils, Reimonencq, Dégranges, de Biermont, Vergely; in *L'Union médicale de la Gironde*, avril 1868, pag. 161, et mai 1868, pag. 276.

VIDAL (E.). — Embolies de matière cancéreuse, observation et réflexions; in *Comptes-rendus des séances et Mémoires de la Société de biologie*, 1861, 3e série, tom. III, pag. 42.

VINCENT (Joseph-Marie). — Recherches sur les concrétions fibrineuses du cœur; in *Thèses de Paris*, 1839, nº 175.

VIRCHOW (Rudolf). — Weitere Untersuchungen über die Verstopfung der Lungenarterie und ihre Folgen; in *Traube's Beiträge zur experimentellen Pathologie und Physiologie*. Berlin, 1846, Heft II, § 1.

LE MÊME. — Ueber Verstopfung der Lungenschlagader; in *Neue Notizen von Froriep*, 1846, Nr 794.

LE MÊME. — Ueber die acute Entzündung der Arterien; in *Archiv für pathologische Anatomie und Physiologie und für klinische Medicin*. Berlin, 1847, Bd. I, Seite 272.

LE MÊME. — Arterienverstopfung; in *Archiv für pathologische Anatomie und Physiologie und für klinische Medicin*. Berlin, 1847, Bd. I, Seite 322.

LE MÊME. — Pathologische Physiologie des Blutes; in *Archiv für pathologische Anatomie und Physiologie und für klinische Medicin*. Berlin, 1849, Bd. II, Seite 587.

LE MÊME. — Handbuch der speciellen Pathologie und Therapie, 1853.

LE MÊME — Verstopfung der Gekrösarterie durch einen eingewanderten Pfropf: in *Verhandlungen der med. phys. Gesellschaft zu Würzburg*, 1854, Bd. IV, Heft 3.

Le même. — Ueber capilläre Embolie; in *Archiv für pathologische Anatomie und Physiologie und für klinische Medicin*. Berlin, 1856, Bd. IX, Seite 307.

Le même. — Verstopfung der Lungenarterie, in *Archiv für patholog. Anatomie und Physiologie und für klinische Medicin*. Berlin, 1856, Bd. X, Seite 225.

Le même.— Gesammelte Abhandlungen zur wissenschaftlichen Medicin. Frankfurt über Mein, 1856.

Le même. — Lettre à M. le rédacteur en chef de la Gazette hebdomadaire; in *Gaz. hebdom. de méd. et de chirurg.*, 1858, pag. 2.

Le même. — La pathologie cellulaire basée sur l'étude physiologique et pathologique des tissus, trad. de l'allemand par Picard. Paris, 1861.

Le même. — Embolie und Infection; in *Gesammelte Abhandlungen zur wissenschaftlichen Medicin*. Hamm, 1862, Seite 636.

Le même. — Phlogose und Thrombose im Gefässsystem; in *Gesammelte Abhandlungen zur wissenschaftlichen Medicin*. Hamm, 1862, Seite 458.

Le même. — Gesammelte Abhandlungen zur wissenschaftlichen Medicin. Hamm, 1862.

Vogel (J.).—Virchow's Handbuch der speciellen Pathologie und Therapie. Erlangen, 1854.

Wagner (E.). — Dissertatio de Embolia, 1856.

Le même. — Die Capillärembolie mit flüssigem Fett, eine Ursache der Pyämie; in *Archiv für physiologische Heilkunde*. Leipzig, 1862, Bd. III, Seite 241.

Wallmann (Heinrich). — Schusswunde der Leber; embolische Pneumonie; in *Zeitschrift der Wiener Ærzte*, 1858, nr 36.

Le même.—Beiträge zur Lehre der Embolie; in *Archiv für pathologische Anatomie und Physiologie und für klinische Medicin*. Berlin, 1858, Bd XIII, Seite 550.

Weber (C. Otto).—Handbuch der allgemeinen und speciellen Chirurgie, redigirt von Pitha und Billroth. Erlangen, 1865.

Le même.—Hereditäres Vorkommen und secundäre Verbreitung des Enchondroms; in *Archiv für pathologische Anatomie und Physiologie und für klinische Medicin*. Berlin 1866, Bd. XXXV, Seite 501.

Williams (de Swansea, Th.). — Proposed operation for the removal of embolon in accessibles arteries; in *The Lancet*. London, june 1862.

Willschire (W.-H.). — Clinical lecture on some points connected with cardiac Pathology; in *The Lancet*. London, 1856, nr 5.

Worms.— Acute Endocarditis; Embolie; Brand des Unterschenkels; in *Allgemeine Wiener medicinische Zeitung*. 1860, Nr 41.

Wunderlich.—Unzählbare Echinocok in verschiedenen Organen; in *Archiv für physiologische Heilkunde*. Leipzig, 1858, Bd. II, Seite 283.

Zenker (F.-A.). — Fettembolie der Lungencapillaren, 1862.

TABLE DES MATIÈRES.

MONTPELLIER. — Typographie de BOEHM & FILS, Place de l'Observatoire

www.ingramcontent.com/pod-product-compliance
Ingram Content Group UK Ltd.
Pitfield, Milton Keynes, MK11 3LW, UK
UKHW021840190726
13855UKWH00001B/74